现代胃病研究
——基础与临床

XIANDAI WEIBING YANJIU

JICHU YU LINCHUANG

主　编：邱清武

编　委：邱清武　邱　朔　邱　丕　陈端浩　林培成

梁序乐　梁敬川　李采青　程秀英　林超仲

林超秦　林木兴　陈巧舒　邱倾注

 海峡出版发行集团　福建科学技术出版社
THE STRAITS PUBLISHING & DISTRIBUTING GROUP　FUJIAN SCIENCE & TECHNOLOGY PUBLISHING HOUSE

图书在版编目（CIP）数据

现代胃病研究：基础与临床 / 邱清武主编 . —福州：
福建科学技术出版社，2020.9
ISBN 978-7-5335-6200-7

Ⅰ．①现… Ⅱ．①邱… Ⅲ．①胃疾病－诊疗 Ⅳ.
① R573

中国版本图书馆 CIP 数据核字（2020）第 130618 号

书　　名　现代胃病研究——基础与临床
主　　编　邱清武
出版发行　福建科学技术出版社
社　　址　福州市东水路 76 号（邮编 350001）
网　　址　www.fjstp.com
经　　销　福建新华发行（集团）有限责任公司
印　　刷　福建省地质印刷厂
开　　本　787 毫米 ×1092 毫米　1/16
印　　张　27
字　　数　572 千字
版　　次　2020 年 9 月第 1 版
印　　次　2020 年 9 月第 1 次印刷
书　　号　ISBN 978-7-5335-6200-7
定　　价　156.00 元

书中如有印装质量问题，可直接向本社调换

序

　　当这本书的厚厚稿本摆在我面前时，我还是忍不住要赞叹。一个从1972年办起晓澳镇赤湾村卫生所的医生，到如今的"消化内科名医"的邱清武主任。一晃过去，从医五十余载，他始终能不忘初心，不忘医生本职，一步一步精进学术造诣，不仅自己成为"全国优秀卫生院院长"，还带领着晓澳卫生院发展成消化内科专科医院，而且能把多年对现代胃病精研进行如此系统地挖掘研究整理，可见其勤于耕耘，孜孜不倦。

　　邱清武坚持中西医结合思路、方法和概念，理论体系立足于现代胃病基础与临床，尽力采用和吸收现代科学的理论和技术，丰富和完善自己的学科体系。其对现代胃病的医学研究注重"沟通"，植根于中国传统文化。

　　该书分十六章，从基础到临床，涉及现代胃病研究的方方面面。邱清武结合自己五十余年的临床体会，所提出的现代胃病特点及临证经验，学说尊古而有阐发，熔冶而具心裁，溯本归源。对于胃的气机出入的认识，多有创见，并以此将外感和内伤疾病相统一，深契仲景"伤寒杂病本一体"之旨，是对现代胃病基础理论的重要补充和发展，在理论及临床上均具有重要意义。

　　该书不仅深入浅出地阐述了现代胃病特点及治疗，同时将现代胃病新治疗方法广泛应用于临床，并取得了丰硕的成果，可以说该书的著成出版，为现代胃病研究后来者提供了可资借鉴的理论，并有益于现代医学推陈出新，善莫大焉。

　　"只求耕耘，不问收获。"清·程钟龄在《医学心悟》自序中云："凡书理有未贯彻者，则昼夜追思，恍然有悟。"形象地说明了灵感产生于知识的堆叠中。灵感的颖悟，对医学的成才是相当重要的，而从医学的角度看就是悟道了，此即"道心在悟，道心在微"。汉·张衡说过：人生在勤，不索何获。讲的是人生要坚定不移地追求真理，这就是"道心在坚"，但重要的是"道心在危"，知危则安。

　　邱清武可谓任无任之刑，见不见之形，察非察之机，行虚行之行，听不听之声，言不言之教，为无为之事，成不成之功，完难完之业。

　　"其名弥消，其德弥长；身弥退，其道弥进。"值《现代胃病研究——基础与临床》剪撰付梓之际，以《文中子·礼乐》句诵其道。

（王小众，福建医科大学附属协和医院副院长，福建省医师协会副会长，福建省医师协会消化医师分会会长）

目　录
CONTENTS

第一章　胃的解剖、生理与临床 1

　第一节　胃概述 1

　第二节　胃的分部 6

　第三节　胃小弯 9

　第四节　胃体 12

　第五节　胃窦 15

　第六节　十二指肠 18

　第七节　胃黏膜保护与修复 20

　第八节　胃酸与相关疾病 23

　第九节　杯状细胞及肠道黏液屏障功能 25

　第十节　胃动脉分布 28

　第十一节　胃静脉及动静脉吻合 35

　第十二节　胃肠道神经 37

　第十三节　胃蛋白酶原 39

　第十四节　消化器官的功能 43

　第十五节　消化间期移行性复合运动 46

　第十六节　饱与胀 48

　第十七节　胃的排空 50

　第十八节　食欲与胃肠道激素 52

　第十九节　细胞自噬、细胞凋亡与细胞衰老 56

　第二十节　胃干细胞 58

第二章　消化道菌群 62

第一节　人体微生态 62

第二节　认识肠道菌群 65

第三节　肠道菌群与菌群失调疾病 67

第四节　肠道菌群与胃肠疾病 69

第五节　小肠细菌过度生长与功能性消化不良 72

第六节　肠道菌群与肿瘤 73

第七节　肠道菌群与大肠癌 76

第八节　肠道菌群与神经系统 78

第九节　肠道菌群与肥胖、糖尿病及高血压 80

第十节　肠道菌群与其他疾病 84

第十一节　海尔曼螺杆菌 86

第十二节　具核梭杆菌 89

第十三节　鲍曼不动杆菌与克雷伯杆菌 91

第三章　神经精神障碍与胃病 93

第一节　认识精神障碍与抑郁症 93

第二节　躯体症状障碍与心理冲突 95

第三节　抑郁症 97

第四节　抑郁状态下海马突触可塑性变化与胃肠效应 98

第五节　突触与神经递质 100

第六节　5- 羟色胺 102

第七节　5- 羟色胺与胃肠疾病 104

第八节　多巴胺与胃黏膜 108

第九节　神经调节药物在功能性胃肠病中的应用 111

第十节　慢性内脏痛与肠道菌群、情感的研究 114

第十一节　内脏痛、躯体痛与抗抑郁药 116

第四章　药物与胃病 119

第一节　药物代谢动力学（一） 119

第二节　药物代谢动力学（二） 121

第三节　耐药相关蛋白 125

第四节　非甾体抗炎药与胃肠道损伤 126

第五节　辣椒素的临床应用 ……………………………………………………………… 129

第六节　维生素 D 研究 ……………………………………………………………………… 131

第七节　二甲双胍研究 ……………………………………………………………………… 134

第八节　黄连素研究 ………………………………………………………………………… 136

第九节　β-内酰胺类抗生素及头孢菌素的药理特点和作用 ………………………………… 138

第五章　胃病的症状与体征 …………………………………………………………………… 143

第一节　上腹部疼痛 ………………………………………………………………………… 143

第二节　恶心、呕吐 ………………………………………………………………………… 145

第三节　呕血 ………………………………………………………………………………… 149

第四节　便血 ………………………………………………………………………………… 151

第五节　便秘 ………………………………………………………………………………… 154

第六章　胃病的检查 …………………………………………………………………………… 158

第一节　腹部检查 …………………………………………………………………………… 158

第二节　胃镜检查 …………………………………………………………………………… 159

第三节　无痛胃镜检查 ……………………………………………………………………… 161

第四节　胃镜检查的病理报告 ……………………………………………………………… 163

第五节　胃超声检查 ………………………………………………………………………… 166

第七章　功能性消化不良 ……………………………………………………………………… 170

第一节　功能性消化不良概述 ……………………………………………………………… 170

第二节　功能性消化不良的发病机制 ……………………………………………………… 172

第三节　功能性消化不良与脑-肠轴 ……………………………………………………… 174

第四节　功能性消化不良与胃肠激素 ……………………………………………………… 175

第五节　功能性消化不良与胃排空 ………………………………………………………… 177

第六节　功能性消化不良与慢性胃炎 ……………………………………………………… 180

第七节　功能性消化不良与肠易激综合征 ………………………………………………… 184

第八节　认知干预与功能性消化不良 ……………………………………………………… 185

第九节　功能性消化不良的治疗 …………………………………………………………… 189

第八章　胃炎与胃溃疡 193

第一节　慢性胃炎 193

第二节　自身免疫性萎缩性胃炎 198

第三节　淋巴细胞性胃炎 202

第四节　胶原性胃炎 204

第五节　消化性溃疡 207

第六节　嗜酸性粒细胞性胃肠炎 211

第七节　白塞综合征 213

第八节　溃疡病的愈合质量 215

第九章　幽门螺杆菌与胃病 219

第一节　幽门螺杆菌研究专题（一） 219

第二节　幽门螺杆菌研究专题（二） 222

第三节　幽门螺杆菌研究专题（三） 226

第四节　幽门螺杆菌研究专题（四） 228

第五节　儿童幽门螺杆菌感染 231

第六节　幽门螺杆菌的空泡毒素和细胞相关毒素 234

第七节　幽门螺杆菌感染与根除 236

第八节　幽门螺杆菌的根除方案 240

第九节　幽门螺杆菌根除治疗后再感染预防 242

第十章　胃息肉与胃肿瘤 244

第一节　胃肠息肉及息肉病 244

第二节　胃黄色瘤 247

第三节　胃肠间质瘤 249

第四节　胃肠道钙化性纤维性肿瘤 251

第五节　神经内分泌肿瘤 253

第六节　类癌 256

第十一章　胃癌 259

第一节　胃癌综述 259

第二节　生活方式与胃癌 264

第三节　胃癌发生与发展 265

第四节　慢性萎缩性胃炎、肠上皮化生、不典型增生到胃癌 269

第五节　肠上皮化生研究 271

第六节　胃癌的早期诊断 276

第七节　早期高位胃癌的内镜诊断 280

第八节　早期胃癌病理及细胞学特点 282

第九节　胃周淋巴分布及胃癌淋巴转移 285

第十节　胃肠癌与非 Hp 细菌 287

第十一节　EB 病毒与胃癌 290

第十二节　慢性胃肠炎症与胃肠癌变 293

第十三节　胃黏膜相关淋巴组织淋巴瘤 295

第十四节　胃印戒细胞癌与皮革胃 297

第十五节　原发性胃鳞状细胞癌 300

第十六节　从细胞学基础理论到胃癌标志物 301

第十七节　基因与基因促抑癌作用 304

第十八节　基因突变 307

第十九节　DNA 甲基化 309

第二十节　细胞信号通路与胃癌 312

第二十一节　PI3K–AKT–mTOR 信号通路与胃癌 315

第二十二节　非侵入性胃癌筛查 317

第二十三节　热休克蛋白与胃癌 324

第二十四节　Rac1 蛋白表达与胃癌 326

第二十五节　血管内皮生长因子信号通路与胃癌 328

第二十六节　miRNA、外泌体与早期胃癌生物学指标 330

第二十七节　自噬介导幽门螺杆菌感染相关胃癌信号通路 334

第二十八节　胃动蛋白 1 与胃癌 336

第二十九节　增殖诱导配体与胃癌 339

第三十节　环氧化酶 –2 抑制剂与胃癌 340

第三十一节　肿瘤倍增时间与胃癌自然发展时间 343

第十二章　急腹症 347

第一节　急腹症的诊断 347

第二节　胃穿孔 352

第三节　急性非静脉曲张性消化道出血 354

第四节　胃内 pH 值控制与上消化道出血治疗 364

第五节　Dieulafoy 病 368

第十三章　其他胃疾病 371

第一节　胃石症 371

第二节　门静脉高压性胃病 373

第三节　胃心综合征 375

第四节　食物性幽门梗阻 377

第五节　胃部异位胰腺 380

第六节　胃真菌病 382

第十四章　胃食管疾病 387

第一节　胃食管反流性疾病 387

第二节　咽异感症 391

第三节　食管胃静脉曲张 396

第四节　食管贲门黏膜撕裂症 400

第十五章　中医脾胃病 403

第一节　脾胃学说与舌苔研究 403

第二节　功能性消化不良的中医诊疗 407

第十六章　胃病的治疗与护理 411

第一节　内镜下黏膜切除术与内镜下黏膜剥离术 411

第二节　消化性溃疡上消化道出血内镜治疗 414

第三节　胃大部切除术 416

第四节　胃炎护理 418

第一章
胃的解剖、生理与临床

第一节　胃概述

　　胃是人体重要的消化器官，它位于腹腔内的上腹部，体表投影在上腹正中、剑突下。它上端接食管下段，下端和十二指肠相接，左边是胰腺和脾脏，右边被肝脏所覆盖。除此之外旁边还有系膜、系带、网膜等。成人胃半充满时，容量为1~3L，长度20~25cm。胃能分泌胃液，消化食物。

　　研究胃，必须从胃的解剖、胃黏膜组织学、胃液、胃黏膜屏障及胃动力等方面进行。

一、胃的解剖

　　胃是消化道的最膨大部分，由食管送来的食团暂时贮存胃内，进行部分消化，到一定时间后再送入十二指肠。此外胃还有内分泌的功能。胃大部分位于腹上部的左季肋区。上端与食管相续的入口叫贲门，下端连接十二指肠的出口叫幽门。上缘凹向右上方叫胃小弯，下缘凸向左下方叫胃大弯，贲门平面以上向左上方膨出的部分叫胃底，靠近幽门的部分叫幽门部，胃底和幽门部之间的部分叫胃体。胃壁由黏膜、黏膜下层、固有肌层和浆膜四层构成。黏膜上皮为柱状上皮。上皮向黏膜深部下陷构成大量腺体（胃底腺、贲门腺、幽门腺），它们的分泌物混合形成胃液，对食物进行化学性消化。黏膜在幽门处由于覆盖幽门括约肌的表面而形成环状的皱襞叫幽门瓣。胃固有肌层由三层平滑肌构成，外层纵形，中层环形，内层斜行，其中环形肌最厚，在幽门和贲门处尤其发达，在幽门处形成幽门括约肌。幽门括约肌和幽门瓣具有控制胃内容物排入十二指肠以及防止肠内容物逆流回胃的作用。其分泌物为含酸性黏多糖的可溶性黏液。

二、胃黏膜的组织学

　　成人的胃黏膜的表面积约为800cm^2，整个胃黏膜约有350万个胃小凹，间距约0.1mm，每个胃小凹的基底有3~5条胃腺开口。胃的黏膜上皮为单层柱状上皮，它构成了黏膜表层并延伸入胃小凹，在胃腺峡部与腺上皮相连续。

　　胃壁由四层构成，黏膜层、黏膜下层、肌层和浆膜层。胃柱状上皮细胞称表面黏液细胞。黏膜表面细胞含中性黏液，而胃小凹深部的细胞含酸性黏液。黏液层既可起润滑作用，又可防止高酸胃液（pH 为 2）与胃蛋白酶对黏膜的消化损伤。

胃黏膜的厚度不一，为 0.3~1.5mm，乃与黏膜固有层中的胃腺（贲门腺、胃底腺和幽门腺）的长度相关。其中贲门腺最短，故贲门部黏膜最薄；反之，幽门腺最长，而使幽门部最厚。有人根据 3 种胃腺的分布情况，将胃黏膜分为三个区：①贲门区，为胃与食管连接处的宽 1~4cm 的环状区，充满贲门腺。②胃底腺区，占胃底胃体的绝大部分，其面积为胃黏膜的 3/5~4/5。③幽门腺区，主要在角切迹以远的窦处，胃底腺区与幽门腺区之间，特别在小弯侧，界限不清，从而有一个两型腺混合的移行带。

（1）贲门腺：分布在食管与胃交接处以下 1~4cm 的贲门区范围内，此处的胃小凹较浅，凹底有数条贲门腺开口。贲门腺为弯曲的管状腺，主要有大量黏液细胞与少量内分泌细胞（G 细胞）构成，故该腺以分泌黏液为主。

（2）幽门腺：分布于近幽门 4~5cm 的范围内。此处的胃小凹最深其长度占黏膜层的一半。

（3）胃底腺：通称胃腺，又称固有胃腺。因其分泌盐酸，也称为泌酸腺。分布于胃底与胃体部黏膜，是数量最大的一种胃腺，也是胃液的主要分泌腺。胃底腺有约 500 万条，由颈黏液细胞、主细胞、壁细胞和内分泌细胞 4 种细胞构成。每个胃底腺通常被分为峡部、颈部与底部三部分。

1）颈黏液细胞：数量很少，位于腺体颈部，颈黏液细胞分泌酸性黏液，为可溶性黏液。据认为颈黏液细胞可分化为壁细胞与主细胞，维持着胃黏膜的更新和细胞数目的稳定。这一区域因此被称为增殖区，胃癌发生于该区与胃干细胞突变有关。

2）壁细胞：分泌盐酸与内因子，故又名盐酸细胞或泌酸细胞。正常成年人的壁细胞总数约为 10 亿个，十二指肠溃疡患者增多达 18 亿 ~20 亿个，胃溃疡患者则减少为约 8 亿个，可见壁细胞与盐酸最大排出量直接有关。

胃各部分的壁细胞密集程度不同，以胃小弯处最多，若设其密度为 100，则胃体其他部位 75，胃底部位 50，贲门与幽门部为 0~1。在胃底腺中，以颈部的壁细胞分布最密，底部稀少。

壁细胞胞质中充满了体积大而密集的线粒体，在细胞顶部与分泌小管周围的胞质中广泛穿插着表面光滑的膜性小管与小泡，称微管泡系统，微管泡膜具有 H^+–K^+–ATP 酶活性，此酶在 K^+ 泵入胞质基质时泵出 H^+。

壁细胞尚产生一种相对分子质量约为 60kD 的糖蛋白内因子。内因子有两个活性部位。一个与食物中的维生素 B_{12} 结合，形成的内因子 B_{12} 复合物，对蛋白分解酶有很强抵抗力；另一个可与远端回肠上皮细胞膜中的受体结合，促进维生素 B_{12} 吸收。

3）主细胞：亦称胃酶细胞。主要位于胃体部胃底腺的下 1/3 或 1/2 段，胃底部的胃底腺及幽门腺中的主细胞较少，贲门腺中则无。分泌颗粒所含的胃蛋白酶原，被细胞以胞吐方式释出后，受盐酸激活转变为具有活性的胃蛋白酶（相对分子质量为 35kD）。该酶在 pH 为 2 的环境中活性最强，能裂解蛋白质的肽键，从而使蛋白质在胃中得到初步消化。

胃蛋白酶在 pH 为 6 以上时则失活。人的主细胞还分泌少量脂肪酶，能部分水解三酰甘油。婴儿主细胞尚分泌凝乳酶，能促使乳汁凝固。

4）内分泌细胞：在胃黏膜内存在大量的内分泌细胞，分散在整个胃底腺。现在研究发现，胃底腺中含有的内分泌细胞主要有：① D1、D、EC 细胞，这三类细胞除见于胃底部的胃底腺和幽门部的幽门腺，还存在于小肠和结肠。②肠嗜铬样细胞（仅存于胃底）、X 细胞（仅于胃体）。③ G 细胞、P 细胞主要存在于幽门，还存在于十二指肠。

D 细胞分泌生长抑素。广泛分布于胃肠道，以胃窦部为多，抑制 G 细胞释放促胃液素，降低壁细胞的胃酸分泌等。卓 - 艾综合征患者的血清胃泌素水平很高，接受 SOM 治疗。SOM 对其他多种胃肠激素，如促胰液素、缩胆囊素、抑胃多肽、血管活性肠肽等的分泌亦有抑制作用。

D1 细胞分泌血管活性肠肽（VIP）。分布于整个胃肠道，但在十二指肠较多。从生理角度看，VIP 具有这 3 种胃肠激素的主要生物活性，即促胰液素的刺激碳酸氢盐分泌，抑胃多肽的刺激胰岛素释放，胰高血糖素的增进肝糖原分解的作用。这 4 种激素均可抑制胃酸分泌，但抑制强度各异。

EC 细胞又称肠嗜铬细胞，分泌 5- 羟色胺（5-HT）与 P 物质（SP）。在十二指肠中数量极多，于胃、空肠、回肠及大肠亦有分布。人胃内的 EC 细胞较小，而小肠内的较大。胃肠道是体内最大的 5-HT 储存库，大量存储于 EC 细胞中，少量作为神经递质存在于管壁神经丛内的 5-HT 能神经元。

ECL 细胞分泌组胺，仅见于胃底腺，尤在下部较多。肥大细胞亦含大量组胺。同时，胃黏膜内也有很多组胺酶。

G 细胞分泌胃泌素和脑啡肽。主要分布于胃幽门部的幽门腺中，胃的其他部位及小肠（尤其十二指肠）亦有分布。

在人胃窦黏膜中的胃泌素浓度为十二指肠黏膜的 2~10 倍；但十二指肠黏膜的面积较大，因而估计两者的胃泌素含量相当。胃泌液素有大胃泌素（G-34）和小促胃液素（G-17）之分。胃窦部以产生 G-17 为主。G-17 的生理作用比 G-34 强 5~6 倍，主要生理作用是：①刺激壁细胞的胃酸分泌。②营养胃肠黏膜。

三、胃液

（1）胃酸的历史与现状：1823 年英国化学家 Phout（普劳特）证实胃液中含有盐酸。1835 年 Schwann（施沃恩）发现胃液中含有胃蛋白酶。1825 年至 1833 年，美国外科医生 Beautmon（博蒙特）对一位枪伤而形成胃瘘的患者抽过胃管，对胃进行了长达 8 年累计 238 次的观察和研究，发现胃黏膜可分泌胃酸和胃蛋白酶。

1886 年 Frenzel（法兰佐）将活蛙的两只腿，一只放入 0.2% 盐酸溶液中，另一只放入 0.2% 盐酸和胃蛋白酶溶液中，结果发现前一只腿仅有皮肤被消化，而后一只腿皮肤和肌肉均被消化。这表明胃液的消化作用系盐酸及胃蛋白酶协同作用所致。

现在认为，胃酸中 H^+ 来自壁细胞质中水，水解离产生 H^+ 和 OH^-，凭借存在于壁细胞上分泌小管膜上的 H^+-K^+-ATP 酶（又叫氢泵、质子泵）作用。H^+ 被主动地转运入小管内。

（2）胃黏膜概况：胃液 pH 值为 0.9~1.5，正常人每日分泌胃液量为 1.5~2.5L，可以储存食物 1500ml。胃壁分泌胃酸、胃蛋白酶原、黏液和碳酸氢盐、内因子。

胃黏膜表面积约为 $800cm^2$，有 350 万个胃小凹，三种腺：贲门腺、胃底腺、幽门腺、黏膜厚度为 0.3~1.5mm，黏膜层上皮为单层柱状细胞，表面细胞不断脱落，由胃小凹底部的细胞增强补充，约 3 天更新一次。全胃有 1500 万腺体，壁细胞 10 亿个。主细胞和壁细胞的寿命 200 余天、衰老细胞在胃底部脱落，新增殖的细胞从颈部向底部缓慢迁移。由于在颈部尚未发现典型的未分化细胞，故目前一般认为颈黏液细胞可分化为其他胃底腺细胞，主细胞自身也具有一定的分裂能力。

（3）胃酸与胃蛋白酶：壁细胞位于腺体的颈、体部。细胞体积较大，直径约 $25\,\mu m$，为大球形或锥形，以其光削的顶端，呈楔形插入酶原细胞之间，在电镜下，壁细胞顶部胞膜向内凹陷形成许多分泌小管，分泌小管周围有小管分泌小泡称为微管系统。

壁细胞从血液中摄取 CO_2（二氧化碳），在碳酸酐酶作用下与 H_2O（水）结合形成 H_2CO_3（碳酸）、再解离出 H^+ 和 HCO_3^-，H^+ 被主动运输到分泌小管，而 HCO_3^- 与血液中的 Cl^- 交换，Cl^- 也被运输到分泌小管，与 H^+ 结合成盐酸。

胃酸分泌是由壁细胞完成，但有受体机制。壁细胞底膜有乙酰胆碱、胃泌素和组胺 3 种受体，还有生长抑素受体。最后是细胞内各种蛋白质磷酸化，激活壁细胞内 H^+-K^+-ATP 酶（即 H^+ 泵或质子泵）促使酸分泌。

壁细胞顶膜和分泌小管膜存在大量独立的 K^+ 和 Cl^- 离子通道蛋白，静息情况下，只有极小量 K^+ 和 Cl^- 透过膜从胞质中进入分泌小管。当兴奋时，大量 K^+ 流入分泌小管，H^+-K^+-ATP 酶将大量 H^+ 泵入分泌小管，将分泌小管中 K^+ 泵回胞内，在分泌小管中形成 HCl 排入胃腔。

四、胃黏膜屏障学说

Rees 与 Turnberg（1982）提出了黏液 – 碳酸氢盐屏障（mucous-HCO_3^--barrier 学说）。该屏障主要由胃黏膜表面的一层含大量 HCO_3^- 的不可溶性黏液凝胶（mucingel）构成，其厚度为 1/4~1/2mm。凝胶可减慢 H^+ 和胃蛋白酶的反渗，HCO_3^- 可与 H^+ 发生中和反应。因而在凝胶层的丛剖面有 pH 梯度，近腔面侧约 pH2，近上皮侧为 pH7。黏液凝胶由胃表面黏液细胞分泌，相对分子质量为 2×10^6~15×10^6D，含水 95%，碳水化合物约占整个糖蛋白的 70% 以上；被蛋白水解酶分解后成为相对分子质量为 5×10^5D 的可溶性糖蛋白，从而脱离黏液凝胶层。故凝胶层厚度取决于表面解聚与深部细胞分泌过程的平衡。凝胶层中的 HCO_3^- 有两个来源，主要由表面黏液细胞产生。黏液细胞代谢产生的 CO_2 与 H_2O 在碳

酸酐酶催化下形成 HCO_3^-，后者解离为 H^+ 与 HCO_3^-，HCO_3^- 于细胞顶面与 Cl^- 交换进入凝胶层。其次，固有层中的 HCO_3^- 通过细胞旁路亦可弥散入凝胶层。

胃黏膜屏障：胃黏膜表面存在的黏液－碳酸氢盐屏障，由胃黏膜表面黏液不断分泌的不可溶性黏液凝胶构成，其中含有表面黏液细胞产生的大量碳酸氢根离子，凝胶将上皮与胃蛋白酶隔离，使黏膜免受盐酸的腐蚀和胃蛋白酶的消化作用。

胃有两种屏障：

（1）由大量凝胶黏液和碳酸氢盐共同构成，故也称黏液－碳酸氢盐屏障，此屏障可中和 H^+，不仅避免了 H^+ 对胃黏膜的直接侵蚀作用，也使胃蛋白酶原在胃黏膜上皮细胞侧不能被激活，有效防止了胃蛋白酶对胃黏膜的消化作用。

（2）由胃黏膜上皮细胞的腔面膜和相邻细胞间的紧密连接所构成的生理屏障。该屏障的生理作用是：防止 H^+ 由胃腔向胃黏膜逆向扩散及阻止 Na^+ 从黏膜向胃腔内扩散；并能合成某些物质，增强胃黏膜抵御有害因子侵蚀的能力。

五、胃动力

胃动力指的是胃部肌肉的收缩蠕动力，包括胃部肌肉收缩的力量和频率。

胃动力不足，也是"消化不良"。胃动力障碍是造成非溃疡性消化不良的主要原因。造成胃动力障碍因素包括精神情绪变化、胃分泌功能紊乱、功能性消化不良等。当人的胃动力出现障碍时，会发生上腹胀满、易饱、饭后腹胀、恶心、呕吐等消化不良症状。

动力不足原因：

（1）胃分泌功能紊乱：人的胃壁中有两种具有分泌功能的细胞，一种分泌消化酶，另一种分泌胃酸。当这些细胞的功能下降时，消化酶和胃酸分泌亦减少，这样会反射性地抑制胃部肌肉的收缩和蠕动，从而产生胃动力障碍。

（2）精神心理因素：精神情绪变化如精神紧张和情绪悲伤可使胃电活动紊乱，影响到交感神经丛而造成胃肌肉收缩频率缓慢，胃中食物不能及时排到肠道中，形成胃内食物和气体滞留，产生腹胀、嗳气、恶心等诸多症状。

（3）功能性消化不良：胃排空速度减慢，引起了一系列消化不良的症状，称为"功能性消化不良"。因为人的近端胃容纳及贮存食物的功能下降，不能在进食后正常舒张，患者就会出现饱胀感，通常还会伴有嗳气、腹胀，甚至恶心、呕吐等症状。

（4）进食不当：进食过多的萝卜、土豆、红薯、板栗等食物。暴饮暴食，饮食过量，使胃的负荷超过常态，胃部肌肉蠕动力量不足，胃不能按时排空，胃内积存食物过久，会导致胃动力不足。

（5）不良生活习惯：不良的生活习惯，如吸烟过度会使幽门括约肌松弛，造成胆汁反流；饮酒使胃黏膜受损，也会引起胃动力障碍。

六、胃病的症状

胃病的症状有很多，不同的疾病症状表现不同，常见的胃病特点有食欲差或者纳差、消瘦、乏力、腹痛、反酸、嗳气、恶心、呕吐、呕血、皮肤黄染、口臭等。常见的胃病有胃食管反流病、急性胃炎、慢性胃炎包括慢性萎缩性胃炎和慢性非萎缩性胃炎，还有胃溃疡、应激性溃疡、胃癌、胃间质瘤等，如消化道溃疡、胃溃疡的临床表现就有腹痛、消化不良、纳差、恶心、反酸、腹痛，长期吸收不良还会有消瘦、乏力、贫血等症状。在临床上可以根据疾病的特点得出诊断，及时治疗。

第二节　胃的分部

胃可分为贲门部、胃底、胃体和幽门部共四部。

一、贲门和贲门部

解剖上的贲门位于管状食管向下延伸为囊状的胃壁处的食管胃交界，在希氏角或腹膜反折水平，相当于食管下括约肌下缘，向上与食管相接续。

在内部食管和胃的过渡很难界定。因为胃黏膜延伸至食管腹部的程度不同，通常形成"Z"字形的鳞状上皮与柱状上皮结合处，在此"Z"线上为食管上皮。在组织学上和内镜观察中，此处通常被称为胃–食管连接缘，食管与胃小弯之间由胃纵肌形成一环形祥，常用来作为胃与食管的分界。

贲门和贲门部没有绝对的区别，贲门是一个概念，区别于胃的其他部位，从解剖上来说贲门是一个部位，有一定的范围，具体的应指齿状线以下就是贲门的起始，而2cm以内的范围可以说贲门部。

研究报道：

（1）胃食管阀瓣分级与胃食管反流病的相关性：胃食管阀瓣（GEFV）的概念最早由 Tocornal 等在 1968 年提出；1987 年，Hill 研究团队通过尸体和活体实验研究，从解剖上进一步证实 GEFV 的存在。胃镜检查观察到 His 角在胃腔内的延伸部分呈大皱襞状，位于胃食管连接部下方和贲门上部底侧的阀瓣样肌性黏膜皱襞与食管和胃底黏膜相延续，呈180°扁的半环形，当胃内压升高时起到阀瓣作用，防止胃内容物反流入食管。

研究发现，胃食管反流患者75.65%（87/115）存在不同程度的 GEFV 异常（Ⅱ～Ⅳ级），54.8%（63/115）的患者存在Ⅲ级以上的 GEFV。

食管下括约肌（LES）由平滑肌组成，位于食管由胸腔进入腹腔的横膈水平、胃与食管之间保持一个高压区；LES 抗胃食管反流的功能依靠 LES 压力、LES 位于腹腔内长度、LES 总长度实现，对防止胃内容物反流起主要作用。LES 的基础压（或静息压）为 13~43mmHg，比其上方的食管和（或）其下方的胃压力更高，此压力值随呼吸、体位运动和移行性运动复合波面波动；GERD 患者常见低 LES 静息压或短暂性 LES 松弛。

（2）Barrett 食管：① 2009 年日本和德国病理学家发现，超过 70% 的食管腺癌由贲门、胃底腺型 BE 发展而来。②形态：短节段 BE 多见，占 78.19%~92.9%。舌型、全周型。③病理：贲门腺型、胃底腺型、特殊肠化生型均有可能发生异型增生。④ Hp 感染率为 30%，近年来研究表明，Hp 定植于食管黏膜，加重食管炎性反应，并诱导上皮化生，甚至发生腺癌。⑤为胃食管反流病，进食过饱、睡前进食、喜油腻食物、高体质量、食管裂孔疝是重要危险因素。

二、胃底

胃底是胃的最上部分，位于贲门至胃大弯水平连线之上。胃底上界为横膈，其外侧为脾，食管与胃底的左侧为 His 角，胃底以下部分为胃体。

胃底腺由壁细胞（泌酸细胞）、主细胞（胃酶细胞）、颈黏液细胞、内分泌细胞和未分化细胞组成。分布于胃底腺的分支管状腺或单管腺，腺腔狭小，腺体可分为颈部、体部、底部，颈部与胃小凹相连，体部较长，底部稍膨大并延伸至黏膜肌层。壁细胞：分泌和合成盐酸（使胃蛋白酶原转化为胃蛋白酶）、内因子（促进骨髓红细胞生成）。主细胞：分泌胃蛋白酶原，在婴儿时还分泌凝乳酶。未分化细胞：分化增殖为其他细胞。

研究报道：

（1）胃窦黏液湖与胃底黏液湖：

1）胃窦黏液湖的存在与胃蠕动无明显关联而与体位有关，在左侧卧位下，胃窦始终处于最低位，且绝大多数患者胃腔内存在黏液，黏液必然积聚于此并被内镜医师观察到。

2）正常胃镜检查时黏液湖出现于胃底而胃窦一般无黏液湖，一旦出现相反征象，较易引起医师注意。

胃窦有黏液湖而胃底无黏液湖可能是右位胃左侧卧位内镜诊断有价值的依据。

（2）十二指肠运动紊乱包括：胃底容受性舒张障碍，被认为与早饱症状有关，或与精神应激等中枢因素有关。

（3）胃神经内分泌肿瘤临床分型与病理：胃神经内分泌肿瘤（g-NEN）是一组高度异质性肿瘤，根据发病机制和临床特征分为 4 型，g-NEN 命名和分类标准与全消化道和胰腺部位神经内分泌肿瘤（NEN）标准一致，其中 G1 和 G2 级肿瘤称为神经内分泌瘤（NET）；G3 级肿瘤称为神经内分泌癌（NEC）。

2016 年版中国胃肠胰 NEN 专家共识依据 g-NEN 的发病机制、临床特征、治疗策略和预后，将 g-NEN 分为 4 型。

增生性肿瘤常是多发性小息肉样病变，均局限于胃底和胃体，两者重要鉴别点是引起胃泌素水平升高的基础病因不同。1 型 g-NEN 是由于自身免疫性萎缩性胃炎引起了胃酸减少，刺激胃泌素 G 细胞增生，导致继发性胃泌素水平升高；2 型 g-NEN 是由于功能性胃泌素瘤和多发性内分泌肿瘤 1 型相关性胃泌素瘤引起原发性高胃泌素血症。

需要强调的是这些改变仅局限于胃底和胃体的泌酸黏膜，而胃窦黏膜是相对正常的，这一胃镜下特点有别于 Hp 感染所致的以胃窦为中心向近端和远端扩散的慢性萎缩性胃炎。因而有经验的临床医师在胃镜下观察到局限于胃底和胃体多发性小息肉样病变时，根据泌酸黏膜背景是萎缩抑或是肥厚改变的不同，可以初步区分 1 型与 2 型 g-NEN。

（4）长期使用 PPIs 可增加胃底腺息肉的发生，与胃黏膜对低胃酸引发高胃泌素血症的囊性反应有关。长期抑酸治疗可导致具有促进泌酸腺体增殖的胃泌素分泌细胞代偿性增殖，引起高胃泌素血症。胃泌素对正常黏膜组织和肿瘤组织均具有促生长、促分裂及营养作用，可能与胃黏膜增生、消化道息肉、肿瘤等黏膜病变的发生相关。此外，胃泌素还可通过下调脑肠肽水平引起萎缩性胃炎。

（5）萎缩性胃炎及早期的胃癌基础知识：

1）根据内镜检查结果将胃黏膜萎缩分为 6 级（C-Ⅰ，C-Ⅱ，C-Ⅲ，O-Ⅰ，O-Ⅱ，O-Ⅲ）。萎缩边界是幽门和胃底腺区域之间的边界，其可以基于边界两侧的胃黏膜的颜色和高度的差异通过内镜识别。

如果胃萎缩的边界仅在胃的小弯侧，则定义为闭合型（C-Ⅰ，C-Ⅱ，C-Ⅲ）。如果边界向两侧移动且不局限于小弯，则将其定义为开放型（O-Ⅰ，O-Ⅱ，O-Ⅲ）。

2）肿瘤浸润的深度：分 4 类：M（局限于黏膜），SM（黏膜下），MP（固有肌层），SS（浆膜浸润）。

三、胃体

胃位于膈下，在中度充盈时，胃大部分位于左季肋区，小部分位于腹上区，其余 5/6 位于正中线左侧。当胃充盈时，胃大弯可降到脐，胃空虚时缩小成管状，则位置较高。

中医认为，胃分上、中、下三部。胃的上部称上脘，包括贲门；胃的中部称中脘，即胃体部分；胃的下部称下脘，包括幽门。

四、幽门部

幽门位于胃的最下方，是连接胃部和十二指肠球部的通道，幽门的周围有厚的环状肌肉，内有腺体。食糜在胃蠕动的推动下，经过幽门管，进入十二指肠。幽门解剖结构与胃部不同，容易发生溃疡。幽门管比较狭窄，一旦有溃疡或者炎症刺激，幽门管发生水肿，可出现幽门梗阻。幽门括约肌可防止十二指肠内容物逆流进入胃内，幽门括约肌一旦松弛，十二指肠内的碱性液体会逆流进入胃部，造成胃窦部损伤。胃靠近幽门的部位称为幽门窦，幽门窦是胃溃疡、胃癌的好发部位，幽门螺杆菌感染可导致胃窦炎的发生。

消化间期移行性复合运动（MMC）发生机制。在MMC Ⅰ期之后最先出现收缩活动的部位是十二指肠中段和远端，收缩活动的起步点逐渐向胃窦方向转移，并伴随血浆MTL（胃动素）水平逐渐升高，当MMC Ⅲ期出现时血浆MTL已达到峰值水平。MMC Ⅰ期由于存在消化液基础分泌和幽门开放可发生消化液在十二指肠内的聚集，然后通过牵张反射诱发MMC Ⅱ期十二指肠的运动和MTL分泌增加，MTL分泌增加可能是诱发MMC Ⅲ期产生的重要原因。

消化间期运动周期：胃肠道的消化间期由于胃肠蠕动呈周期性改变，也称消化间期运动周期（IDMC），IDMC分为Ⅰ、Ⅱ、Ⅲ 3期，其中胃窦部IDMC Ⅲ期即移行性肌电复合波（MMC）的作用最重要，它可诱发胃强烈收缩，排除胃内不易消化的食物。

第三节　　胃小弯

《外科学》（第八版）胃的解剖将胃小弯和胃大弯平均分成3个等份连线，将胃分成三个区：自上而下依次为贲门胃底部、胃体部和胃窦幽门部。胃体部和幽门部的分界线是"幽门切迹"。《系统解剖学》（第八版）：将胃分为四部，贲门部、胃底、胃体、幽门部，幽门部即胃体下界与幽门之间的部分，角切迹为界限。

一、胃小弯解剖

胃前、后两壁相接的上缘，叫胃小弯。此弯凹向右上方，其最低点叫角切迹。胃小弯上端至贲门，下端移行于幽门。溃疡、肿瘤等好发生在此处，在临床上有重要意义。

胃处于食管末端和十二指肠球部之间，是消化道最膨大的部分，形如袋状，其大小和形态因胃充盈程度、体位及体型等而异。成年人胃在中等度充盈时，平均长度（胃底至胃大弯下端）为25~30cm，胃容量约1500ml。胃有两个开口，其上端与腹段食管相连处称贲门，贲门相当于第11胸椎的高度，是胃比较固定之处；下端与十二指肠相连的部分为幽门，位于第1腰椎下端右侧距中线2cm处，标志为幽门前静脉。靠近腹壁侧为前壁，相对处为后壁。前后壁相连处是呈弯曲状的小弯和大弯，小弯凹向右上方，全长12~14cm，是胃癌最常见的部位，其最低点弯曲成角状，称角切迹，是幽门窦与胃体划分的界限，也是内镜下最易找到的解剖标志。

胃大弯凸向左下方，起始于贲门切迹（胃大弯与食管左缘相连接处呈锐角相交，叫贲门切迹），终于幽门口平面，全长36~42cm，是胃小弯的3~5倍。在内镜检查时，患者取左侧卧位，此时空腹胃液主要积存在胃体大弯处，形成黏液湖。由贲门切迹向左做一条水平线，此线以上部分为胃底部，是胃的最上部分；此线下方至胃角切迹相对胃大弯略扩大部分作斜线之间的部分为胃体部，是胃的最大部分；斜线右侧至幽门为幽门部。在大弯侧距幽门与十二指肠交界处 2~3cm 的部位有一浅的切迹，称为中间沟。由中间沟做一条幽门纵轴垂直线，即将幽门部分为两部分：左侧部分较为扩大，称幽门窦；右侧部分呈长管状，管腔变窄，称幽门管。

幽门窦通常居胃的最低部，幽门管长 2~3cm。胃溃疡和胃癌多发生于胃的幽门窦近胃小弯处。临床上所称的"胃窦"即幽门窦，或是包括幽门管在内的幽门部。

胃小弯、幽门部是溃疡好发部位，胃的黏膜层里大约有 500 万个小腺体，在胃底和胃体的胃底腺里，有 3 种细胞，主细胞能分泌胃蛋白酶原，壁细胞能分泌盐酸，黏液细胞分泌黏液。胃底腺区又称为泌酸腺区。胃窦部黏膜是由黏液细胞组成的幽门腺，称为幽门腺区。泌酸腺区和幽门腺区，通常以角切迹为界，两者之间有宽约 2cm 的"界带"，胃溃疡多位于幽门腺区离"界带"1.5cm 之内的区域。因这个部位紧邻分泌酸和胃蛋白酶处，此处胃酸和酶浓度较高，比起其他部位更易长期受到更多酸和胃蛋白酶的消化，而发生黏膜损害，形成溃疡。这两个腺区"交界带"是一个"接合部"（或称结合部），胃黏膜屏障功能相对较弱，氢离子（H^+）容易从胃腔逆向胃黏膜弥散。

胃小弯获取活组织有些难，取活检时要抽吸一部分气体，使胃襞松弛，活检钳抵住小弯处黏膜时不容易打滑，如病灶靠近胃角还可考虑倒镜取活检。

二、胃小弯溃疡与癌

（1）胃小弯癌：胃由前后两壁组成，前后壁相连处呈弯曲状，上缘较短，叫胃小弯，凹向右上方，胃小弯近幽门处有一个切迹，叫角切迹，是溃疡和肿瘤的好发部位之一。胃小弯癌的类型分为隆起溃疡型、溃疡型、隆起型 3 种，其发生率依次降低。胃小弯癌的癌肿的肿块直径大于 2cm 的占小多数，小于 2cm 的比较少见。根据细胞类型，胃小弯癌的类型又可分为：低分化腺癌、腺癌、印戒细胞癌、管状腺癌、黏液腺癌，此 6 种的发生率依次降低。胃小弯癌患者中隆起溃疡型发生率最高，多为低分化腺癌，直径大于 2cm 病灶多见，较少受到 Hp 的感染。

（2）胃小弯是临床上溃疡高发的部位，溃疡的发生与胃酸有关，而胃小弯不在产酸的胃底腺区域，而在与之接触的最近的小弯侧和幽门前区，也就是胃底腺和幽门腺交界的地方。由于幽门腺分布的区域有时可沿小弯侧向上延伸，故不少溃疡可发生在小弯上端和贲门区域。

三、病例讨论

胃小弯侧病变，性质？

患者性别：男；患者年龄：46 岁。

简要病史：反复黑便 6+ 年，头昏 4+ 月。

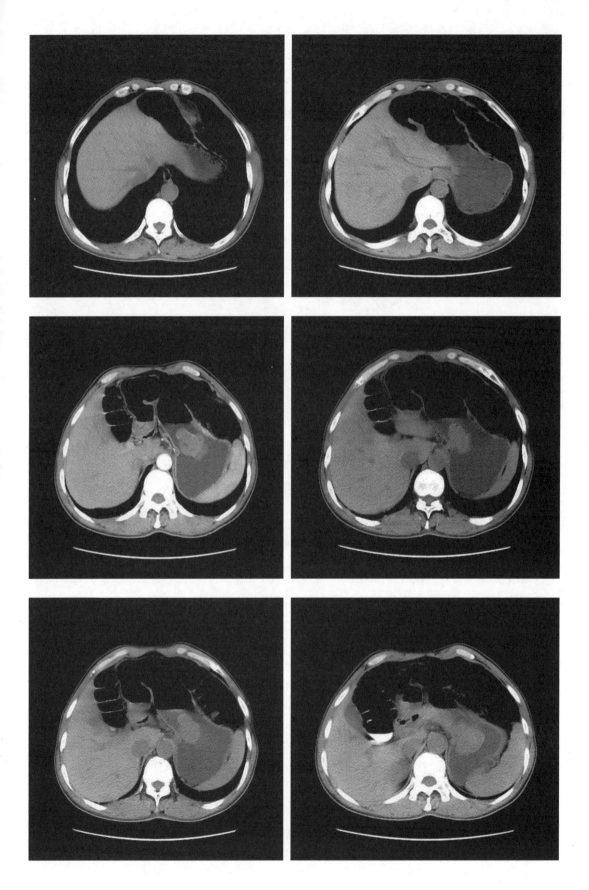

支持：胃间质瘤。

依据：

（1）中年患者，有慢性消化道出血病史。

（2）胃小弯侧可见突入胃腔生长软组织占位，邻近胃襞柔软，表面可见溃疡形成（符合 GIST 容易坏死——溃疡形成的特点）。

（3）增强扫描较明显强化，表面可见强化之胃黏膜影——提示肿瘤来源于胃黏膜下。

（4）周围网膜囊未见明确转移性淋巴结肿大。

鉴别：

胃癌：胃黏膜病变，黏膜消失，胃襞僵硬，周围网膜囊常可见转移性淋巴结。

第四节　胃　体

一、胃体部分

通常贲门附近的部分称贲门部界域不显，贲门平面以上，向左上方膨出的部分为胃底，临床有时称胃穹隆内含吞咽时进入的空气，约 50ml，X 线胃片可见此气泡；自胃底向下至角切迹处的中间大部分称胃体。

二、内镜下胃体

镜下胃体的观察：胃体有明显的皱襞，达胃窦时消失，胃内注气可使其展开。通常采用进镜时粗观其貌，退镜时详细观察。体部大弯侧皱襞纵行，小弯侧皱襞较少而细。左侧卧位胃体上部大弯侧为位置最低处，常有黏液积聚，称黏液池。若黏液池潴留过多，应吸出潴留液后观察。如仍有盲区，应变换体位。胃体中部后壁贴近镜端，易遗漏病变，该区域又是老年人溃疡的好发部位，检查时可向右旋转镜身或将角度钮向下调节，以便对后壁做正面观察。

胃黏膜形成许多皱襞，胃小弯处有 4~5 条纵行皱襞，胃大弯处多为横行或斜行皱襞，其他部分的皱襞形状不规则。

三、胃体组织学腺体特点

胃黏膜上皮是单层柱状上皮，很薄，其下面的血色可透过上皮映现出来，使上皮亦呈现淡玫瑰色。胃上皮下陷构成大量的胃腺，如贲门腺、胃体腺和幽门腺，这 3 种腺都存在于黏膜固有层内，其分泌液到胃内混合后叫胃液。

四、胃蠕动

胃蠕动出现在食物入胃后约 5 分钟，蠕动是从胃的中部开始，有节律地向幽门方向进行。胃蠕动波的频率约每分钟 3 次，并需 1 分钟左右到达幽门，通常是一波未平，一波又起。

胃的容受性舒张：当咀嚼和吞咽时，食物对咽、食管等处感受器的刺激，可通过迷走神经反射性地引起胃底和胃体肌肉的舒张，胃壁肌肉的这种活动，称为胃的容受性扩张，是由神经反射引起的，传入传出神经都为迷走神经，但传出纤维的递质不是 Ach 而是多肽（VIP 等）；容受性舒张使胃腔容量由空腹时的 50ml，增加到进食后的 1.5L，以适应大量食物的涌入，而胃内压力变化并不大，从而使胃更好地完成容受和贮存食物的功能。胃底，暂时储存食物，收缩向幽门部推进食物，保持胃一定状态和位置；胃体，向胃中心收缩，可将食糜推入十二指肠；幽门，强有力的收缩波还可将部分食糜反向推回到近侧胃窦或胃体，使食物在胃里进一步被磨碎。

五、胃体浅表性胃炎和 Hp 的关系

幽门螺杆菌（Hp）感染的相关问题：

（1）Hp 根除的适应证：Hp 阳性慢性胃炎伴消化不良：可等同于 Hp 阳性的非溃疡性消化不良，那么也就是慢性胃炎（应该包括慢性浅表性胃炎）伴消化不良、Hp 是治疗的指征。

（2）除 Hp 的适应证及推荐强度：推荐根除 Hp 适应证和推荐强度，Hp 阳性疾病强烈推荐。

幽门螺杆菌（Hp）感染相关问题

消化性溃疡（不论是否活动和有无并发症史）	√
胃 MALT 淋巴瘤	√
慢性胃炎伴胃黏膜萎缩、糜烂	√
早期胃肿瘤已行内镜下切除或手术胃次全切除	√
长期服用 PPI	√
胃癌家族史	√
计划长期服用 NSAIDH（包括低剂量阿司匹林）	√
不明原因缺铁性贫血	√
特发性血小板减少性紫癜	√
其他 Hp 相关性疾病（如淋巴细胞性胃炎、增生性胃息肉、MCnCetriCr 病）	√
个人要求治疗	√

（3）以上两条说明慢性胃炎（应该包括慢性浅表性胃炎）伴消化不良、Hp 是治疗的指征，没有症状的 Hp 阳性患者，如果个人要求治疗，也是指征。

"治疗所有 Hp 阳性者，但如无意治疗，就不要进行检测"，这是世界胃肠病学组织制定的"发展中国家幽门螺杆菌感染临床指南"中提出的良好实践要点（good practice point），因此应根据根除适应证进行 Hp 检测，不应任意地扩大检测对象。

（4）对于没有症状的人群进行体检也要注意。

（5）长期服用 PPI 可加速胃癌变的可能：Hp 感染者长期服用 PPI 可使胃炎类型发生改变，从胃窦为主胃炎发展为胃体为主胃炎。这是因为服用 PPI 后胃内 pH 值上升，有利于 Hp 由胃窦向胃体位移，胃体炎症和萎缩进一步降低胃酸分泌。胃体萎缩为主的低胃酸或无酸型胃炎发生胃癌的危险性显著升高。Hp 感染蒙古沙鼠模型研究显示 PPI 可加速。

（6）Hp 的治疗：目前推荐是 PPI+ 铋剂 + 两种抗生素的四联疗法，疗程 14 天。

推荐的四联方案为：标准剂量 PPI+ 标准剂量铋剂（2 次 /d，均为餐前 0.5h 服用）+2 种抗菌药物（餐后即服）；标准剂量 PPI：埃索美拉唑 20mg、雷贝拉唑 10mg（Maastricht 共识推荐 20mg）、奥美拉唑 20mg、兰索拉唑 30mg、泮托拉唑 40mg，2 次 /d；标准剂量铋剂：枸橼酸铋钾 220mg，2 次 /d。

推荐的四联方案中抗菌药物的剂量和用法

方案	抗菌药物 1	抗菌药物 2
1	阿莫西林 1000mg，2 次 /d	克拉霉素 500mg，2 次 /d
2	阿莫西林 1000mg，2 次 /d	左氧氟沙星 500mg，1 次 /d 或 200mg，2 次 /d
3	阿莫西林 100mg，2 次 /d	呋喃唑酮 100mg，2 次 /d
4a	四环素 750mg，2 次 /d	甲硝唑 400mg，2 次 /d 或 3 次 /d
4b	四环素 750mg，2 次 /d	呋喃唑酮 100mg，2 次 /d

《中国慢性胃炎共识意见》中有一段提到：根除 Hp 可消除 Hp 相关性慢性胃炎活动性，使慢性炎性反应程度减轻，防止胃黏膜萎缩和肠上皮化生进一步发展；可使部分患者的萎缩得到逆转。大量研究证实，根除 Hp 可使慢性胃炎胃黏膜组织学发生改变，包括消除活动性，减轻慢性炎性反应的程度。Meta 分析表明，根除 Hp 可使部分患者的胃黏膜萎缩得到逆转，但肠上皮化生似乎难以逆转。一些因素可影响萎缩、肠上皮化生逆转的判断，如活检部位差异、随访时间的长短、Hp 感染胃黏膜大量炎性细胞浸润造成的萎缩假象等。萎缩发展过程中可能存在不可逆转点，如超过该点就难以逆转。多数研究表明，根除 Hp 可在一定程度上防止胃黏膜萎缩和肠上皮化生的进一步发展。可见萎缩性胃炎很有必要根除 Hp。

至于浅表性胃炎没有提到，但在 Hp 与胃炎的关系中提到：Hp 感染与慢性活动性胃炎的关系符合 Koch 提出的确定病原体为疾病病因的 4 项基本法则：80%~95% 的慢性活动性胃炎患者胃黏膜中有 Hp 感染，而 5%~20% 的 Hp 阴性率则反映了慢性胃炎病因的多样性；Hp 相关性胃炎患者 Hp 的胃内分布与炎性反应一致；根除 Hp 可使胃黏膜炎性反应消退，一般中性粒细胞消退较快，淋巴细胞、浆细胞消退需较长时间；志愿者和动物模型已证实 Hp 感染可引起慢性胃炎。必须明确 Hp 感染未必是慢性胃炎的唯一病因，即使根除 Hp 也有可能胃炎不会减轻，更不能保证浅表性胃炎不发展成萎缩性胃炎。如果患者同意，浅表性胃炎也予以根除 Hp，Hp 根除指南上也有根据患者意愿进行根除这条。

不过现在胃镜报告浅表性胃炎基本代表正常，看患者有没有消化系统症状及患者个人意愿，决定是否进行 Hp 根除治疗。

六、研究报道

（1）我国 2017 年慢性胃炎共识意见指出：慢性胃炎的分类尚未统一，国内意见：①基于病因分为 Hp 胃炎和非 Hp 胃炎。②基于内镜和病理诊断分为萎缩性胃炎和非萎缩性胃炎。③基于胃炎分布分为胃窦为主胃炎、胃体为主胃炎和全胃炎。

（2）胃蛋白酶原 PG 是胃蛋白酶的无活性前体，在 pH 5.0 时活化为胃蛋白酶。PGI 和 PGR 下降，往往提示胃黏膜，尤其是胃体黏膜存在萎缩。而萎缩性胃炎是胃癌的癌前病变，因此检测 PG 的水平可用于胃癌的筛查。

（3）增生性肿瘤，常是多发性小息肉样病变，均局限于胃底和胃体。

（4）我国人群以胃体为主的胃炎的发病率比西方国家人群高，胃体胃炎者根除 Hp 后，胃酸分泌从低酸恢复至正常，从而增加 GERD 危险性。

（5）以胃窦炎为主，胃酸分泌就增多，而如果以胃体炎为主，胃酸分泌将减少，事实上胃酸过多会增加胃内的微生物多样性，且它与胃腺癌的发生发展密切相关，而当 pH 值增加时，胃黏液层的黏度降低，使得其他微生物更容易定植于胃上皮细胞，但是却不增加微生物组的多样性。

第五节　胃　窦

胃窦指的是幽门与胃角切迹平面之间的部分，属于胃的结构的一部分，临床所称的"胃窦"为幽门窦或是包括幽门在内的幽门部。

胃窦黏膜皱襞呈纵向走行，较低，稍注气即可展平，黏膜较光滑，蠕动较活跃。胃窦是炎症、溃疡及肿瘤的好发部位。

一、胃窦分泌细胞

（1）G 细胞：能分泌胃泌素，G 细胞是典型的开放型细胞，以胃窦部最多，其次是胃底、十二指肠和空肠等处。胃泌素几乎对整个胃肠道均有作用，它可促进胃肠道的分泌功能，促进胃窦、胃体收缩，增加胃肠道的运动，同时促进幽门括约肌收缩，整体综合作用是使胃排空减慢，促进胃及上部肠道膜细胞的分裂增殖，促进胰岛素和降钙素的释放。

（2）胃窦部 D 细胞：分泌生长抑素。胃肠道黏膜广泛存在 D 细胞，以胃窦和胃体最高，在肠内越往下含量越低。生长抑素通过旁分泌机制由突起释放到 G 细胞和壁细胞膜上，抑制胃泌素和胃酸分泌。

（3）ECN（细胞胞巢）：分泌 5- 羟色胺等。

二、胃窦镜下病变

（1）浅表性全胃炎（充血 / 渗出型）：胃角弧形、光滑，胃窦蠕动良好，黏膜充血水肿，花斑样改变，红白相间，未见糜烂、溃疡及肿物。

（2）浅表性胃窦胃炎（充血 / 渗出型伴糜烂）：胃角弧形、光滑，胃窦蠕动良好，黏膜充血水肿，花斑样改变，红白相间，可见散在糜烂点，直径为 0.1~0.2cm 不等。

（3）胃窦胃角癌累及胃体：胃角变形、僵硬，胃窦蠕动基本消失，胃角、胃窦可见一环胃壁腔肿块，占据胃壁腔 2/3，胃腔缩小，狭窄，胃镜通过有阻力，肿块表面糜烂、中央可见深溃疡，大量坏死苔覆盖，结节样增生。

（4）幽门前区黏膜粗糙性质待定：胃角弧形、光滑，胃窦蠕动良好，黏膜充血水肿，花斑样改变，红白相间，可见散在糜烂点，直径为 0.1~0.2cm 不等，幽门前区前壁靠小弯侧可见一大小约为 0.4cm×0.5cm 的黏膜粗糙面，表面未见糜烂、溃疡，未见肿物。

（5）慢性浅表性胃窦炎：胃角弧形、光滑，窦蠕动良好，黏膜充血水肿，花斑样改变，未见糜烂、溃疡及肿物。

（6）慢性平坦糜烂型胃窦炎：胃角弧形，光滑，胃窦蠕动良好，黏膜充血潮红，花斑样充血，散在黏膜下出血点，未见溃疡及肿物。

三、胃窦镜下黏膜病变

（1）胃窦黏膜隆起，与黏膜过度增生有关。

目前医学上对于胃窦黏膜隆起的疾病认识还不全面，在诊断的时候也是比较困难的，临床误诊率甚至能够高达 30%，经常会与胃癌、胃多发息肉相混淆。

（2）胃窦黏膜充血水肿，多是慢性炎症引起。

（3）胃窦黏膜糜烂，是胃酸对胃黏膜腐蚀引起，一般是糜烂 – 溃疡 – 穿孔。糜烂仅仅是侵及黏膜最浅层。

四、胃窦主要疾病

（1）胃窦炎：指局限于胃窦部的一种慢性炎症，主要病变多局限于黏膜层，但也可蔓延至肌层或浆膜层。在病变部分出现水肿、炎症细胞浸润和纤维组织增生，使局部变厚，甚至狭窄，部分病例可有黏膜表面糜烂、肠腺上皮化生等变化。

（2）胃窦溃疡：称为消化性溃疡，既往认为胃溃疡和十二指肠溃疡是由于胃酸和胃蛋白酶对黏膜自身消化所形成的，事实上胃酸和胃蛋白酶只是溃疡形成的主要原因之一，还有其他原因（如 Hp 感染、NSAIDS 类药物等）亦可引起消化性溃疡。

（3）胃窦癌：胃按部位划分可分为胃窦、贲门、胃底、胃体和幽门。胃窦癌在胃癌中发病率最高，但是近几年呈下降趋势，由于胃窦靠近幽门，会造成幽门梗阻或者半梗阻，而胃内容物的潴留，使患者产生恶心、呕吐的症状。胃窦癌还会影响患者的食欲，使患者出现纳差、消瘦等症状。

五、研究报道

（1）萎缩性胃炎：胃黏膜反复受到致病因素损伤，形成慢性胃炎的特征之一胃黏膜的肠上皮化生，是胃黏膜损伤的一种指标，也是慢性萎缩性胃炎的重要组织学变化。一般萎缩的范围越大，肠上皮化生的部位也越多。肠上皮化生与萎缩性胃炎部位分布也基本一致，以胃窦部出现率为最高，其次是体窦移行部位。

（2）胃泌素是胃窦部及十二指肠近端黏膜中 G 细胞分泌，是胃肠道的重要激素，可刺激机体分泌胆汁和胰液。慢性萎缩性胃炎患者由于胃黏膜腺体出现萎缩、导致 GAS 分泌降低，因此 GAS 水平与慢性萎缩性胃炎严重程度密切相关。

（3）幽门管溃疡是指发生在胃窦与十二指肠之间的、2cm 长的狭窄管状结构内的溃疡，由于内镜下检查幽门管并不呈管状，故又称幽门前区溃疡。幽门管溃疡的发生率占溃疡病的 10%。由于幽门管管径较小，又是胃内容物排至十二指肠的必经之道，当幽门管有溃疡时，常缺乏溃疡的典型节律，呕吐多见。

国内一项研究，胃镜检查发现霜斑样溃疡 80 例（0.95%），其中 79 例发生在十二指肠球部，1 例为幽门管部。

（4）黄色瘤（GX）在全消化道均可见到，部分学者认为胃窦部的蠕动较多，受食物的物理刺激亦较多，可引起局部组织明显增殖，以及淋巴回流受阻致脂蛋白堆积，被巨噬细胞吞噬后形成泡沫细胞，大量泡沫细胞聚集形成黄色瘤。

近年来越来越多的研究发现，GX 与胃癌的发生有关。

有研究发现，GX 组的 LDL（低密度脂蛋白）水平较非黄色瘤组高，多因素分析结果提示 LDL 与 GX 显著相关，且为独立危险因素。

部分研究提示增生性息肉、萎缩性胃炎、胃黏膜肠上皮化生、胆汁反流性胃炎均与 GX 有关。

（5）胃息肉源于胃黏膜层或黏膜下层，主要有增生性息肉、胃底腺息肉和炎症性息肉。女性高于男性。增生性息肉和胃底腺息肉常见，炎症性息肉较少，胃体、胃底和胃窦是这三种类型胃息肉的好发部位。

（6）胃十二指肠运动紊乱与幽门和十二指肠近端张力增高有关，可致胃排空受阻，胃十二指肠运动紊乱、胃排空障碍。

第六节　十二指肠

一、解剖

十二指肠介于胃与空肠之间，全长约 25cm。十二指肠是小肠中长度最短、管径最大、位置最深且最为固定的部分。整体上呈"C"形，包绕胰头，可分为球部、降部、水平部和升部。

球部又称上部，长约 5cm，起自胃的幽门，走向右后方，至胆囊颈的后下方，急转成为降部，转折处为十二指肠上曲。十二指肠球部为近幽门约 2.5cm 一段肠管，壁较薄，黏膜面较光滑，没有或甚少环状襞，此段称十二指肠球部，是十二指肠溃疡的好发部位。

降部是十二指肠的第 2 部，长 7~8cm，由十二指肠上曲沿右肾内侧缘下降，至第 3 腰椎水平，弯向左侧，转折处为十二指肠下曲。降部左侧紧贴胰头，此部的黏膜有许多环状襞，其后内侧壁有胆总管沿其外面下行，致使黏膜呈略凸向肠腔的纵行隆起，称十二指肠纵襞。纵襞的下端为圆形隆起，称十二指肠大乳头，是胆总管和胰管的共同开口。胆总管和胰管在此处，组成肝胰壶腹。十二指肠大乳头附近有一壶瓣，可以关闭胆总管或胰管，引起相应疾病。

水平部又称下部，长约 10cm，自十二指肠下曲起始，向左横行至第 3 腰椎左侧续于升部。肠系膜上动脉与肠系膜上静脉紧贴此部前面下行。肠系膜上动脉夹持部分的胰腺组织，称钩突。此处若病变，早期中期症状不明显，晚期可表现为阻塞性黄疸。肠系膜上动脉可以压迫水平部，引起肠梗阻。

升部长 2~3cm，自第 3 腰椎左侧向上，到达第 2 腰椎左侧急转向前下方，形成十二指肠空肠曲，移行为空肠。十二指肠空肠曲由十二指肠悬肌连于膈右脚。此肌上部连于膈脚的部分为横纹肌，下部附着于十二指肠空肠曲的部分为平滑肌，并有结缔组织介入。十二指肠悬肌（又称 Treitz 韧带）是一个重要标志，手术时用以确定空肠的起点。

十二指肠黏膜内的 Brunner 腺和内分泌细胞可分泌含有多种消化酶的十二指肠液和肠道激素如胃泌素、抑胃肽、胆囊收缩素、促胰液素等。

十二指肠液由胰腺外分泌液、胆汁、十二指肠分泌液以及胃液组成。

二、十二指肠常见疾病

（1）十二指肠溃疡：1910 年 Schwartz 提出"无酸就无溃疡"的观点至今仍是正确的，

十二指肠溃疡不发生于胃酸分泌很低，最大胃酸分泌（MAO）＜ 10mmol/L 的患者。虽然正常人和十二指肠溃疡患者的最大胃酸分泌能力是相互重叠的，但十二指肠溃疡患者作为整体能分泌更大量的胃酸（平均泌酸为 20mmol/L），尤其是进餐刺激反应的胃酸分泌。胃酸分泌量的大小是和胃壁细胞总体（PCM）的多少平行的，十二指肠溃疡患者平均有 1.8 亿个壁细胞，约为正常人的 2 倍。十二指肠溃疡患者除了壁细胞数量的增多外，其壁细胞对胃泌素、组胺、迷走神经胆碱能途径的刺激敏感性加强。幽门螺杆菌感染、非甾体抗炎药（NSAID）、生活及饮食不规律、工作及外界压力、吸烟、饮酒以及精神心理因素密切相关。

（2）十二指肠炎：十二指肠炎是指发生于十二指肠的炎症，分为原发性和继发性两种：①原发性十二指肠炎，原因尚不十分清楚。刺激性食物、饮酒、药物如阿司匹林等，以及放射线照射等均可引起此病。慢性浅表性胃炎、萎缩性胃炎患者多合并有十二指肠炎，提示本病可能与某些慢性胃炎病因相同。②继发性十二指肠炎或特异性十二指肠炎，是一组由各种特异性病因引起的十二指肠炎，包括感染（寄生虫、结核、真菌等）、脑血管疾病及心肌梗死等。肝脏、胰腺及胆道疾病，由于局部压迫或蔓延，引起的十二指肠供血障碍亦可引起该病。十二指肠球炎是指发生在十二指肠球部的非特异性炎症性疾病。糜烂性十二指肠球炎能并发上消化道出血。

（3）十二指肠球炎与十二指肠球部溃疡的关系：有的认为十二指肠球部溃疡是发生于十二指肠球炎基础上；有的则认为十二指肠球炎是十二指肠球部溃疡伴有的炎症，两者的关系就像胃窦溃疡与胃窦炎一样，是十分密切的，两者常合并存在。在实际工作中也碰到单独存在的十二指肠球炎而无十二指肠球部溃疡的情况，所以在诊断十二指肠球炎时必须细致检查以确定有否十二指肠球部溃疡存在，常需内镜才能确诊。

三、研究报道

（1）胃十二指肠运动紊乱被认为是功能性消化不良（FD）症状产生的重要机制之一。

FD 最常见的症状是餐后上腹饱胀、早饱、中上腹疼痛和烧灼感。FD 患者的胃、十二指肠动力障碍表现为胃排空延迟（35%）、胃容受功能障碍（约 30%）、胃窦 – 幽门 – 十二指肠协调收缩异常、十二指肠异常。①进餐后近端胃舒张减弱与 FD 患者的早饱和体重减轻有关。②胃固体排空延迟可能与餐后饱胀有关。③胃窦 – 幽门 – 十二指肠不协调收缩增加、十二指肠逆向性移动性复合运动Ⅲ相活动增加和餐后孤立性收缩活动的增加与餐后不适综合征的症状有关。

（2）FD 与十二指肠肥大细胞相关性：①牛肉、鸡肉、蟹、虾、小麦、大豆等未完全消化的蛋白质，透过肠道进入血液或淋巴液，刺激机体产生特异性 IgG 抗体。②FD 患者十二指肠黏膜肥大细胞数量及脱颗粒肥大细胞百分比较对照组显著增多，存在十二指肠黏膜免疫激活。③肥大细胞表面有 IgG 受体，结合后形成抗原抗体复合物，FGID 患者血清食物过敏原特异性抗体 IgE 和 IgG 可同时升高。有研究推测 FD 时，IgE 激活肥大细胞产生过敏反应，从而出现胃肠道症状。（肥大细胞在肠内道中主要分布于黏膜固有层及黏膜下层。能调节黏膜通透性、肠道蠕动、内脏敏感性和免疫等）

（3）功能性消化不良患者胃排空与症状的相关性及影响因素分析：胃排空是指胃内容物通过幽门进入十二指肠的动力过程。在除外消化道机械性梗阻存在的情况下，胃半排空时间、2小时残留率或4小时残留率超过正常范围被定义为胃排空延迟，或胃轻瘫。Tack等的研究发现，胃排空延缓与早饱、恶心、呕吐、上腹饱胀症状相关。他在另一项研究中发现与胃排空延迟相关的消化不良症状常常联合成组出现，这些成组出现的组合是：①恶心、呕吐、早饱及体重减轻。②餐后饱胀及胃胀气。本研究发现恶心与胃排空指标呈正相关，恶心是胃排空延缓的独立影响因素，FD病人出现恶心提示胃排空延缓，症状在一定程度上反映了FD的病理生理学机制，与既往的研究相符。

（4）PJS息肉分布于全消化道，最常见于小肠，其次为结直肠、胃，其中小肠息肉检出常见部位依次为近段小肠（十二指肠和空肠上段）、中段小肠、远段小肠。息肉随着年龄增长而逐渐生长。

（5）进入人体的乙醇约20%在胃内吸收，剩余80%通过十二指肠及小肠吸收。

第七节　胃黏膜保护与修复

一、胃黏膜

胃腔内面的黏膜为胃黏膜，是胃壁的最内层，新鲜胃黏膜呈淡粉色。胃在空虚时或半充盈时，胃黏膜形成许多皱襞，胃小弯处有4~5条纵行皱襞，胃大弯处多为横行或斜行皱襞，其他部分的皱襞形状不规则。

胃黏膜由上皮、固有层及黏膜肌层3层组成。临床所见的各型胃炎（及溃疡）主要为胃黏膜的病变。胃黏膜病变较多见，尤以炎症、溃疡、黏膜脱垂、癌等为主要。

二、胃黏膜功能

正常胃黏膜的功能：上皮细胞分泌的黏液具有润滑作用，使食物易于通过；分泌内因子促进维生素B_{12}的吸收；分泌盐酸，为胃蛋白酶提供适宜环境，杀菌、抑菌；分泌胃蛋白酶促进蛋白质的消化；形成胃黏膜屏障保护胃不受胃酸的侵蚀。

三、胃黏膜损伤

胃黏膜损伤是由环境因素、药物、吸烟、酗酒、细菌感染、情绪变化等导致的胃黏膜损害。

（1）幽门螺杆菌（Hp）感染：90% 慢性胃炎由 Hp 感染所致。

（2）胃酸分泌失调：在缺乏胃酸下，细菌容易在胃内繁殖生长。

（3）急性胃炎演变：急性炎症后，胃黏膜病变持续、反复发作。

（4）饮食环境因素：长期饮浓茶、烈酒、咖啡等刺激。损害胃黏膜药物，高盐饮食及缺乏新鲜蔬菜、水果与胃黏膜萎缩，肠上皮化生密切相关。

（5）精神因素：精神刺激，抑郁、紧张将致大脑皮质功能失调而胃襞血管痉挛。

四、胃黏膜修复机制

正常生理情况下，胃黏膜的表面上皮层每 2~3 日全部更新一次，新的表面上皮细胞不断由胃腺颈部的黏液细胞向上分化形成，取代衰老或损伤脱落入胃腔的表面上皮细胞。

胃黏膜上皮细胞每天都可能发生损伤（包括食物引起），尽管黏液能减轻对上皮细胞的损伤，仍有小面积的上皮被剥脱，胃黏膜将起动整复功能，达到上皮迅速修复，由胃小凹中上皮细胞迅速迁移到裸露的基底膜上，这种反应在体外需要几个小时才能完成，而在胃内能在 15~60 分钟内完成。

若损伤较重，较广泛，必须通过细胞增殖过程来修复。如溃疡已损伤固有肌层，通过细胞增殖、肉芽组织形式的过程修补缺损组织。

胃底腺基底部为细胞衰老、脱落的部位，新增殖的细胞从颈部迁升，基底要耗时 100~400 日不等，平均 200 日左右，主细胞为 290 日。

五、参与胃黏膜上皮损伤修复的物质

（1）多种生长因子：细胞因子参与胃黏膜上皮损伤修复的调节，如表面生长因子、转化生长因子 α、三叶肽、胰岛素样生长因子、血小板源生长因子等，其中表皮生因子（EGF）和转化生长因子 α（TGFα）最为重要。

（2）细胞因子：是一类能在细胞间传递信息、具有免疫调节和效应功能的蛋白质或小分子多肽。如白细胞介素（IL）、干扰素（IFN）、集落刺激因子（CSF）、肿瘤坏死因子（TNF）、促红细胞生成素（EPO）等。

六、胃黏膜保护剂及作用

胃黏膜保护剂的主要作用机制是：增加胃黏膜血流；增加胃黏膜细胞黏液和碳酸氢盐的分泌；增加胃黏膜细胞前列腺素的合成；增加胃黏膜和黏液中磷脂的含量，从而增加黏液层的疏水性。胃黏膜保护剂种类很多，有的还兼有一定的抗酸作用和杀灭幽门螺杆菌的作用。

（1）伊索拉定：日本《消化性溃疡临床循证实践指南》，对小于 1cm 的溃疡，在 Hp 根除治疗后，未推荐使用 ppl，而推荐马来酸伊索拉定片（盖世龙）。

伊索拉定（盖世龙）药理：①增强胃黏膜细胞的稳定性，作用胃黏膜上皮细胞间的结合，抑制上皮细胞的剥离、脱落和细胞间隙的扩大。②抑制有害物质透过黏膜，起到细胞防御作用。③增加胃黏膜血流供应的作用可增加醋酸所致胃溃疡边缘黏膜的血流，促进溃疡愈合。

（2）瑞巴派特（膜固思达）药理：①通过降低脂质过氧化等作用保护因自由基所致的胃黏膜损伤。②抑制炎性细胞浸润。另外动物实验显示瑞巴派特可增加大白鼠的胃黏液量、胃黏膜血流量及胃黏膜前列腺素含量，并可促进大白鼠胃黏膜细胞再生、使胃碱性物质分泌增多等。但对基础胃液分泌几乎不起作用，对刺激胃酸分泌也未显示出抑制作用。③抑制幽门螺杆菌（Hp）作用：瑞巴派特不具有细胞毒活性，而是通过阻止 Hp 黏附至胃黏膜上皮细胞、减少氧化应激、降低 Hp 产生的细胞因子浓度等而用于辅助治疗 Hp 感染。

（3）替普瑞酮（施维舒）药理：①抗溃疡作用，对各种实验性溃疡（如寒冷束缚应激、吲哚美辛、阿司匹林、利血平、醋酸以及烧灼所致），以及各种实验性胃黏膜病变（如盐酸、阿司匹林、乙醇、放射线所致）均确认抗溃疡作用和胃黏膜病变的改善作用。②可促进胃黏膜微粒体中糖脂质中间体的生物合成，加速胃黏膜及胃黏液层中主要的黏膜修复因子即高分子糖蛋白的合成，提高黏液中的磷脂质浓度，从而提高黏膜的防御功能。③维持胃黏膜增生区细胞的稳定，能改善氢化可的松引起的胃黏膜增殖区细胞繁殖能力低下，保持胃黏膜细胞增殖区的稳定性，促使损伤愈合。④提高胃黏膜中前列腺素的生物合成能力，使花生四烯酸的合成加快，从而促进内源性前列腺素的合成。

（4）复方谷氨酰胺（舍兰）药理：①抗炎，直接作用于炎症性黏膜，发挥效果。②参与促进组织修复并加快溃疡愈合。③有强化防御因子的效果，对低酸（无酸）性溃疡也能奏效。有效地抑制阿司匹林造成的溃疡（大白鼠）。观察到胃黏膜已糖胺量的增加。④胃黏膜内胃蛋白酶原量减少：pH 2.0 时约减少 75%、pH3.5 时约减少 78%。

（5）索法酮药理：①通过抑制前列腺素代谢酶活性使胃黏膜中前列腺素含量增加。②促进胃黏膜腺体密度和结构恢复。③增加血管内皮生长因子含量，促进上皮细胞再生。此外，还可促进胃黏膜内皮细胞和成纤维细胞中成纤维细胞生长因子释放，使胃黏膜损伤部位微血管和肉芽组织再生。同时，能清除所致自由基增加和炎性细胞因子的表达与释放。

（6）吉法酯：能够保护胃黏膜，促进溃疡修复愈合，增加胃黏膜前列腺素，防止黏膜电位差低下，促进可溶性黏膜分泌，增加可视黏液层厚度，增强胃黏膜屏障，扩张胃黏膜微循环，改善血流分布。

（7）三叶酰药理：①早期修复是由损伤周围完好的上皮细胞移行覆盖到临近的损伤表面，使上皮很快恢复连续性和完整性。早期修复所需时间一般快则几分钟，长则几小时内完成。②最近有研究认为其共同的机制为胃黏膜血流量的增加以及由上皮生长因子和转化生长因子介导的细胞增殖，通过细胞的有丝分裂来补偿已损伤或坏死的黏膜细胞，其修复过程包括炎症反应、细胞分裂和分化以及新生的细胞迁移到损伤病灶。

七、胃黏膜修复的意义

临床发现，胃感染幽门螺杆菌后只有不到一半的人发生胃炎，病变在于胃黏膜的完整性损害。

胃肠病复发，是受损的胃黏膜始终没有修复。胃黏膜受损，胃黏液分泌不足，覆盖在胃黏膜表层的黏液层变薄，胃黏膜失去保护屏障，这时，幽门螺杆菌有机会附着到胃黏膜表面，形成感染。

对于胃黏膜的保护与修复，二者总被混为一谈。

作为一般胃黏膜保护剂，其作用主要在于胃黏膜表层形成新的药物保护层，隔离胃酸和有害物，减少对胃黏膜的刺激，等待胃黏膜自行修复。对于已经受损且发生实质病变的胃黏膜而言，这种自我修复无疑是十分有限且缓慢的。一旦药效过去，药物保护层没有了，损伤的胃黏膜就会再次暴露出来，如再有不良因素影响和感染，胃的炎症就会再次发生。

胃黏膜保护剂的作用无疑是最快速的、有效的，但"保护"终究代替不了"修复"，这就决定了它的效果只能是暂时的而非长期的。只有运用胃黏膜修复剂，才是有效的。

第八节　胃酸与相关疾病

一、胃酸生成机制

壁细胞泌酸所需的氢离子来自壁细胞浆内的水，摄取血液中二氧化碳，在碳酸酐酶作用下，结合成碳酸解离产生的氢离子（H^+）和氢氧根离子，在于壁细胞内分泌小管膜上的H^+-K^+-ATP酶的作用，氢离子被主动转运入小管腔，与Cl^-形成盐酸。

二、胃酸分泌的影响因素

（1）支配胃的副交感神经节后纤维释放乙酰胆碱，它直接作用于壁细胞膜上的胆碱能受体，引起盐酸分泌。

（2）胃泌素主要由胃窦黏膜内的G细胞分泌，胃泌素释放后主要通过血液循环作用于壁细胞，刺激其分泌盐酸。

（3）组胺是由胃泌酸区黏膜中的肠嗜铬样细胞或固有膜中的肥大细胞分泌的，是胃酸分泌的重要调控因素。

（4）胃体和胃窦黏膜内的D细胞可释放生长抑素，它对胃酸分泌有很强的抑制作用。

（5）迷走神经对胃酸分泌有多重调控：通过 ENS 的 Ach 能神经元对壁细胞的 M 受体作用；通过 ENS 的促胃液素释放肽（GRP）神经元刺激胃 G 细胞分泌促胃液素，促胃液素致使壁细胞兴奋，加上局部分泌组胺刺激，使壁细胞分泌胃酸；还可以通过 ENS 的 Ach 能神经元刺激胃黏膜 D 细胞的 M 受体，使之分泌生长抑素，后者通过旁分泌形式抑制 G 细胞分泌促胃液素影响胃酸分泌。

胃酸分泌是由壁细胞完成，但有受体机制。壁细胞底膜有乙酰胆碱、胃泌素和组胺 3 种受体，还有生长抑素受体。最后是细胞内各种蛋白质磷酸化，激活壁细胞内 H^+–K^+–ATP 酶（即 H^+ 泵或质子泵），促使酸分泌。

壁细胞顶膜和分泌小管膜存在大量独立的 K^+ 和 Cl^- 离子通道蛋白，静息情况下，只有极小量 K^+ 和 Cl^- 透过膜从胞质中进入分泌小管，当兴奋时，大量 K^+ 流入分泌小管，H^+–K^+–ATP 酶将大量 H^+ 泵入分泌小管，将分泌小管中 K^+ 泵回胞内，在分泌小管中形成 HCl 排入胃腔。

三、胃酸与抗酸剂

抗酸药的有效成分为：碳酸氢钠、碳酸钙、碳酸镁、氢氧化铝、氢氧化镁等，其与胃酸接触后的反应离子方程，胃酸与氢氧化铝反应生成氯化铝和水，反应的离子方程式为 $Al(OH)_3 + 3H^+ = Al_3+ + 3H_2O$，胃酸与碳酸氢钠反应生成氯化钠和二氧化碳气体，反应的离子方程式为 $HCO_3^- + H^+ = CO_2 \uparrow + H_2O$。

四、胃酸与 H_2 受体阻滞剂

组胺（H）受体，有 H_1 和 H_2。H_2 受体拮抗剂选择性地竞争结合壁细胞膜上的 H_2 受体，使壁细胞内 cAMP 产生，胃酸分泌减少。H_2 受体拮抗剂不仅对组胺刺激的酸分泌有抑制作用，尚可部分地抑制胃泌素和乙酰胆碱刺激的酸分泌。常用的西咪替丁、雷尼替丁、法莫替丁等 3 种 H_2 受体拮抗剂可抑制胃酸分泌。

胃黏膜肥大细胞释放的组胺（H_2）可能刺激邻近的壁细胞分泌胃酸。雷尼替丁为一种选择性的 H_2 受体拮抗剂，能有效地抑制组胺、五肽胃泌素及食物刺激后引起的胃酸分泌，降低胃酸和胃蛋白酶的活性，但对胃泌素及性激素的分泌无影响。

五、胃酸与质子泵（PPI）

质子泵抑制剂是 H^+–K^+–ATP 酶抑制剂，能直接抑制壁细胞 H^+–K^+–ATP 酶，从而抑制胃酸分泌。有埃索美拉唑、雷贝拉唑、泮托拉唑、兰索拉唑、奥美拉唑等制剂。

埃索美拉唑（耐信）为一弱碱，在壁细胞泌酸微管的高酸环境中浓集并转化为活性形，从而抑制该部位的 H^+–K^+–ATP 酶（质子泵），对基础胃酸分泌和刺激的胃酸分泌均产生抑制。

维持胃内 pH ＞ 4 的时间至少 8 小时、12 小时和 16 小时的患者比例在埃索美拉唑 20mg 时分别为 76%、54% 和 24%；在 40mg 时分别为 97%、92% 和 56%。

六、新药沃诺伏生（沃克）（P-CAB）

沃诺伏生（TAK-438）属于钾离子（K^+）竞争性酸阻滞剂（P-CAB），是一种可逆性质子泵抑制剂，本品进入人体后，在胃壁细胞泌酸的最后步骤，通过抑制 K^+ 与 H^+-K^+-ATP（质子泵）的结合，终止胃酸的分泌，达到抑酸效果。它解离缓慢（半衰期约为 7.7 小时）。其高 pKa 值（＞ 9）促进了它在壁细胞小管腔中的积聚，从而竞争性地抑制质子泵的开放和关闭。对质子泵的抑制作用无需酸的激活，以高浓度进入胃中，首次给药便能产生最大的抑制效应，且可持续 24 小时。

第九节　杯状细胞及肠道黏液屏障功能

杯状细胞是一种分布于黏膜柱状上皮细胞之间的黏液分泌细胞，细胞呈上大下小的形态，宛如高脚杯，故有此名。杯状细胞是一种单细胞腺，其主要功能是合成并分泌黏蛋白，形成黏膜屏障以保护上皮细胞。从十二指肠到肛门，杯状细胞数量逐渐增多，起到润滑、避免粪便损伤肠壁的作用。

杯状细胞是形态相似、功能各异的一种细胞，主要分布在消化道和呼吸道黏膜的单层柱状、假复层纤毛柱状上皮细胞内，在胰主导管、胆囊颈部、咽鼓管近咽口等处的上皮内也有少量杯状细胞分布。杯状细胞分泌的黏液物质，其主要成分是黏蛋白，是一种典型的黏蛋白分泌细胞。在电镜下观察，杯状细胞的游离面有少量微绒毛，细胞基部含有丰富的粗面内质网和游离核糖体，核上区的高尔基复合体发达。正常情况下，杯状细胞顶部因含有大量膜包的分泌颗粒而膨大，细胞基底部因无分泌物而形成长柄状，附着于基膜上杯状细胞的分泌是连续性。

一、杯状细胞的发育

研究表明，小肠杯状细胞是由其前身细胞（低黏液细胞）分化而来的，小肠杯状细胞开始分化于小肠腺内，以后逐渐向上迁移至绒毛，最后从绒毛顶端死亡脱落。Grant 等研究发现，小鼠和大鼠结肠黏膜上皮的动力模型与小肠相似，其杯状细胞由位于结肠腺底部的干细胞在向表面迁移的过程中增殖分化形成。结肠杯状细胞在肠腺基底部增生速度最快，但其迁移速度比其他上皮细胞慢得多。Nodander 等给予新西兰白兔辣椒素刺激后，其鼻旁窦杯状细胞数目明显增多，而且其鼻旁窦杯状细胞的分化过程沿特定顺序进行，首先浆液分泌细胞内产生大量黏液颗粒，伴随其分泌产物的变化，细胞肿胀逐渐变为杯状细胞，可见由刺激诱发产生的杯状细胞是由处于中间阶段的分泌细胞转化来的，这与 Otofi 等的报道一致。

Otofi 等用组织化学方法研究凝集素在正常白兔和发炎的白兔鼻窦黏膜上皮细胞中的表达，得出结论，基底细胞在增殖分化其他上皮细胞的过程中，伴随细胞内唾液酸糖基化和硫酸盐的加入，部分细胞可分化为杯状细胞。研究表明，肠腺内位于中下部的未分化细胞不断增殖形成的杯状细胞向上迁移，以补充白绒毛顶端脱落的杯状细胞，气管杯状细胞也是由基底细胞分化而来的。值得注意的是，Hues 等发现在病理情况下，胃黏膜内的干细胞具有肠黏膜干细胞的能力，也可以分化形成杯状细胞，此为胃黏膜肠上皮化生现象，又称肠化生（IM）。

胃黏膜上皮及胃腺上皮在病理情况下可转变为肠黏膜上皮，根据 Cotsarelis 等报道，用秋水仙碱处理 SENCAR 小鼠的结膜上皮后，发现其结膜上皮杯状细胞的分裂象，表明结膜杯状细胞为具有分裂增生能力的慢周期细胞，目前关于杯状细胞的来源及发育尚有待进一步探索。

研究表明，影响杯状细胞发育的因素很多。例如，活体情况下，结肠腺顶部 TGFct 蛋白水平的提高，可以抑制结肠杯状细胞的生长发育。J.Morlka. WR 等发现，大鼠羊膜中类似生长因子的物质可以影响结肠杯状细胞的发育，特别是在大鼠胎儿刚刚开始吞饮羊膜液时，作用明显。

二、杯状细胞的分泌

杯状细胞分泌周期，杯状细胞的分泌周期一个大致可分为三个阶段，首先，是在肠腺内起始阶段或合成阶段，此时黏液合成速度超过聚集和释放速度；其次是中间阶段，细胞位于隐窝上部及绒毛下半段，合成与释放几乎平衡，细胞内充满酶原颗粒；最后阶段，杯状细胞达绒毛顶部或上部，黏液释放速度超过合成速度，细胞出现排空现象。在分泌周期过程中，杯状细胞的结构因分泌期不同而变化，其表达结构也不相同，静止期细胞表面有较多微绒毛，分泌期的表面则呈现凹凸不平的大皱褶，周边仍可见较长的微绒毛，但分布不规整而且比较疏松。

杯状细胞的主要功能是分泌黏蛋白。黏蛋白是一种糖蛋白，释入管腔内成为润滑性黏液，涂布于上皮表面，对上皮具有保护作用。采用免疫组织化学方法分析来源于人结肠的HT29—18N2 细胞系中所有杯状细胞的分泌物，发现杯状细胞的分泌及其分泌物的补充具有选择性。在刺激以后，杯状细胞内糖蛋白的总量在 1 小时内便可恢复到正常水平，而各种糖蛋白相对比例的恢复至少需要 24 小时。杯状细胞因分布部位不同，其分泌的黏蛋白也不同，经鉴定，人气管黏液中分子量最大的 MUC5AC 糖蛋白是由气管上皮杯状细胞分泌。Inatoml 等用 Northern 杂交及原位杂交方法定位人结膜上皮各种糖蛋白分泌基因，发现

MUC5mR. NA 的表达仅限于杯状细胞内，采用反转录聚合酶链式反应（RT—PCR）监测 T 肽表达，发现人结膜杯状细胞可以合成 TFF1 和 TFF3 肽，这类肽 MUC5AC 糖蛋白利于润滑结膜而且可能有利于角膜伤口的愈合。鸟苷蛋白可激活肠鸟苷酸环化酶，并且刺激电解质穿过肠黏膜上皮。为确定大鼠肠中表达鸟苷蛋白的细胞，采用 ~restelax 杂交及免疫过氧化物酶组织化学方法进行研究，结果显示，一个亚群的杯状细胞发生了免疫反应，几乎全部分布于小肠绒毛的杯状细胞以及小肠腺上部的杯状细胞为免疫阳性细胞，位于结肠腺颈部及开口周围的杯状细胞也是阳性反应细胞。研究表明，在成熟的肠杯状细胞中有鸟苷蛋白的表达。

三、肠道杯状细胞

肠道杯状细胞分泌的黏蛋白 2（MUC2）与水、无机盐等形成了肠黏膜表面的凝胶样黏液层，是肠道的机械屏障之一。杯状细胞的分化源于肠道隐窝基底部的多能干细胞。杯状细胞是一种特定的分泌细胞，它合成分泌多种因子，包括蛋白、三叶肽及黏蛋白等，共同构成肠道黏液层以保护肠上皮细胞。

黏蛋白是一种基化的大分子蛋白，分为膜结合型和分泌型。结肠内含有两层的黏液系统——疏松的外层黏液和致密的内层黏液，均有 MUC2 组成。内层黏液结构致密，紧密附着于上皮细胞表面不能被吸除，避免了细菌与上皮细胞接触。

外层黏液由内层黏液移行而成，但构成成分未变，其属性为疏松、不附着、允许细菌通过，与内层黏液截然相反。

MUC2 是肠黏液层主要成分，覆盖于肠上皮细胞顶端，主要由杯状细胞分泌，在润滑肠道、为肠内抗菌蛋白及共生菌群提供黏附位点、抵御肠内致病菌及有害物质入侵等方面发挥着重要功能。近年来 MUC2 在肠道黏膜屏障损伤中的作用研究日趋受到学者重视，这也可能是肠黏膜屏障损伤的一个重要治疗突破口。

人类肠道共生菌含有大约 50% 厚壁菌门和 30% 拟杆菌门。人类结肠的外层黏液由于含有细菌表面配基而成为共生菌的结合位点，也说明宿主并非随机选择共生菌。

高脂饮食喂养 DSS（葡聚糖硫酸钠）处理小鼠，结肠炎性反应较对照组严重。给予小鼠高脂饮食后观察到结肠炎性反应，结肠黏液层变薄且完整性受到破坏，黏膜层发生改变，杯状细胞的调控作用也不尽相同。杯状细胞分布于上皮细胞之间，合成黏液，黏液中主要成分分泌型黏蛋白，黏液可保护上皮细胞免受病原微生物的入侵。

四、胃黏膜的杯状细胞

肠上皮化生是一个病理学名词，并不是一种疾病，是萎缩性胃炎自我修复的过程和结果，指的是胃黏膜上皮细胞被肠型上皮细胞所代替，即胃黏膜中出现类似小肠或大肠黏膜的上皮细胞。

正常情况下，胃表面生长的是具有分泌胃酸功能的胃黏膜上皮细胞，肠道表面生长的是具有分泌和吸收功能的肠黏膜上皮细胞。当胃黏膜细胞受到比较严重的损伤后，胃黏膜上皮结构出现了一定改变，胃黏膜腺体上出现一种新的细胞，这细胞就是杯状细胞。

正常情况下胃黏膜腺体上没有杯状细胞，而肠黏膜上皮细胞才有杯状细胞。胃黏膜这种结构上的改变看起来和肠黏膜结构很相似，因此病理学家将这个现象命名为肠上皮化生。

五、杯状细胞、肠上皮化生与胃癌的关系

（1）显示肠型分化，伴有杯状细胞，有时极向紊乱，可能是弥漫型胃癌前期病变。

（2）TFF3 是黏蛋白相关家族肽三叶因子家族（TFF）成员之一，主要由小肠和大肠杯状细胞分泌，正常胃黏膜中不表达或少量表达；在胃癌组织有特异性表达。TFF3 可作为早期非侵入性诊断胃癌的潜在标记物，对胃癌的发生、发展具有提示作用。

（3）胃黏膜肠上皮化生中的杯状细胞异型化生与胃印戒细胞癌有关。

第十节　胃动脉分布

胃的动脉主要有胃小弯侧的胃左、右动脉形成的小弯侧动脉弓和胃大弯侧的胃网膜左、右动脉形成的大弯侧动脉弓，以及胃短、胃后动脉等，这些动脉的分支在胃壁内广泛吻合，形成了胃壁各层的网状动脉。

一、胃左动脉

胃左动脉又称为胃冠状动脉。其起始变异者较少，一般认为起源于腹腔干者占 9.66%，起源于其他途径者占 8.34%。吴兰然及日本学者加藤征等经调查认为，2.5%~15% 者胃左动脉可直接起于腹主动脉。蔡德亭观察 150 例腹腔动脉，发现胃左动脉起于腹腔干者占 84 例（56±4.05）%，胃左动脉直接起源于腹主动脉者 3 例，占（2±1.16）%。何业积用红色硫酸钡乳胶灌注胃动脉后，摄腹部正位 X 线片分析了 32 例成人尸体，认为 93.7% 胃左动脉起于腹腔干，6.3% 起自腹主动脉，发出处位于腹腔干开口的上方。张书琴用乳胶灌注 70 例成人尸体，有 64 例胃左动脉起于腹腔干，占（91.43±3.35）%；有 3 例动脉起于胃-肝动脉干或胃脾动脉干，占（4.28±2.42）%；直接起于腹主动脉者 2 例（2.86±1.99）%。Naidich JB 用腹腔动脉造影的方法评价胃左动脉起源，结果发现 500 例受检人中 13 例此动脉起源异常，14 例胃左动脉主要供应肝脏，仅少量血液供给胃。

胃左动脉起始处的外径为（3.27±0.86）mm，全长为（81.00±18.96）mm。张书琴报道胃左动脉外径为2~5mm，平均为（3.6±0.86）mm。董炜观察78具成人尸体，认为胃左动脉外径平均为（3.11±0.09）mm。何业枞在X线下测量成人尸体的胃左动脉造影片，认为此动脉外径为（3.5±1.1）mm，内径1.6±0.7mm，而此动脉至其第一条分支的长度为（3.11±9.7）mm，与腹腔干的夹角为（77.9±26.6）度，开口朝向左上方与腹主动脉左缘的夹角为（38.2±6.6）度，这一数据对介入影像学插管技术的应用提供了解剖学资料。从这一结果来看，胃动脉的测量在活体、尸体、X线下存在差异。

胃左动脉起始后，在胰颈上方于网膜囊后壁腹膜后，紧挨着左膈下动脉及左肾上腺动脉的内侧或前方向左上方行于胃胰壁内，在胃左动脉走行中有迷走神经后干的腹腔支伴行，到达胃贲门端无腹膜区即折向前下进入小网膜下端前后两层之间。沿胃小弯由贲门向幽门方向走行，最终约在胃小弯中部与胃右动脉吻合形成动脉弓，在途中尚与脾动脉的分支吻合。依胃左动脉行程的变化，有人将其分为三段，即升段、弓形段和降段。学者们均认为弓形段为"缓弓"，但未见具体的数据报道，仅王克强等对胃左动脉进行了力学分析，发现弓顶离贲门垂直距离为（2.1±1.02）mm，并模拟胃左动脉弓压力及能量的损耗进行了一系列的物理分析，认为"缓弓"比"急弓"更可适应血管壁的压力变化以及具备更好的抗破裂性能。安树才研究30例胎儿胃贲门部的血管供应情况，发现胃左动脉弓顶距贲门水平线的距离是（0.84±0.08）cm（0.71~0.98cm），长度为（1.0±0.12）cm（0.59~1.18cm）。胃左动脉在未转折向前下之前即在弓形段处，于胃贲门处发出2~3支食管支至食管，向上经膈食管裂孔至食管胸段，并与来自胸主动脉的食管支吻合。但是Wiuiams PL等则认为胃左动脉发出食管支后才转向前下方进入胃胰壁内。加藤诚认为胃左动脉是胃切除后残胃的主要供应血管。此动脉对于二期胃癌切除术淋巴结清扫有重要的意义。

胃左动脉的分支多数分为上、前、后三支，占80%，余20%者分为前、后两支。上支和前支分别分布于胃小弯侧胃体前壁(长者可达胃大弯)，后支则大部分分布于胃体后壁。一般胃左动脉分为4、5条分支分布于小弯侧胃体前壁，而另有4、5条分支分布于胃后壁上2/3部，胃左动脉有（11.72±0.95）%者尚发出副肝左动脉，供应肝左动脉分布的某一叶或段。王克强观察78具尸体，将胃左动脉分支分为一干两支、一干三支、一干四支型，分别有6例、53例、7例，各占（8±3.31）%、（70.7±5.25）%、（9.3±3.35）%，检出发自胃左动脉的"副肝左动脉"共有8例，占（10.6±3.35）%。张书琴报告胃左动脉的胃体分支为100%，一干两支型占（55.7±5.93）%，"副肝左动脉"检出率为（21.42±4.9）%。一般胃左动脉为一条。蔡德亭报告双左动脉检出2例（2/150），张书琴等报告1例（1/70），王克强检出1例（1/78）。张书琴还报告1例胃左动脉缺如，占（1.43±1.42）%。另外，有人尚存在"副胃左动脉"，这条动脉通常起源于脾动脉，其次可起源于腹腔动脉。而据国内报道多起源于肝左动脉或肝动脉甚至肠系膜上动脉。张书琴报告14例（14/70）占（20±4.78）%，其中具有双"副胃左动脉"的3例（3/70）占（4.28±2.41）%。据统计，西方人与国人的"副胃左动脉"出现率存在较大差异，西方人出现率为3%~12%，而国人出现率为 5.83%~23.34%。此动脉向上至胃小弯，供应胃后壁上部贲门和食管下端区域甚至分布于胃体后壁。

二、胃右动脉

胃右动脉也称幽门动脉。此动脉在十二指肠上部上方处起于肝固有动脉者，国人有（37.5±4.42）%，其余则起于肝左动脉、胃十二指肠动脉或胃十二指肠动脉与肝固有动脉的分叉处等区域。张书琴观察到起于肝固有动脉者为 28 例［28/70，（40±5.85）%］，起于肝总动脉者 3 例［3/70，（4.29±2.42）%］，起于胃十二指肠动脉者 9 例［9/70（12.86±3.99）%］，另有 1 例起于胰上后动脉。即此动脉起点并不恒定。胃右动脉至胃壁的分支的数目、管径及夹角等均小于胃左动脉相应数据，董炜报道胃右动脉外径（1.89±0.05）mm，最大为 2.9mm，最小为 1.1mm。张书琴报告此动脉的外径为1~2.7mm，平均为（1.7±0.51）mm。胃右动脉起始后在小网膜两层间下行，至幽门端，从右向左沿胃小弯向幽门方向行进，沿途分支至胃小弯的前、后胃体部位，发出的分支深入浆膜层下方。胃右动脉末端一般呈单支走行而终，（51.66±6.45）% 者与胃左动脉后支吻合，（10.00±3.87）% 者与胃左动脉前支吻合。另外，（38.34±6.27）% 的胃右动脉分为前后两终支，分别与胃左动脉前后支吻合。胃右动脉起始处变异一般发出肝左动脉、胃十二指肠动脉或肝总动脉等，各分别占 10% 左右。胃右动脉在距幽门 13cm 处发出十二指肠上动脉，至十二指肠颅侧部分肠壁，在保留胃幽门的颅侧胰十二指肠切除术时，80% 病例该动脉可保留，以维持残留十二指肠颅侧部分肠壁的血液供应。另外有 3% 左右的人可出现起源于肝固有动脉或肝右动脉的"副胃右动脉"；但蔡德亭认为此动脉检出率仅占 0.83%；而张书琴认为副胃右动脉占（2.86±1.99）%（2/70）；另 2% 的人缺少胃右动脉。

三、胃网膜左动脉

胃网膜左动脉 80% 者起源于脾动脉下级支，另外 20% 可起于脾动脉主干。张书琴报道胃网膜左动脉起于脾动脉者 16 例［16/70，（22.86±5）%］，起于脾干者 51 例［51/70，（72.86±5.3）%］，起于脾干分支者 3 例（占 4.28±2.46%）。此动脉与脾门的距离很不一致，为 1.1~4.35cm，平均为 2.35cm。活体上其外径为（1.77±0.47）mm，尸体上的长度则为（164.00±35.00）mm。而张书琴认为胃网膜左动脉的外径为 1~4mm，平均为（2.2±0.7）mm。董炜报告此动脉的外径是（2.36±0.08）mm（1.4~4.5mm）。胃网膜左动脉是脾动脉的最大分支，起始后行向前下后方，初在胃脾韧带内，后在胃结肠韧带前两层之间，由左向右走行，发出分支通过胃结肠韧带供应胃大弯左侧 1/3 部到 1/2 部的胃前、后壁处，偶见有至胃底及胰尾的分支。

四、胃网膜右动脉

胃网膜右动脉（98.33±1.17）％起源于胃十二指肠动脉，且为此动脉的终支。日本学者坂本裕和与中国学者杨振军等各报告 1 例胃网膜右动脉起源于肠系膜上动脉。胃网膜右动脉在活体测量其外径为（2.81±0.77）mm，尸体上的胃网膜右动脉长（173.00±35.00）mm。唐元升等则认为胃网膜右动脉长 22.50~30cm，外径为 2.7mm。董炜测量胃网膜右动脉平均外径为（2.78±0.08）mm（1.5~4.8mm）。张书琴等测量其直径为 1.4~4.5mm，平均为（2.7±0.65）mm。可见胃网膜右动脉的起点、直径等比较固定。

胃十二指肠动脉在十二指肠上部后方（距幽门）1.25~2.5cm 处下行，达十二指肠上部下缘分出胃网膜右动脉。胃网膜右动脉起始后沿着网膜囊右缘走行，走行至胃大弯下方一横指处，在大网膜前两层之间（即胃结肠韧带内）向左行，最后与脾动脉的胃网膜左动脉吻合，形成动脉弓（35%）；或两条动脉不吻合（45%），或借一细小分支相连（20%），向上至胃大弯伸入胃壁浆膜层下方移行为入壁动脉。Williams PL 等认为胃网膜右动脉在幽门处靠近幽门与胃大弯之间的距离为 2.0cm。张书琴认为胃网膜右动脉与胃大弯之间紧依或在其下方 0.5mm 处行向左侧。它分布至胃的分支上升到胃大弯侧胃体近幽门的前后壁处。一般学者认为胃网膜右动脉的分布范围超过胃体部大弯侧右半。张书琴观察到此动脉有 2 例（2/70）发出胰支至胰颈与胰体。

中国学者李长良及日本学者寺田康、斋藤力、田中真人等研究了胃网膜右动脉的解剖形态，并将其成功地应用于临床的心脏冠状动脉搭桥术。

五、胃短动脉

胃短动脉也称为胃底动脉，一般起源于脾动脉，但依据脾动脉部位不同其起点而异。马兆龙在 66 例成人尸体上和 34 具童尸上经脐静脉或肠系膜上静脉灌注 20% 铅丹明胶填充剂，观察胃短动脉和胃短静脉，认为 100 例标本中出现胃短动脉 342 支，绝大多数（92.40±1.43）％起于脾上终动脉，而起于脾中终动脉、脾下终动脉、脾下极动脉及胃后动脉者共占（7.6±1.43）％。张书琴观察 60 例标本，其中起于脾干（即脾动脉第 1 级分支）者 54 例（90±3.87）％，起于脾动脉者 6 例（10±3.8）％。一般（92.4±1.43）％者起源于脾上终动脉，（3.50±1.00）％起源于脾中终动脉，（2.34±0.82）％起源于脾下终动脉，（0.59±0.41）％起源于脾上极动脉，而起源于胃后动脉的占（1.17±0.58）％，另外 Wi1ams PL 及裘法祖等均认为尚有少数胃短动脉起源于胃网膜左动脉。

胃短动脉由起始动脉发出后走行于胃脾韧带两层之间，走向胃大弯上部及胃底区域，沿途发出许多分支。Williams PL 观察胃短动脉一般分为 5~7 条分支；而国人的资料则显示此分支为 2~8 条，大多数为 2~5 支。另外有人将其分为三组：上组发自脾动脉本干或其上极支，下组多起自胃网膜左动脉，中组则起于脾动脉的脾支。张书琴观察胃短动脉支数由 2~5 支不等，而以 3~4 支为多，占（75±6）%；2 支者较少，占（21±5.65）%。胃短动脉支数少者，往往有附加动脉的分支，供应胃底区。胃短动脉细小，外径 1~2.5mm 不等，平均为（1.4±0.4）mm，胃短动脉长度为 2~7cm 不等。胃短动脉供应胃大弯上部及胃底血液，一般（95.00±2.18）% 者滋养胃大弯侧上 1/5 段区域；（3.00±1.71）% 者供应大弯侧上 1/6 段血运；还有（2.00±1.40）% 者营养胃大弯上 2/5 段的血液运输。胃短动脉与胃左动脉和胃网膜左动脉的分支之间有吻合支相连。

六、胃后动脉

1740 年 由 Walthor 率先报道，但在以后文章中忽略了此动脉，而 Sasaki（1978）报道 61 具成人尸体中 38 例有胃后动脉（62.3%），随后陆续有学者进行了报道。DIDIO LJ 用造影的技术观察 100 例患者，结果发现胃后动脉的出现率是 46%，但大多数国外解剖学者认为出现率为 58%，国人资料胃后动脉的出现率为（72.0±1.92）%，国外数据少于国人资料。胃后动脉的起源比较复杂，大多数（68.64±2.47）% 源于脾动脉，可起自脾动脉干的任何一段，但最常见的是起于脾动脉中段；（30.51±2.45）%，该动脉与脾动脉上极支共干。

起源于腹腔动脉根部、胰尾动脉及十二指肠动脉者相差无几，均为（0.28±0.28）%。李景煜灌注 50 例经甲醛固定的成人尸体，发现胃后动脉 20（40%）。将此动脉的起源分为三种类型，起于脾动脉干者 16 例（80%），起于脾动脉中段者 14 例，起于脾动脉近腹腔动脉侧和远腹腔动脉侧各 1 例，起于左膈下动脉 3 例，起于胃网膜左动脉者 1 例。叶因美研究 76 具尸体，发现 61 例有胃后动脉，其中发自脾上极动脉为 31 例（50.82±6.40）%，发自脾动脉为 26 例，占（42.62±6.33）%，26 例中发自脾动脉中间 1/3 者占（48.0±9.99）%（13/26），发自脾动脉内 1/3 者占（44.0±9.93）%（11/26），发自脾动脉外 1/3 段为 2 支占（8.0±5.43）%，发自脾动脉兼发自脾上极动脉为 2 例占（3.28±2.38）%，发自胰尾动脉及胃左动脉各 1 例各占（1.64±1.62）%。刘永峰报告 62 例中具有胃后动脉者 51 例，有 23/51 例占 45.0% 者。由脾动脉发出，其中 62.3% 由脾动脉中间 1/3 发出；17% 发自脾动脉近 1/3 段；发自脾动脉远 1/3 段者占 2.07%；脾动脉上极支发出者 26 例（26/51），占 51.0%；另 2 例为双胃后动脉。王富强在 50 例标本中发现胃后动脉 36 例（男 68%，女 79%），发自脾动脉者 28 例，其中 20 例发自脾动脉中间 1/3，发自脾动脉内、外 1/3 者各有 2 例和 6 例；脾动脉上极支发出型 7 例（7/36），占 19.4±6.6%；双胃后动脉 1 例。

YuW.Whang 用影像学技术报告 51 例胃动脉造影的病例，发现 45 例出现胃后动脉，其中起于脾动脉中间 1/3 有 35 例，内、外 1/3 者分别为 4、6 例。马兆龙观察 100 例成人尸体，发现胃后动脉 88 例，该动脉有 1~2 支，1 支者 79 例占 89.8%，2 支者 9 例占 10.2%，共见 97 支后动脉。其中起于脾动脉中间 1/3 段者 76 支（78.4%），内 1/3 发出者 12 支（12.4%），外 1/3 发出者 5 支（5.5%），脾上极动脉者 4 支（4.1%）。Suzuki K 认为胃后动脉发自于脾动脉的上 1/3。Rubel W 研究了胃后动脉和脾上极动脉的关系，发现脾动脉发出胃后动脉的占 27.2%，发出脾上极动脉的约占 3.27%，并认为大多数人存在胃脾动脉，即胃后动脉和脾上极动脉共干，约 1/3 的胃后动脉发自脾上极动脉。而 TrueW 又认为胃后动脉的变化率在 4%~100%。

胃后动脉起始后在胃网膜后壁腹膜深面向上行，达到食管胃结合部位，经胃膈韧带，少部分至胃后壁上部分布，多数至胃底后壁区域。胃后动脉的分支也不恒定，大多数（88.75 ± 1.77）% 是 1 支；少数为 2 支（10.00 ± 1.68）%；而 3、4 支者较少。马兆龙认为该动脉 1 支占 89.8%(79/88)，2 支者占 10.2%(9/88)。刘永峰认为胃后动脉大多数（43/51，占 84.33）为 1 支，少数（8/51）为 2 支。叶因美报告 1 支为 46 例 [46/61，（75.41 ± 5.51）%]，2 支为 11 例 [11/61，（18.03 ± 4.92）%]，3 支 3 例，4 支 1 例。胃后动脉的外径国内外研究情况存在差异。国内资料显示胃后动脉外径为 1.72mm；王富强测量后认为胃后动脉长度为 32mm，最小值 7mm，最大值 100mm，外径为 1.7 ± 1.5mm。此动脉起点与腹腔动脉之间的距离变动较大，平均为 44mm（16~145mm），手术时寻找胃后动脉应予以注意。叶因美测量此动脉的外径是 1.42 ± 0.43m（0.6~2.4mm）。刘永峰测量得此动脉的长度是 30mm(20 ± 4.5mm)，外径 1.6mm(1~2.5mm)。李景煜报告长度是 53m，外径平均值是 1.5mm，并测量胃后动脉和脾动脉的夹角是 30°~80°。马兆龙测量外径 1.5 ± 0.5mm（1.0~3.0mm），长度为 35 ± 0.11mn（2~63mm）。而国外资料则认为胃后动脉直径为 2.0mm，这可能存在人种差异。

胃后动脉走行过程中使胃膈韧带向腹后壁延伸处形成一腹膜皱襞，该皱襞是手术中寻找胃后血管的标志。胃部分切除后残留的胃后动脉是营养残胃的主要血管，若不存在胃后动脉，胃体也可存活可能是由于食管与胃之间的广泛动脉吻合网供血所致。由于该动脉位置较深，处理困难，断端退入腹膜后不能及时发现，可因出血而留下严重后患。

七、胃上动脉

胃上动脉又称左膈下动脉胃底支、左膈下动脉返支。此动脉的出现率为（45.30 ± 6.20）%，一般为左膈下动脉的胃底支。而左膈下动脉 90% 起于腹主动脉，单独或左右共干起始。少见起于胃左动脉、肝动脉、肾动脉，极罕见起于脾动脉。

日本学者大掾爱二及国内蔡德亭等报道一例左膈下动脉起源于腹腔干。丁国芳用乳胶灌注的方法研究了 64 具尸体，发现胃上动脉 29 例占（45.3 ± 6.2）%，张书琴在 70 例标本中发现此动脉有 27 例，占（38.57 ± 5.8）%。陈文丕认为有 60.9% 的检出率，张年甲认为有 55% 的出现率。由此可见胃上动脉的位置也不是恒定的。胃上动脉分布至胃底贲门和食管下端，在胃底的分布各家说法不同。胃上动脉的外径为（1.20 ± 0.30）mm，长（21.20 ± 0.80）mm。丁国芳测量胃上动脉的长度在成人为（21.2 ± 0.8）mm（9.0~34.8mm），儿童为（10.4 ± 0.6）mm（4.628.6mm），外径在成人是（1.2 ± 0.3）mm（0.8~2.5mm），儿童为（0.9 ± 0.2）mm（0.6~1.2mm），胃上动脉的分支可分为单支型和双支型，这两型各占 93.1%（27/64）和 6.9%（2/64）。正常胃底由 3 条比较恒定动脉供血，即胃左动脉、脾动脉（经胃后动脉及胃短动脉）和左膈下动脉。而近贲门的血供来自食管动脉者可能性较小，在做远端胃切除必需保留上述 3 条血液来源中的一条。

胃上动脉及胃后动脉对胃癌胃切除十分重要。两动脉深处腹后壁，当贲门、胃底或胃中 1/3 部的癌肿切除术时，必需清扫两动脉周围的淋巴结，故术前了解动脉的行径或变异，可避免意外出血和胃底端坏死。

八、十二指肠上动脉

此动脉通常多起于胃后动脉（47%），自胃十二指肠动脉起源者占 23%，其次可起于十二指肠后动脉（18%）或起于胃后动脉（12%），此动脉的出现率为 6.6%~96%。其分数支至胃幽门部位，十二指肠上动脉行走于胆总管前方，有升支至胆总管，此支为外科切开胆总管时引起出血的常见原因。

九、幽门下动脉

幽门下动脉起源不是恒定的。44% 者起源于胃网膜右动脉，起源于胰十二指肠前动脉弓者占 26%，另外 30% 者则起源于胃十二指肠动脉或其分叉处。大多数幽门下动脉为 1 支，少数为 2~4 支。幽门下动脉分布区域局限，仅供应幽门下部和十二指肠上段的下部肠管管壁，幽门下动脉是胰十二指肠切除术术后残留十二指肠（近幽门的十二指肠残断）的下部肠管管壁的唯一动脉来源，因此手术时要保护此动脉，以防止出现相应肠管壁坏死的情况。Sarai KI 及日本学者渡部洋三、北村正次明、中网信彦，佐佐木严等均介绍了幽门保留的胃切除术（PG）中供应幽门存活的动脉就是此动脉，并介绍了应用血管造影技术可以分辨此动脉的方法以及在此动脉周围进行淋巴结清扫时不损伤该动脉的方法。

十、胰十二指肠上动脉

胰十二指肠上动脉主要来源于胃十二指肠动脉（98.0±0.98）%。这条动脉由胃十二指肠动脉起始后，形成一单干，随后又分为胰十二指肠上前、上后动脉，这些分支与上行的胰十二指肠下前、下后动脉相互吻合形成前、后动脉弓，从弓上发出许多细小分支供应十二指肠和胰头，分布至胃幽门的动脉支有数支或单干。

十一、十二指肠后动脉和胰十二指肠下后动脉

十二指肠后动脉又称 Wirmer 胃十二指肠动脉丛，由胃十二指肠动脉或胰十二指肠上前动脉、胃网膜右动脉的细小分支及后二者的返支所组成。主要供应十二指肠上部前、后

壁下份及幽门。胰十二指肠下后动脉主要由两处动脉起始，58.03%起于肠系膜上动脉，39.37%起于第一肠动脉。此动脉偶尔分支至幽门。

十二、胰背动脉及胰横动脉

胰背动脉又称胰颈动脉。该动脉（40.8±3.46）%起源于脾动脉，（14.43±2.47）%起源于肝总动脉，（16.92±2.64）%起源于肠系膜上动脉，尚有（7.96±1.90）%者直接起于腹腔动脉。胰背动脉起源后走行于胰体与胰头交界处后方下行，末支分为两支，主要分布于胰颈、胰头后部区域，尚有数小支至胃幽门。胰横动脉也常有分支至幽门，此动脉又称胰下动脉。（76.66±4.45）%为胰背动脉的终末支之一，另外（14.44±3.78）%起源于胃十二指肠动脉，此动脉分布于胰体后部下1/2区域。

十三、食管支

这里所指的食管支是食管下胸段的动脉，此处动脉主要包括三条动脉的分支，即100%来源于胸主动脉的分支，（64.29±5.73）%来自于右侧肋间动脉的分支，（7.14±3.07）%来自于左侧肋间动脉的分支。而陶然认为食管下胸段的动脉来源于胸主动脉者，41支（25例）占该段供血动脉的68.33%，右肋间后动脉占30.0%，左肋间动脉来源者占1.6%。食管下胸段的动脉分支尚发出分支至食管上胸段及胃底、贲门区等部位。

第十一节　胃静脉及动静脉吻合

一、胃静脉

胃的静脉与同名动脉伴行，最后均汇集于门静脉。

（1）冠状静脉（即胃左静脉）的血液可直接或经过脾静脉汇入门静脉。

（2）胃右静脉直接注入门静脉。

（3）胃短静脉、胃网膜左静脉均回流入脾静脉。

（4）胃网膜右静脉则回流入肠系膜上静脉。

即胃左静脉、胃右静脉汇入门静脉，胃网膜左、右静脉和胃短静脉经肠系膜上静脉和脾静脉间接汇入门静脉。

其中胃左静脉在贲门处接受食管静脉支的汇入，该支与奇静脉的食管支都起源于食管下段黏膜下层的食管静脉丛，因此是门静脉、上腔静脉间重要的侧支循环路径。

二、动静脉吻合

（1）胃黏膜层的微血管结构：黏膜下丛发出的黏膜动脉是黏膜血管丛构成血管，并存在这些动脉交通支，胃黏膜层的毛细血管尤为密集，胃腺腺管间可有毛细血管大量相互吻合。Gannon 等均认为微动脉不存在于胃黏膜层中，其黏膜层血管全为真毛细血管，黏膜下层动脉丛是构成黏膜层的毛细血管。后来，研究中发现微动脉也存在于胃黏膜层中。Piasecki 等研究结果认为，器官外血管直接发出的黏膜动脉的情况能在胃大弯和胃小弯发现，并且在胃小弯侧此血管由贲门部向幽门部慢慢增加的。穿肌层的器官外起源的黏膜动脉受到持续收缩的肌肉而变窄，随着灌流血液减少也许是诱发溃疡形成原因之一。Ohtsuka 等认为胃黏膜内的黏膜微动脉存在长短两种。张朝佑研究发现，终末微动脉存在于胃黏膜中，并且形成广泛的吻合支结构。安树才等研究显示胃黏膜深层的黏膜微动脉有细小分支形成吻合支，黏膜微动脉的分支由黏膜层的毛细血管构成，并且各分支相互形成毛细血管网。腺管间的毛细血管网密度最高，毛细血管在胃腺和胃小凹开口处形成蜂窝状相互吻合的血管环。

（2）胃黏膜下层的微血管结构：胃左动脉、胃右动脉以及胃网膜左、右动脉和胃短动脉的分支构成黏膜下层微血管。在黏膜下层中小动脉与小静脉多数相互伴行，这些小动脉发出分支后构成了黏膜下动脉丛。

黏膜下层的功能有收集胃黏膜层的血液，因此其解剖结构可以看出小静脉管径较粗且曲折。动静脉丛之间存在吻合支，胃壁不同部位其吻合程度也略有不同。

（3）胃浆膜下层及肌层的微血管结构：廖瑞研究发现血管结构形式在胃浆膜下比较简单，胃动脉的分支构成了该层微血管。浆膜下毛细血管由浆膜下微血管构成，该层毛细血管密度小，分支及吻合支少，毛细血管逐级汇集成浆膜下微静脉。

（4）胃微血管的功能：胃微血管主要由器官外动脉分支组成，具有一定节段性的分布，但当这些器官外动脉分支进入胃壁后，在胃的黏膜下层有着广泛的吻合支。胃微血管从构型上看，李健等研究结果得出胃黏膜层微血管的密度呈梯度分布。胃的黏膜下层血管相对较少，而肌层及黏膜层血管供应则相对丰富，从而保证了胃蠕动、分泌及消化等功能的进行，以及其血供丰富与否，决定该层分泌胃液的能力及抵抗胃酸的能力。如果该部位出现病理性改变，如溃疡，严重时会诱发出血，这就为胃溃疡并发严重出血提供了解剖学依据。在各种胃部病变时，胃体各部血管密度的变化和胃黏膜层微血管的特异性改变是其解剖学基础。

三、研究报道

（1）观测了 100 例成年尸体胃底、贲门及食管区静脉。结果显示：胃左、右静脉的出现率分别是 96% 和 92%。在胃小弯侧的配布可归纳为 5 种类型，即胃左静脉型、胃右静脉型、胃左静脉优势型、胃右静脉优势型和胃左、右静脉均衡型。胃后静脉出现率为 73.6%，多数汇入脾静脉左 1/3 段，此外还发现胃左静脉与左膈下静脉间有相对恒定的吻合。

（2）根据静脉曲张部位及食管静脉曲张的关系，将胃静脉曲张分为如下两类。

第一类胃食管静脉曲张（GOV），其 GV 延续至胃食管连接处以上且均与 EV 相连，又分为两亚类：① N（GOV-1）此型 GV 是 EV 的延续，沿胃小弯延伸至胃食管连接处以下 2~5cm。曲张静脉在 GV 中常见。② O（GOV-2）此型静脉曲张经胃食管连接部延伸至胃底，长且迂曲，结节状。

第二类为孤立性胃静脉曲张（IGV），即不伴 EV 的 GV。依其位置也分为两个亚型：① IGV-1 位于胃底。在贲门外几厘米。也称胃底静脉曲张。② IGV-2 此型包括出现在胃内任何部位（如胃窦或丛）的孤立性 GV。进一步又可将其分为原发性（首次检查发现）及继发性（于硬化剂治疗 EV 后出现）。以上类型中 GOV-1 约占全部原发性 GV 的 75%。

第十二节　胃肠道神经

一、肠神经

肠神经系统包含胃肠道的黏膜下神经丛和肌间神经丛的神经节细胞、中间连接纤维以及从神经丛发出供应胃肠道平滑肌、腺体和血管的神经纤维。

人肠壁内的神经节细胞超过 1 亿个，约与脊髓内所含神经元的总数相近。

进入肠壁的交感神经节后纤维和副交感神经节前纤维，只能与部分肠神经节细胞形成突触联系，传递中枢神经系统的信息，影响兴奋性或抑制性神经递质的释放，从而调节胃肠道功能。

二、胆碱能神经

胆碱能神经的细胞体散布在胃肠道黏膜下和肌间神经丛中，神经末梢供应支配胃肠纵肌和环肌，或与神经丛内其他神经元形成突触联系。其释放的神经递质乙酰胆碱激动平滑肌上的 M 胆碱受体或节细胞上的 N 胆碱受体，引起胃肠肌兴奋效应，参与肠蠕动反射。

三、非肾上腺素能神经

非肾上腺素能神经直接进入胃肠环肌或纵肌层，支配平滑肌的交感神经节后纤维。

胃肠平滑肌的松弛主要受肠壁内存在的一类非肾上腺素抑制神经调控，这类神经的作

用不受 α 或 β 肾上腺素受体阻断剂所阻断。

有人曾提出腺苷三磷酸或有关嘌呤类化合物可能是其递质，并称该类神经为嘌呤能神经。也有证据表明，VIP 可能为其神经递质。非肾上腺素能抑制神经的功能与肠下行抑制反射有关，有利于食糜通过消化道。

四、中间神经元

胃肠道中间神经元中研究较多的是 5- 羟色胺能神经和肽能神经：① 5- 羟色胺能神经，释放的递质 5- 羟色胺主要作用于肠壁内其他神经元，既能兴奋胆碱能神经，促进乙酰胆碱释放，导致胃肠平滑肌收缩；又能兴奋非肾上腺素能抑制神经，当兴奋性神经肌肉传递被阻断后，可引起肠肌松弛。②肽能神经，主要集中在肌间神经丛，含有某些神经肽（例如，生长抑素和 VIP）的神经元则可在黏膜下神经丛占优势。在某些肠神经元内还可以有两种或更多种神经肽共存，或者神经肽与经典的神经递质（如乙酰胆碱）共存。

生长抑素可抑制胆碱能兴奋神经，减少乙酰胆碱释放；又能激活非肾上腺素能抑制神经，可能参与胃肠蠕动的下行抑制反射。

脑啡肽作用于胆碱能神经胞突上的阿片受体，阻遏乙酰胆碱释放。

P 物质除对肠肌有直接兴奋作用外，还能刺激胆碱能神经释放乙酰胆碱，引起肠肌收缩。

VIP 不仅可能是直接作用于肠肌的抑制性递质，VIP 能神经也可能是一种中间神经元，可与肌间神经丛的其他神经元形成突触联系。

五、神经支配

胃肠的神经支配及其功能特点：

（1）内在神经（肠神经系统）：内在神经是指消化道壁内的壁内神经丛，包括肌间神经丛和黏膜下神经丛，有感觉、中间和运动神经元，彼此交织成网。

内在神经丛释放的递质有 Ach、NE、VIP、5-HT、NO、CCK、GABA 等。黏膜下神经丛主要调节消化道腺体和内分泌细胞的分泌，肠内物质的吸收及局部血流的控制；肌间神经丛主要支配平滑肌细胞，参与对消化道运动的控制。

（2）外来神经：外来神经包括交感神经和副交感神经。

交感神经发自脊髓胸 5 至腰 2 段的侧角，在腹腔神经节和肠系膜神经节换元后，发出肾上腺素能纤维。

副交感神经除少量支配口腔和咽之外，主要走行于迷走神经和盆神经中。其节前纤维主要与肌间神经丛和黏膜下神经丛形成突触，发出的节后纤维主要为胆碱能纤维，少量为非胆碱能纤维、非肾上腺素能纤维。

交感神经与副交感神经都是混合神经，含有传出神经和传入神经。副交感神经兴奋通常可使消化液分泌增加，消化道活动加强；交感神经则相反，但可引起消化道括约肌收缩。

六、胃肠功能紊乱

胃肠功能紊乱又称胃肠神经症，在排除器质性病变前提下，精神因素为本病发生的主要诱因，如情绪紧张、焦虑、生活与工作上的困难、烦恼、意外不幸等，均可影响胃肠功能正常活动，进而引起胃肠道的功能障碍。

七、肠 – 脑互动

肠 – 脑互动机制：

（1）胃十二指肠 –Oddi 括约肌运动紊乱致食糜在肠道中的推进与积聚关系紊乱，造成近端小肠内食糜与消化酶混合比例改变，影响食物消化吸收效率。

（2）未被充分消化吸收的营养成分被输送至结肠，肠道微生物因底物增加而增加，并发生菌种构成比改变。

（3）在各种因素的影响下，宿主抗感染炎症反应或偏离正常范围，肠腔内各种活性受体液 / 神经调控的成分（营养代谢产物、微生物代谢产物、肽类激素、神经递质、炎症因子等，尤其是黏膜炎症底物）在局部影响肠固有神经对胃肠道运动和分泌功能的调控及稳态。

（4）通过体液 / 神经通路引发包括脑（精神神经功能）和胃肠道在内的全身各系统功能紊乱以及炎症相关问题。

第十三节　胃蛋白酶原

胃蛋白酶原（PG）主要是由泌酸腺的主细胞合成，在胃腔内经过盐酸或者已有活性的胃蛋白酶作用变成胃蛋白酶。

PG 是由主细胞合成的，并以不具有活性的酶原颗粒形式储存在细胞内，当细胞内充满酶原颗粒时，它对新的酶原的产生就有负反馈作用。

分泌进入胃腔内的 PG，在胃酸的作用下，从分子中分离出一个小的分子多肽，转变为具有活性的胃蛋白酶，已激活的胃蛋白酶原对胃蛋白酶也有激活作用。

进入小肠后，酶活性丧失，通常情况下，约有 1% 的 PG 透过胃黏膜毛细血管进入血液循环，进入血液循环的 PG 在血液中非常稳定。

一、主细胞的结构与胃蛋白酶原的分泌

（1）主细胞的结构：主细胞又名胃酶细胞，是单层立方上皮或低柱状上皮，衬贴于胃底腺的下半部或下三分之一的管壁。

细胞核呈圆形，位于细胞的基底部。核上区含有粗大的圆形酶原颗粒，内含胃蛋白酶原。线粒体多位于基底部。在电镜下，主细胞的游离面有排列不整齐的微绒毛。有发达的粗面内质网集于细胞的下半部，核糖体很丰富，多数附着于粗面内质网的表面，少部分散在于胞浆各处。高尔基体也很发达，主要分布于核上区。

酶原颗粒的电子密度较低，颗粒的大小随分泌活动而变化。Shibasaki 发现，较小的酶原颗粒多数位于细胞的底侧。并具有三层结构的单位膜，而大的颗粒则多半分布于细胞的顶部，并具有单层膜。颗粒膜的这种变化的原因不明，很可能反映其功能状态的变化。在人类的主细胞酶原颗粒的周围，有密集的溶酶体样结构，很可能是自我吞噬活动的残物。

（2）胃蛋白酶原的分泌：主细胞是一个典型的分泌蛋白质的外分泌细胞，在形态上与胰腺的腺泡细胞相似。但是由于方法学的原因，主细胞的分泌活动不如胰腺的腺泡细胞研究得深入。

主细胞分泌三种胃蛋白酶原。通常所说的胃蛋白酶原指胃蛋白酶原Ⅱ，胃蛋白酶原Ⅰ和Ⅲ的来源及其生理意义了解不多。胃蛋白酶原被胃酸激活后变成小分子的胃蛋白酶。因此，胃蛋白酶只能在酸性环境中发挥其作用。当 pH 超过 6 以上时乃失去活性。

一般认为，胃蛋白酶原是以出胞作用或胞浆分泌方式分泌的，但至今尚无直接的证据。Samloff 观察到标记的胃蛋白酶抗体明显地出现于人的主细胞中。此外，在同一张标本中，颈黏液细胞也呈胃蛋白酶原反应，提示颈黏液细胞很可能释放胃蛋白酶原。令人惊奇的是，在形态上与颈黏液细胞相似的幽门腺黏液细胞，并不呈现胃蛋白酶原反应。但是，早年Grossman 等在狗体上的研究表明，幽门腺虽然缺乏主细胞，但幽门腺分泌胃蛋白酶原样蛋白酶。因此，他们认为幽门腺的黏液细胞很可能分泌胃蛋白酶原。

主细胞还分泌凝乳酶，凝乳酶能凝结乳蛋白，使之易受蛋白酶分解。这种酶在人及成年动物体中不存在，仅存在于婴儿及幼年反刍动物的胃液中。

二、胃蛋白酶原和胃蛋白酶的测定

1.胃蛋白酶的测定：胃蛋白酶原由胃底主细胞分泌，在 pH1.5~5.0 条件下，可被激活成为胃蛋白酶。胃蛋白酶可将蛋白质分解成为胨和胰；一部分可分解为氨基酸。

（1）凝乳法测定：

原理：胃液中的胃蛋白酶和凝固酶为同一个酶，故利用蛋白酶使乳液发生凝固的速度来测定胃蛋白酶的含量。

方法：①配置基质液：取 5mmol/L 醋酸缓冲液 95ml，加入 0.2mmol/L 氯化钙溶液

5ml，再加入脱脂乳液 20g，混合即为基质液（pH5.7）。②取基质液 5ml，用 0.05mmol/L 枸橼酸盐缓冲液稀释 6 倍，加入胃液 0.2ml 混合。③立即置于 35.5℃的水浴中便开始计时，随时倾斜试管，观察凝乳开始附着于管壁的时间。

计算：以 1 分钟使 1ml 基质乳液凝固的活性，称为 1 个凝乳单位（U）。

临床意义：慢性胃炎、慢性十二指肠炎等，胃蛋白酶的分泌减少；胃癌、恶性贫血者，则常无胃蛋白酶。

（2）电泳法测定：胃蛋白酶在 pH2~3.3 时活性最大，依其电泳迁移率分为 7 个组分，其中组分 3 含量最大，组分 1 含量少于总量的 4%。十二指肠球部溃疡患者中，组分 1 可增加到 20%，且与基础量和刺激分泌量明显增加相平行。

采用电泳法检测血清中的胃蛋白酶的生物活性。

正常值：PGI：在高峰排出量 PAO < 10mmol/h 时，血清 PGI 40ng/ml；PAO > 34mmol/h 时，血清 PGI > 200ng/ml；BAO < 2mmol/h 时，血清 PGI < 50ng/ml；PGII 为 75ng/ml。

2. 临床意义：

消化道溃疡：PGI 和 PGII 含量增高，以 PGI 增高更为明显，提示发病的危险性增加，并对其诊断有一定的诊断意义。PGI 含量增高对判断溃疡是否活动有一定的辅助诊断意义。

肠型胃癌、萎缩性胃炎：PGI 和 PGII、PGI/PGII 比值均明显的降低，可作为萎缩性胃炎的一种追踪指标和早期发现肠型胃癌的筛选方法。

凡抑制胃酸分泌的药物均可抑制 PG 活性。血清 PGI 的浓度与 MAO 有一定的相关性。此两项检查由于胃蛋白酶只有在酸性环境中才能起作用，且最适 pH 为 2，随着 pH 值的升高，胃蛋白酶活性则降低，因此目前较少应用在临床。

三、胃蛋白酶原分泌

胃蛋白酶的前身为胃蛋白酶原，由泌酸腺的主细胞分泌。胃蛋白酶原的分子量为 42.5kD，它本身并无分解蛋白质的活性，只有在盐酸或已活化的胃蛋白酶的作用下，从其分子的 N 端裂解出一段约含 44 个氨基酸的序列，才转变为具有活性的，分子量为 35kD 的胃蛋白酶。

胃蛋白酶主要水解蛋白质和多肽中的含苯丙氨酸和酪氨酸的肽键，其水解产物为胨和脒，而多肽和氨基酸的产生则很少。胃蛋白酶作用的最适 pH 为 2~3.5。随着 pH 的升高，胃蛋白酶的活性降低，当 pH 升至 5 以上时则失活，pH 大于 7.2 时则发生不可逆变性，因此胃内容物进入小肠后即失去作用。

用凝胶电泳法自人胃黏膜中可分离出 7 种不同的胃蛋白酶原，它们又分属于两种类型，其中有 5 种酶属于 Ⅰ 型，仅存在于泌酸腺区；另外两种属于 Ⅱ 型，除泌酸腺区外，还存在于幽门和十二指肠黏膜中。两种胃蛋白酶原在血浆中都存在，但只有 Ⅰ 型可在尿中发现，并且它在血清中的水平与最大酸分泌率之间存在着平行关系。

四、神经调控

迷走神经通过胆碱能 M_3 型受体的介导可刺激胃蛋白酶原的分泌，其他内源性促泌物质还有胃泌素、促胰液素等，关于组胺的作用尚存在争议。

五、关于白三烯研究

（1）国内一篇报道"$^{13}C-$尿素呼气试验、血清胃蛋白酶原在慢性萎缩性胃炎筛查中价值的初探"中提到："国内外多项研究表明，Hp可通过诱导胃蛋白酶原（PG）基因表达、参与胃黏膜炎症反应，释放细胞因子如白三烯等刺激主细胞分泌PG，大量PG释放入胃腔，经受损的胃黏膜进入血液，从而使血清PG水平增加"。

"PG分泌到胃腔，在胃酸刺激下形成有活性胃蛋白酶与胃酸共同对食物的化学性消化"。其中有白三烯参与。

白三烯是花生四烯酸经5-脂氧合酶途径代谢产生的一组炎性介质。体外实验表明，它对人体支气管平滑肌的收缩作用较组胺血小板活化因子强约1000倍，它尚可刺激黏液分泌，增加血管通透性，促进黏膜水肿形成，是一种鼻炎的致病原因。它可使毛细血管和微静脉通透性增加，造成局部水肿。

白三烯受体拮抗剂有扎鲁司特、普鲁司特、孟鲁司特。

（2）研究推测，胃蛋白酶原最适当的致活pH值约是2.0，在如此高的酸浓度下，胃蛋白酶才会被致活，再将蛋白质消化分解。其作用机制是：在酸性环境中，胃蛋白酶原发生去折叠，使得其可以以自催化方式对自身进行剪切，从而生成具有活性的胃蛋白酶。随后，生成的胃蛋白酶继续对胃蛋白酶原进行剪切，将44个氨基酸残基切去，产生更多的胃蛋白酶。这种在没有食物消化时保持酶原形式的机制，避免了过量的胃蛋白酶对胃壁自身进行消化，是一种保护机制。拮抗剂是不是可以试用于保护胃壁黏膜组织？

（3）埃索美拉唑在老年胃溃疡患者治疗中的临床疗效及对胃蛋白酶原、cAMP、CGMP的影响观察。

研究显示：胃溃疡患者胃蛋白酶原呈现出异常表达，如PGI、PGII等会出现异常高表达，所以在胃溃疡治疗过程中，一般以胃蛋白酶原的表达作为疾病控制指标。此外，cAMP和cGMP作为胃溃疡患者中表达明显异常的指标，对其影响程度的研究意义较高。

研究表明：患者在服用埃索美拉唑后，胃蛋白酶原出现大幅度降低（$P < 0.05$），表明炎性因子水平大幅度降低，而且cAMP和cGMP水平得到优化（$P=0.05$）。

（4）胃蛋白酶原与胃癌：PGI由胃底腺主细胞和颈黏液细胞分泌，PGII则由全胃黏膜层腺体细胞分泌。相关研究表明，在致癌因子的作用下，EGC（早期胃癌）患者胃底腺主细胞和颈黏液细胞PG基因受损，表现为血清PGI水平异常减少，PGII水平异常升高。

（5）食物中维生素B_{12}需要经过胃酸及胃蛋白酶水解才能与食物蛋白分离，游离维

生素 B_{12} 与 R 蛋白及内因子结合后在回肠末端被吸收。PPI 可升高胃内 pH 值、降低胃内酸度，通过影响胃蛋白酶和 R 蛋白的活性减少机体对食物维生素 B_{12} 的吸收。

第十四节　消化器官的功能

一、胃的功能

（1）接受：也就是食物经过口腔、食管进入胃内，胃接受进食的食物。

（2）储存：胃是一个舒缩性很强的器官，当进食的食物进入胃内，胃壁随之扩展，以适应容纳食物的需要，这就是胃的储存功能。

（3）分泌：胃液是由胃黏膜内的不同细胞所分泌的消化液，主要成分有壁细胞分泌的盐酸，主细胞分泌的胃蛋白酶原，还有胃黏膜表面黏液细胞、壁细胞分泌的内因子等。

（4）消化：在胃酸和胃蛋白酶共同作用下，能够使食物中的蛋白质初步分解消化，而且还能杀灭食物中的细菌等微生物。

（5）运输和排空：食物一旦进入胃内，它可刺激胃蠕动使食物与胃液充分混合，使食物形成半液状的食糜进入胃窦时，胃窦起到排空作用，较顺利送入十二指肠。

二、口腔的消化

（1）口腔对食物的消化作用是接受食物并进行咀嚼，将食物研磨、撕碎、并掺和唾液。唾液对食物起着润滑作用，同时唾液中的淀粉酶开始降解淀粉，使其分解成为麦芽糖。

（2）唾液中不含消化蛋白质和脂肪的酶，脂肪和蛋白质等不能在口腔中被消化。

（3）食管是一个又长又直的肌肉管，食物借助于地心引力和食管肌肉的收缩从咽部输送到胃中，食管长约 25cm，有三个狭窄处，食物通过食管约需 7 秒。

三、胃内消化

胃每天分泌 1.5~2L 胃液，胃液中主要含有三种成分，即胃蛋白酶原、盐酸（胃酸）和黏液。

胃底区的细胞分泌盐酸，胃中的胃底腺细胞分泌胃蛋白酶原，当胃蛋白酶原处于酸性环境时（pH1~2），胃蛋白酶原被激活，可以水解一部分蛋白质。另外，胃还分泌凝乳酶，这种酶能凝结乳中蛋白，对于婴儿营养非常重要。

成人若长时间不食用乳及其制品时，胃液分泌物中会缺少凝乳酶。

食物通过胃的速度主要取决于饮食的营养成分。碳水化合物通过胃的速度要比蛋白质和脂肪快些，而脂肪速度最慢。水可以直接通过胃到达小肠，在胃中几乎不停留。

各种食物通过胃的速度不同，使食物具有不同的饱腹感。正常成人食物通过胃的速度为 4~5 小时。

四、肠内消化

小肠与胃的幽门末端相连，长约 5m，分为十二指肠、空肠和回肠三部分，是食物消化和吸收的主要场所。

在正常人中，90%~95% 营养素吸收是在小肠的上半部完成。肠黏膜具有环状皱褶，并拥有大量绒毛，表面上的细胞又具有大量微绒毛，这样便构成了巨大的吸收面积（200~400m^2），使食物停留时间有些长。

这些微绒毛形成了粗糙的界面，上面含有高浓度的消化酶。小肠的不断运动可以使食物和分泌物混合在一起，以便小肠绒毛吸收营养。

五、胰

胰脏分泌的消化液呈碱性，通过胰脏管直接进入小肠。胰液富含碳酸氢盐，能够中和胃中产生的高酸性食糜。胰脏分泌的酶的成分有蛋白水解酶、脂肪酶、淀粉水解酶、核酸水解酶，以及一些化学缓冲剂。胰淀粉水解酶能够将淀粉分解成为麦芽糖，在麦芽糖酶的作用下进一步分解成为葡萄糖；胰蛋白酶、胰凝乳蛋白酶和羧肽酶，可将蛋白质消化为胨、肽和氨基酸；胰脂肪酶将脂肪消化分解为脂肪酸和甘油。

六、肝与胆

肝脏包括肝、胆囊和胆管。肝的主要消化功能之一是分泌胆汁，然后储存在胆囊中，胆汁能溶解和吸收膳食脂肪，并帮助排泄一些废物，如胆固醇和血红蛋白降解产物。肝脏消化吸收的作用还表现在储藏和释放葡萄糖，储存维生素 A、维生素 D、维生素 E、维生素 K 和维生素 B$_1$ 等，以及对已被消化吸收的营养素进行化学转化。

除此之外，肝脏还有许多生理功能，包括有害化合物的解毒作用、产能营养素的代谢、血浆蛋白的形成、尿素的形成、多肽激素的钝化等。

七、结肠与直肠

大肠长约 5m，分盲肠、结肠、直肠三部分。

食物从胃到小肠末端的移动需 30~90 分钟，而通过大肠则需 10 小时左右。在大肠中含有以大肠杆菌为主的大量细菌。这些细菌影响粪便的颜色和气味。在消化过程中没有起反应的食物可以通过细菌进行改变和消化。

这样某些复杂的多糖和少量简单的碳水化合物，如木苏糖（四碳糖）或棉籽糖（三碳糖）被转化为氢、二氧化碳和短链脂肪酸。未消化的蛋白质残渣被细菌转化为有气味化合物。此外，大肠内细菌还可以合成人体需要的维生素 K、生物素和叶酸等营养素。

八、营养素的吸收

食物经过消化，将大分子物质变成小分子物质，其中多糖分解成单糖，蛋白质分解成氨基酸，脂肪分解成脂肪酸、甘油等，维生素与矿物质则在消化过程中从食物的细胞中释放出来，通过消化道管壁进入血液循环，这些过程称为吸收。

吸收的方式取决于营养素的化学性质。食物进入胃之前没有吸收，胃只能吸收少量的水分和酒精等，大肠主要吸收在小肠没被完全吸收的水分和无机盐，而营养物质的吸收主要在小肠进行。当营养成分被消化吸收后，立即被运输到需要或储藏它们的组织。

淋巴和血液是营养物的主要运输介质。在小肠内有淋巴毛细管网状组织，胆固醇、水、长链脂肪和某些蛋白质被淋巴系统最终传送到静脉系统。大部分低分子营养物质被吸收进入血液循环后，与血液中蛋白质分子结合，再运输到各组织细胞。

九、肠道菌群与膳食

多种膳食因素（包括糖、蛋白质和脂肪的摄入量；能量；摄入的食物形式，如啤酒或者面包）都能影响机体的菌群组成。例如，饮用脱脂牛奶的个体菌群多样性较饮用全脂牛奶者丰富。临床研究表明，高脂饮食可加重自身免疫病的发展，而低脂饮食则能够缓解病情。长期以高热量、高动物蛋白、高糖、高盐和低植物纤维为特点的"西式饮食"，可打破肠道菌群的平衡而导致免疫紊乱。

盲肠和大肠是短链脂肪酸的主要吸收部位。①从回肠到盲肠短链脂肪酸浓度增加，pH 下降，导致 pH 敏感的细菌如大肠杆菌和梭状芽孢杆菌生长受限制。②从盲肠到直肠部分，短链脂肪酸的浓度降低而 pH 升高。

pH 值影响菌群的组成，例如，直肠以产丙酸和乙酸的拟杆菌属为主导，产丁酸的细菌几乎完全消失。

膳食纤维通过改变被细菌分解产生的短链脂肪酸数量而改变肠腔 pH 值，pH 值反过来影响菌群组成。

大部分食物经过小肠时吸收，但仍有一部分不能被消化吸收，主要是植物细胞壁多糖（包括纤维素、木聚糖、果胶）以及一些特定对体内水解酶无反应的多糖成分（如菊粉和寡糖），通常称为膳食纤维。膳食纤维的发酵是盲肠和结肠微生物群的主要功能之一，也是短链脂肪酸的主要来源，短链脂肪酸是发酵的最终产物。

第十五节 消化间期移行性复合运动

一、胃的运动

根据胃壁肌层结构和功能的特点，将胃分为头区和尾区两部分。头区包括胃底和胃体的上 1/3，它的运动较弱，主要功能是储存食物，尾区指胃体的下 2/3 和胃窦，它的运动较强，主要功能是磨碎食物，使之与胃液充分混合，形成食糜，并将食糜逐步排入十二指肠。

1. 胃的运动形式：

（1）紧张性收缩：胃壁平滑肌经常处于一定程度的缓慢持续收缩状态，称为紧张性收缩。紧张性收缩在空腹时即已存在，充盈后逐渐加强。这种运动能使胃保持一定的形状和位置，防止胃下垂，也使胃内保持一定压力，以利于胃液渗入食团中，它还是其他运动形式的基础。进食后，头区的紧张性收缩加强，可协助胃内容物向幽门方向移动。

（2）容受性收缩：进食时食物刺激口腔、咽、食管等处的感受器，可反射性引起胃底和胃体（以头区为主）舒张，称为容受性舒张。

正常人空腹时，胃的容量仅约 50ml，进餐后可达 1.5L，容受性舒张能使胃容量大大增加，以接纳大量食物入胃，而胃内压却无显著升高。容受性舒张是通过迷走 – 迷走反射而实现的，但参与该反射的迷走神经传出纤维属于抑制性纤维，其节后纤维释放的递质是某种肽类物质。

2. 胃蠕动：胃蠕动的频率受胃平滑肌慢波节律的控制，胃的慢波起源于胃大弯上部，沿纵行肌向幽门方向传播。胃肌的收缩通常发生在慢波出现后 6~9 秒内，动作电位出现后 1~2 秒内。胃的慢波可分为三个时相，其形状类似于心室肌细胞动作电位，但其时程约为心室肌细胞动作电位的 10 倍。慢波的 1 相也称为上升相（去极相），是由电压门控钙通道和电压门控钾通道激活产生的，3 相也称平台相，是由内向的钙电流和外向的钾电流达到平衡而产生的，4 相也称为下降相（复极相），此期电压门控钙通道失活，Ca^{2+} 激活的钾通道开放，由此而产生复极化。在慢波期间当去极化超过机械阈时，胃平滑肌就会出现收缩。去极化的程度越大以及肌细胞去极化（在机械阈以上）的持续时间越长，则胃平滑肌收缩就越强。

胃蠕动的生理意义在于磨碎进入胃内的食团，使之与胃液充分混合，形成糊状食糜，并将食糜逐步推入十二指肠。

3. 胃排空：食物由胃排入十二指肠的过程称为胃排空。食物入胃后 5 分钟左右就开始胃排空，排空速度与食物的物理性状及化学组成有关。液体食物较固体食物排空快，小颗粒食物比大块食物快，等渗液体较非等渗液体快，三大营养物质中糖类食物排空最快，蛋白质次之，脂肪最慢。混合食物需要 4~6 小时完全排空。

二、消化间期胃的运动

胃在空腹状态下除存在紧张性收缩外，也出现以间歇性强力收缩伴有较长时间的静息期为特点的周期性运动，称为消化间期移行性复合运动（MMC）。这种运动开始于胃体上部，并向肠道方向传播。MMC 的每一周期为 90~120 分钟，分为 4 个时相。I 相内只能记录到慢波电位，不出现胃肠收缩，称为静息期，可持续 45~60 分钟。II 相内出现不规律的锋电位，并开始出现不规则的胃肠蠕动，持续 30~45 分钟。III 相内每个慢波电位上均出现成簇的锋电位，并有规律地高幅胃肠收缩，持续 5~10 分钟，然后收缩停止，转入 IV 相。IV 相实际上是向下一周期 I 相的短暂过渡期，持续约 5 分钟。I 相的产生可能与 NO 释放有关，III 相的形成则与胃动素的分泌有关。

三、MMC 发生机制

在 MMC I 期之后最先出现收缩活动的部位是十二指肠中段和远端，收缩活动的起步点逐渐向胃窦方向转移，并伴随血浆 MTL（胃动素）水平逐渐升高，当 MMC III 期出现时血浆 MTL 已达到峰值水平。 MMC I 期由于存在消化液基础分泌和幽门开放可发生消化液在十二指肠内的聚集，然后通过牵张反射诱发 MMC II 期十二指肠的运动和 MTL 分泌增加，MTL 分泌增加可能是诱发 MMC III 期产生的重要原因。

四、消化间期运动周期

胃肠蠕动呈周期性改变，也称消化间期运动周期（IDMC），IDMC 分为 I 、II 、III 3 期，其中胃窦部 IDMC III 期即移行性肌电复合波（MMC）的作用最重要，它可诱发胃强烈收缩，排除胃内不易消化的食物。

五、作用

消化间期 MMC 使胃肠保持持续的运动，特别是 III 相的强力收缩可起"清道夫"的作用，能将胃肠内容物，包括上次进食后的食物残渣、脱落的细胞碎片和细菌、空腹时吞下的唾液以及胃黏液等清扫干净。若消化间期的这种移行性复合运动减弱，可引起功能性消化不良及肠道内细菌过度繁殖等病症。

第十六节　饱与胀

一、饱、胀

腹胀：是一种常见的消化系统症状，而非一种疾病。可以是主观上感觉腹部的一部分或全腹部胀满，通常伴有相关的症状，如呕吐、腹泻、嗳气等；也可以是一种客观上的检查所见，如发现腹部一部分或全腹部膨隆。引起腹胀的原因主要见于胃肠道胀气、各种原因所致的腹水、腹腔肿瘤等。

饱胀：饱满鼓胀，肚子饱胀，不想吃饭。

早饱：是指有饥饿感但进食后不久即有饱感。

餐后饱胀：常与进食密切相关。

二、功能性消化不良

罗马Ⅲ标准将具有餐后饱胀、早饱、上腹痛、上腹部烧灼感 4 项症状中的 1 项或多项，经常规临床评估无器质性原因所致定义为功能性消化不良（FD）。根据症状与进餐的关系，分为餐后不适综合征（PDS）和上腹痛综合征（EPS）。

PDS 的特点是进餐诱发消化不良症状；EPS 指上腹痛或上腹部烧灼可发生于餐后，空腹状态或进餐后可缓解。

三、关于"饱"提法

腹胀、饱胀、早饱、餐后饱胀这四个症状，我们要重新定位，因为它的症状出现，意味着胃某一部位病变，我们要采取用什么药物拮抗。

胃肠道动力是由 Cajal 间质细胞（ICC）、平滑肌细胞和肠神经共同调控。预防性给予肝硬化门脉高压大鼠 NaHS（硫氢化钠），观察到胃窦 ICC 超微结构明显改善，细胞数量增加。提示 H_2S 可显著减轻 ICC 损伤。c-kit 是 ICC 的一种跨膜蛋白，其配体干细胞因子（SCF）由神经元细胞和平滑肌细胞产生，对于促进 ICC 生长、分化和维持 ICC 正常生理功能具有重要作用。

（1）平滑肌细胞：胃肠平滑肌收缩与舒张的信号转导机制中，细胞内游离 Ca^{2+} 作为一种重要的第二信使广泛参与细胞的运动、分泌、代谢和分化等多种细胞功能活动的调节。高浓度 Ca^{2+} 引起平滑肌收缩，低浓度 Ca^{2+} 引起平滑肌舒张，钙水平调节是其中重要的调节机制之一。

（2）ICC 细胞：胃肠道运动形式在很大程度上取决于其内在的电活动，慢波是胃肠道肌电活动的起步电位，慢波决定胃肠平滑肌收缩的节律，调控着胃肠运动发生的时间、地点、频率和方向，是胃动力的基础。ICC 存在于环行肌和纵行肌内，近年来的单细胞记录和分子水平的研究证明，是胃肠慢波活动的起搏器和传导者。Cajal 间质细胞的功能对胃肠动力的正常运行至关重要，ICC 缺陷与许多动力障碍性疾病如慢传输性便秘、肥大幽门狭窄、Hirschsprung'S 病和假性肠梗阻等有关。随着对 ICC 研究的深入，已成为胃肠运动领域中的热点之一。[Cajal 间质细胞在胃肠道分为 4 类：①黏膜下（IC-SM）。②肌间（IC-MY）。③肌内（IC-lM）。④深层肌丛（IC-DMP）。胃底仅有 IC-lM，胃体、胃窦分布有（IC-lM）、（IC-MY）；ICC 为胃肠电慢波的发生器，即起搏点]

（3）肠神经：胃肠道和 CNS 通过两个方向的信息传递而相互制约。CNS 通过传入神经元感知胃肠道状态，也能通过自主神经系统中的传出神经元调控消化功能。同时 CNS 接受躯体感觉传入神经元引起的反应和介导来自高级中枢信号反应，诸如和情绪有关的改变。

脑和肠之间主要的交通通路是迷走、内脏和骶神经干，这三类神经都含有传入和传出神经纤维。已知与胃肠调控相关的传入神经信号主要由迷走神经通路传送，而痛觉主要由内脏神经通路传送，对传入信号调控机制改变是导致胃肠疾病发生的病因。

四、胃窦黏膜条形充血与消化不良症状及血清 5- 羟色胺水平

消化不良是一组来源于胃十二指肠的上腹部不适症状，主要症状包括餐后饱胀不适、早饱、上腹痛或烧灼感，不典型的症状还可能有上腹胀、过度嗳气或恶心等不适等。

常会发现功能性消化不良（FD）患者中有胃窦黏膜特征性改变，如黏膜条形充血。镜下的典型特征为红色的充血条纹穿过胃窦，如车轮辐条样汇聚于幽门，此种特征性改变的病因和病理生理学机制，以及与消化不良症状之间是否存在联系尚不明确。

FD 全球发病率为 20%~30%，因其发病可能与内脏高敏感、胃肠动力紊乱、黏膜免疫功能改变、肠道菌群紊乱、中枢神经系统功能异常相关。

人体内约95%的 5-HT 来源于胃肠道,5-HT 对胃肠运动及内脏感觉有重要的调节作用，其在代谢活动与功能性胃肠病的发生、发展密切相关。

研究结果显示，胃窦黏膜条形充血组的血清 5-HT 水平显著高于对照组，提示两组与血清 5-HT 相关的炎性反应、精神心理、胃肠道运动等功能状态方面可能存在差异。Chen 等的研究提示，充血的胃窦黏膜病理检查多表现为慢性炎性细胞浸润，认为慢性炎性细胞浸润与 5-HT 相关。5-HT4受体激动剂、多巴胺受体拮抗剂目前已广泛应用于消化内科临床，5-HT 再摄取抑制剂等药物目前也大量应用于功能性消化不良、IBS 等消化系统心身疾病并获得较理想的治疗收益。

五、消化不良症状量表

（1）阿雷格里港消化不良症状问卷（PADYQ），由巴西研究，根据 FD 罗马 1 诊断标准设计。过去 1 个月内上腹痛、恶心、呕吐、上腹饱胀、早饱 5 个消化不良症状评估，其中对上腹痛、恶心、上腹饱胀 3 个症状从强度、持续时间和频率 3 个方面评分，对呕吐、早饱 2 个症状仅从频率评分，总分 44 分。不足之处是所罗列的症状不够全面。

（2）7 分整体症状量表（GOSS），由加拿大研究设计，主要用于 FD 或未经确诊的消化不良患者，过去 2 天或 28 天内的上腹痛、上腹不适、烧心、反酸、上腹饱胀、嗳气、恶心、早饱、餐后饱胀以及其他上腹部症状共 10 个条目评估，将每个症状分为 7 个等级。该量表有较好的反应性和效果，对评估近期症状的重复性较好。

（3）胃肠道症状分级量表（GSRS），由瑞典研究，类似综合精神病理学评定量表并结合治疗 IBS 和消化性溃疡的临床经验设计。过去 1 个月内的腹痛、消化不良、肠功能紊乱等 15 个常见胃肠道症状评估。腹痛包括上腹部疼痛、绞痛、钝痛、未明确性质的痛；消化不良包括上腹部疼痛、烧心、反酸、上腹部紧缩感、恶心和呕吐、肠鸣、腹胀、打嗝、排气增多；肠功能紊乱包括排便次数减少、排便次数增多、便秘、粪便干结、排便急迫感、排便不尽感。采用 7 分 LiKert 量表评分。该量表包括许多非 FD 主要症状的下消化道症状和其他消化道症状，增加了临床应用耗时，且该量表内部一致性和可重复性存在较大变异，与其他量表的一致性较差。

（4）消化不良症状严重指数（DSSI），由美国研究，过去 2 周内胃肠动力障碍样、反流样和溃疡样三组消化不良症状评估。胃肠动力障碍样症状包括频繁打嗝、上腹部饱胀、早饱，食欲减退、餐后上腹部不适、餐前、餐后或晨起恶心、干呕和呕吐等；反流样症状包括打嗝时外流、白天或夜晚反流、烧心感、胃灼热等；溃疡样症状包括餐前、餐后或夜间上腹部疼痛等。三组总计 20 个症状。每个症状采用 5 分 LiKert 量表（里克特量表）评分。

六、糖尿病胃轻瘫

糖尿病胃轻瘫（DGP）是以非梗阻性胃排空延迟为主要特征的胃动力障碍性疾病，临床表现为恶心、呕吐、早饱、餐后饱胀感、腹胀、上腹痛等症状，是糖尿病常见慢性并发症之一。

第十七节　胃的排空

食物由胃排入十二指肠的过程称为胃的排空。一般在进食后约 5 分钟，便有食糜排入十二指肠。排空速度与食物的物理性状和化学成分有关。一般来说，稀的流体食物比稠的或固体的食物排空快；在三种主要营养物中，糖类排空是最快，蛋白质其次，脂肪最慢。此外，胃内容物的总体积较大时，排空的速度较快。对于一餐混合性食物，由胃完全排空，通常需要 4~6 小时。

胃排空主要取决于胃和十二指肠之间的压力差。胃排空的动力来源于胃的运动。进食后，胃的紧张性收缩和蠕动增强，胃内压升高，当胃内压大于十二指肠内压时，幽门舒张，可使胃内 1~3ml 食糜排入十二指肠。进入十二指肠的酸性食物刺激肠壁感受器，通过神经和体液（如糖依赖性胰岛素释放肽、促胰液素等）机制抑制胃的运动，使胃排空暂停。随着酸性食糜在十二指肠内被中和、消化产物被吸收，这种抑制作用消失，胃的运动逐渐增强，又出现胃排空。如此反复进行，直至胃内食糜完全排空，故胃排空是间断性的，能较好地适应十二指肠内消化和吸收的速度。

一、影响胃排空因素

影响胃排空既有促进因素，又有抑制因素。

（1）促进胃排空的因素，胃内容物增多，使胃扩张，通过神经反射，引起胃运动加强，使胃排空加快。胃泌素也可促进胃运动，使排空加快。

（2）抑制胃排空的因素，肠－胃反射，十二指肠壁上有多种感受器，食糜中的酸、脂肪、渗透压或食糜对十二指肠的机械扩张，可刺激这些感受器，反射性的抑制胃运动，使胃排空减慢。这个反射成为肠－胃反射。另外，食糜对十二指肠，空肠上部的刺激，引起小肠黏膜释放促胰液素、抑胃肽等，通过血液循环作用于胃，抑制胃运动，使胃排空减慢。当十二指肠和空肠上端内容物中酸被中和，食物被消化和吸收，食物残渣向远端推送后，他们对肠壁的刺激逐渐减弱或消失，对胃运动的抑制作用便逐渐消失，胃运动又逐渐增强，胃排空又恢复，使一部分食糜排入十二指肠后，反过来又抑制胃运动和胃排空，如此反复进行，使胃的排空速度很好地适应小肠内消化和吸收速度。

二、胃排空一般概念

一般食物进入胃内 5 分钟即可开始有部分食物排入十二指肠。

500ml 生理盐水排空半量需 12 分钟。

50g 食物排空半量需 2 小时。

胃内有 500ml 食糜时，一个蠕动波将约 1ml 食糜推入十二指肠，故排空胃内食糜需 3 小时左右。

胃蠕动的频率约每分钟 3 次，并需 1 分钟左右达到幽门，因此，通常是一波未平，一波又起，胃的蠕动受胃平滑肌的基本电节律控制的。

三、胃排空与胃溃疡、十二指肠溃疡

大多数胃溃疡者胃固体排空显著延迟，有研究表明，近端胃排空加快，远端胃排空延迟。十二指肠溃疡者绝大多数胃固体排空加快，还与幽门功能和形态有关。

四、研究报道

（1）研究胃功能与排空，从生理上，胃分为近端胃和远端胃，近端胃包括贲门、胃底部和胃体部，有接纳、储存食物和分泌胃酸的功能；远端胃相当于胃窦部，分泌碱性胃液，同时将所进食物磨碎，与胃液混合搅拌，形成食糜，并逐步分次自幽门排至十二指肠。

胃腺分泌胃液，正常成人每日分泌量为 1500~2500ml。空腹时胃腔的容量仅为 50ml，但在容受性舒张状态下，可以承受 1000ml 而无胃内压增高。成人胃容量为 1500ml。胃是持续分泌胃酸的，其基础的排出率约为最大排出率 10%，且呈昼夜变化，入睡后几小时达高峰，清晨醒来之前最低。当食物进入胃中时，胃酸即开始分泌。胃在排空时 pH 值在7.0~7.2；当食团进入胃中时，pH 值可降达 2~3。

（2）胃体、胃窦收缩缺乏或张力降低，与胃排空减慢或餐后食糜在胃内分布异常有关，临床上与餐后饱胀、上腹痛等症状有关。

（3）IBS 是一种全消化道动力障碍性疾病，临床上该病常与 GERD、FD 等功能性胃肠病重叠，这都提示 IBS 患者可能存在上消化道动力异常。发现 76% 的 IBS 患者存在胃排空时间延长。

（4）小剂量辣椒素可促进胃动力，而大剂量时则对胃动力产生抑制作用。Deb-receni 等采用 ^{13}C 标记的锌酸呼气试验，检测健康人 0.4mg 的辣椒素 1 次口服后的胃排空时间，结果显示胃排空时间由（112±15）分钟下降至（99±14）分钟，说明辣椒素能明显加快胃排空。

第十八节　食欲与胃肠道激素

一、食欲

食欲是一种支配摄食和选择食物的生理心理因素，常与饥饿感混淆，但二者有明确的区分。饥饿是由于长时间缺少食物而产生的生理上的主观感觉，一般是不舒服，甚至是痛苦，从而迫不及待地要获得食物。食欲与饥饿感相伴随，或是饥饿感的前奏，却比较平和，有时甚至带着一丝欣慰，心中想着某种美味的食物。有选择性，针对某种食物，有时可以由食物的刺激特性，如色、香、味和口感而引起。如在不想吃东西时，偶然尝到可口的食物，会产生食欲。

二、与食欲有关原因

（1）疲劳或紧张：一般如上班族由于疲劳或精神紧张，可能导致暂时性食欲不振，这是属于比较轻微的现象。

（2）过食、过饮、运动量不足、慢性便秘，也都是引起食欲不振的因素，但要注意一些潜藏的危机，诸如无缘无故的食欲不振、连续不断的食欲不振等。

（3）精神因素：想要维持身材苗条，不想吃东西，体重因而大幅减轻，因此拒绝进食。

（4）妊娠：女性在妊娠初期，或由于口服避孕药的副作用，也可能导致食欲不振或呕吐。

（5）疾病因素：食欲不振通常会让人直接联想到胃肠问题，如慢性胃炎、胃溃疡、胃癌，都有可能出现这样的症状。肝病的初期症状也会引发长期食欲不振。事实上，因肝病而引发的食欲不振通常呈极端化，严重时根本没有食欲。患者的亲朋好友只要稍加注意，即可看出病人对食物的严重排斥。

另外，如肾脏病、甲状腺功能不足等内分泌疾病，痢疾、霍乱等感染症，以及心脏病、脑肿瘤等，也都可能导致食欲不振。抑郁症患者对周围的事物显得没有兴趣，无法将注意力放在基本的生理需求上，而只集中于负面或困扰自己的想法，也有食欲不振的问题。

精神分裂症患者可能是因妄想食物遭下毒，而不想进食，也可能是属于紧张型的精神分裂，会持续专注或保持固定的姿势动作，对外界食物似乎没有任何兴趣。

三、食欲减退

正常人一般都有良好的食欲，这是判断健康的重要标志之一。食欲异常往往表示人体处于病理状态，包括食欲减退、食欲亢进及食欲反常三种，其中食欲减退是临床上最常见的症状。

四、影响食欲的常见疾病

（1）各种感染性疾病：起病比较突然，食欲减退可随着体温的升高和病情的加重而愈来愈明显；而当体温下降、病情好转时，食欲也可随之恢复。

（2）消化系统疾病：肝硬化、肝淤血、胃肠道炎症或梗阻、胆道及胰腺病变等，均可引起食欲减退。肝淤血主要见于右心功能不全的患者，有原发性血管疾病的症状与体征。胃肠道炎症常有吐、泻、腹痛等典型表现。胃肠道梗阻的特点是腹痛、腹胀、呕吐、停止排便等。胆道及胰腺病变可出现明显的腹痛，同时伴有恶心、呕吐甚至休克等症状。肝硬化多在长期慢性肝脏疾病的基础上继发，检查发现肝脏肿大或缩小。

（3）其他：代谢及内分泌疾病、过度吸烟、服药等。

五、摄食调节

调节摄食行为为神经生理过程，摄取食物对于保持有机体内环境稳定及维持生命具有重要的作用。摄食活动的调节与饥饿、食欲、饱感有密切的关系。饥饿表现为有机体努力去获取食物，在人类则反映为主观上的饥饿感、食欲及对食物的需要。饥饿感通常称为空腹感，但实际与胃的盈虚并无关系。

六、中枢神经系统在摄食调节中的作用

中枢神经系统的不同水平对摄食的调节作用是不同的。脑干被认为是摄食活动的基本反射中枢，下丘脑对摄食行为基本反射中枢的强化、抑制和整合起主要的作用，边缘系统和新皮质是摄食活动更高级的调节中枢，它不仅直接作用于皮质下结构，而且对维持体内外环境的平衡起更重要的作用。

（1）脑干的作用：实验表明，猫去大脑后仍有简单的摄食反应，并有反射式的咀嚼、吞咽及对某种食物的拒绝。J.R. 布罗贝克（1960）认为在高等动物中，位于脑干的神经核团及其有关的联系（如三叉神经、面神经、吞咽神经、迷走神经、舌下神经等）是调节摄食反射最直接的神经结构。中脑和摄食也有一定的关系，损伤被盖前部可引起肥胖。

（2）下丘脑在摄食调节中的作用：A.N. 赫瑟林顿和 S.W. 兰森（1940）给大鼠的下丘脑行手术后引起肥胖，赫瑟林顿还建立了破坏两侧内侧下丘脑（包括腹内侧核）而产生肥胖的模型。

七、胃肠激素

胃肠激素是胃肠黏膜的化学信使细胞分泌的激素，在化学结构上属于肽类，故又称胃肠肽。胃到大肠的黏膜内，有 40 多种信使细胞，分布在胃肠黏膜细胞之间，可分泌多种胃肠激素。分泌方式有 3 种，即旁分泌、内分泌和神经分泌。因为胃肠黏膜的面积巨大，胃肠信使细胞的总数超过体内所有内分泌腺的总和，所以胃肠道不仅是体内的消化器官，也是体内最大、最复杂的内分泌器官。

胃肠激素与神经系统共同调节消化器官的功能，其作用主要有以下几个方面。

（1）调节消化腺的分泌和消化道的运动：一种激素能对多种胃肠功能有调节作用，一种胃肠功能又受多种胃肠激素的影响。

（2）调节其他激素的释放：抑胃肽有很强的刺激胰岛素分泌的作用，这对防止血糖升得过高而从尿中丢失具有重要生理意义。此外，生长抑素、胰多肽、血管活性肠肽等对胰岛素、生长激素、胰高血糖素和促胃液素等激素的释放均有调节作用。

（3）营养作用：营养作用是指一些胃肠激素具有促进胃肠道组织的代谢和生长作用。例如，小肠黏膜 I 细胞释放的缩胆囊素有促进胰腺外分泌组织生长的作用。

（4）调节食欲：饥饿激素、瘦素等胃肠激素可调节食欲以及血糖。

八、调节食欲的胃肠激素

（1）胃饥饿素（ghrelin）：由人胃底部的 P / D1 细胞和胰腺的 ε 细胞产生，刺激饥饿。饭前胃饥饿素水平升高，饭后降低。它被认为是由脂肪组织产生的激素瘦素的对应物，当以较高水平存在时诱导饱食。在一些减肥手术中，患者的胃饥饿素水平降低，因此在正常情况发生之前引起饱腹感。

（2）瘦素（leptin）：是一种相对分子质量为 16kD 的脂肪组织源性激素，其前体物质是一种由 167 个氨基酸组成的蛋白质，在分泌入血过程中去除其中由 21 个氨基酸组成的 N 端信号肽，形成 leptin。

刺激下丘脑饱食中枢，体重增加时瘦素分泌增加，作用于下丘脑原阿片黑皮素（POMC）系统，促黑素（MSH）作为其成分之一，引起摄食减少，能量消耗增加，并提高交感神经系统的兴奋性，脂肪得以消耗使脂肪组织减少，继而瘦素水平降低，而构成一个反馈调节。同时，瘦素浓度增加，与下丘脑的瘦素受体结合，抑制神经肽 Y（NPY）的释放，NPY 减少导致食欲下降，消耗增加，实现其调节体脂的作用。

九、5-HT 等摄食调节作用机制

摄食是一种复杂的行为活动，多种因子参与对摄食行为的调节，其中包括神经 Y（NPY）、orexin、leptin、胆囊收缩素（CCK）、胰岛素和 5-HT 等。摄食相关因子及其受体在脑中的分布特点，为它们之间发生相互作用，提供了形态结构基础。对大鼠的研究发现，5-HT 能神经元通过弓状核 - 室旁核通路投射到 NPY 能神经元。Finn 等采用原位杂交双标记方法研究了 epin 受体 mRNA 和 5-HT 转运体 mRNA 在脑干中缝核的定位分布，观察到中缝核的许多细胞既表达 eplin 受体 mRNA，又表达 5-HT 转运体 mRNA。研究结果提示，5-HT 能神经元和 leptin 共同对摄食发挥调节作用。另外，有研究指出下丘脑空旁核、腹内侧核及外侧区接受中脑中缝核 5-HT 能神经元的纤维投射。

胰岛素和 leptin 是反映体内脂肪储存量的主要信号分子，二者的受体存在于下丘脑和低位脑干中，特别是一些与进食有关的核团，如在下丘脑弓状核等高表达，说明这两种激素可以作用于与进食调节有关的神经元上。

5-HT 通过抑制食欲增强肽的产生而影响摄食。5-HT 释放剂伏氟明和重摄取抑制剂氟氧苯丙胺能够减少下丘脑 NPY，以减少摄食。

有研究证实，5-HT 通过下丘脑室旁核 5HT2A 受体抑制 NPY 的摄食效应。其次，5-HT 通过与其他抑制摄食因子协同作用而发挥抑制摄食作用。

研究表明，CCK 和 5-HT 对饱食存在互作效应，进一步研究发现下丘脑外侧区中 CK

促进 5-HT 的释放，减少摄食。

第十九节　细胞自噬、细胞凋亡与细胞衰老

衰老是生物体内在的性质，细胞中损伤蛋白质积累是生物体衰老的一个重要特征。蛋白质聚集体的清除主要依赖于泛素－蛋白酶体途径和依赖溶酶体的细胞自噬途径。

生物学意义：细胞自噬是继细胞凋亡后，将细胞内受损、变性、衰老的蛋白质或细胞器运输到溶酶体内并降解的过程。

一、细胞衰老

细胞衰老是指细胞在执行生命活动过程中，随着时间的推移，细胞增殖与分化能力和生理功能逐渐发生衰退的变化过程。

细胞的生命历程都要经过未分化、分化、生长、成熟、衰老和死亡几个阶段。衰老死亡的细胞被机体的免疫系统清除，同时新生的细胞也不断从相应的组织器官生成，以弥补衰老死亡的细胞。细胞衰老死亡与新生细胞生长的动态平衡是维持机体正常生命活动的基础。

二、细胞自噬

细胞自噬是真核生物对细胞内物质一些损坏的蛋白或细胞器被双层膜结构的自噬小泡包裹后，送入溶酶体中进行降解并得以循环利用。

目前普遍认为自噬是一种防御和应激调控机制。细胞可以通过自噬和溶酶体，消除、降解和消化受损、变性、衰老和失去功能的细胞、细胞器和变性蛋白质与核酸等生物大分子，为细胞的重建、再生和修复提供必需原料，实现细胞的再循环和再利用。它既可以抵御病原体的入侵，又可保卫细胞免受细胞内毒物的损伤。

在肿瘤恶性病变中，癌细胞是正常机体中的异质细胞，其中的某些基因受环境的改变或抗癌药物的诱导可激活细胞自噬，抑制癌细胞的增殖。但在肿瘤发生初期，由于癌前细胞的快速增长，会造成营养和氧气供应不足，细胞自噬作用可通过降解大分子或细胞器给肿瘤细胞补充营养，从而使肿瘤细胞存活和增殖。最新的研究表明，细胞自噬与衰老也有密切关系。因此，细胞自噬对人类健康是一把双刃剑。

三、细胞凋亡

细胞凋亡是指细胞在一定的生理或病理条件下，受内在遗传机制的控制自动结束生命

的过程。而细胞程序性死亡（PCD）是指生物在发育过程中对一定生理刺激的反应性死亡，它需要一定基因表达。

凋亡是对细胞死亡过程中一系列固定模式的形态变化的描述，而 PCD 则是侧重功能上的概念。两者有差异，但常混为一谈。

强调的是形态学上的改变。它涉及染色质凝聚和外周化、细胞质减少、核片段化、细胞质致密化、与周围细胞联系中断、内质网与细胞膜融合，最终细胞片段化形成许多细胞凋亡体，被其他细胞吞入。细胞凋亡的意义：由基因控制细胞有目的、有选择性地自我消亡过程，这种淘汰机制是保证生命进化的基础。生物适应环境的需要，使各种细胞的生存时限达到平衡。

四、细胞凋亡与肿瘤关系

（1）p53基因：p53基因具有肿瘤抑制作用：野生型 p53 基因能使细胞周期停止在 G1 期，抑制细胞繁殖，从而抑制细胞的生长和诱导细胞的凋亡，发挥肿瘤抑制的功能；突变型 p53 基因无此功能，结果抑制了细胞凋亡导致多种肿瘤的发生。

（2）Bcl-2 基因：Bcl-2 基因家族是细胞凋亡的重要调节者，按功能分为促凋亡蛋白家族的 Bax、Bcl-2、Bad、Bah 和抗凋亡蛋白家族的 Bcl-2、Bcl-xL、Ced-9 等。Bcl-2 位于凋亡活动的中心，是细胞凋亡的抑制剂，可保护肿瘤细胞免受各种诱导剂诱发的凋亡过程，乃至肿瘤的形成。

（3）Fas 基因：Fas 主要存在于免疫细胞膜表面，FasL 表达于活化的 T 淋巴细胞；Fas / FasL 是一种细胞凋亡信号转导途径，调节机体的免疫功能，当 T 淋巴细胞被激活后可表达 Fas 及 FasL，引起细胞凋亡。

五、研究报道

（1）二甲双胍和 COX-2 选择性抑制剂塞来昔布可通过下调 PCNA、Cyclin D1、Bcl-2 和上调 Bax 表达这一相同的调控机制，抑制胃 SGC-7901 细胞增殖，促进细胞凋亡，两药联合应用可起到协同抗肿瘤的作用。

（2）近年发现热 HSPs 抑制细胞凋亡，在多种肿瘤组织表达异常。HSP70 调节着内环境的稳定和多种致癌通路，高表达 HSP70 有利于肿瘤细胞的存活，而下调 HSP70 会导致肿瘤细胞死亡。HSP70 在胃癌的阳性表达率明显高于正常胃组织。

（3）研究表明，黄连素主要物质 HO-1，其有抗凋亡活性，使其成为炎性胃肠系统疾病治疗的潜在靶点。

（4）葡萄糖饥饿能够抑制 HeLa 细胞增殖，破坏细胞骨架，改变细胞形态；使细胞皱缩、染色质凝集，出现凋亡小体，微丝微管解聚，表现出典型的凋亡特征，且细胞凋亡程度呈葡萄糖浓度依赖性和处理时间依赖性。总之，葡萄糖饥饿能抑制 HeLa 细胞活性，改变细胞形态，诱导细胞凋亡。

第二十节　胃干细胞

干细胞是一类具有自我更新能力、高度增殖能力和多种分化潜能的细胞，根据其来源不同可分为胚胎干细胞和成体干细胞。

成体干细胞是指存在于机体已分化组织中，能够产生特定组织的所有细胞谱系，以维持特定组织细胞数目的恒定、组织结构的稳定以及对组织损伤的修复。

一、胃干细胞

胃干细胞即为存在于胃组织中的成体干细胞，在维持胃黏膜上皮动态更新中发挥关键作用。目前，对胃干细胞分子标志物及细胞调控的探索取得了较大进展，体外胃干细胞研究模型的建立为进一步揭示胃干细胞在胃部生理及病理状态下的意义提供了条件。

胃肠道由于其位置和功能特点，其黏膜组织经常会遭受各种内源性和外源性损伤性物质的攻击，但同时这些组织以具有很强的防御和修复能力，保护着胃肠黏膜的完整性。

基于实体肿瘤可能是干细胞疾病的理论，已有研究阐明胃癌的发生亦与胃干细胞关系密切，这为胃癌的防治提供了新的方向和契机。

二、胃峡干细胞是胃腺上皮更新的细胞

胃体腺可分为两个独立的区域，基底部由慢更新的基底干细胞维持，凹－峡－颈部（基底部以上区域）由快速更新的峡部干细胞维持。

胃腺是胃黏膜上皮凹陷形成的腺体结构，从下往上可分为基底部、颈部、峡部和凹部四个区域。胃腺基底部的干细胞多处于静息状态，仅在上皮损伤时才被激活，干细胞可维持胃腺和胃上皮的快速细胞更新。有研究认为，胃腺的峡部也存在干细胞。

研究显示，腺体被划分为两个独立的区域，缓慢循环的干细胞区域维持基部，活跃循环的干细胞区域，通过"间断的"中性漂移动力学过程维持凹－峡部－颈部区域。基于 Stmn1 和 Ki67 表达的独立谱系示踪证实，快速循环的峡部干细胞维持了凹－峡部－颈部区域。

三、胃干细胞更新

肠胃病学长期有一种理论是：胃中的干细胞是在胃峡中产生的。胃峡是位于胃体腺中

间附近的一个区域。这些干细胞迁移到胃体腺的顶部和底端，补充丢失的细胞，从而维持胃部动态平衡。很多科学家认为，这些干细胞发生的突变能够导致癌前病变，如组织化生。

胃黏膜上皮细胞的更新是一个持续的过程，正常情况下每 2~7 天更新一次，损伤时更新加速。这个过程是由胃的多功能干细胞分化完成的，多功能干细胞分化为胃各种上皮细胞，并能产生完整的胃腺体。虽然普遍认为胃的干细胞位于胃腺的凹部，但对胃干细胞的起源目前尚不统一。目前认为胃腺体的干细胞位于腺体峡部并随着其分化向上下移动。

四、胃干细胞的定位和表面标志

（1）定位：胃干细胞占胃腺细胞的 3%，目前认为是单个克隆干细胞产生了所有类型的胃的细胞。腺细胞的迁移是双向的，在颈部、峡部区形成胃小凹的单层黏膜上皮，细胞向下迁移形成壁细胞和主细胞。因此，干细胞被认为是位于胃腺的颈部、峡部区。

（2）表面标志：Oct-3/4 基因是一个 POU 家族转录因子，只在干细胞和肿瘤细胞中特异表达。Tai 等检测了人肝脏、胰腺、乳腺、胃等组织的干细胞和肿瘤细胞系，发现在人的成体干细胞和肿瘤细胞有 Oct-3/4 的表达，而分化的细胞没有表达。但目前对于胃干细胞特异标志还知之甚少，因此还没有胃干细胞分离、培养和鉴定的可靠方法。

五、幽门螺杆菌感染与胃干细胞

《自然》杂志上提出：幽门螺杆菌（Hp）感染可能通过诱导胃黏膜下方干细胞的过度增殖，致使干细胞在增殖过程中积累大量的 DNA 损伤，从而诱导癌症的发生。

研究人员在实验中发现，Hp 制造的蛋白质侵入胃细胞之后，基因 CDX1 就会发挥作用，激活另外两种基因，于是胃细胞就会逆向转变为一种类似干细胞的、能够发育为消化道各种细胞的未分化细胞。此前的研究显示，因感染 Hp 造成的慢性胃炎如果长期持续，胃黏膜上就会出现肠细胞。研究人员认为正是倒退为干细胞状态的细胞分裂产生了肠细胞。研究指出，干细胞能够分化成各种细胞，同时也具有容易癌变的性质，因此幽门螺杆菌在胃部大量出现，可能与一些胃癌的发病相关。

近年研究发现，Hp 感染可促进胃黏膜上皮 - 间充质转化（EMT）及肿瘤干细胞（CSC）产生，这一变化与胃黏膜癌前病变的发展密不可分。

Hp 感染不仅可促进上皮细胞增殖、炎症反应，而且能使上皮细胞失去细胞黏附特性，变成流动性强、具有间充质特性的细胞，即诱导 EMT 的发生，进一步导致胃上皮内瘤变。

人体胃腺体峡部分布着胃干细胞，在正常生理状态下，这些细胞维持着胃黏膜的更新及稳定。近年来的研究发现，Hp 感染可影响胃干细胞稳定性，激活多种干细胞特性基因，打破细胞增殖分化的平衡状态，促进胃干细胞转化为胃癌干细胞，增加肿瘤的发生风险。

六、胃干细胞与胃癌

研究表明，胃癌发生的部位与胃干细胞定居的部位一致，干细胞可能在胃癌发生的过程中扮演了重要角色。对干细胞与胃干细胞、肿瘤干细胞与胃癌、骨髓干细胞与胃癌之间关系的研究，提示胃癌可能是一种干细胞疾病。

胃癌可能起源于干细胞，Wang 等人将新鲜的骨髓细胞标记后注入自体骨髓细胞消除的小鼠体内，以便跟踪骨髓细胞的去向。在小鼠感染 Hp 后，被标记的干细胞在胃部安家落户并分裂，最后形成癌变。这个试验说明，癌症形成不是来源于原位细胞，而是来自骨髓干细胞。

既往针对弥漫型胃癌的病理组织标本研究发现，家族性早期弥漫型胃癌在结构上呈现双层结构：上层的印戒细胞体积较大，黏液丰富，多处于静止状态；而基底层的印戒细胞较原始体积较小，增殖活跃，并在空间位置上靠近癌旁的胃腺颈部/峡部的增殖区，这一区域恰恰被认为是胃干细胞所在的区域，这从肿瘤发生的空间位置上提示弥漫型胃癌可能起源于胃干细胞。

七、研究报道

干细胞能够生成多种特化细胞，多年来科学家们一直致力于利用这种能力来修复全身的损伤。但将特化成体细胞转化为干细胞，使其发挥修复作用一直以来是一个挑战。

来自华盛顿大学医学院和荷兰乌德勒支医学中心的科学家证实，在胃中有一类特化细胞比他们原来认为的更频繁地回复为干细胞，这将有助于修复感染、消化液和摄入食物造成的损伤。

研究人员在《细胞》（Cell）杂志上表示，他们过去就已经知道这些称为主细胞（chief cell）的细胞，可以变回干细胞，对严重的胃损伤如切口或感染导致的损伤进行临时修复。实际上它们更频繁地发生这种转变，甚至是在没有明显损伤的情况下，这表明让某些成熟的、特化成体细胞类型回复为干细胞有可能比此前认为的要更为容易。

胃主细胞通常情况下负责生成胃消化液。最新研究发现了一些标记物，表明少数的主细胞甚至在没有严重损伤的情况下变为干细胞。如果在细胞培养物或动物模型中导入严重的损伤，更多的主细胞会变为干细胞，从而让损伤得以修复。

研究表示，主细胞通常情况下就是一个大工厂，利用精细的管道、分泌机制来生成和分泌消化液。必需拆除及再利用这一切，主细胞才能变为干细胞。

哥伦比亚大学医学中心的一项研究发现，胃癌起源于骨髓衍生的干细胞（BMDC）而不是先前认为的胃干细胞。这项研究刊登在最近一期的《科学》杂志上。这一发现将迫使人们对目前的有关胃癌起源的假说进行重新评估。

通常，癌症专家认为大部分癌症起源于相对应的组织干细胞。然而，哥伦比亚大学的研究人员却怀疑BMDC可能促进了癌症的发展和进级，因为这种细胞常常会被召集到组织受损位点和炎症发生位置。

这项研究的实验主要在小鼠模型中进行。研究发现Hp引起的慢性感染能够导致大多数正常胃细胞的死亡。因此，BMDCs会到达这些损伤部位并试图修复这些位点。但是这些BMDC有时会转变成胃癌细胞。

附：专著《干细胞原理、技术与临床》

内容简介：干细胞因其高度可塑性和在组织器官移植、细胞治疗、组织工程、新药筛选以及生殖遗传工程方面的潜在应用价值，近年来已成为生命科学研究领域中最热点的课题之一，并逐渐成为基础医学和临床研究的新兴领域。

本书是一部关于干细胞技术的学术专著，在博采众家之言、精心编撰的基础上，集中体现了本领域迄今已有的理论基础和应用研究；不仅综述了国外有关干细胞基础与应用研究的最新成果和最新方法，而且具体介绍了一批目前国内从事干细胞研究学者的原创性工作和我国干细胞研究的现状。全书内容主要分为以下四个部分：

第一篇干细胞原理。介绍干细胞基础理论知识，对胚胎干细胞、成体干细胞、间充质干细胞、造血干细胞、神经干细胞、皮肤干细胞、肌肉干细胞、脂肪干细胞、内皮祖细胞、肝脏干细胞、胰腺干细胞、小肠黏膜干细胞、外胚间充质干细胞、肿瘤干细胞等，分章详细论述其生物学特征、生化基础以及研究进展。

第二篇干细胞相关实验技术。归纳介绍了间充质干细胞等多种干细胞研究的常规实验室操作技术，包括干细胞的分离、培养、鉴定以及体外扩增技术。

第三篇干细胞与临床。有选择地讲述了干细胞在血液系统疾病、免疫系统疾病、神经系统疾病、运动系统疾病、心血管系统疾病以及糖尿病和整形美容等领域的临床研究现状及应用前景，融入了国内众多研究人员的自主性成果。

第四篇附录。主要对干细胞领域从基础研究到产业化开发的整个系统过程做了实质性介绍，通过分析比较国内外相关政策法规以及结合科研成果产业化过程中积累的经验。描述了干细胞产业化的诸多环节，对于我国的干细胞产业化开发和管理具有借鉴意义，这也是本书的一个特点。另外，本书还编有中英文对照的名词解释和全书索引，便于读者学习和检索。

本书不仅可以为我国从事干细胞、组织工程、再生医学及生命科学和医学研究的科研工作者、临床工作者、研究生提供一部全面、系统的工具书，而且对生物技术领域投资的企业界人士、制定完善相关政策和标准化程序的政府部门以及对干细胞知识感兴趣和关注本行业发展的读者都具有参考价值。

第二章
消化道菌群

第一节　人体微生态

　　人体微生态群（组）是对人体内部与体表所有微生物有机体的总称，可以分为病毒群、细菌群、古细菌群和真核细胞型微生物群。

　　人体微生态以研究人体共生微生物数量、种类、基因组及其与人体生理、病理机制相关性为主要研究领域。人体共生微生物数量是人的体细胞数量的 10 倍，基因数量约为人类的 150 倍，主要分布在人体的胃肠道、口腔、呼吸道、泌尿生殖道等部位。

一、影响人类健康

　　人体微生态对人体的作用：

　　（1）调节人体免疫系统。

　　（2）重建人体菌群平衡，抗感染。

　　（3）影响人体代谢。

　　（4）调节神经系统、心血管系统等。

　　以肠道微生态为典型代表的人体微生态研究是当前国际生物医学研究热点。

二、对疾病关系研究

　　（1）人体微生态与肿瘤关系研究：2017 年，多项研究结果成果证实人体微生态与肿瘤的发生和发展有密切关联，且直接并影响参与肿瘤的免疫治疗和化疗的过程并影响治疗结果。

　　（2）人体微生态与消化系统疾病：肠道微生态是人体微生态直接参与人体正常生理过程，对于消化系统的生理和病理过程有着直接相关性。近期的研究证实肠道微生态与肠道炎性疾病和乙肝间有密切关系。证实了肠道菌群通过消化膳食纤维产生副产物短链脂肪酸，短链脂肪酸与微生物消化膳食纤维造成的厌氧环境共同协助肠道细胞维持肠道健康。研究证实肠道菌群可降低肠道炎症水平，揭示肠道菌群降低肠道炎性水平机制，表明肠道罗伊乳杆菌通过代谢色氨酸增加肠道上皮内耐受性的 T 细胞产生，从而总体降低炎性肠病的发生的机制路径。研究证实毛螺菌科肠道细菌可以导致结肠炎。厦门大学的研究指出，肠道菌群移植能用于治疗顽固性乙肝，粪便菌群移植可以诱导长期抗病毒治疗后仍为持续HBeAg 阳性病例的 HBeAg 清除。

（3）肠道微生态与免疫系统密切相关：研究明确了肠道微生态调节免疫系统的机制，以及肠道微生态与类风湿关节炎、1 型糖尿病、多发性硬化症、系统性红斑狼疮等自身免疫系统疾病的关系研究。研究证实肠道微生态可以通过降低系统炎症途径，进而提升免疫水平和总体健康水平，将野生小鼠肠道细菌移植给实验室"无菌"小鼠后，可显著降低实验系统炎症，提高流感病毒感染的生存率，提升结肠肿瘤（炎症或突变导致的）的抵抗力。

研究指出，肠道中存在的生孢梭菌通过代谢色氨酸产生吲哚丙酸的机制路径，影响免疫系统和整体健康水平。研究指出，罗伊乳杆菌可以通过色氨酸代谢路径调节特殊免疫细胞功能，从而影响机体免疫功能。研究证实，肠道微生物可能通过激活白细胞从而导致自身免疫系统紊乱，揭示肠道微生物调节促炎性细胞和抗炎性细胞的新机制，从而证实了肠道微生物组对免疫系统的直接影响。

研究显示，肠道微生态与类风湿关节炎、1 型糖尿病、多发性硬化症和系统性红斑狼疮等自身免疫系统疾病具有密切关系。研究证明了肠道微生态与类风湿关节炎高度关联，指出肠道常见的细菌分泌的两类蛋白质（GNS 和 FLNA）属于类风湿关节炎的特异性自体抗原物质，均能够引发 T 细胞与 B 细胞的免疫反应，从而引发类风湿关节炎患者体内的自身免疫反应（JCI）。1 型糖尿病可能与肠道炎症和细菌密切相关，1 型糖尿病患者与未患糖尿病的正常人以及腹腔疾病患者在消化道炎症以及肠道细菌构成方面存在差异。研究显示，生活在机体肠道中的微生物菌群或能通过增加肠道调节性 T 细胞的数量，从而降低个体 1 型糖尿病的易感性，而通过修饰肠道菌群或有望治疗 1 型糖尿病。研究也指出，肠道微生态的紊乱可使得机体抵抗自身免疫系统疾病的组织相容性复合体基因失去效果，从而引发 1 型糖尿病等自身免疫系统疾病的发生。研究揭示肠道微生态与多发性硬化症密切关联，其中 A. muciniphila 和 A.calcoaceticus 菌群加重了炎性免疫应答，而 P.distasonis 菌群可缓解炎症。研究同时指出肠道菌群可以促进、诱发多发性硬化的重要作用在幼年时期最为明显（PNAS）。在肠道微生态与红斑狼疮关联性研究方面，证实肠道乳酸杆菌可有效缓解狼疮患者的后期肾脏疾病损伤。

（4）肠道微生态与代谢系统疾病：证据显示人体菌群与肥胖、糖尿病等人体代谢系统疾病的发生发展密切相关。研究证实了肠道菌群可称为调节和预防肥胖、2 型糖尿病等代谢系统疾病的重要治疗路径，肠道微生态与代谢调节密切相关，且肠道微生态参与了二甲双胍等传统降糖药的药效机制。研究指出，肠道细菌 Akkermansia muciniphila 可以抑制和持久改善肥胖和糖尿病。研究指出，肠道微生态通过发酵产物（醋酸和乳酸）改善肥胖状态、胰岛素抵抗和脂肪肝的代谢调节路径。揭示肠道细菌可能通过代纤维素产生吲哚丙酸，从而达到调节和预防 2 型糖尿病的效果。研究指出肠道菌群直接参与介导了传统降糖药的降糖机制，二甲双胍通过促进了细菌 Akkermansia 和 Bifidobacterium 的生长达到降低血糖效果。

（5）肠道微生态与感染性疾病：研究指出，肠道菌群的保护和破坏后的重建对于复杂感染性疾病治疗具有极其重要的意义。重点在于证实部分肠道菌群对于抵抗细菌性感染和病毒性感染相关机制途径。研究证明，接种有益肠道细菌可预防新生儿败血症，采用简单的合生元的植物乳杆菌与果糖的组合，在新生儿中能够有助预防败血症和降低下呼吸道感染。研究指出，肠道细菌 Clostridiumorbiscindens 可通过降解类黄酮产生脱氨基酪氨酸，增强干扰素介导的免疫反应的途径，抵抗流感病毒相关的肺部损伤。

（6）肠道微生态与神经精神系统疾病：研究证据提示，肠道微生态可影响神经精神系统，并指出肠－脑神经反射介导其中机制。研究证实了肠道微生态与认知和帕金森病有密切关联。研究发现肠嗜铬细胞发挥着化学传感器从而联系肠－脑神经反射的机制，为肠－脑反射机制提供重要的研究证据。研究首次提出了婴儿的认知发展水平与特定种类的肠道微生物显著相关，从而进一步促进医学界重视肠道微生态对于精神和认知系统领域。首次从生物学机制层面证实了肠道微生物与帕金森病的密切关系，同时指出肠道微生态或是帕金森病治疗的全新路径，而外源性的低剂量抗生素会造成肠道微生态紊乱，从而影响脑生理和社会行为。

（7）肠道微生态与心血管系统疾病：研究证实，肠道菌群在高盐饮食介导高血压机制中占有重要作用，指出高盐饮食会降低某种有益细菌（乳酸杆菌等）的数量，导致Th-17的促炎性免疫细胞的数量，导致高血压的发生，而增加了肠道有益细菌可阻止高盐饮食诱导的高血压。

三、人体微生物组的干预

（1）饮食调理。
（2）补充、添加有益菌或有益菌的活性产物。
（3）减少有害菌（停用抗生素）。
（4）微生物群的置换（粪便移植）。

四、研究进展和未来展望

（1）我国自20世纪中期开始与国际同步开展人体微生态学相关研究，代表学者有魏曦和康白，经过几十年努力，已研发22种微生态药品并在临床应用取得了良好的效果。

（2）赵立平团队在肠道菌群与代谢功能或代谢相关疾病方面取得一些有价值的研究成果。以宏基因组学技术结合代谢物分析，发现高膳食纤维饮食能特定促进产乙酸和丁酸的肠道共生菌株丰度的增高，增加代谢物中短链脂肪酸的含量，且相关菌株能够改善高脂饮食小鼠的体质量。

（3）李兰娟团队发现肝硬化患者肠道菌群结构与患病状态相关。

（4）房静运团队经过多年的临床和实验室研究，发现具核梭杆菌在结直肠癌的发生中具有标志作用。

（5）郭晓奎团队在微生态系统干预方面,建立了基于基因组的益生菌安全性评价体系。

五、人体微生态学研究技术和应用

（1）当前最常用的 16SrDNA 扩增子测序, 成本低, 但错误率较高且灵敏度低。检测全长 16S 和 18rRVA 测序的方法应运而生。

（2）利用二代测序的方法, 获得全长 SSUrRNA 序列, 能够将微生物群中的原核微生物和真核微生物鉴定到菌种水平, 很大程度上降低测序错误率。

（3）宏基因组测序的方法能够更大程度上提供微生物群中非细菌成分的信息。

随着单细胞测序技术的兴起, 应用于微生物群分析的单曲细胞测序也逐步在研究中被推广。现有的宏基因组学、宏转录因子组学、宏代谢组学手段, DNA/RNA 稳定的核素探针, 甚至培养组学方法, 都不能直接揭示微生物群中不同组分之间的代谢互作关系。

拉曼组学是一种新型无标记的单细胞水平功能成像手段, 能够检测微生物群体的功能和表型异质性, 可以作为宏基因组学、宏转录组学和宏代谢组学的补充技术, 来更好地诠释微生物群的状态。

第二节　认识肠道菌群

肠道菌群, 一个通俗易懂的定义是——生存在人的肠道里的大量细菌构成的集体, 中国古老的中医就记载了粪菌移植。

一、肠道菌群

正常人有数以万亿计的微生物寄生在人体肠道, 统称为"肠道菌群"。

人类肠道微生物具有丰富的基因信息, 是人类基因数目的 150 倍, 其中超过 99% 来自细菌。基于 16S rRNA 基因测序方法, 我们了解到人体肠道存在超过 1000 种细菌种类, 主要分为厚壁菌门、拟杆菌门、放线菌门和变性菌门, 其中以厚壁菌门和拟杆菌门为优势菌。

二、人体肠道菌群组成

16S rDNA 序列分析发现, 在已知的 55 种细菌门中, 仅有 7~9 种存在于粪便或肠黏膜样本中, 其中 90% 的细菌属于拟杆菌门和厚壁菌门, 其余则属于变形菌门、放线菌门、梭杆菌门以及疣微菌门。有研究通过宏基因组分析, 将肠道菌群分为 3 种菌型, 即拟杆菌型、普菌型和瘤胃球菌型, 并指出这些菌型与地域、体质指数、年龄、性别均无相关性。

肠道内的细菌数量和组成呈不均匀分布。在数量上，空回肠每克内容物含 104~107 个细菌，结肠每克内容物的细菌数量可 1011~1012 个。在组成上，小肠内以厚壁菌门和放线菌门为主，结肠内以拟杆菌门和厚壁菌门中的毛螺旋菌科为主。

三、肠道菌群"肠型"概念

目前认为肠道菌群由 1200 多种细菌构成，2011 年 Arumugam 等提出"肠型"的概念，即人体肠道微生物按照拟杆菌属、普雷沃菌属和瘤胃球菌属三者丰度分成三种肠型。2017~2018 年世界上 29 位专家在科学网 Nature 子刊提出利用"肠型"对肠道菌群进行分类，原标题："肠道菌群群落组成中的肠型"。

稳定的微生物群落变异模式已经在成人肠道研究中被证明，例如：主要类群如拟杆菌和普氏菌属的比例在成人肠道内是稳定的。当微生物群落组成的变异被划分成集群／组后，它们可以被称作为肠型，并且可以作为一种非常有效的区分人体肠道微生物的方法。后来，此研究方法被应用于其他生态系统如阴道和身体其他部位的微生物群落的分类。然而，由于肠道微生物聚类方法的差异，自肠型的概念提出以来，关于肠型的数量和存在其他不同类型的讨论从未间断。

大部分的研究都证实了 3 种肠型的存在，最初的定义也已经明确了肠型是非离散的，聚类只是一种为了对样本分组以降低复杂性来定义肠型的方法。尽管这一认为的定义存在局限性，由此产生的群落聚类只能部分地反映群落间距离的复杂结构，但肠型的概念已经证明对分析微生物组数据非常有帮助。3 种肠道微生物——普氏菌、拟杆菌和瘤胃球菌是肠道菌群核心物种，但是有研究已经证明其相对丰度在个体间存在最大的变异。

四、肠道菌群的检测方法

现代分子生物学方法：

（1）16S rRNA/rDNA：16S rRNA/rDNA 作为一种可靠的检测方法，广泛用于肠道微生物的研究。目前临床应用较多的 16S rRNA 基因检测技术主要为变性梯度凝胶电泳（DGGE）、温度梯度凝胶电泳（TGGE）、荧光原位杂交（FISH）、实时荧光定量 PCR（FQ-PCR）、生物芯片技术等。

（2）肠杆菌基因间重复共有序列（ERIC）。ERIC-PCR 指纹图谱技术具有快速、重复性强、灵敏度高等优点，是对目前已普遍使用的各种 16S rRNA 基因多样性分析法的必要补充。

（3）元基因组学：与人体共生的微生物的基因总和称为元基因组，通过对微生物群落的直接大规模测序，从而揭示微生物基因的多样性及其功能。

（4）代谢组学：代谢组学是通过现代技术分析微生物的标记性代谢产物的变化，从而鉴定微生物的种类。

五、肠道菌群的构成

据估计，人体微生物群包含细菌数量超过人类细胞种类的 10 倍，这些菌群绝大部分存在于胃肠道中，与胃和十二指肠相比，结肠细菌的密度更高。目前已发现有超过 50 种细菌存在于肠道，其中有 10 种居住在结肠，以厚壁菌门、拟杆菌、放线菌为主；结肠以外的胃肠道微生物组成与上述菌群是不同的。机体与肠道微生物种群共存共生，宿主遗传、免疫以及环境因素均可影响肠道微生物种群的组成，进而影响宿主的免疫状态及肠道内外的生理功能。

六、肠道菌群对机体的影响

（1）肠道菌群的演变：Simrén 等指出，新生儿肠道早期定植菌主要是需氧菌（如葡萄球菌、链球菌等），而晚期定植菌主要为严格厌氧菌（如真细菌和梭菌）；成年后杆菌属逐渐增加，肠道微生物种群变得更加复杂、更加稳定。人一生的大部分时间体内菌群的结构组成会维持在一个相对的稳定状态，但到生命晚期，菌群结构组成的多样性会下降，而各菌群数量却发生了变化，表现为拟杆菌门 / 厚壁菌门的比值升高，变形菌数量增加而双歧杆菌数量下降，这些改变对人体的影响是值得研究和重视的。

（2）益生菌的影响：剖宫产儿、早产儿以及足月但需要重症监护的婴儿都存在院内细菌感染的风险，同时他们有可能携带抗生素耐药性。口服益生菌可能有利于宿主和不同阶段微生物的演替。生物菌群创建时期的管理强度和抗生素的应用可形成一个理想的生物菌群，这对防止致病菌群体的植入和繁殖有所裨益。此外，益生菌还可帮助原定植微生物群重建。

（3）菌群失调与疾病：正常情况下，微生物与机体是共生互惠的，其能帮助消化食物、维持机体的免疫系统。Rautava 等指出，微生物的生态失调与炎症相关性疾病如过敏、肥胖以及炎性肠病等相关早期菌群的形成可能影响某些始于儿童时期的疾病如哮喘、过敏性疾病、免疫介导的炎症性疾病、1 型糖尿病、肥胖及湿疹等。

第三节 肠道菌群与菌群失调疾病

一、肠道微生态

人体肠道内细菌数量约为人体细胞总数的 10 倍，重量有 1kg 左右，包括多种需氧菌、厌氧菌和兼性厌氧菌，以厌氧菌为主，厌氧菌数量是需氧菌的 100~1000 倍，常见的菌群有类杆菌、双歧杆菌、肠杆菌、乳杆菌、肠球菌、葡萄球菌和酵母菌等。

二、肠道菌群功能

（1）生物屏障：肠道正常菌群与肠黏膜紧密结合构成肠道的生物屏障。

（2）化学屏障：肠道内原籍菌繁殖过程中，通过代谢发酵产生大量短链脂肪酸，为结肠上皮细胞代谢提供能量，维持肠道黏膜的完整性。

（3）免疫调节：肠道微生物定植刺激宿主建立自限性的体液黏膜免疫。

（4）代谢和营养：在营养物质有限的情况下，通过优势生长竞争性地消耗致病菌的营养素，利用本身所特有某些酶类补充宿主在消化酶上的不足，分解消化道内被充分水解吸收的营养物质。如双歧杆菌菌体含有矿物质，能促进锰、锌、铜、铁等微量元素吸收；肠道中大肠杆菌能合成从食物中无法获取的维生素 K，若临床上抗生素使用不当，杀死大肠杆菌后会出现维生素 K 缺乏。通过还原作用，参加一些药物和毒物在体内的代谢，如柳氮磺吡啶经肠道菌群代谢释放出 5- 氨基水杨酸起治疗作用，促进药物的肠肝循环，减少肠道内药物的排泄，如乙烯和吗啡等药物代谢。

（5）脂质代谢：利用益生菌降低胆固醇的研究是当前营养研究热点，各种益生菌具有将胆固醇转化成类固醇的作用，从而降低血清胆固醇和三酰甘油，改善脂质代谢紊乱，只是不同菌株转化胆固醇能力不同。现在研究要集中于乳杆菌、双歧杆菌和其他少数球菌如嗜酸链球菌等。

三、菌群失调相关消化系统疾病

（1）腹泻：急性腹泻、抗生素相关性腹泻。

（2）细菌过度生长综合征：正常人小肠内细菌较少，若肠道运动减弱或因胃肠道手术引起的小肠瘀滞时，可造成肠道内致病菌如金黄色葡萄球菌、艰难梭菌等过度生长。慢性严重性萎缩性胃炎或某些原因致胃酸缺乏时造成小肠细菌过度生长（SIBO）。

（3）肠易激综合征。

（4）功能性便秘。

（5）炎症性肠病。

四、肠道菌群失调症

（1）白色念珠菌性肠炎：肠道菌群失调症最常见的一种。多见于瘦弱的婴儿及消化不良、营养不良、糖尿病、恶性肿瘤、长期应用抗生素或激素的患者。

（2）葡萄球菌性肠炎：多见于长期应用抗生素（四环素类、氨苄青霉素等）、肾上腺皮质激素和进行肠道手术的老年患者或慢性病患者。

（3）产气荚膜梭菌性急性坏死性肠炎：产气荚膜梭菌所产生的 β 毒素可引起急性坏死性肿瘤、消耗性疾病，使用抗生素、皮质激素等情况下最易发生感染。

（4）铜绿假单胞菌肠道感染：铜绿假单胞菌为条件致病菌，常为继发感染，在婴幼儿、老人、某些恶性肿瘤、消耗性疾病以及使用抗生素、皮质激素等情况下最易发生感染。

（5）变形杆菌肠道感染：变形杆菌在一定条件下可为条件致病菌，如普通杆菌、奇异杆菌、摩根变形杆菌均可引起食物中毒，无恒变形杆菌可引起婴幼儿夏季腹泻。

（6）肺炎杆菌肠道感染：当机体抵抗力降低或其他原因，正常寄生在肠道的肺炎杆菌可引起感染，特别是小儿的严重腹泻。

第四节　肠道菌群与胃肠疾病

一、肠道菌群与慢性内脏痛

慢性内脏痛（CVP）的临床发病率高达 20%。

机体的应激反应主要通过"下丘脑－垂体－肾上腺轴（HPA）"和"下丘脑－自主神经系统轴（HANS）调节"。研究表明，长期压力刺激可使疼痛感知途径过敏化，使糖皮质激素负反馈调节减弱，破坏脑相关区域糖皮质激素受体表达，促进肠易激综合征（IBS）的前反馈，加重 IBS 症状。而调节微生物群可以影响应激系统的发育和降低应激水平。

研究发现，多达 84% 的 IBS 患者存在小肠细菌过度生长，新霉素可以改善这种现象，但只有 25% 的有效率，利福昔明对 IBS 患者小肠细菌过度生长的根除率高达 70%，抗生素也可直接作用于神经系统，影响肠－脑信号的传递改变内脏敏感性。如克拉霉素可以拮抗突触后膜上 γ－氨基丁酸受体，增加大鼠神经元的兴奋性。林可类抗生素可通过调节结肠上皮细胞离子转运，抑制胆碱能神经传递。红霉素可减少 P 物质和 Ach 的释放，抑制豚鼠小肠肌间神经丛活性。另外，研究发现刺激瞬时受体电位香草酸受体 1，TRPV1 可诱导过量 Ca^{2+} 内流，导致感觉功能缺失和传导递质枯竭，改盖 IBS 患者的腹痛症状。而新霉素可拮抗 TRPVL，以非杀菌的方式抑制内脏高敏感。

内脏疼痛和不适的感知机制复杂，包括外周感觉神经的过敏化，以及 CNS 内丘脑和皮质激素的信号通路失调。微生物－肠－脑轴是由脑、自主神经系统、腺体、肠道、免疫细胞和胃肠微生物群组成的动态平衡结构，以复杂的多向通信维持体内平衡并抵抗外来因素对系统的扰动。因此，与疼痛表现和感知相关的中枢和外周通路均与该轴的失衡有关。

研究表明，肠道菌群可通过神经、内分泌和免疫途径与 CNS 交流，影响大脑的功能和行为，无菌动物与正常有菌动物相比，海马中 5-HT 及其主要代谢产物 5-羟吲哚乙酸浓度升高，血浆中色氨酸（5-HT 的前体）浓度增加，表明微生物群可以通过体液途径影响 CNS 中 5-HT 传递。

二、 肠道菌群与功能性消化不良

功能性消化不良（FD）的发病机制尚未完全阐明，可能与胃十二指肠运动异常、胃十二指肠高敏感、胃十二指肠感染、肠道菌群紊乱、遗传因素、社会心理和神经因素、环境因素等多方面调控异常有关，其中：

（1）肠道菌群数量和结构紊乱是包括 FD 在内的多种 FGIDs 的重要病因之一。

近 2 年 FD 发病机制提法：FD 发病过程为多种因素共同参与，这些因素包括胃排空延迟和容受性舒张功能下降为主要表现的胃十二指肠动力异常、内脏高敏感、胃酸、Hp 感染、精神心理因素和遗传、饮食、生活方式等。

（2）口腔菌群在十二指肠的定植可能导致 FD 发病。

（3）小肠内容物（包括胆汁和小肠细菌）向胃内反流可能导致胃液菌群结构改变，从而产生症状。

（4）Hp 感染可影响胃酸分泌和消化道激素水平，为引发 FD 相关临床症状的病因之一。

（5）研究证实与 FD 明确有关的病原体包括弯曲杆菌属、沙门菌、大肠杆菌 O157、诺如病毒、蓝氏贾第鞭毛虫等。

（6）链球菌、厌氧普雷沃菌、韦荣球菌属和放线菌等可能与 FD 的发生呈负相关。

（7）益生菌制剂已逐渐用于 FD 的治疗，双歧杆菌 YIT10347 可明显缓解健康人群的胃肠道不适，如餐后不适、上腹痛等。

（8）小肠细菌过度生长可增加肠道产气，进而引发腹部饱胀、腹痛、腹泻等消化不良症状。

（9）研究证实，肠黏膜某些菌群丰度与 FD 患者的生活质量呈负相关，与症状严重程度呈正相关，如以普氏菌为肠道优势菌群的患者疼痛感减轻。

总之，肠道菌群异常可引起多种胃肠道症状，其机制可能是通过脑 – 肠 – 菌群轴影响机体的神经 – 体液 – 免疫联络，突出表现为对 CNS 和胃肠道功能的调节。

三、 母体肠道菌群对胎儿影响

（1）Koren 等报告欧洲孕妇孕期菌群丰度变化，推测可能与机体的适应自身及胎儿生长需求产生的生理性免疫和激素调节相关。

目前认为胎儿的肠道菌群构建通过树突状细胞摄取，淋巴循环进入血液，再经胎盘、羊水等途径传递给胎儿。

邱清武评论：从以上理论，丰度多的 Hp 感染母体，带着遗传基因与 Hp 基因到胎儿体内，出生后，母亲通过口口喂食传染了 Hp，这 Hp 与基因结合，成年后易发生胃癌。

（2）研究发现肠道中的 CD103+ 树突状细胞从肠道黏膜移动到肠系膜淋巴结，从而在肠道黏膜有少量的树突状细胞以及 Treg 细胞。也因此导致了肠道中的促炎的 Th1/Th17 细胞的免疫反应增强，导致肠道细菌紊乱以及严重的肠炎。

四、肠道菌群对黏蛋白 2 的影响及其作用机制

黏蛋白 2（MUC2）是由肠道杯状细胞分泌的一种高度糖基化的分泌型黏蛋白，是组成肠黏液屏障的主要成分，在防御致病微生物入侵以及协助肠道益生菌定植等方面均具有重要作用。肠道菌群参与调控人体的诸多生理功能，可通过不同机制调控 MUC2 的合成、分泌以及降解，从而影响 MUC2 的质和量。

MUC2 与肠道疾病的关系：① MUC2 与肠道感染。② MUC2 与炎症性肠病（IBD）。③ MUC2 与结直肠癌。

肠道益生菌群可通过提供 MUC2 合成所需相关营养物质（如维生素 B、K、D 以及氨基酸）以及通过短链脂肪酸（尤其是丁酸盐、乙酸盐）等上调 MUC2 转录。研究发现，丁酸可通过促进激活蛋白 -1（AP-1）转录因子与 MUC2 启动子中相应位点结合，以及通过组蛋白乙酰化修饰（如 H3、H4 乙酰化等）上调 MUC2mRNA 表达。

五、长期应用质子泵抑制剂对肠道菌群分布的影响

（1）患者长期服用 PPI 可导致肠道内双歧杆菌菌群数明显下降，同时联合双歧杆菌三联活菌可纠正 PPI 导致的肠道菌群分布改变。

胃酸具有强大的杀抑菌作用，通常胃内 pH 值为 4 左右，低酸性环境影响多数病原菌的生长，从而给消化道提供了非特异性的保护作用。

胃酸分泌受到抑制，减弱了胃肠的消化能力，蛋白质类等不易被吸收的营养物质增加，进入肠道后也将对肠道菌群的分布产生影响，促使部分病原菌的生长而改变肠道菌群分布。

（2）质子泵抑制剂也会降低胃内黏稠度，延长胃的排空时间，削弱了胃肠道的自我保护能力，胃肠道菌群失调的可能性也会增加。

六、外源性维生素 D 对炎症性肠病患者肠道黏膜屏障和炎症因子水平的影响

（1）IBD 可能是由于机体对肠道菌群缺乏正常防御、并由细菌成分与免疫系统相互作用造成的慢性炎症。维生素 D 或其受体不足可能参与 IBD 的形成。低维生素 D 水平可影响肠道屏障和免疫系统功能，从而可能影响 IBD 的发病和进展。维生素 D 可增强保护性固有免疫反应和调节适应性免疫反应。当维生素 D 缺乏时，小鼠很快自发出现便血、体重下降等结肠炎症状，且死亡率较高。

（2）肠道黏膜屏障包括物理屏障、生物屏障、免疫屏障和化学屏障。

肠道屏障在某些病理条件下（休克、创伤或外科应激）发生改变，导致细菌和（或）

内毒素从肠腔流入全身循环，细菌和内毒素发生移位，并可诱发和加重全身炎症反应综合征（SIRS）和多器官功能障碍综合征（MODS）。

（3）DAO（双胺氧化酶）是哺乳动物肠上皮细胞内的一种酶，当小肠黏膜屏障功能衰竭或肠黏膜细胞坏死时，肠道通透性异常增加，其由肠道进入血液，导致血清DAO水平升高，因此测定血清DAO活性可反映肠道屏障黏膜损伤和修复情况。

七、功能性便秘（FC）与肠道菌群的关系及其微生态治疗研究进展

（1）大多数研究是通过对粪便菌群的分析完成对肠道菌群的评估，并不能完全代表肠道内的菌群组成。相较于粪便菌群，附着于黏膜处的菌群更能反映肠道菌群的组成，也更能体现对黏膜上皮的调节功能。

（2）Parthasarathy等对FC患者粪便菌群和乙状结肠黏膜菌群分别进行分析发现，黏膜的菌群构成与FC症状关系更为密切。

Barbara等提出，肠道菌群至少具有自身发酵代谢产物、参与胃肠激素、产生神经内分泌因子、调节肠道免疫系统4种调节肠动力的机制。

（3）肠道菌群自身发酵代谢产物的作用：①上调5-羟色胺，从而促进肠蠕动。②硫化氢与胃肠道疾病的关系最为密切，可抑制胃肠道蠕动，诱导平滑肌扩张。有研究显示，慢传输型FC患者呼出气体中的甲烷含量升高，而正常传输型FC患者和健康人群呼出气体中的甲烷含量正常，表明甲烷可能会降低肠动力。

（4）肠道菌群参与神经内分泌因子和胃肠激素的产生，与肠道菌群有密切关系的神经肽包括5-羟色胺、血管活性肠肽以及P物质等，其中5-羟色胺可刺激消化道平滑肌收缩，血管活性肠肽在消化系统的主要作用是舒张平滑肌。补充单一益生菌并不能发挥其最大效应，现临床常用的双歧杆菌乳杆菌三联活菌片（金双歧）与双歧杆菌三联活菌胶囊（培菲康）均属于包含多种益生菌的复合物。

第五节　小肠细菌过度生长与功能性消化不良

小肠细菌过度生长（SIBO）可出现各种消化和吸收不良的表现，如腹痛、腹胀、腹泻、消瘦等与肠易激综合征（IBS）关系密切，但SIBO的症状、发病机制与功能性消化不良（FD）有相似性，两者可能相关。

FD的SIBO发生率为7.1%（2/28），发现这2例患者在使用左氧氟沙星治疗7天后症状明显改善，且呼气中氢浓度明显下降，提示FD症状的产生可能与SIBO相关。

利福昔明是一种肠道不吸收的抗生素，可以有效根除SIBO。口服利福昔明后，FD患者的总体消化不良症状（尤其是腹胀）得到明显改善，可能与利福昔明根除FD患者的

SIBO 有关。

已有研究发现，难治性 IBS 患者的空肠抽取液培养中菌群数量增加，对合并 SIBO 的难治性 FD 患者进行抗生素治疗后其症状得到明显改善，对难治性 FD 和 IBS 患者与 SIBO 进行鉴别诊断有着重要的临床意义。长期使用 PPI 可能导致 SIBO 产生，加重消化不良症状，因此 FD 患者使用 PPI 治疗中若症状持续存在，需注意评估是否合并 SIBO 而不是一味经验性延长 PPI 的使用时间。

联合使用益生菌有利于消化不良症状的改善，提示肠道菌群紊乱可能参与 FD 的发病，这也为 FD 的治疗提供新的思路。

研究报道：

（1）2019 年 7 月 10 日，对质子泵抑制剂与小肠细菌过度生长的相关性及双歧杆菌三联活菌胶囊疗效观察，健康人的小肠肠道菌群，受到胃酸、胆酸、胆盐、胃肠道的节律运动、黏膜分泌和更新脱落等调节，仅有极少量的革兰阴性厌氧菌，在维持小肠的生态的稳定中起着重要作用。

SIBO 在 PPI 使用人群中有较高的发生率，另有国内学者通过对 PPI 和 H_2 受体拮抗剂比较研究发现，抑酸能力越强的药物发生 SIBO 的可能性越大。

SIBO 发生时肠道内双歧杆菌、乳酸杆菌等有益菌群明显减少，甚至消失。

（2）2019 年 7 月 5 日，肠道菌群与慢性内脏痛的相关性研究发现，多达 84% 的 IBS 患者存在小肠细菌过度生长，新霉素可以改善这种现象，但只有 25% 的有效率。利福昔明对 IBS 患者小肠细菌过度生长的根除率高达 70%。

（3）《胃肠病学》2018 年第 23 卷第 10 期 "肠道菌群对脑－肠轴和功能性消化不良的影响"：小肠细菌过度生长可增加肠道产气，进而引发腹部饱胀、腹痛、腹泻等消化不良症状。

（4）2019 年 12 月 10 日，小剂量、短程利福昔明对小肠细菌过度生长相关肠易激综合征的疗效纳入标准：①符合罗马Ⅲ的 IBS 诊断标准。②经乳果糖呼气试验（lactulose breath test，LBT）证实呼出气氢气或甲烷至少一项阳性。③ eNO 监测阳性。

治疗和随访：口服利福昔明（意大利阿尔法韦士曼制药公司）200mg/ 次，3 次 /d，疗程为 14 天。治疗结束后再次复测呼气试验，并完成 IBS_SSS 和 IBS-QoL 量表评分。

利福昔明治疗 IBS 的确切机制目前仍不完全清楚，多数学者认为与其重塑肠道微生态、降低肠道细菌的酵解和减少酵解产生的氢气与甲烷等有关。本研究应用小剂量、短程利福昔明治疗 SIBO 阳性 IBS 患者，所有患者的临床症状都有改善，其中 52.8% 的患者 LBT 转阴，提示 SIBO 的根治是利福昔明治疗 IBS 的主要靶点。

第六节 肠道菌群与肿瘤

目前很多研究已经证实，肠道菌群与肿瘤的发生发展，均存在一定相关性，如乳腺癌、结直肠癌等肿瘤。其作用机制主要是肠道菌群引起黏膜损伤及慢性炎症，继而产生有害物质，引起肿瘤发生及发展。另外，有研究表明，肠道菌群与肿瘤的转移及耐药性也有一定关系，常见胃癌、宫颈癌、直肠癌等。

一、肠道细菌与肿瘤

人类肠道中有 500 余种细菌参与消化、代谢和免疫等生理活动。肠道菌群因其数量庞大、作用显著，被称为人体的"第二基因"。随着研究的不断深入，发现肠道菌群与多种疾病如心脑血管疾病、糖尿病、肥胖、胃肠炎甚至肿瘤的发生息息相关。

二、肠道细菌与上皮表层

（1）细菌通常分布于皮肤表面、呼吸系统，以及外分泌器官如乳腺导管、阴道和胃肠道。

（2）正常情况下，成人肠道细菌数量为 10^{13} 个，与人体细胞总数相近。

（3）人肠道菌群有 4 种占主导地位，其中厚壁菌门和拟杆菌门约占 90%。其次为变形菌门和放线菌门，含量较低。

（4）厚壁菌主要为革兰阳性菌，包括厌氧梭状芽孢杆菌、链球菌和肠球菌；拟杆菌是革兰阴性菌，包括多形拟杆菌和脆弱拟杆菌；变形菌是一组革兰阴性菌，包括 r 变形菌、大肠埃希菌和克雷伯菌。

（5）大部分细菌可在上皮黏膜层的保护下正常繁殖。

三、微生物与肿瘤发生机制

（1）微生物直接与肿瘤接触促进肿瘤发展，在肠道肿瘤部位会聚集大量的肠道菌群。

在机体发生肝脏肿瘤时，血液中的脂多糖（注：肠道有害菌产生的毒素）水平明显高于健康人群，在肝脏肿瘤处也可以发现细菌。现在发现，肠道中生活着约 1000 种共生菌，然而只有 10 种微生物被称为促肿瘤性菌群（carcinogenic microbes）。

（2）肠道菌群通过调控免疫系统影响肿瘤进展：肠道的共生菌群可以保护肠道上皮，减少肠道受到的损伤。菌群失调时，肠道内有益共生菌群减少，有害菌群数量增加。其中产肠毒素脆弱类杆菌数量会增加，这是引起慢性炎症反应的一大原因，也是引起癌变的一个危险因素。肠道菌群紊乱，不仅肠道有害菌群增加，肠道细胞也会产生促进肿瘤发生的蛋白。

四、肠道菌群与胃癌

关注幽门螺杆菌（Hp）致胃癌同时，要注意 2017~2018 年国际上有一段陈述："但部分胃癌患者 Hp 阴性，提示在胃癌发生、发展过程中可能存在其他致病菌。"

（1）日本研究，检测 20 例胃癌组织中具核梭杆菌 DNA 丰度，显示阳性率约 10%。2018 年台湾学者研究报道，一项 9 例胃炎、7 例肠上皮化生和 11 例胃癌标本行基因测序，结果显示梭状芽孢杆菌具核梭杆菌和乳酸杆菌在胃癌患者中显著富集。进一步行曲线分析，显示具核梭杆菌联合其他两株致病菌。

（2）最近报道：肺炎克雷伯菌、鲍曼不动杆菌与胃癌的发生存在关联。

（3）肠道微生物与胃癌：聚合酶链反应结果表明，胃癌的发生可能与多种微生物的减少有关，如卟啉单胞菌、奈瑟菌、淡色前杆菌、链球菌等，同时富集大肠杆菌、肺炎克雷伯菌、鲍曼不动杆菌、马氏菌科等，其中 Hp 与胃癌的发生发展紧密相关，鼠李糖乳杆菌可以减轻 Hp 感染引起的胃部炎症。Gao 等证明了粪便微生物区系的改变，特别是细菌、原杆菌和蛋白菌，可能参与了 Hp 相关性胃癌病变的发展过程，并为进一步评价 Hp 根除后的微生物变化提供了线索。此外，由衍生的致病成分，如外膜蛋白、磷脂酶 C、Bak 蛋白和镍结合蛋白等，协助微生物在胃黏膜层定植，进而促进胃炎的进程，最终增加胃内肿瘤发生的风险。

五、发生机制研究

（1）Biagi 等和 Claesson 等分别发表了关于意大利和爱尔兰老年人肠道菌群的研究，人体肠道菌群直至 2~3 岁才近似成人并趋于稳定。Odamaki 等的研究发现，肠道菌群丰度和多样性随年龄增长而降低，老年人群拟杆菌门和变形菌门丰度随年龄增长而增加，厚壁菌门丰度则随年龄增长呈降低趋势。

Metastats 研究分析显示，在菌属水平产丁酸盐细菌在老年健康组与青年健康组间丰度差异较大，已鉴定出的产生丁酸盐细菌瘤胃球菌属和粪球菌属在青年健康组中明显增多。丁酸盐作为一种短链脂肪酸（SCFAs）是结肠细胞的能量来源之一，并可通过细胞代谢菌群稳态、抗增殖、免疫调节以及基因 / 表观遗传调控等机制发挥抗炎和抗肿瘤作用。

对丁酸的机制研究表明，其可促进结肠细胞凋亡；通过抑制组蛋白脱乙酰基酶调控基因表达，从而调节肠道屏障的完整性，降低肠道通透性；通过 cAMP 依赖性机制激活糖异生作用，从而有益于机体能量稳态。

青年健康组草酸杆菌属丰度亦较高，其具有促进体内草酸排泄的作用，可调节宿主草酸稳态、预防草酸钙肾结石形成以及其他草酸相关病理改变。

老年健康组粪芽孢菌属和肠杆菌属数量明显增加。研究发现粪芽孢菌属在慢性功能性便秘患者和结肠癌模型大鼠肠道中的丰度显著增高，提示其可能为潜在致病菌；而肠杆菌科在肠易激综合征（IBS）患者肠道中的丰度较对照组显著增高。

芽孢杆菌属、肠杆菌属等参与了肠道内未消化蛋白的发酵，此种细菌腐败过程可能破坏肠道稳态，氨、腐胺等腐败产物参与了结直肠癌的发生。

老年健康组柔膜菌门的厌氧支原体属、红蜡菌科丰度显著增高。在高脂饮食大鼠中，柔膜菌门被证明与肥胖相关代谢参数有关。有研究发现病态肥胖个体肠道菌群中红蜡菌科丰度增高，但在胃旁路术后可恢复至正常体质量个体水平，提示该物种可能具有致代谢紊乱作用。

分析发现老年健康组食酸菌属、厚壁菌门的缠结优杆菌和梭菌科、变形杆菌门的丛毛单胞菌科富集。缠结优杆菌多见于口腔疾病患者。

（2）近年对口腔菌群的研究发现，绝大部分口腔细菌可转移并定植于结肠，尤其是机会致病菌，结直肠癌患者肠道富集菌种中有数个来源于口腔。

老年健康组梭菌科富集，粪芽孢菌属数量增多、具有潜在致病可能。青年健康组产丁酸盐罗氏菌属富集，研究证明产丁酸盐罗氏菌属数量减少是溃疡性结肠炎患者肠道微生态失衡的特征之一。

一项百岁老人肠道宏基因组学研究显示，与衰老相关的肠道微生物组特征为产 SCFAs 相关基因缺失、糖类分解能力下降和蛋白水解功能增强。在较年轻的老年人队列中，同样发现其产 SCFAs 功能降低。

第七节　肠道菌群与大肠癌

（1）英国科学家报道，肠道有些细菌似乎能把肉类中的营养物变成可能致癌的物质。

（2）分析美洲、亚洲和欧洲的 750 例肠癌患者，肠癌患者肠道内聚集的微生物与健康受试者体内微生物的区别。奥地利、中国、德国、意大利、法国、日本和美国的肠癌患者尽管在饮食和生活方式上存在着差异，但他们肠道内都存在约 29 种细菌组成的核心菌群。从粪便筛查这些细菌的 DNA 可能会提供关于肠癌风险的预警。

（3）某些肠道微生物将作为肠道消化液的胆汁酸转化成可能致癌的代谢物的过程。

（4）某些细菌会降解肉类和其他食物中含有的一种非常重要的营养物质——胆碱，并将其转变为具有潜在危险性的代谢物。研究证明，这种代谢物会增加罹患心血管疾病的风险，还被认为与结直肠癌有关联。

（5）英国《自然·医学》期刊上的报告，对比发现，结肠癌患者中肠道细菌群的丰度要比对照组健康人高得多。如患者体内一种叫具核梭杆菌的常见口腔细菌数量就高于对照组。研究人员表示，虽然尚不清楚这种口腔细菌迁移到肠道的原因，但具核梭杆菌进入肠道后可引起肠道炎症，被认为有可能引发癌症。研究人员还发现了 16 种与结肠直肠癌相关细菌。

（6）研究发现，结肠直肠癌患者的粪便中与对照组的胆碱三甲胺裂解酶的痕迹，研究表明肠道细菌的胆碱代谢与结肠直肠癌有关。胆碱是存在于红肉和其他高脂肪食物中的一种营养素，当酶分解含有胆碱的食物时，它会释放出致癌物质乙醛。

（7）发现大肠癌患者肠道菌群有高水平的梭菌属，梭菌属常见于健康人口腔，在肠道内比较少见。许多研究发现，大肠癌患者肠道内大肠杆菌水平也高于健康人。

（8）肠道菌群能促进大肠癌发生的证据主要来自小鼠实验，Schloss 将大肠癌小鼠的肠道菌群移植给无菌小鼠，然后给无菌小鼠用化学诱变剂处理，结果发现，来自大肠癌小鼠的肠道菌群比来自健康动物的菌群能让无菌小鼠发生的肿瘤更多更大。如果用抗生素杀死一些细菌，将不会诱导出肿瘤，提示肠道菌群是癌症发生的重要因素。因为这些存在促进癌症微生物的小鼠只要不用诱变剂处理也不会产生肿瘤，说明诱变剂也是肿瘤发生的必需条件。

（9）为解释细菌和大肠癌的关系，科学家将目标限制在梭菌属、产聚酮肽基因毒素大肠杆菌和产毒脆弱拟杆菌，这 3 种细菌增加肿瘤小鼠模型中容易形成大肠癌。当然也不是所有细菌都有促癌效应，Jobin 小组发现给免疫缺陷小鼠接种大肠杆菌或粪肠球菌都会形成结肠炎，但只有接种大肠杆菌的动物会出现肿瘤。接种大肠杆菌的动物如果没有产生炎症反应，则不会形成肿瘤，说明炎症反应是重要条件。Jobin 发现，如果将肠道内炎症环境改变的大肠杆菌基因去除，则促癌作用消失，说明炎症是启动大肠杆菌促癌的诱因。根据约翰斯·霍普金斯大学 CynthiaSears 的研究，如果阻断 IL-17 抑制炎症，脆弱类杆菌也不在具有促癌效应。IL-17 在其他器官肿瘤发生中也具有重要作用。这些动物实验结果说明，肠道细菌是大肠癌产生的重要因素，但不是唯一因素。

（10）多个研究表明，肠道菌群的紊乱可能扰乱宿主正常的生理平衡，从而引发许多疾病，包括结肠癌。

（11）产聚酮肽基因毒素大肠杆菌：微生物可以通过损伤 DNA 的方式引发大肠癌。带有"pks"基因岛的某种肠致病性大肠杆菌可编码聚酮肽基因毒素"Colibactin"，导致宿主肠上皮细胞内 DNA 错配修复蛋白表达下调，直接导致 DNA 损伤，从而引发肿瘤。某些粪肠球菌可产生超氧阴离子从而造成宿主 DNA 损伤和基因组不稳定，导致肠上皮细胞异倍体突变，引发大肠癌变。另一个与大肠癌有关的微生物是肠毒性脆弱类杆菌（ETBF），分泌 20kD 金属蛋白酶肠毒素（BFT）。当肠道上皮细胞株暴露于肠毒素时，细胞黏附分子被裂解，产生应激反应导致细胞因子信号途径的活化，细胞增殖。

附：名词解释

（1）胆汁酸转化致癌代谢物：胆汁酸是一种胆固醇代谢产物，主要作用于脂类代谢，同时对整个机体也有调节功能。初级胆汁酸包括在肝脏中由胆固醇合成的鹅去氧胆酸（CDCA）和胆酸（CA）。胆汁酸的合成主要有两种途径，经典的胆汁酸合成途径只发生在肝细胞，胆固醇 7α-羟化酶是其限速酶，而后通过羟化、侧链氧化、异构化及加氢等多步反应，最终形成具有二十四碳原子的初级胆汁酸。胆汁酸合成的替代途径可发生在机体各组织内，胆固醇 27α-羟化酶是其限速酶，最终形成鹅去氧胆酸。次级胆汁酸尤其是DCA 的细菌代谢会产生致癌或致癌物质，其作用机制尚未明确阐明，但 DNA 损伤和细胞凋亡诱导是最常见的因素。癌症患者的粪便胆汁酸相对于健康对照组或其他疾病的比例更高。此外，结肠癌患者的粪便中有高浓度的可诱导 7α – 脱羟基的梭状芽孢杆菌，暗示这些细菌和疾病状态之间的联系。伯恩斯和他的同事们已经确定了与结肠直肠癌相关的特定细菌种类，而肠道菌群在癌症的发生发展中起着关键作用。

（2）胆碱：胆碱是人体正常生长、发育和维持各项功能的必需营养素。胆碱也是甲基的重要来源，DNA 甲基化的变化与癌症相关。

（3）胆碱三甲胺裂解：自然条件下，植物和动物腐败分解会产生三甲胺气体。腐败鱼的腥臭味、感染的伤口的恶臭味和口臭通常都是由三甲胺引起，大部分三甲胺来源于胆碱及肉。

第八节　肠道菌群与神经系统

研究揭示，肠道细菌可能向大脑传递信号。Pettersson 等科学家已经揭示出，在成年小鼠体内，微生物代谢会影响血液 – 大脑屏障的生理基础。肠道微生物会把合成碳水化合物分解成可产生一系列影响的短链脂肪酸，例如丁酸盐脂肪酸可以通过强化细胞间的联系，增强血液 – 大脑屏障。此外，近期的研究还表明，肠道微生物可以直接改变神经递质水平，从而使其对神经元产生影响。

一、肠道菌群对脑 – 肠轴功能的影响

胃肠道由中枢神经系统、肠神经系统、自主神经系统和下丘脑 – 垂体 – 肾上腺（HPA）轴等共同支配，肠道菌群与脑 – 肠轴不仅可以独立影响胃肠道的功能，两者之间也存在密切的双向联系，构成了肠道菌群 – 脑 – 肠轴。

迷走神经通过与 ENS 形成突触连接，形成"肠道菌群 – 肠神经 – 迷走神经 – 脑"的信息传递通路，在肠道菌群与脑 – 肠轴的互动中发挥重要作用。

HPA 轴是内分泌调节的重要组成部分，受到应激时释放皮质醇，调控肠道免疫细胞的活动和细胞因子的释放，从而影响肠道的渗透性和屏障功能，改变肠道菌群的结构。

肠道菌群的代谢产物，如短链脂肪酸 SCFA 等，通过刺激迷走神经或间接通过免疫 – 神经内分泌机制调节宿主的新陈代谢、情绪和认知。

促肾上腺皮质激素释放激素 CRF 在应激所致的胃肠道疾病中发挥重要作用。

脑源性神经营养因子 BDNF 可影响神经元的生长、分化以及功能性神经突触的形成及神经的重塑。

二、肠道菌群与脑 – 肠轴的相互作用

（1）研究发现，正常肠道菌群的缺失与中枢神经递质和受体的改变直接相关，部分

菌群的改变甚至是机体行为模式改变的原因。

（2）小鼠研究证实中末端小肠 ENS 的发育和成熟与肠道菌群密切相关。

（3）对肠道菌群与焦虑相关行为的研究发现，无菌小鼠大脑皮质、海马体、杏仁体内的脑源性神经营养因子（BDNF）有所下降。

（4）肠道菌群可诱导肠上皮屏障的改变，激活肠黏膜免疫反应，促进相关生物活性物质的产生，从而调节迷走神经和 ENS，并通过促进系统性炎症反应而降低血脑屏障通透性，调控大脑功能和高级神经活动，最终引发神经退行性变和其他下行调节通路变化（如胃肠道功能改变）。

（5）肠道菌群可产生的活性物质包括细胞因子、5-羟色胺、去甲肾上腺素、短链脂肪酸（SCFAs）等。

（6）研究发现，SCFAs 还具有神经活性，向大鼠注射高剂量丙酸可诱导神经炎症和行为改变。

（7）SCFAs 可能通过 G 蛋白偶联通路起调节中枢的作用，甚至可通过组蛋白去乙酰化等方式起表观遗传修饰的作用。

三、肠道菌群分泌代谢产物与肠道和大脑交流的信号通路

肠道菌群酵解宿主未消化食物产生的短链脂肪酸（SCFA）主要包括丙酸盐、丁酸盐和醋酸盐（乙酸），SCFA 与 G 蛋白偶联受体结合，可刺激胃肠激肽 YY（PYY）分泌，而 PYY 能抑制肠蠕动并促进营养物质的吸收。

SCFA 中的醋酸盐被认为是参与微生物 - 脑 -B 细胞轴调控并促使代谢综合征发生的重要微生物信号分子，它被肠道吸收后可经血液循环穿过血脑屏障，进入大脑后刺激副交感神经系统、激活神经后，一方面作用于胰岛 B 细胞引起胰岛素分泌，另一方面还作用于胃，使其释放胃饥饿素，引起饥饿感。这是肠道菌群失调引起肥胖的原因之一，也是首次发现肠道菌群分泌代谢产物参与肠道和大脑交流的信号通路。

PYY 又名酪酪肽，主要由动物后端消化道分离而得，为肽类物质，具有激素样作用。动物采食后，PYY 释放入血，延迟胃排空以及食糜在小肠内转动。这种效应能使养分消化吸收率显著提高，PYY 还可推慢未消化养分在大肠内运输，因而未消化养分在该处充分接受微生物酵解，产生挥发性脂肪酸而被大肠黏膜吸收，所以未消化养分得到再利用。

四、肠道菌群与情绪

（1）菌群 - 肠 - 脑轴：

1）源于肠道菌群的微生物相关分子模式（MAMP）刺激外周抗原呈递细胞产生多种细胞因子，其中 TNF-α、IL-1b 和 IL-6 可以通过血脑屏障，引起小胶质细胞分泌炎性因子，

参与抑郁症的发生。

2）Bravo 等发现，切断小鼠的迷走神经能有效阻断鼠李糖乳杆菌菌株引起的大脑 γ - 氨基丁酸受体 mRNA 表达水平变化。

（2）肠道菌群与应激：

1）肠道神经元广泛存在促皮质激素释放因子受体（CRFR），其中 CRFR1 激活能促进应激引起的结肠运动加快、肠道通透性增高、菌群移位和内脏高敏感，而 CRFR2 激活在肠道通透性异常、黏膜免疫激活和炎症反应中起作用。

2）既往研究表明，感染性微生物移位可以通过环氧合酶诱导前列腺素 E2。近期研究非感染性菌群对应激有调节作用。无菌小鼠存在海马和杏仁核团的树突形态变化，与情绪感知和应激高度相关，是存在海马区 N- 甲基 -D/ 天冬天氨酸（NMDA）受体和 5- 羟色胺 1A 受体表达水平的改变，而这种改变可以影响下丘脑的促肾上腺皮质释放激素的释放，可能可以部分解释无菌小鼠的过度应激。

五、肠道菌群与脑卒中

近年来，研究发现，肠道菌群可能是一种新的脑血管病危险因素，其参与了脑卒中的发生与发展。研究表明，肠道菌群可调控一系列与大脑发育及可塑性有关的神经营养因子或蛋白质，如脑源性神经营养因子、突触素和突触后密集区蛋白等。

迷走神经是肠道菌群与中枢神经系统进行信息交流的主要途径。Bavo 等研究表明，益生菌可通过迷走神经调节中枢 γ - 氨基丁酸受体的表达而改善焦虑、抑郁行为。

肠道菌群可以合成和分泌多种神经递质如去甲肾上腺素、多巴胺、γ - 氨基丁酸等，这些神经递质穿过肠黏膜层可能调节脑的生理效应。

宿主的情绪也可以影响肠道菌群状态，精神应激如母婴分离、外来约束、环境炎热及拥挤等均可改变肠道菌群的组成。

肠道菌群与高血压也是脑卒中最重要的危险因素之一。

研究发现，自发性高血压大鼠肠道中厚壁菌门 / 拟杆菌门的比值是血压正常大鼠的 5 倍，厚壁菌门 / 拟杆菌门的比值可作为肠道菌群失调的标志物。

第九节　肠道菌群与肥胖、糖尿病及高血压

《Nature》《Science》先后推出肠道微生物特刊，Justin Sonnenburg 教授和来自瑞典哥德堡大学的 Fredrik Bäckhed 教授分析了肠道微生物与饮食是如何相互作用来影响代谢的。他们总结了通过调节饮食影响肠道微生物进而对宿主的代谢状况产生影响的机制，以及潜在的干预和治疗方式。研究证明，饮食习惯与肥胖和相关的代谢性疾病，包括 2 型糖尿病密切相关。

其中，肠道菌群是连接饮食和代谢的关键。饮食是肠道微生物的最重要调节物质，不仅影响肠道微生物的组成，还能影响肠道微生物的代谢产物。通过调节饮食，如饮食中的植物多糖，使肠道微生物产生短链脂肪酸等物质，可促进人体健康，减少炎症的发生。

一、肠道菌群与膳食

多种膳食因素（包括糖、蛋白质和脂肪的摄入量；能量；摄入的食物形式，如啤酒或者面包）都能影响机体的菌群组成。例如，饮用脱脂牛奶的个体菌群多样性较饮用全脂牛奶者丰富。临床研究表明，高脂饮食加重自身免疫病的发展，而低脂饮食则能够缓解病情。以高热量、高动物蛋白、高糖、高盐和低植物纤维为特点的"西式饮食"会打破肠道菌群的平衡而导致免疫紊乱。

盲肠和大肠是短链脂肪酸的主要吸收部位，所以从回肠到盲肠短链脂肪酸浓度增加，pH 下降，导致 pH 敏感的细菌大肠杆菌科和梭状芽孢杆菌生长受限制；而从盲肠到直肠部分，短链脂肪酸的浓度降低而 pH 升高。

肠道 pH 值影响菌群的组成，例如，直肠以产丙酸和乙酸的拟杆菌属为主导，产丁酸的细菌几乎完全消失。膳食纤维通过改变被细菌分解产生的短链脂肪酸数量而改变肠腔 pH 值，pH 值反过来影响菌群组成。

大部分食物经过小肠时吸收，但仍有一部分不能被消化吸收，主要是植物细胞壁多糖（包括纤维素、木聚糖、果胶）以及一些特定对体内水解酶无反应的多糖成分（如菊粉和寡糖），通常称为膳食纤维，膳食纤维的发酵是盲肠和结肠微生物群的主要功能之一，也是短链脂肪酸的主要来源，短链脂肪酸是发酵的最终产物。

二、膳食纤维与肠道疾病

膳食纤维不能在胃肠道直接被人体分泌的消化酶分解、吸收，但却是在结肠中可被肠道菌群酵解。根据其水溶性不同，膳食纤维可分为可溶性膳食纤维（SDF）和不溶性膳食纤维（IDF）。

膳食纤维摄入不足是慢性便秘的常见原因之一。

传统观点认为膳食纤维会加重患者的腹泻，但近年来多项研究发现，含 SDF 的肠内营养制剂可降低肠内营养患者腹泻的发病率。

膳食纤维可通过增加肠道内 SCFA（短链脂肪酸）浓度、促进益生菌的增殖和抑制肠道炎症反应，缩短难辨梭菌感染的病程。

三、肠道菌群与肥胖

（1）无菌小鼠摄取的饲料比常规饲养的小鼠多 29%，但总体脂肪含量却比常规饲养的小鼠少 40%。

（2）常规饲养小鼠的肠道细菌移植到无菌小鼠体内，并保持原先的食物摄入量，一段时间后小鼠体脂增加了 57%，并出现肝脏三酰甘油水平升高和胰岛素抵抗，表明肥胖的发生与肠道细菌的作用密切相关。

（3）Turnbaugh 等分析比较了瘦体型小鼠和饮食诱导的肥胖小鼠的肠道菌群，发现肥胖小鼠肠道厚壁菌丰度升高，且这种改变在恢复正常饮食一段时间后能完全逆转，说明饮食是塑造肠道菌群以及导致肥胖的重要因素。

（4）肥胖小鼠肠道中厚壁菌/拟杆菌比例均升高，而高脂饮食饲养小鼠的该比例升高更显著。

四、高蛋白饮食通过调控肠道菌群影响肥胖

相关研究表明，肥胖受试者肠道中，厚壁菌门的比例较体重正常者明显升高，而双歧杆菌和拟杆菌门的数量则明显减少，若双歧杆菌减少，金黄色葡萄球菌等增多，则预示肥胖发病风险升高。

研究表明，多形拟杆菌的菌群丰度在肥胖个体中显著下降，并且与人体血清的谷氨酸水平呈负相关。

人体每天约有 16g 蛋白质进入结肠，蛋白质可通过肠道菌群的一系列生物化学反应生成硫化氢、胺类等代谢终产物。结肠中过量蛋白质可以分解为短肽和氨基酸，残留蛋白质可提高肠道 pH 值，使细菌蛋白酶和肽酶在中性和碱性条件下更具活性，影响肠道菌群生长的微环境，从而改变肠道菌群的种类与丰度。高蛋白饮食能够提高人类肠道中拟杆菌门/厚壁菌门的比例以及同种菌属的丰度。

高蛋白饮食对大鼠的体重、内脏脂肪指数、胰岛素抵抗、三酰甘油等指标均有改善作用，且肠道中拟杆菌门、普氏菌门、螺菌门和萨特菌门的丰度升高，厚壁菌门丰度降低。

中枢神经系统可通过神经信号改变肠道环境和胃肠蠕动，影响肠道菌群组成；而肠道菌群也可通过其代谢产物、肠道激素使中枢神经系统产生饱腹感，调节肠道对营养物质的吸收，参与肥胖等疾病的发生、发展。

色氨酸在肠道分解代谢产生酚类和吲哚等物质，发挥重要的生理功能。吲哚是色氨酸最常见的代谢产物，主要由埃希菌属、拟杆菌属和梭菌属产生，这些细菌将色氨酸降解成吲哚、丙酮酸和氨。

研究证实，肠道菌群可直接调节肠嗜铬细胞，而分解食物中的氨基酸产生 5- 羟色胺。

五、肠道菌群与 2 型糖尿病

肠道菌群是对寄居在人体肠道内庞大的微生物群体的总称，其数量巨大、种类繁多，

编码的基因量是人体自身基因的 100~150 倍，是控制人体健康的"第二基因组"。在正常情况下，肠道内益生菌帮助机体吸收、消化营养物质，参与糖和脂肪代谢以及胆汁酸转化等的调节，并有效拮抗病原菌在肠道定植，维持肠道免疫屏障的作用。若肠道菌群失调，肠道内菌群内环境紊乱，益生菌减少，可导致疾病发生。肠道菌群紊乱与肥胖、糖尿病、心脑血管疾病、炎症性肠炎，甚至与胃肠道癌症和自身免疫性疾病等都具有一定的相关性。

Larsen 等报道，2 型糖尿病患者肠道内厚壁杆菌门 / 梭状芽孢杆菌门的比例降低，拟杆菌门 / 厚壁杆菌门的比例升高，并与体内血糖水平呈正相关。而 Karlasson 等认为，与正常人相比，2 型糖尿病患者乳酸杆菌丰度增加、梭状芽孢杆菌丰度降低。2012 年，我国科学家采用宏基因组相关方案进行分析发现，2 型糖尿病患者以肠道微生物菌群失调为特征，产丁酸的益生菌比例降低，多种条件致病菌的含量明显增加。2 型糖尿病患者肠道厚壁菌门比例降低，拟杆菌门、大肠埃希菌等条件致病菌水平升高，双歧杆菌等益生菌的含量明显减少。当糖尿病患者补充益生菌后，可以有效改善宿主肠道微环境，一定程度上缓解糖耐量异常和胰岛素抵抗等症状，显示出肠道菌群在糖尿病发生、发展中的意义。

（1）脂多糖：脂多糖是肠道细菌中革兰阴性菌细胞壁的组成成分，其增多引起机体的慢性炎症被称为"代谢性内毒素血症"。当肠道菌群失调，革兰阴性菌比例增加，脂多糖产生增多，后者可刺激机体产生大量细胞因子，引发胰岛细胞慢性低水平炎症反应和代谢性内毒素血症，进一步导致胰岛 β 细胞结构受损和功能障碍，因此脂多糖可能触发了 2 型糖尿病的发生。

（2）短链脂肪酸（SCFAs）：SCFAs 是人结肠细菌发酵多糖的主要代谢产物，包括乙酸、丙酸和丁酸，主要来自大肠内糖类的发酵和蛋白质的降解。SCFAs 对宿主有重要的作用，如调节肠道菌群、维持体液平衡、给肠道上皮供能、抑制肠道炎性因子形成、促进肠道黏膜修复等。由于肠道菌群紊乱，SCFAs 水平明显减少，可进一步导致 2 型糖尿病的发生。

（3）胆汁酸代谢：胆汁酸调节是非常复杂的过程，需要肠道菌群、肠道和肝脏共同作用。

当肠道菌群移位或异常生长、初级胆汁酸转换为次级胆汁酸的过程受阻、调控肠道菌群能力减弱又会加剧肠道菌群失调。恶性循环不断反复发生，导致正常代谢信号通路发生异常，严重影响体内能量代谢，导致 2 型糖尿病的发生。

六、肠道菌群与高血压

相关实验显示，实验动物的血压水平主要与肠道菌群丰富性、多样性的改变，不同菌群间比例改变，不同类别菌种的失调相关。无论是对自发性高血压大鼠肠道菌群的观察，还是在长期血管紧张素Ⅱ输注的大鼠模型中，均发现肠道菌群的数量、丰度和均匀分布程度明显降低，F/B 显著增加，产生酯类和丁酸的菌群显著减少，分泌乳酸的菌群显著增加，粪便的变异程度大大超过对照组，出现菌群失调的状态。菌群失调的状态，尤其是 F/B 与血压变化相关。

Mell 等通过分析敏感大鼠和抵抗大鼠的肠道菌群组成差异，证实了敏感大鼠其肠道存在菌群数量的改变，主要为拟杆菌及韦荣球菌的数量较抵抗大鼠明显增多。

Durgan 等指出高脂喂食组的大鼠肠道菌群与正常饲养大鼠的肠道菌群有明显不同，将阻塞性睡眠呼吸暂停（OSA）高血压大鼠的盲肠失调菌群移植到正常饲养的大鼠上，发现正常饲养的大鼠也发生了类似 OSA 大鼠的高血压表现，表明肠道菌群失调是 OSA 诱导高血压发生发展的重要原因。

Li 等将临床高血压患者粪便样本提取物通过粪菌移植至无菌小鼠后，发现 Anaerotruncus、Coprococcus、Ruminococcus、Clos-tridium、Roseburia、Blautia、Bifidobasterium 丰度减少，Coprobacillus 及 Prevotella 丰度增加，且观察到受体小鼠收缩压、舒张压和平均动脉压较对照组明显升高，说明高血压可以通过肠道菌群进行"传递"。

七、肠道菌群代谢产物与机体免疫

肠道菌群通过其代谢调节机体免疫，其中研究较多的是短链脂肪酸。肠道菌群分解机体摄入的食物产生短链脂肪酸，多数是乙酸、丙酸和丁酸，三者在大肠和粪便中的比例接近。大部分的短链脂肪酸被盲肠和大肠吸收。乙酸是拟杆菌门的主要代谢终产物，厚壁菌门代谢产物以丁酸为主。

SCFA 中的醋酸盐被认为是参与微生物 – 脑 –B 细胞轴调控并促使代谢综合征发生的重要微生物信号分子，它被肠道吸收后可经血液循环穿过血脑屏障，进入大脑后刺激副交感神经系统。它激活神经后，一方面作用于胰岛 β 细胞引起胰岛素分泌，另一方面还作用于胃，使其释放胃饥饿素，引起饥饿感。它是肠道菌群失调引起肥胖原因之一，也是首次发现肠道菌群分泌代谢产物参与肠道和大脑交流的信号道路。乙酸在维持从外周组织转运到肠上皮细胞的胆固醇稳态中发挥重要作用，丙酸是肝脏中糖异生的底物，丁酸是肠上皮细胞的能量来源和细胞增殖的中间产物。

第十节　肠道菌群与其他疾病

一、肠道菌群与类风湿关节炎的治疗

类风湿关节炎（RA）是一种全身性自身免疫疾病，其特征为多关节的慢性炎症、骨侵蚀和软骨破坏。

肠道菌群主要由厌氧菌、兼性厌氧菌和需氧菌组成，它们保持着动态平衡和稳定，一旦这种平衡被打破，可导致肠道菌群紊乱，可能引起 RA 的发病。

肠道菌群对 RA 发生机制的影响主要表现在膜免疫上，并与 T 细胞分化有关，如调节性 T 细胞和辅助性 T 细胞。当肠道菌群失调时，肠内自身反应性细胞被激活，可增加机体对关节炎的敏感性。同时，肠道菌群代谢产物也能间接诱导 RA 产生。

增加药物活性抗生素或抗风湿药物通过快速改变肠道微生群结的活性、促使代谢、耐药性和应激反应获得表达。

调节药物抗药性通道微生物群能促抗癌药物环磷酰胺的免疫研究发现，环磷酰胺可改变患者小肠微生群落组成，而肠道菌群对刺激肠道中 Th17 细胞和 Thi 细胞增殖，激动免疫反应，使用小鼠对环磷酰胺药物敏感。

二甲双胍除作为代谢性疾病糖尿病的一线用药外，还对肠道菌群代谢有一定影响。研究发现，使用二甲双胍能改变糖尿病患者肠道菌群结构，增加肠道细菌产生丁酸盐及丙酸盐等短链脂肪酸，这些短链脂肪酸具有免疫调节作用，所以能间接改善 RA 病情。

二、肠道菌群代谢产物与非酒精性脂肪肝

肠道菌群被称为人类的第二基因组，其与糖尿病、心脏病、过敏性疾病和抑郁等有关。

肠道菌群分泌的代谢产物如短链脂肪酸（SCFA）、氧化三甲胺（TMAO）、胆汁酸及内生动力性乙醇等，可进入血液循环进一步发挥作用。

（1）肠道内短链脂肪酸是未消化吸收的食物残渣中的碳水化合物经结肠内厌氧菌酵解产生的，主要包括乙酸、丙酸和丁酸。饮食添加丁酸可使非酒精性脂肪肝小鼠的肝脏脂肪变、炎性反应水平都明显降低，提示丁酸可能是具有减轻非酒精性脂肪肝的作用。

（2）饮食中的肉食、蛋黄及高脂乳制品等食物中胆碱和肉碱含量很高，肠道菌群将这些物质代谢为三甲胺，三甲胺迅速入血进入肝脏，在黄素单氧化酶 3 或其他黄素氧化酶的作用下生成氧化三甲胺，最后通过肾脏清除。研究显示，肠道菌群的代谢产物氧化三甲胺在动脉粥样硬化、肥胖的发生发展中起到促进作用。

（3）肠道菌群可将胆汁酸代谢生成非结合胆汁酸及次级胆汁酸。在肠道菌群的作用下，初级胆汁酸 7a- 羟基脱氧后生成次级胆汁酸；通过法尼脂衍生物 X 受体等途径，促进血浆三酰甘油分解，促进脂肪酸 β 氧化，减少脂质积累，减少肝脏三酰甘油含量，抑制包括肿瘤坏死因子 -α（TNF-α）、IL-1、IL-6、IL-8 在内的炎性因子生成，减缓非酒精性脂肪肝发生发展，促进糖代谢。

（4）含碳水化合物的食物如水果和谷物等在肠道无氧条件下，分解产生丙酮酸，由肠道细菌代谢产生乙醛后转变为乙醇，再由肝脏清除。目前研究发现，产乙醇的细菌主要有：脆弱类杆菌、青春期双歧杆菌、热情纤梭菌、埃希杆菌属等。研究发现患有非酒精性脂肪肝的人和鼠，在完全没有外源性乙醇摄入的情况下，血液中和呼气中的乙醇含量较正常组明显升高。

三、结直肠息肉与脂质

三酰甘油（TG）高是危险因素，动物脂肪或饱和脂肪酸会刺激胆汁分泌，进而增加结肠中性脂肪酸、胆汁酸浓度，在肠道细菌的作用下，产生多种致癌物质。如膳食纤维摄入减少，使致癌物质、次级胆酸等物质的滞留时间延长，又导致肠道菌群失调，致癌物质浓度进一步增加。

次级胆酸可激活 α–蛋白激酶 C，使正常结直肠上皮细胞和腺瘤细胞异常增殖，从而使结直肠息肉发病率明显增多。

肥胖是结直肠息肉发病的独立危险因素，发现摄红肉比例高是结直肠息肉的高危因素，摄入新鲜水果蔬菜是保护因素，有氧运动和饮食干预可通过上调脂肪三酰甘油水解酶表达起促进脂质代谢的作用。

四、肠道菌群与牙菌斑

（1）牙龈牙周细菌与牙菌斑：牙菌斑是基质包裹附于牙面、牙间或修复体表面的软而未矿化的细菌性群体，不易漱掉的一种细菌性生物膜，肉眼是很难观察到的，用菌斑指示剂可显示。获得性薄膜形成，在刚清洁过的牙面上，数分钟内便可形成，1~2 小时迅速增厚。菌斑成熟，细菌通过黏附共聚相互连接。定植菌迅速分裂、繁殖和生长，导致菌斑细菌数量和种类增多，形成复杂菌群。在菌斑成熟过程中，细菌定植有一定的顺序，首先吸附到牙面的是革兰阳性球菌，链球菌占优势；然后是丝状菌，以后随着菌斑的成熟，细菌种类逐渐增多，菌斑大小和厚度增加，能动菌和螺旋体如弯曲菌、密螺旋体等比例上升。牙周炎都与丝状菌、拟杆菌等细菌有关。

（2）D.Pne 为戴阿里斯特菌属中的主要菌属，是革兰阴性厌氧小杆菌，有研究发现这菌是潜在的牙周炎致病菌。

（3）近年来的研究发现，口腔中的幽门螺杆菌（Hp）与牙周炎具有显著的相关性。牙周炎患者口腔中的 Hp 是牙菌斑和牙周炎的使动因子。牙龈沟或牙周袋可能是口腔 Hp 聚集的适宜环境。

第十一节　海尔曼螺杆菌

一、发现海尔曼螺杆菌

胃中除 Hp 外，还有许多微生物定植，特别是在胃功能不正常时，会有大量杂菌繁殖，微生物种类可以超过 400 种以上。

1982 年 Marshall 和 Warren 从人胃黏膜活检标本中分离培养出幽门螺杆菌（Hp）。

1987 年发现海尔曼螺杆菌（helicobacter heilmannii，Hh）。Hh 通常位于黏液层、上皮细胞表面和胃小弯深部，可单独存在，亦可聚集成群，多呈局灶性定植。最常见的定植部位为胃窦。诊断主要依靠胃镜活检和病理切片染色镜检。

二、海尔曼螺杆菌

海尔曼螺杆菌（Hh）是目前已知的胃内不同于幽门螺杆菌（Hp）的另 1 株革兰阴性杆菌。1987 年由 Dent 等人首先报道，归入胃螺旋菌属。1993 年 Solnik 证实，Hh 和 Hp 一样为螺杆菌属。后德国病理学家 Konrad Heilmann 报告 39 例，为当时最多的一组报道，为纪念这位科学家而依其名字命名该杆菌——海尔曼螺杆菌。

Hh 菌体大于 Hp，人类感染的 Hh 至少有 5 型，其中大部分为 1 型（78.5%），依次为 4 型（9.6%）、2 型（8.3%）和 3 型（1.2%），5 型占 2.4%，约有 5% 的病例同时有两种类型的 Hh 感染，猪感染的也为 1 型。Hh 体外培养较难，Holck 等以人胃黏膜培养成功。Mender 等人也以猪胃黏膜碎片接种小鼠获得成功，其敏感度高，可间接增加猪 Hh 的检出率。

三、Hh 感染率

人类感染率 Hh 文献报告较少，多为胃镜检出结果，感染率明显低于 Hp。欧美胃镜检出率为 0.2%~0.95%，泰国为 6.2%，巴布亚新几内亚为 8.8%。我国在广东做了研究，检出率为 1.78%~7.32%。该菌感染以老人居多，儿童也有报道。

四、传染源研究发现

Hh 在许多动物中传播，人类感染来自动物。Hh 的自然宿主谱广，主要动物为家畜，尤其是家养动物和观赏动物，如犬、猪和猫等。许多动物胃内均发现有 Hh 或 Hh 样类似菌（如猪胃内的 gastrospirillum hominis like organisms，GHLOs 和 gastrospirillum-like organisms，GLO），现在认为这就是人类的 Hh。与 Hp 相比，Hh 感染者更多伴有犬、猫、牛、猪接触史。Hh 高检出区，人与动物有密切接触史。生物学家认为：猪、犬、猫等动物是导致人类感染 Hh 的危险因素，是 Hh 传播的贮存库。人感染 Hp 为人 - 人，而 Hh 则为动物 - 人，但是也有报告认为 Hh 也有家族聚集倾向。

五、Hh 致病性及其与相关疾病的关系

早期研究认为 Hh 只导致轻度慢性胃炎，现已证实，Hh 和许多胃肠病相关，Hh 和 Hp 一样，总是与活动或非活动性胃炎、消化性溃疡、胃癌、胃黏膜相关淋巴组织淋巴瘤等相

关，也已成为一个重要的致病因素，且有相应的胃肠症状。

（1）Hh 可导致慢性胃炎并以慢性浅表性胃炎为主，与 Hp 混合感染者，其病变要重于单一感染者。Hh 是活动性胃炎的病因，病变有黏膜水肿、出血、糜烂、溃疡和中性粒细胞浸润，并可导致急性胃炎。国内外专家曾多项研究发现，在糜烂性胃炎患者中，其快速尿素酶试验阳性，Hp 培养及免疫组化均阴性，显微镜下见大量 Hh，经抗 Hp 方案治疗后，尿素酶试验转阴，炎细胞减少。

（2）Hh 是无 Hp 的消化性溃疡的病因之一。Hp 感染多为老人，并常见溃疡复发，而 Hh 者溃疡随 Hh 消失而消退，且无复发。有学者认为，Hh 是无 Hp 消化性溃疡最直接的致病因素，根除 Hh 后，溃疡可被治愈。

（3）Hh 与食管疾患明显相关，食管癌 Hh 检出率高达 70.97%，食管上皮增生和食管溃疡均为 40%，食管炎为 33.33%，食管淋巴瘤为 100%。

（4）胃癌常伴随 Hh 感染。目前国内研究尚少，国外专家有提及，胃癌患者即便是 Hp 阴性抗 Hp 治疗，患者是受益的，或许与 Hh 感染不谋而合。

（5）Stolte 等报告，202 例 Hh 阳性患者，有 7 例 MALT 淋巴瘤。Regimbean 报告的 4 例和 Morgner 确诊 5 例 MALT 淋巴瘤患者，Hp 均阴性，证实 Hh 存在。经抗 Hp 方案治疗后，内镜及组织学改变消退，认为 Hh 是导致人类 MALT 淋巴瘤的重要致病因素。Hh 阳性者，病理见较多的淋巴滤泡增生，认为这种增生可逐渐发展成 MALT 淋巴瘤。

（6）发病机制及组织病理学改变与 Hp 在感染中的免疫反应相似，Hh 感染，其血浆胃泌素升高，胃激素下降，两者与胃动力有关，可延长胃排空。组织病理学除相关特殊病变外，主要为炎症，活动性炎症占一半，有急性胃炎、结节性胃炎和溃疡性胃炎；浸润细胞以淋巴细胞为主，以窦部为著。

（7）以胃镜活检组织学方法为检查 Hh 感染的首选方法，多切面，高倍镜、油镜并用。Hh 较 Hp 更易观察，高倍镜下即易发现，但数量常较少且分散，易于漏诊。胃镜及活检还可以做刷片、印片、培养和尿素酶试验等。组织切片染色以 Gimsa 染色最为常用，被认为是诊断 Hh 的金标准染色。Hh 感染者的临床表现与 Hp 感染者相似，有专家提出应用抗 Hp 三联疗法可以有效根除 Hh，

六、研究报道

（1）卞世全报告：目前国内外报告中发现 Hh 例数均较少，检出率为 0.23%~0.95%，本组资料自然人群 Hh 检出率达 7.32%，远高于其他的研究报道。甘肃省东乡自治县贫困山区是该菌的高感染区，其高感染状态可能与经济贫困，大量饮用未消毒的井水、雨水及普遍牛、羊等家畜接触等因素有关。Hh 感染者的临床表现以非特异性的上消化道症状为主，也可无自觉症状，但所有感染者均伴有慢性胃炎，病理改变以淋巴细胞浸润/浆细胞浸润为主，炎症程度和活动度较 Hp 感染者为轻。

本组 1CUBT 和 CLO 两种反映细菌的尿素酶活性的检测指标,结果均提示 Hh 产生尿素酶活性较 IP 为低,因而,用常规诊断 Hp 的尿素酶依赖技术不但不易得到阳性结果,还易与 Hp 诊断混淆,Hh 的致病性弱于 Hp,推测也与此有关。本组进行的细菌培养,均未分离出细菌,说明 Hh 不易培养,目前用于筛检的主要是形态学方法,如内镜活检组织的涂片染色、病理切片染色等。本组研究资料发现,涂片法简单易行,但组织切片染色诊断更为准确。

(2)李秀清等报告 Hh 感染与慢性胃炎关系初探,自 2000 年 4 月至 2001 年 4 月对主诉上消化道不适而行内镜检查的 312 例病人,同时检测 Hh 及 Hp,结果全组 312 例 433 份胃黏膜检材中,检出 Hh 感染 2 例(2/312,0.64%),无合并 Hp 感染者。另检出 Hp 57 例(57/312,18.2%)。Hh 阳性取材均源自慢性胃炎的病变黏膜上,其中 1 例城市干部病例在慢性浅表萎缩性胃窦炎病灶中检出,另一例乡村年轻患者在其贲门区慢性浅表性胃炎病灶中检出。年轻患者除贲门慢性浅表胃炎特征(如充血水肿、平坦糜烂)外,同时可见胃体大弯侧前壁直径约 0.2cm 的 H1 期溃疡,而溃疡区活检取材 Hh 阴性。胃窦病灶病例见大弯侧 2.5cm×1.5cm 扁平隆起病变,其表面呈颗粒状,伴轻度充血水肿及糜烂。病理改变特点 2 例 Hh 感染者均可见局部散在性淋巴细胞和浆细胞浸润,并见少量中性粒细胞。胃窦病灶病例中可见部分腺体萎缩,未见肠化现象。在慢性浅表性萎缩性胃炎病灶中检出 1 例,说明胃 Hh 的感染亦有引起萎缩性胃炎 – 肠化生 – 癌变之演变可能。

(3)周伟新等报告,2012 年 8 月 ~2017 年 8 月在接受胃镜和病理检查的 6900 例患者为主要研究对象,对所有患者的胃镜和病理检查结果分析。结果 Hh 感染的检出率为 0.637%,明显低于 Hp 感染的检出率(33.73%);Hh 相关性胃炎中的螺杆菌定植量明显少于 Hp 感染病例,且胃黏膜急性炎症程度和慢性炎症程度相对较轻,经内镜检查可见的溃疡性病变数量少于 Hp 感染患者($P < 0.05$);两组病例中肠上皮化生、上皮内瘤变、腺体萎缩的检出率和病变程度比较,差异无统计学意义($P > 0.05$)。结论,Hh 相关性胃炎在临床上的发病率非常低,此类胃炎的炎症反应相对较轻,但癌前病变的检出率和病变程度与 Hp 相关性胃炎相似。在胃部恶性疾病的进展过程中,Hh 的作用可能与 Hp 相类似。

第十二节　具核梭杆菌

一、具核梭杆菌

具核梭杆菌(F. nucleatum)属于革兰阴性专性厌氧菌,参与牙周疾病的炎症反应,是牙周炎的可疑致病菌之一。该菌除可引起口腔疾病外,还可在败血症相关感染、盆腔炎及脑、肝、肺、脾等脏器中分离获得。近年研究与早产低体重儿、结直肠癌及呼吸道感染有相关性。

1898 年 Veillon 和 Zuber 纯化了这种细菌并命名为成梭杆菌，1990 年分为 3 个亚种，即具核亚种、多形亚种和成梭亚种。

（1）细菌共聚作用：共聚是指不同种细菌间的黏附。研究证实 F.nucleatum 凭借其表面不同的黏附素，可与几乎所有的口腔细菌发生共聚。

（2）黏附和侵入：研究证实，F.nucleatum 具有很强的黏附能力，可黏附于上皮细胞、成纤维细胞、内皮细胞、多形核白细胞等多种宿主细胞表面，侵入唾液。

二、与结肠癌关系

2011 年 10 月，来自加拿大 BC 癌症研究所和 Broad 研究所的两个研究小组，证实这种细菌也存在于肠道中，且在肠道中丰度与结直肠癌相关。2013 年 8 月 13 日，《Cell Host & Microbe》杂志两篇论文中，哈佛医学院 AleksandarKostic 和凯斯西储大学 Mara Roxana Rubinstein 小组分别利用肠肿瘤形成小鼠模型和人类结肠癌细胞，证实具核梭杆菌诱导了促炎症反应和致癌活动，促进了结直肠癌生长。

研究发现，结肠癌患者病变组织中的 fadA 基因表达水平高于正常人群的结肠组织，且同一患者病变部位的 fadA 基因表达水平也高于相邻正常结肠组织。体外实验结果显示 FadA 是细菌黏附及侵入 HCT116 细胞的必需因子，且单独的 FadA 能与 F. nucleatun 同等程度地刺激肿瘤基因和炎症基因的表达，表明 FadA 是 F. nucleatum 在刺激结肠癌细胞增殖和激发细胞炎症反应中的主要毒力因子。同时，Rubinstein 等发现 F. nucleatun 无法黏附和侵入不表达 E- 钙黏蛋白的结肠癌细胞，证明 E- 钙黏蛋白是 FadA 的关键性细胞结合受体。此外，FadA 和 F. nucleatum 刺激 HCT116 细胞可诱导核转录因子 NF-KB，促炎细胞因子 L–6、L–8 和 L–18，癌基因 wnt7A、7B，e-myc 和细胞基因。

三、与胃癌关系

幽门螺杆菌介导的慢性炎症在胃癌发生、发展中的作用已被广泛认可，但部分胃癌患者 Hp 为阴性，提示在胃癌发生、发展过程中可能存在其他致病菌。日本有一项研究，检测 20 例胃癌组织中具核梭杆菌 DNA 丰度，结果显示其阳性率约为 10%。2017 年 Abed 等的研究发现，在胃癌组织中 Gal- GaINAc 抗原高表达，提示胃癌可趋化具核梭杆菌富集并影响疾病进展。一项研究对 9 例胃炎上皮黏膜、7 例胃黏膜肠上皮化生和 11 例胃癌黏膜标本的 16sRNA 基因扩增子进行测序，结果显示梭状芽孢杆菌、具核梭杆菌和乳酸杆菌在胃癌患者中显著富集，进一步行 RoC 曲线分析显示具核梭杆菌联合其他两株致病菌诊断胃癌的敏感性高达 100%，特异性约为 70%。

陈莉丽、严杰在《微生物学杂志》2001 年第 4 期报告了成人牙周炎龈下厌氧菌分离鉴定及药敏试验结果分析，分离并鉴定了 329 例成人牙周炎龈下优势厌氧菌群，并对不同病程中的菌群变迁、厌氧菌的药物敏感性进行了分析。成人牙周炎龈下标本中厌氧菌阳性检出率为 97.9%，其中以牙龈紫质单胞菌检出率最高（38.5%），具核梭杆菌次之（18.9%）。随着牙周病变程度的加重，牙龈紫质单胞菌、具核梭杆菌、产黑色素普氏菌、星群厌氧链球菌、厌氧消化链球菌的检出率增高（$P < 0.05$），小韦荣球菌的检出率下降（$P < 0.01$），表明前 5 种厌氧菌在 AP 发病过程中有重要作用，小韦荣球菌与之无关，替硝唑、甲硝唑和克林霉素对 438 株革兰阴性厌氧菌的 MIC90 分别为 1~8、2~8 和 4~16mg/L，对 278 株革兰阳性厌氧菌的 MIC90 分别为 16~32、16~64 和 4~16mg/L，表明替硝唑和甲硝唑体外抗革兰阴性厌氧菌效果优于克林霉素，抗革兰阳性厌氧菌作用不如克林霉素。

第十三节　鲍曼不动杆菌与克雷伯杆菌

一、鲍曼不动杆菌

鲍曼不动杆菌属于革兰阴性菌，是一种严格需氧、非乳糖发酵的条件致病菌，不具鞭毛，移动性不高，但生命力极强，可广泛地存在于大自然中。该菌是不动杆菌属细菌中在医院感染中常见的一种。

不动杆菌广泛分布于外界环境中，主要在水体和土壤中，易在潮湿环境中生存，如浴盆、肥皂盒等处。该菌黏附力极强，易在各类医用材料上黏附，而可能成为贮菌源。此外，本菌还存在于健康人皮肤（25%）、咽部（7%），也存在于结膜、唾液、胃肠道及阴道分泌物中。

随着医学技术的飞速发展，对疾病特别是危重病的救治水平不断提高，广谱抗生素的广泛使用是其重要手段之一。但是，临床治疗中滥用抗生素现象非常普遍，在抗生素的强大压力下，不可避免地产生大量耐药菌株，这些耐药菌株已成为当代医院感染的棘手问题。

鲍曼不动杆菌有可能是"超级细菌"，这种细菌是一种带有 NDM-1 基因的大肠杆菌，在 NDM-1 基因的作用下几乎可以抵抗所有的抗生素。如果免疫力低下的患者感染了这种细菌，就有可能扩散至全身，产生败血症等并发症，甚至导致死亡。

鲍曼不动杆菌入侵宿主后，可以在宿主体内长期存活，同时引起宿主细胞的严重损害，因此其毒力因子可能在入侵、增殖、杀伤过程中发挥重要作用。

二、克雷伯杆菌

克雷伯杆菌存在于正常人的肠道和呼吸道，亦存在于水和谷物中。在免疫低下以及接受手术和侵袭性医源性操作的人群易罹患本属细菌感染，亦是社区获得性肺炎和医院获得性肺炎的常见病原体。在医院，细菌可以通过患者间、工作人员和患者间的接触、人工呼吸器等医疗用具而传播。长期住院、手术、留置导尿管以及原发疾患等，引起患者全身或局部防御免疫功能减退是重要诱因。

克雷伯杆菌属可分 5 个种，即肺炎克雷伯杆菌、产酸克雷伯杆菌、解鸟氨酸克雷伯杆菌、植生克雷伯杆菌和土生克雷伯杆菌。

其中肺炎克雷伯杆菌又可分 3 个亚种：肺炎亚种、臭鼻亚种和鼻硬结亚种。在临床分离到的克雷伯杆菌属中，肺炎克雷伯杆菌占 80% 以上，是本属中最为重要和常见的病原菌。

克雷伯杆菌的毒力可能与其荚膜有关，荚膜可以抑制巨噬细胞的趋化、吞噬作用，但确切的发病机制尚未完全阐明。

硬鼻结亚种和臭鼻亚种的致病性尚未完全阐明，前者可引起慢性肉芽肿性硬结症。

研究发现克雷伯杆菌与胃癌有关。

第三章
神经精神障碍与胃病

第一节　认识精神障碍与抑郁症

在临床上精神疾病并不属于一种特定的疾病，是精神心理疾病的简称，在临床上包括400余种疾病，包括抑郁症也是属于精神疾病。

在临床上对于精神疾病，首先要明确诊断，而抑郁症在临床上主要表现的是情绪低落，思维迟缓，缺乏兴趣，自我评价低，疲乏无力，自罪自责，严重的有自杀的行为。

一、精神障碍

精神障碍指的是大脑功能活动发生紊乱，导致认知、情感、行为和意志等精神活动不同程度障碍的总称，大体可分为功能性精神障碍和器质性精神障碍。

精神病是以精神病性症状（幻觉、妄想、言行紊乱）为主要表现的精神障碍，包括精神分裂症或分裂样障碍、妄想障碍等。

二、抑郁症

抑郁症或抑郁障碍属于精神障碍或心理障碍，不属于精神医学定义的精神病。

部分抑郁症可以伴发精神病性症状，是继发于抑郁情绪，但精神病性症状不是主要表现。

三、多巴胺能假说

多巴胺假说认为，患者脑内多巴胺量的失衡及多巴胺受体活性的失调是引起精神分裂症的原因之一。该假说的主要依据来自抗精神病药物在精神分裂症中的应用过程中发现的一些现象。抗精神病药物如酚噻嗪类和丁酰苯类，其药理作用与多巴胺受体功能阻滞有关。而高效价的抗精神病药物均是强有力的多巴胺受体阻滞剂。长期服用大量苯丙胺的患者，出现与妄想型精神分裂症十分相似的症状。苯丙胺的药理作用主要是增加多巴胺释放，从而增强了多巴胺受体介导的信号传导，导致功能亢进。因此推测，多巴胺功能亢进至少与妄想型精神分裂症相关。

目前对精神分裂症的理解是由多巴胺能假说构成的，中脑边缘系统中多巴胺神经传递的改变，负责阳性症状和中皮质通路，引起阴性症状。

补充谷氨酸能假设，该理论考虑 N- 甲基 -D- 天冬氨酸（NMDA）受体能神经传递的前额神经连接的变化，增加的突触前多巴胺合成与精神分裂症的发病有关。缺乏活动反映在减少主动性和社会性方面，如退缩、快感缺乏、情感扁平化和言语贫困。大约 60% 的门诊患者存在一种或多种阴性症状，而 30% 的精神分裂症患者可能存在持续性阴性症状。

四、抑郁症单胺假说

早期的抗抑郁药物单胺氧化酶抑制剂（MAOI）通过抑制突触间隙中单胺类神经递质的降解，三环类抗抑郁药（TCA）抑制单胺类神经递质自突触间隙的再摄取，从而提高突触间隙中单胺类神经递质的浓度，产生抗抑郁作用。据此 Sehildkraut JJ 首先提出情感障碍的儿茶酚胺假说，认为抑郁症的发生与脑内儿茶酚胺尤其是 NE 的缺乏有关。此后 Coppen A 等发现 5-HT 功能异常与情绪低落和自杀行为有关，加上其后有关抑郁症患者的 5-HT 功能研究方面的发现，提出了抑郁症的 5-HT 假说。近年来对抑郁症单胺类递质和相应受体研究的进展，对抑郁症的发病机制有重要意义。

五、基于抑郁症动物模型炎症机制的研究

相关研究人员，建立了多种抑郁症动物模型（绝望模型和获得性无助模型）：① Porsolt 等提出的模拟大、小鼠"行为绝望"的强迫游泳实验。②悬尾实验也是一种"绝望模型"，它和强迫游泳具有一样的理论基础，模拟出小鼠的行为绝望状态。③ Seligman 和 Beagley 用实验动物（狗）模拟抑郁症的某些主要特征提出了获得性无助行为实验（现多用大鼠代替狗来制作此模型）。

应激是情感障碍中最常见的危险因素。有动物实验表明，抗抑郁药能减轻炎症反应，舍曲林和帕罗西汀可显著减少 T 淋巴细胞释放肿瘤坏死因子 - α，帕罗西汀能阻断 α 干扰素诱导的下丘脑白细胞介素（IL）-1β 水平升高。

情绪异常类疾病的炎症机制受到医学界的广泛关注。临床人群和临床前动物的抑郁状态通常均伴随组织的炎性改变，包括胃黏膜组织、肠道组织及脑组织的炎性改变等。

王伟和刘伟志认为，星形胶质细胞作为非神经元细胞分布广、数量多，起着重要的作用。且他们还研究发现，重度抑郁症患者脑中星形胶质细胞的形态和功能发生了较明显的改变。

星形胶质细胞是大脑中数量最多的胶质细胞类型，其重要作用是维持神经递质传递和血脑屏障的建立。研究发现，星形胶质细胞数量在抑郁症患者前额皮质区显著减少，且其形态和功能在抑郁症患者脑中也发生了较为明显的改变。证据表明免疫反应异常对抑郁症患者有影响，并证实了抑郁症的早期炎症理论。

六、MicroRNA 与抑郁症

抑郁症缺乏诊疗生物学标记物。2013 年国外研究证明某些神经通路的受体有潜在的抗抑郁效应。2016 年国外 MiRN 的已被证实在中枢神经系统（CNS）发育和神经元分化过程中扮演着重要角色。

Lopez JP 等在死后人脑组织中发现 miRNA1202 在抑郁症患者中异常表达，其可能通过控制谷氨酸受体 -4 基因而发挥作用，发现抑郁症患者血浆 miR-34b-5p 表达明显高于正常人群。2015 年张巧丽等在外周血 microRNA 与抑郁症诊断价值的研究中发现，miR-4485 与 miR-4743 在抑郁症和非特异性精神发育迟滞患者中同时有差异表达。

5-HT 假说是抑郁症的经典病理机制，其认为抑郁症是中枢神经系统 5-HT 减少及功能低下所至。miRNA 表达或功能异常通过影响 5-HT 系统的多个环节，从而参与抑郁症的发生发展。抑郁症的发生可能伴随神经可塑性的改变，而脑源性神经营养因子（BDNF）表达降低与功能低下可能影响神经可塑性。

七、脑源性神经营养因子与抑郁症

大脑海马区缺乏脑源性神经营养因子导致了抑郁症的发生、发展，并认为 BDNF 的缺乏是抑郁症病理生理机制中的一个核心因素。

第二节　躯体症状障碍与心理冲突

心理问题的躯体症状障碍，主要有两个方面的原因：①原发，确实有负面情绪和身体不适。②继发，对负面情绪和身体不适的在意、关注与放大，回避、控制与对抗，形成了恶性循环，并且自我封闭，出现认知问题。

继发的负面情绪和躯体症状，通过理解和接纳可以减轻。而对于原发的负面情绪和症状，则需要找到问题的起因。

一、神经内科与抑郁焦虑症状

北京市综合医院部分科室门诊患者抑郁焦虑症状筛查分析，神经内科疾病更易伴发抑郁和焦虑症状。关于神经系统单病种患者抑郁和焦虑的发生研究中抑郁、焦虑症状筛查率为 4.5%~70%。

神经内科门诊就诊的患者多为中老年人群，多患有高血压、高血脂、心脑血管疾病等，可表现为头晕、头痛、胸闷、心律失常等。上述疾病反复发作，容易使患者产生焦虑、抑郁的心理障碍，而很多抑郁、焦虑障碍的患者也可能因为出现上述躯体不适症状而错误就诊于神经内科。

二、消化内科与功能性消化不良

功能性消化不良（FD）和器质性消化不良（OF）临床特点。病因：① FD 的发病机制尚不清楚。② OF 的发病可由溃疡、糜烂、食管炎、恶性肿瘤等引起。③精神心理因素对消化不良具有重要影响，原因可能是由于"脑－肠互动"导致。

症状：① OF 组中上腹痛及饥饿痛高于 FD。②恶心呕吐、腹胀、嗳气反酸、食欲不振等症状两组无统计学差异。③ FD 和 OF 严重程度与患者焦虑、抑郁程度呈正相关。

精神心理等异常变化共同刺激中枢神经系统，导致大脑边缘系统和下丘脑的功能异常。反复求医行为，增加焦虑、抑郁情绪。

三、中国功能性胃肠病规范化诊治

罗马Ⅳ指出，FGIDs 尚缺乏特效的治疗方法，强调精神心理干预在治疗中的重要性。

罗马Ⅳ引用的常规治疗药物主要基于美国的药物资源（有关促动力药的信息较少），新药的临床试验资料主要是在西方人群进行的研究（如促分泌药），西方国家精神心理治疗的资源明显优于我国。

避免 PPI 的过度使用、避免刺激性泻剂的滥用、抗焦虑抑郁药的规范使用等。

四、量表与病情分析

（1）普通生活质量量表：SF-36（生活质量量表），是美国医学局研究，共 36 个项目，近年来，广泛应用于 FD 的多项临床试验，对 FD 患者生活质量的影响，结果显示其均取得了良好的效果。

（2）特异性生活质量量表：FD 生活质量量表（FDDQL），由法国研究，根据罗马Ⅲ诊断标准设计，对 2 周内患者生活质量的特异性量表，日常生活、忧虑、饮食、睡眠、不适、健康感觉、疾病控制以及压力 8 个领域评估，总共 43 个条目，每个条目根据频率、程度、意愿度计分。具有良好的心理特性，适合患者健康状态以及 FD。

（3）尼平消化不良指数（NDl），由澳大利亚研究，对 GERD 和 FD 患者设计。分尼平消化不良症状指数（NDSl）和尼平消化不良生活质量指数（NDLQl）两部分。

（4）NDSl：评定患者过去 2 周内出现症状的严重程度，涉及上腹痛、上腹不适、上腹烧灼感、胸部烧灼感、上腹部痉挛性疼痛、胸部疼痛、不能按规律进食、口或喉的反酸或反苦、餐后胀满或者消化缓慢、上腹部压迫感、上腹部胀气、恶心、嗳气、呕吐、口臭等 15 个临床症状。

（5）NDLQl：用于评估消化不良患者的生活质量，涉及干扰、认识和控制、饮食、睡眠打扰等 4 个领域。

（6）QoLRAD 欧洲研究针对 GERD 和消化不良患者设计。

五、躯体症状障碍的治疗

（1）抗抑郁药物：①三环类抗抑郁药物与安慰剂对照无明显疗效。② 5-HT、EN 可改善抑郁情绪。③文拉法辛是目前治疗 SSD 首选药物之一。④艾司西酞普兰与文拉法辛，两者疗效相近。⑤米氮平与艾司西酞普兰，评分有显著降低，组间疗效无统计学意义。⑥帕罗西汀起效快。

（2）抗抑郁药物联合抗精神药物：①西酞普兰联合帕利哌酮有效率显著高于西酞普兰组。②文拉法辛联合喹硫平疗效优于文拉法辛组。③艾司西酞普兰联合小剂量米氮平比单药能更快减轻躯体症状。④艾司西酞普兰合并奥氮平组，度洛西汀合并奥氮平组，两组疗效相当。⑤文拉法辛联合氨磺必利组，帕罗西汀联合氨磺必利组，两组疗效明显优于单药组。⑥小剂量米氮平联合小剂量奥氮平优于单用米氮平组。

第三节　抑郁症

在抑郁症患者当中，躯体症状也是非常常见的，可以涉及多个脏器。这往往会掩盖抑郁症的核心症状，导致误诊。

一、抑郁症与躯体症状

抑郁症是以显著且持久的情感低落为特征的一种心境障碍，它除了表现为情感低落、思维迟缓、意志行为能力减弱以外，还会伴有明显的躯体不适症状。抑郁症表现的躯体不适症状可以涉及身体的各个部位，常见的有：①眼部不适，如眼干、眼涩、眼胀、眼痛。②头部不适，如头痛、头晕、头闷、脑鸣。③胃部不适，如胃胀、胃痛、胃酸、胃气上升感。④腹部不适，例如腹痛、腹胀、便秘。⑤全身不适，如全身疲乏无力、全身游走性疼痛以及全身皮肤瘙痒等症状。

二、肠道菌群在神经精神疾病中的作用

肠道可与中枢神经系统进行复杂的双向调节，被称为"脑-肠轴"或"肠-脑轴"。"脑-肠轴"概念的核心是肠道菌群与中枢神经系统的相互作用，因此也有研究将其命名为"脑-微生物群肠道轴"。研究证实，肠道菌群对神经系统的影响途径包括介导炎症的产生、下丘脑-垂体-肾上腺轴（HPA）和神经递质的调控，其中肠道细菌通过激活 Toll 样受体募

集炎症介质，产生细胞因子介导炎症的产生。HPA轴是神经内分泌系统的重要组成部分，也是肠道菌群与中枢神经系统进行双向调节的重要途径。在动物实验中，与正常小鼠相比，在应激下HPA轴被激活的无菌小鼠皮质醇水平升高更为明显，此外鼠李糖乳杆菌、长双歧杆菌对肠道菌群可以分泌神经递质，如 γ-氨基丁酸、5-羟色胺、儿茶酚胺和组胺，通过迷走神经逐步传递到中枢神经系统。

三、肠道菌群与抑郁症

越来越多的研究证实，抑郁症的发病与肠道菌群密不可分，作为"第二大脑"的肠道菌群，可通过"脑-肠轴"作用于中枢，参与抑郁症的发生发展。

临床研究发现，丁酸钠具有抗抑郁的作用，而在抑郁症患者的肠道菌群提取物中产生了丁酸盐代谢的菌群与正常对照者相比相对较少，抑郁症患者肠道菌群存在明显的微生态失衡肠道菌群的丰度及多样性下降，厚壁菌门、放线菌门及拟杆菌门丰度增加。临床研究表明，抑郁症患者血清白细胞介素6、肿瘤坏死因子 α 等炎症反应标志物明显增加。动物研究发现，肠道菌群紊乱会影响色氨酸的代谢，色氨酸是5-羟色胺的前体，其减少会导致脑内5-羟色胺水平降低，从而引起抑郁症状。另外，研究认为，当肠道菌群紊乱时，外周免疫被激活引起炎症反应，各种炎症因子通过不同的途径进入中枢，激活小胶质细胞是大脑中促炎因子的重要来源，故促进了抑郁症的发生。此外，短链脂肪酸、丁酸钠等微生物代谢产物也会对抑郁症产生影响。将抑郁症患者的粪便微生物移到清除微生物群体的大鼠中，接受粪便移植的大鼠会表现出抑郁症状。这些研究提示，抑郁症的发病与肠道菌群的紊乱具有一定关系。

第四节　抑郁状态下海马突触可塑性变化与胃肠效应

生物在老化过程中，表现出记忆减退、智力障碍等早期症状。而海马是脑内参与记忆的重要脑区，并且海马神经元对抑郁、衰老敏感。海马是边缘系统中的一个重要结构，许多精神类疾病都会影响到海马的体积和形态，研究抑郁症的海马形态体积及其病理学变化，为探讨抑郁症的发病机制提供依据。

一、抑郁症与海马等关系

抑郁症并非完全是功能性精神障碍，部分患者也存在脑形态结构的改变。研究证实，脑内多个结构（皮质、海马、杏仁核、下丘脑）及其神经递质（5-羟色胺、去甲肾上腺素）的功能失调参与了抑郁症的发病过程。海马参与情感、记忆、内分泌整合等过程，与人类情感性疾病的发生关系密切。

近年来越来越多的研究表明，抑郁的发病与海马突触可塑性的改变关系密切：①抑郁状态海马体积缩小。②抑郁状态海马突触可塑性改变。

HPA轴与糖皮质激素导致的突触可塑性变化。应激状态下最显著的改变是HPA轴的激活和糖皮质激素的释放。长期处于应激状态下，糖皮质激素的水平居高不下，HPA轴持续激活，不仅会导致HPA轴负反馈调节丧失，还会影响大脑的正常功能。

糖皮质激素水平升高会从多个方面损伤海马神经元的功能，进而导致行为异常。长期注射肾上腺糖皮质激素会导致海马神经元突触数目减少、功能受损，神经元固缩丧失，海马萎缩，以及个体水平出现抑郁行为。

二、神经营养因子导致的突触可塑性变化

神经营养因子对于海马的突触连接及功能保持有重要作用。慢性应激状态下，神经营养因子减少，海马的神经元突触结构和功能受损。

三、免疫与炎性因子

导致的突触可塑性变化创伤和慢性应激也会引起炎性因子的释放。各类炎性因子的异常可以引起抑郁样行为。

四、抗抑郁药物作用

抑郁状态下海马突触可塑性可能是一些抗抑郁疗法发挥作用的基础。长期服用抗抑郁药物能使患者BDNF及其酪氨酸激酶受体β的表达增加，促进海马神经发生，促进神经元突触形成，并阻止神经元萎缩。

五、研究报道

（1）对肠道菌群与焦虑相关行为的研究发现，无菌小鼠大脑皮质、海马体、杏仁体内的脑源性神经营养因子（BDNF）有所下降。

（2）大量研究显示，急性给予氯胺酮可改善抑郁动物模型或抑郁症患者的抑郁症状，提示氯胺酮具有抗抑郁功效，且其抗抑郁作用与增加大脑兴奋性氨基酸（谷氨酸）有关。

有研究提示，长期滥用氯胺酮者存在认知功能损害和抑郁情绪。提示长期亚麻醉剂量氯胺酮导致食蟹猴自发活动由兴奋到抑制。

CREB 是一种转录激活因子，氯胺酮慢性给药 6 个月后海马 CREB 蛋白水平下降，BDNF 和 CREB 表达下降呈现明显的时间依赖效应。出现这一现象的原因可能是氯胺酮导致神经元和神经胶质细胞坏死，细胞数量减少导致 BDNF 和 CREB 表达降低。

（3）研究海马形态体积发现：抑郁症组两侧尾部及单侧海马体积都明显小于对照组。抑郁症组双侧海马头、体部体积虽无差异，但抑郁组的左侧海马头平均层面积小于对照组；而层数却大于对照组；抑郁症组双侧尾部层数均小于对照组。

（4）观察电针对功能性消化不良（FD）大鼠下丘脑和海马胃促生长素（ghrelin）及 Ghrelin 受体（GHS-R）mRNA 表达的影响。方法：将 80 只 SD 大鼠随机分为正常对照组、模型对照组、药物治疗组和电针治疗组，每组 20 只。采用夹尾造模法复制 FD 大鼠模型，药物治疗组采用西沙必利溶液灌胃治疗，电针治疗组采用电针治疗。4 组均采用 Western blot 法检测下丘脑和海马 Ghrelin 蛋白水平的表达，Real-time PCR 法检测下丘脑和海马 GHS-R mRNA 的表达。结果与模型对照组比较：药物治疗组大鼠下丘脑 Ghrelin 蛋白、下丘脑、海马 GHS-R mRNA 的表达均升高（$P < 0.05$），电针治疗组大鼠下丘脑、海马 Ghrelin 蛋白 GHS-R mRNA 的表达上调（$P < 0.05$）；与药物治疗组比较，电针治疗组大鼠海马 Ghrelin 蛋白和 GHS-R mRNA 的表达上调（$P < 0.05$）。结论：电针和药物可通过调节 FD 大鼠下丘脑和海马 Ghrelin 蛋白和 GHS-R mRNA 的含量，激活下丘脑神经元和海马兴奋性突触，通过海马 – 下丘脑通路，发挥胃肠效应，良性调节脑肠轴的失衡状态。

第五节　突触与神经递质

一、突触起源

人脑约含有 1000 亿个神经元，100 万亿个突触。19 世纪末谢灵顿（C.S.Sherringtom）提出"突触"这个词为"神经细胞和神经细胞之间的接头"。

现代突触理论指 20 世纪 50 年代的突触传递理论，突触分为两类：化学突触和电突触，取决于传递是从突触前突起以直接电兴奋传播，还是经过化学物质中介。在高等动物引起突触后离子通道的开放，从而传递信息。电突触是缝隙连接，它是神经 – 肌肉接头，通过乙酰胆碱（Ach）这个化学递质。

二、神经递质

（1）乙酰胆碱：一般都接受乙酰胆碱是外周神经系统几个部位的兴奋性递质，包括所有自主神经节，副交感神经节的节后神经元与其靶点，某些交感神经元与其效应器，以及神经－肌肉接头。

（2）去甲肾上腺素：脑内有大多数去甲肾上腺素神经元，其胞体在脑干中的小神经核－蓝斑，以及脑桥和延髓的几个细胞群里。

（3）单胺氧化酶（MAO）和儿茶酚胺氧位甲基化酶（COMT）：是失活肾上腺素和儿茶酚胺。实验发现 MAO 和 COMT 的阻断对于去甲肾上腺素突触的传递影响不大，可能是由于它们在突触间隙的浓度很低，原因是再摄取造成神经递质失活。

（4）多巴胺（DA）和 5- 羟色胺（5-HT）：多巴胺、肾上腺素和去甲肾上腺素都属于单胺类。脑内有高浓度的 5-HT，浓集于边缘系统和下丘脑，并证明 5-HT 可被精神药致幻剂麦角酚二乙酰胺（LSD）所拮抗。

（5）氨基酸类递质：可能是一个抑制性递质。谷氨酸和天冬氨酸对某些脊髓神经元可能有非特异性的兴奋作用，与兴奋性突触的传递无关。γ－氨基丁酸（GABA）：抑制性神经元，可摄取 GABA，把它运输到轴突末梢。

三、抑郁症与单胺氧化酶

由于利血平治疗使许多人产生抑郁症，其原因是耗竭了脑内 5-HT 和 NE，同时发现 MAO 抑制剂具有抗抑郁效果。

异烟肼副作用会引起情绪变化，后来认识到异烟肼是 MAO 的抑制剂，而开启了研究单胺类合成剂治疗抑郁症大门。

三环类抗抑郁药作用就是抑制 NA 和 5-HT 的摄取，新的抑郁药，是选择性抑制再摄取，这些药有效性不比原来的三环类药物更好些。

由于血小板内也有 MAO，因此把它看成为中枢神经系统单胺类功能的一个生物标记。

四、神经递质临床应用

临床主要用于轻中度普通焦虑和轻度抑郁。

（1）枸橼酸坦度螺酮：可选择性作用于脑内 5-HTA 受体，从而发挥抗焦虑作用和改善心身疾病模型的症状。在临床用作抗焦虑指标的冲突试验中，表明本药与地西泮的效力相同。其抗抑郁作用的主要机制与 5 羟色胺能神经突触后膜的 5-HT2 受体密度下调有关（特别对 5-HT1A 受体强）。

（2）艾司西肽普兰：属 S- 西肽普兰，通过竞争性结合神经元细胞 5-HT 转运体的结合位点，抑制转运体对 5-HT 的再摄取功能，进一步发挥抗抑郁作用，5-HT 转运体具有 2 个结合位点，一个位点具有较高亲和力，与大多数的抗抑郁类药物结合后发挥作用，抑制 5-HT 转运体的再摄取功能；另一个变构调节位点对大多数抗抑郁类药物的亲和力低，包括 R- 西酞普兰，S- 西肽普兰对其亲和力较高，二者结合后的变构调节作用能增强其他抗抑郁药物的结合时间作用强度。在众多抗抑郁类药物中，艾司西肽普兰对 5-HT 转运体作用选择性最强。

（3）帕罗西汀：属 5- 羟色胺重摄取抑制剂，能抑制神经突触前膜的 5- 羟色胺泵功能，使 5- 羟色胺再摄取量降低，突触间隙内 5- 羟色胺含量上升，从而提高 5- 羟色胺系统功能。此外，帕罗西汀具有良好的亲和力，可有效调节 5-HT1A 受体与 5-HT2A 受体之间的功能，可明显阻断细胞色素氧化酶的多种酶作用，从而达到抗抑郁和焦虑的目的，对精神分裂症患者的临床症状发挥调节与激活功效。

（4）安非他酮：又称丁胺苯丙酮，对去甲肾上腺素、5- 羟色胺、多巴胺再摄取有较弱的抑制作用，对单胺氧化酶无作用。适用于其他抗抑郁药疗效不明显或不能耐受的抑郁患者的治疗。其作用可能与去甲肾上腺素和（或）多巴胺能作用有关。

（5）文拉法辛：目前治疗躯体症状障碍（SSD）首选药物之一。

（6）维思通：有较强的激动 5-HT 和多巴胺受体作用，可大幅度改善阳性症状及部分阴性症状。

（7）奥氮平：对包括 5-HT、多巴胺 D、α- 肾上腺素、组胺 H 等多种受体有较强的亲和力，适用于精神分裂症各型症状的治疗和维持期治疗。研究发现维思通疗效更优于奥氮平，其原因是维思通能够激动和逆转 5-HT 和 DA 受体功能。

（8）布南色林：对于多巴胺 D2、D3 及 5-HT2A 受体亚型具有高度亲和性。布南色林对 D2 受体的亲和力是氟哌啶醇的 20 倍，是利培酮的 94 倍；与大部分其他非典型抗精神病药物（包括利培酮）相反，布南色林对于 D2 受体的亲和力比对于 5-HT2A 的高 6 倍。

第六节　5- 羟色胺

色氨酸经色氨酸羟化酶催化生成 5- 羟色氨酸，再经 5- 羟色氨酸脱羧酶催化成 5- 羟色胺（5-HT）。

5-HT 广泛存在于哺乳动物组织中，特别在大脑皮质及神经突触内含量很高，它也是一种抑制性神经递质。在外周组织，5-HT 是一种强血管收缩剂和平滑肌收缩刺激剂。在体内，5-HT 可以经单胺氧化酶催化成 5- 羟色醛以及 5- 羟吲哚乙酸而随尿液排出体外。

一、肠嗜铬细胞

肠嗜铬细胞（EC）由肠上皮基底干细胞分化而来，由于其特殊的组织化学染色特性而得名。EC 主要分泌 5- 羟色胺，并产生机体 95% 的 5-HT。EC 作为化学感受器通过肠 - 脑回路与神经细胞建立直接突触联系，感受胃肠道摄入的食物以及相关化学因子，并以此调控胃肠道吸收营养物质。另外，EC 还参与肠道免疫调节功能。值得注意的是 EC 数量以及其分泌的 5-HT 浓度的变化与多种肠道疾病密切相关。

二、5- 羟色胺分布

5-HT 约 95% 源自胃肠道，仅 5% 存在于中枢神经系统（CNS）、血小板等胃肠外组织或细胞内。

5-HT 主要分布于肠嗜铬细胞，通常与 ATP 等物质一起储存于细胞颗粒内。在刺激因素作用下，5-HT 从颗粒内释放、弥散到血液，并被血小板摄取和储存，储存量约占全身的 8%。

5-HT 作为神经递质，分布于松果体和下丘脑，可能参与痛觉、睡眠和体温等生理功能的调节。中枢神经系统 5-HT 含量及功能异常可能与精神病和偏头痛等多种疾病的发病有关。其中 5-HT1 主要分布于额叶皮质、海马、外侧隔、中缝背核、脊髓前角等。

三、5- 羟色胺受体

5-HT 必须通过相应受体的介导才能产生作用。5-HT 受体分型复杂，已发现 7 种 5-HT 受体及亚型。5-HT 通过激动不同的 5-HT 受体亚型，可具有不同的药理作用，但 5-HT 本身尚无临床应用价值。

7 种亚型：5-HT1，5-HT2，5-HT3，5-HT4，5-HT5，5-HT6，5-HT7。

5-HT1 受体是 5-HT 受体家族中最庞大的一科，目前有 A、B、D、E、F 五种亚型，5-HT1A、5-HT1B、5-HT1D、5-HT1E、5-HT1F 五种受体蛋白。

5-HT2 受体次家族有 A、B、C 三种亚型，5-HT2A、5-HT2B 和 5-HT2C 三种受体蛋白。

5-HT3 受体、5-HT4 受体、5-HT5 受体次家族有 A、B 二种亚型；5-HT5A、5-HT5B 二种受体蛋白；5-HT6 受体，5-HT7 受体；总共有 15 种受体亚型。

四、5- 羟色胺功能

在神经递质中，5- 羟色胺是一种能产生愉悦情绪的信使，从调节情绪、精力、记忆力到塑造人生观。抗抑郁药如盐酸氟西汀等就是通过提高脑内 5- 羟色胺水平而起作用的。

5- 羟色胺水平较低的人群容易发生抑郁、冲动行为、酗酒、自杀、攻击及暴力行为。女性大脑合成 5- 羟色胺的速率仅是男性的一半，所以女性容易患抑郁症。年龄的增长，活化 5- 羟色胺的受体减少了。据一项研究显示，60 岁与 30 岁的人相比，大脑中 5- 羟色胺特异受体的数目已减少了 60%。随年龄增长患抑郁症的可能性增加。

研究发现，5- 羟色胺还能增强记忆力，并能保护神经元免受"兴奋神经毒素"的损害。充足的 5- 羟色胺能对老年人防止脑损害发生。

五、5- 羟色胺综合征

5- 羟色胺综合征是服用 5- 羟色胺能药物（如氯丙咪嗪、氟西汀、5- 羟色胺酸等）或合用5-羟色胺能药物和单胺氧化酶抑制剂而引起的一组症状群，临床上典型病例较少见。其主要临床表现包括：精神状态和行为改变（轻躁狂、激越、意识混乱、定向障碍、酩酊状态），运动系统功能改变（肌阵挛、肌强直、震颤、反射亢进、踝阵挛、共济失调），自主神经功能紊乱（发热、恶心、腹泻、头痛、颤抖、脸红、出汗、心动过速、呼吸急促、血压改变、瞳孔散大）。

六、5-HT 综合征的产生病理

5-HT 是 L- 色氨酸通过脱羧和羟基化产生的，它的数量和作用受再摄取机制、反馈回路及代谢酶综合作用的紧密调节。5- 羟色胺受体分为 7 个 5- 羟色胺（5-HT）家族（5-HT1到 5-HT7），其中一些还有多个成员（如：5-HT1A，5-HT1B，5-HT1C，5-HT1D，5-HT1E和 5-HT1F）。通过等位基因多态性、拼接变异体、受体异构体以及受体杂二聚体形成，还可以对这些成员从结构和功能上进一步分类。

CNS 的 5- 羟色胺能神经元主要见于中缝核（位于从中脑到脊髓的脑干）。这个系统的腹侧末端帮助调节苏醒、情感行为、摄食、体温调节、偏头痛、呕吐和性行为。下部脑桥和延髓脊上的神经元参与调节伤害感受和运动张力。在外周，5- 羟色胺系统帮助调节血管张力和胃肠运动。

5-HT2A 受体的激动对 5- 羟色胺综合征的发生起主要作用，但似乎单一受体并不能引起此综合征的发生。其他 5- 羟色胺受体亚型如 5-HT1A，可能通过一种药效的相互作用促进此综合征的发生，在此相互作用中，突触中 5- 羟色胺激动剂浓度的增加使所有受体亚型都发生饱和。去甲肾上腺素能 CNS 的功能亢进可能起关键作用，因为 5- 羟色胺综合征中 CNS 去甲肾上腺素浓度升高的程度可能与临床结局相关。其他神经递质，包括 N-甲基 -D- 天冬氨酸（NMDA）受体拮抗剂和 γ- 氨基丁酸（GABA），可能影响此综合征的发生，但这些物质的确切作用还不很清楚。多巴胺能受体也参与作用，但此相关性可能缘于药效的相互作用、5- 羟色胺与多巴胺受体之间的直接相互作用、其他机制或将 5- 羟色胺综合征误诊为抗精神病药物恶性综合征。

第七节　5- 羟色胺与胃肠疾病

一、消化道动力

口腔、咽、食管上段和肛门括约肌由骨骼肌组成，其他部分均由平滑肌组成。正是这些纵行与环形的平滑肌进行有规律的收缩和舒张，加上括约肌的协调性开闭，共同促成了胃肠道的运动。除吞咽和排便外，胃肠道运动均是受神经和体液调节的自主运动。

参与调节消化道动力的主要激动性神经递质为乙酰胆碱（Ach），而主要受体包括 5-羟色胺受体及多巴胺受体等。

二、5-HT 受体药物

5-羟色胺受体共包括 7 个成员和 15 个亚型，其中 5-HT3、5-HT4 与消化道动力的调节最为密切。就药理而言，5-HT 发挥治疗作用主要在 Ach 上，比如 5-HT3 就可以促使副交感神经末梢释放 Ach。

5-HT 激动剂类药物主要包括西沙比利、莫沙必利、替加色罗、普卡比利和伦扎必利等，这些药物虽然在对抗 FD 方面表现出了良好的疗效，但不良反应重，比如西沙比利可引起 QT 间期延长、尖端扭转型室性心动过速及心搏骤停。替加色罗会导致患者的心肌梗死、心源性猝死等心血管风险增加。

《中国消化不良的诊治指南》以莫沙必利为例，明确指出有些 5-HT 激动剂类药物虽然目前未见心脏严重不良反应的报道，但在临床上仍要引起重视，使用时需要对患者及其同时服用的药物进行严格的考量。

三、5-HT 受体在胃肠道作用

5-HT 是重要的神经递质，人体内 95% 的 5-HT 在胃肠道的肠嗜铬细胞（EC）及肠神经元中合成，5-HT 通过与其受体相互作用，在胃肠道动力、感觉和分泌中发挥重要作用。

胃肠道内至少有 5 种受体，其中 5-HT3 受体和 5-HI4 受体与胃肠运动和分泌功能最为密切。

（1）5-HT1 受体激动剂：舒马曲坦（sumatriptan）是选择性 5-HT1 受体激动剂。在健康人静注舒马曲坦后不但可以使胃液体排空延缓，还可以延缓胃固体餐的排空。舒马曲坦激活中枢和周围 5-HT1 受体，释放非肾上腺素能非胆碱能（NANC）神经递质，松弛胃底、胃窦和出口平滑肌，改善餐后胃的容受性，并增加食管的敏感性，降低食管顺应性。Tack 等报道，舒马曲坦治疗功能性消化不良（FD）患者，可降低胃壁张力，增加胃平均容量，并改善早饱不适感。

（2）5-HT3 受体激动剂：动物中的研究显示，5-HT3 受体激动剂 Y-31636 可促进动物的排便、增加排便量，这可能与增加结肠的动力有关，这一效应可被 5-HT3 受体拮抗剂雷莫司琼所阻断。Y-31636 不增加内脏疼痛阈值，用于治疗慢性便秘、以便秘为主的肠易激综合征 IBS 等。

（3）5-HT3 受体拮抗剂：阿洛司琼（alosetron）是一种选择性 5-HT3 受体拮抗剂，主要抑制肠神经系统中非选择性离子通道的 5-HT3 受体，可抑制内脏感觉反射，提高内脏痛觉阈值，抑制健康人胃肠道移行性复合运动周期（MCI）活动和结肠动力反应，减慢小肠、结肠的传输时间，并提高 IBS 患者疼痛感觉阈值。一项为期 48 周的双盲、安慰剂对照试验表明，阿洛司琼的长期治疗对严重慢性腹泻型肠易激综合征（D-IBS）女性患者是安全有效的。最近一项多中心随机双盲安慰剂对照临床研究报道，662 例男性 D-IBS 患者随机分为 5 组，口服阿洛司琼 0.5mg、1.0mg、2.0mg、4.0mg 及安慰剂组，2 次 /d 给药，用药 12 周，结果显示阿洛司琼 1.0mg 治疗组患者的腹部疼痛和不适的平均缓解率明显高于安慰剂组，治疗组患者的粪便硬度明显提高，但排便紧迫感、排便不尽、排便次数及腹胀等症状的改善效果不明显。阿洛司琼常见的副作用为便秘和缺血性肠炎。

（4）其他 5-HT 受体拮抗剂如西兰司琼（cilansetron）、托烷司琼（tropisetron，也叫欧必亭）、雷莫司琼（ramosetron）、昂丹司琼（ondansetron）、格拉司琼（granisetron）其主要抑制内脏敏感性，降低十二指肠胃神经反射，具有强烈止吐作用。化疗和放疗等因素增加消化道的 EC 细胞释放 5-HT，5-HT3 受体拮抗剂可作用于消化道黏膜的 5-HT 受体而发挥止吐作用。

（5）5-HT4 受体激动剂：非选择性的 5-HT4 受体激动剂（西沙必利、莫沙必利、扎考必利、伦扎必利）主要通过兴奋肠肌间神经元的 5-HT4 受体，释放乙酰胆碱（Ach），刺激胃肠道平滑肌收缩和蠕动，部分增加近结肠传输，可用于胃食管反流（GERD）。由于延长 Q-T 间期，可引起严重心律失常，因而限制了临床继续应用。

（6）选择性 5-HT4 受体的部分激动剂替加色罗属于吲哚氨基胍类，通过激活内在感觉通路而刺激蠕动反射，加速肠道传输，并具有感觉的调节作用。临床研究显示，替加色罗对 IBS 患者的疗效较安慰剂高 10%，在女性患者和基线期存在明显便秘症状的患者疗效较安慰剂高 14%。我国的多中心临床验证表明，替加色罗 6mg、2 次 /d 能有效地缓解便秘型 IBS 患者的便秘症状、上腹不适或疼痛。8 项有安慰剂对照的替加色罗治疗便秘型 IBS 的系统评价表明，替加色罗 2mg、2 次 /d 和 6mg、2 次 /d 均能有效地增加排便次数。对女性便秘型 IBS 的荟萃分析表明，替加色罗能明显改善患者的腹部症状。研究已表明，停用后再用仍然有效。目前已禁用。

普卡必利（prucalopride）为苯丙咪唑类药物，是特异性 S-T 受体完全激动剂，具有较高选择性和特异性 5-HT4 受体作用，增加胆碱能神经递质的释放，刺激肠蠕动反射，增强结肠收缩和近端结肠传输，能够有效地缓解便秘病人的症状，主要用于治疗各种便秘及手术的胃肠道无动力和假性梗阻。但由于动物研究发现其可能具有肠道致癌性，故已停止临床研究。

（7）5-HT4 受体拮抗剂：在动物实验中，5-HT4 受体拮抗剂哌波色罗（ribose-rod）可抑制肠神经系统释放 Ach，减缓胃肠道动力。在健康人，哌波色罗能对抗西沙必利对结肠的促动力作用，延缓结肠传输，但不改变结肠的感觉和顺应性，拮抗外源性 5-HT 所致的肠道蠕动反射。在腹泻型 IBS 患者中，哌波色罗可以延长口 - 肠传输，使结肠运动减弱，降低直肠敏感性，从而改善患者的症状。

（8）5-HT2 受体调节剂：5-HT2 受体参与调节结肠平滑肌的松弛和豚鼠回肠的松弛。Janssen 等发现，5-HT2 受体通过非一氧化氮机制调节犬清醒状态下近端胃的舒张。Vicini 等发现 5-HT 受体参与调解豚鼠回肠平滑肌的运动，阻断 5-HT 受体可升高触发小肠蠕动的压力感受阈值和降低小肠壁的顺应性。Meuser 等发现在脊髓背角浅层初级传入神经末梢有 5-HT 受体的表达，参与大鼠伤害性感受器的激活。目前尚无 5-HT 受体制剂应用于临床的资料。

（9）选择性 5-HT 再摄取抑制剂（SSRI）：抑郁症患者服用 SSRI 后，除抑郁情绪得以改善外，其伴随的腹胀、纳差等症状亦获缓解：一些 FD 和 IBS 患者使用这类药物亦有一定疗效。Gorard 等证实，抑制 5-HT 再摄取，可明显缩短消化间期 MCl 周期，加快 MCl 期传播速度。有研究对 8 名健康受试者连续 5 天口服帕罗西汀（20mg/d），发现口 - 盲肠传输时间明显缩短，表明 SSRI 参与胃肠道动力调节。

四、近年临床研究

（1）5-HT3 受体阻滞剂：5-HT3 受体阻断药通过与外周胃肠嗜铬细胞和中枢的 5-HT 受体结合，抑制 5-HT 的释放及阻断向呕吐中枢的冲动传入，具有抑制呕吐发生的一类药物。第一代 5-HT3 受体阻断药：昂丹司琼、格拉司琼、托烷司琼等 5 种。第 2 代 5-HT3 受体阻断药：帕诺司琼。高选择性的 5-HT3 受体拮抗剂逐渐成为目前临床上化疗止吐的主要用药，其应用为化疗止吐提供了一种安全、有效、经济的治疗方案，化疗所致恶心呕吐已大为减轻。

（2）高选择性 5- 羟色胺 4（5-HT4）受体激动剂可缩短结肠传输时间，增加患者排便次数。

普芦卡必利为苯并呋喃类甲酰胺类化合物的衍生物，是一种高选择性和高亲和力的 5-HT4 受体激动剂，与肠肌间神经丛 5-HT4 受体结合后，可增加胆碱能神经递质的释放，刺激结肠产生高幅推进性收缩波，使不伴有肛门直肠功能障碍的便秘患者胃排空、小肠传输和结肠传输加快。多项国外研究表明，每天服用 2mg 普芦卡必利在改善慢性便秘患者的排便次数、粪便性状、整体症状和生命质量等方面均显著优于安慰剂组，疗效可长达 18 个月，且安全性和耐受性良好。

（3）5-HT3 受体拮抗剂：5-HT3 受体拮抗剂可减缓胃肠道运动，减少分泌和缓解腹胀，这类药物包括雷莫司琼、西兰司琼等。雷莫司琼可以缓解腹部不适或疼痛，改善排便习惯及粪便性状。

第八节　多巴胺与胃黏膜

多巴胺（DA）是当前研究得最有成效的脑内神经递质之一，也是一种重要的胃肠道神经递质，在实验性的胃十二指肠溃疡形成、胃肠胰分泌、胃肠运动及胃肠黏膜下血流调节中发挥一定作用，以多巴胺为介质的脑－肠轴起着调节胃肠功能、保护胃肠道的作用。近年来随着神经生理学和消化生理学的进展，对神经系统调控消化功能的认识已经不断加深。

一、多巴胺及其受体

多巴胺神经递质广泛地存在于中枢和外周组织。

多巴胺受体激动剂和拮抗剂通过结合并刺激 α 和 β 以及多巴胺受体，在中枢神经系统、心血管系统、肾脏、胃肠道等部位的生理和病理过程中发挥重要作用。

多巴胺作为脑－肠轴的重要递质在胃肠运动、胃液分泌、胃黏膜血流和氧供等多种消化功能中起着重要调节作用，已被公认为是一种重要的胃黏膜保护因子。

（1）中枢多巴胺是由位于黑质－纹状体中脑边缘系统以及结节漏斗处的多巴胺能神经元合成。最近有资料表明，在胃内多巴胺主要由兼有神经和内分泌功能的壁细胞合成。

（2）多巴胺受体在中枢和胃内的分布，多巴胺受体可分为 D1 和 D2 两个家族。

中枢 D1 受体主要分布于尾核纹状体，D2 受体分布于纹状体区，D3 受体在脑内表达的区域，比较局限主要在端脑伏隔核 Calleja 岛及其他边缘系统，D4 受体主要分布于额叶皮质，D5 受体主要位于海马乳头体外侧核视床的束旁核。

胃内目前所能认识的 5 个亚型多巴胺受体均存在于胃，尤其是黏膜组织内。他们主要位于固有层靠近黏膜肌层处，并沿黏膜肌层分布类似 VIP 能神经的分布，仅少数散在分布于黏膜肌层和固有肌层内。其中 D5 受体含量最高，其余依次 D4D3D1 受体最少的是 D2 受体。

已有大量证据表明，多巴胺及其拟物通过激活或阻断中枢和外周的各型多巴胺受体，在胃黏膜保护中发挥重要作用。多巴胺约占胃儿茶酚胺总量的 20%。

多巴胺能防止大鼠实验性胃溃疡和十二指肠溃疡的产生，而多巴胺受体拮抗剂则能诱发大鼠产生胃溃疡和十二指肠溃疡。

在中枢若脑室注射左旋多巴或羟基利他灵，可通过阻断中枢 D1、D2 受体来防止应激所致的大鼠胃黏膜病变。多巴胺拟物左旋多巴可以阻断中枢 D1 受体，对饥饿诱发的胃溃疡有一定的保护作用，其抗溃疡抑制胃酸分泌的作用机制初步认为与机体儿茶酚胺有关，可能通过下丘脑－垂体－肾上腺轴实现。

二、增强神经紧张素激发的胃黏膜保护效应

外周多巴胺的保护作用是受体可能起调节作用。① Slaving 发现多巴胺 D3 受体激动剂

能减少实验性的老鼠胃黏膜损伤。②有研究表明，外周给予胰岛淀粉样多肽的老鼠对蛇根碱诱导的胃黏膜损伤可以产生抵抗作用，这种抵抗作用被 D2 受体拮抗剂舒必利抑制。这说明在胰岛淀粉样多肽所激发的黏膜保护作用中，很大一部分是由 D1 和 D2 受体介导的。③最新研究表明，在胃黏膜的 5 个多巴胺亚型受体中，数量最多的是 D5 亚型介导，胃肠保护功能的也主要是 D5 受体。

三、多巴胺受体抗胃黏膜损伤的机制

在正常情况下，胃黏膜能够抵御各种侵袭因素包括黏液／碳酸氢盐屏障黏膜屏障、黏膜血流量、细胞更新、前列腺素生长抑素和表皮生长因子以及 GRP VIP 等，这些新近发现的具有胃黏膜保护作用的因子。

当这些防御－修复因素减弱时就会引起胃黏膜的损伤，多巴胺通过激活或拮抗中枢和胃内各型 DA 受体，对胃肠道运动、胃液分泌血液供应及胃肠激素的分泌起着广泛而复杂的调节作用，而这些作用都可能与其抗胃黏膜损伤有关。

多巴胺能抑制胃酸分泌这种作用，与中枢和胃黏膜内的多巴胺及多种多巴胺受体均有关，最近有研究生长抑素对大鼠游离胃模型进行灌注后用放射免疫法测得胃内组胺分泌量减少。

组胺是胃内刺激壁细胞分泌胃酸的最主要因子，多巴胺通过促进生长抑素的释放减少组胺的分泌，最终抑制胃酸分泌。

多巴胺增加胃黏膜血流的作用主要是通过刺激胃内前列腺素（PG）合成来实现的，影响 GMBF 的因素最终通过部分依赖 PGs 而影响 GMBF PGS 在循环作用。

大量研究表明，多巴胺增加胃黏膜血流的作用主要是通过刺激胃内前列腺素（PG）合成来实现的。

四、多巴胺受体保护胃黏膜的其他机制

多巴胺不但能抵制引起胃黏膜损伤的因素如胃酸、胃蛋白酶，而且还能增强胃肠黏膜防御因素，如刺激黏液、碳酸氢盐的分泌，从而维持黏液－碳酸氢盐屏障的完整性。

使用抗抑郁剂量的 Sul pi ride 能减少恐怖刺激造成的小鼠胃黏膜损伤，这是否说明 Sul pi ride 对胃黏膜具有保护还是损害作用，取决于一定的剂量相关。

（1）多巴胺（DA）作为脑－肠轴的重要递质，DA 受体分为 D1 和 D2，随着现代克隆技术发展，又分 D1、D2、D3、D4、D5 亚型受体。D1、D5 被称 D1 样受体，总体上是兴奋作用；D2、D3、D4 受体，称 D2 样受体，总体上起抑制作用。

1）LES（食管下括约肌）的收缩和舒张的功能调节是中枢神经系统的支配下，由许多激素、不同的神经递质以及本身肌源性因素共同作用下完成。目前研究 DA 受体亚型在人

LES 套索纤维、钩状纤维、食管体部环形肌以及胃底环形肌有不同表达。所以用于 DA 受体拮抗剂甲氧氯普胺、多潘立酮时，LES 压力增加。

2）分布于胃黏膜组织，沿靠近黏膜肌层分布的 DA 受体 5 种亚型，目前发现 DA 及受体对胃黏膜作用：①抑制胃酸分泌。②降低胃张力。③增加胃黏膜血流。④可刺激内源性 PG 合成。

3）功能性胃肠病和胃肠动力疾病不是同一种病，两者虽然在症状上有重叠，但前者没有器质性病变，后者多由神经支配调节障碍所致。胃肠动力障碍大多表现为胃排空延迟、餐后胃窦动力下降、恶心、呕吐、上腹饱胀、嗳气。目前研究促胃肠动力药物，主要有：①胃动素受体激动剂。②人生长激素释放肽。③ DA 受体阻滞剂。④ 5-HT 受体激动剂。⑤胆碱酯酶抑制剂。⑥红霉素。

在 DA 受体药用中，氯丙嗪具有阻断中枢化学感受器（CTZ）DA 受体作用，降低呕吐中枢的神经活动，可减轻轻度化疗所引起恶心、呕吐等症状。

精神分裂症患者同时存在 DA 功能亢进及 DA 功能低下。其中，中脑 - 边缘系统的 DA 系统功能亢进与精神分裂症的阳性症状有关，中枢 - 皮质的 DA 系统功能低下与精神分裂症的阴性症状及认知缺陷症状有关。去甲肾上腺素及 5- 羟色胺均参与精神分裂症发生。

多巴胺的药理作用：具有 β 受体激动作用，也有一定的受体激动作用，能增强心肌收缩力，增加心排血量，加快心率作用轻微，对周围血管有轻度收缩作用，升高动脉压，对内脏血管扩张，增加血流量，促肾小球滤过率增加，从而促使尿量及钠排泄量增多，能改善末梢循环，对心率无影响，这是优势。

（2）FD 作为一组异质性疾病，发病机制仍未明确，其中脑 - 肠 - 菌群轴发挥了举足轻重的作用，现有研究成果已为 FD（包括 IBS 等其他 FGIDs）的临床治疗提供了思路，如应用抗焦虑和抑郁药帕罗西汀、促胃肠动力药多巴胺受体拮抗剂和 5-HT 受体激动剂、抑酸药如质子泵抑制剂和 H2 受体拮抗剂、根除 Hp 等手段以达到控制症状的目的。总之，深入研究肠道菌群对脑 - 肠轴的作用以及解释 FD 的发病机制具有重要意义，有助于 FD 的诊疗。

（3）多巴胺 D2 受体阻滞剂伊托必利，可抑制乙酰胆碱酯酶，在治疗糖尿病胃轻瘫的疗效优于吗丁啉和莫沙必利。

（4）人体皮肤密布无数毛细血管和神经纤维，神经末梢与皮肤上的温度感受器密切联系着，起调节温度的作用。皮肤温度感受器产生的脉冲由下丘脑体温调节中枢控制，大量的研究和临床应用表明，影响脑递质药物可使许多患者得到治愈或好转，抑郁症、焦虑症、躯体化症状有脑生物化学物质改变。各种应激源刺激患者大脑皮质，引起多巴胺（DA）、去甲肾上腺素（NE）、5- 羟色胺（5-HT）等中枢神经递质平衡传导失调、自主神经功能紊乱、激素分泌及免疫功能变化，心理情绪、全身细胞组织器官的功能代谢都会受到影响。

（5）嘌呤能系统在精神疾病中的研究进展：除了公认的单胺类神经递质、谷氨酸 / γ-

氨基丁酸神经递质系统之外，嘌呤能系统也是一种重要的神经递质系统，参与了精神疾病的发生和发展。

有证据表明，ATP核苷酸可以作为神经递质，ATP水解产生的二磷酸腺苷（ADP）、腺苷－磷酸（AMP）和腺苷（ADO）也参与了细胞间的信号传导。

神经末梢的转运蛋白可以吸收ADO，并通过腺苷脱氨酶和黄嘌呤氧化酶（XO）产生下游产物尿酸（UA）。UA水平的升高加速了嘌呤能转化，并减少了腺苷能传递。UA等产物作用于突触前和突触后神经元以及胶质细胞膜中的特异性受体（嘌呤能受体），可以影响其他神经递质的活性，包括多巴胺、γ－氨基丁酸、谷氨酸和5-羟色胺，这些递质都参与了精神疾病的病理生理过程。

在急性躁狂发作中可以观察到UA水平升高，表明嘌呤能转化增加，且外周UA水平与中心水平呈正相关。

第九节　神经调节药物在功能性胃肠病中的应用

脑－肠轴功能紊乱是功能性胃肠病（FGID）的重要发病机制之一。

脑－肠轴这一概念起源于胚胎学基础，即发育中的胎儿神经嵴分化为大脑和脊髓，并向下发送神经节填充发育中的内胚层，最终成为肠神经系统。大脑和肠道共享相同的神经递质和受体，因此神经调节药物可用于患有FGID或其他疼痛性躯体症状的患者，无论其是否合并焦虑或情绪障碍。

一、中枢神经调节药物的药理学特性

（1）三环类抗抑郁药（TCA）：代表药物有阿米替林、丙咪嗪，是5-羟色胺和去甲肾上腺素（NA）再摄取抑制的组合。使其理论上在镇痛作用方面更有优势，然而大多数TCA都有额外的受体，是其不良反应的主要原因，但部分不良反应可能是有益的，如使功能性消化不良（FD）早饱和体质量减轻患者的食欲和体质量增加，或使腹泻型IBS患者的胃肠道运动减慢。另外，TCA还可降低健康者和部分FGID患者的内脏敏感性。

（2）选择性5-羟色胺再摄取抑制剂（SSRI）代表药物有氟西汀、帕罗西汀、舍曲林、西酞普兰、氟伏沙明，药理机制主要是5-羟色胺能作用，无NA能作用，治疗焦虑、强迫症和恐惧症相关行为更有优势，而不是慢性疼痛或功能紊乱。SSRI可增强胃和小肠的推进运动，但对健康受试者或FGID患者的内脏敏感性没有明显影响。

（3）5-羟色胺与去甲肾上腺素再摄取抑制剂（SNRI）：代表药物有文拉法辛、度洛西汀、米那普仑，这些药物的5-羟色胺能及NA能作用略有不同，但大多缺乏额外的受体亲和力，因此，与TCA相比其不良反应少，很适合治疗慢性疼痛（不限于抑郁症）。

（4）去甲肾上腺素和特异性 5- 羟色胺受体拮抗剂（NASSA）：代表药物有米氮平及米塞林。NASSA 可增强中枢 NA 和 5- 羟色胺的活性，这可能与其作为中枢突触前抑制性 α2- 肾上腺素自身受体和异身受体的拮抗剂有关，其亦可作为 5- 羟色胺 2 受体和 5- 羟色胺 3 受体的强效拮抗剂，5- 羟色胺 3 受体拮抗剂特性可改善恶心、疼痛和腹泻。米氮平通过其组胺 I（H1）和 5- 羟色胺 2C 受体拮抗剂特性，可能导致食欲和体质量增加（在部分 FGID 人群中可能具有优势），并具有镇静作用。

（5）5- 羟色胺 1A 受体激动剂：代表药物包括丁螺环酮和坦度螺酮。其以杏仁核为中心，通过突触前和突触后 5- 羟色胺 1A 受体的部分激动作用，可以抑制大脑中的恐惧回路，也可以通过外周同样的受体直接影响胃肠道生理。仅少数研究评估了 5- 羟色胺 1A 受体激动剂对胃肠道功能的作用，丁螺环酮可增强食管的收缩幅度并减缓健康对照的胃排空速率。在 FD 的交叉试验研究中，丁螺环酮可通过增强胃容受性改善症状，而在对食管多模式刺激或胃、直肠扩张试验中均没有发现丁螺环酮可改变内脏敏感性，丁螺环酮也没有显著改变健康对照组患者的结肠顺应性、张力或敏感性。

（6）非典型抗精神病药：新型非典型抗精神病药物除具有多巴胺 D2 受体拮抗剂（氨磺必利、左舒必利）特性外，还有 5- 羟色胺 2A 受体拮抗剂（奥氮平、喹硫平）的特性，因此长期使用这类药物应密切监测不良反应。但由于被用于治疗 FGID 的剂量远低于用于抗精神病的剂量，因而发生不良反应的风险降低。基于舒必利和左舒必利对胃排空率的影响，其偶尔也被用于治疗 FD 和胃轻瘫。

（7）钙离子通道 α2δ 亚基配体：包括加巴喷丁和普瑞巴林，被归类为外周神经调节剂，主要用于以疼痛为主要表现的 FGID 患者。

二、临床应用

低至中等剂量 TCA 是治疗慢性胃肠痛最有效的方法。大多数研究中使用的 TCA 剂量范围 25~75mg/d。可以在治疗的前 4~6 周调整 TCA 剂量，如果没有不良反应，夜间可以进一步增加到 100~150mg。叔胺类 TCA（如阿米替林、丙咪嗪）治疗 FGID 比仲胺类 TCA（如地昔帕明、去甲替林）更可能导致嗜睡、口干、心悸或便秘等。

文拉法辛低剂量治疗时以 5- 羟色胺能作用占主导地位，需要增加剂量至 225 mg/d 才能达到 NA 的镇痛作用，但此时更容易发生不良反应，度洛西汀对 5- 羟色胺转运体和 NA 转运体有很强且相同的亲和力，即使在低剂量下也能发挥作用。在其他 SNRI 因不良反应而不能使用时建议选择米那普仑。

如果患者有疲劳和困倦症状时，理论上可以使用安非他酮，且其治疗效果优于 SSRI。当其他抗抑郁药治疗失败时，安非他酮也被用作治疗抑郁症的增强剂，使用剂量与抗精神病症状相同，为 150~300mg/d。

美金刚、氯胺酮和右美沙芬可以减轻神经元病变起源的疼痛。

美金刚通常在与 FGID 有关的纤维肌痛和偏头痛中显示出镇痛作用。在治疗纤维肌痛第 1 个月内的双盲、安慰剂随机对照试验中治疗剂量为 20mg/d。由于证据有限，这些药物应被视为在其他更常用的治疗方案治疗失败时，FGID 相关腹痛患者的三线治疗方案。

功能性烧心和功能性胸痛：胃灼热或胸痛患者在排除 GERD 的情况下，可考虑使用中枢药物治疗，如低剂量 TCA 丙咪嗪或阿米替林。SSRI 可用于患有功能性胸痛或食管高敏感的患者，共存的焦虑、抑郁或恐惧是使用 SSRI 的证据。

关于 SNRl，小剂量（75mg）缓释制剂文拉法辛在一项仅涉及年轻患者（20~29 岁）的功能性胸痛研究中优于安慰剂，表明这种药物在低剂量方案中有良好的耐受性，具有积极作用。

FD：如果通过改善生活方式和根除 Hp 等仍不能完全控制症状，可以使用一种或多种治疗方法。

餐后不适综合征（PDS）：丁螺环酮可用于以早饱、腹胀和恶心为主要表现的 PDS，不良反应相对较少，并且不会产生依赖性。

在一项丁螺环酮治疗 4 周 FD 的研究中，早饱、腹胀、恶心等消化不良症状比安慰剂组明显改善。丁螺环酮的剂量应与治疗焦虑症时的剂量相同，即 30mg 每天 2 次或 3 次，也可增加至 60mg。当存在慢性恶心、呕吐或体质量减轻时，米氮平是 PDS 的良好选择，并且还可以改善共存的腹痛症状。常规使用剂量为晚上 15~45mg/d，以减少对日间生活或工作的影响。对于米氮平治疗镇静过度或应答不完全的患者，可以选择奥氮平，使用剂量为 2.5~10.0mg/d。

EPS：当消化道不良症状与 EPS 症状一致时，主要支持使用 TCA，无论患者是发病最初还是在 PPI 治疗失败后。美国胃肠病学会指南还提倡对 PPI 治疗未能缓解的 FD 患者使用阿米替林。尽管缺乏相关研究，但对于不能耐受 TCA 治疗的 EPS 患者也可考虑使用 SNRI。

联合治疗的应用：联合用药即一种外周性药物和一种中枢性药物或两种中枢性药物（如非典型抗精神病药加抗抑郁药）联合使用。当特异性药（TCA、SSRI、SNRI）仅获得部分疗效时，可以添加一种其他药物增强疗效，这样可以降低药物剂量而减少不良反应。例如，TCA 可以缓解部分疼痛，但不能控制焦虑，这时可以添加 SSRI（而不是增加 TCA 的使用剂量）。

另一种选择是增加一种非典型抗精神病药物，喹硫平被用于增强 TCA 或 SNRL 治疗疼痛的效果，也可减少焦虑和建立正常的睡眠模式，在治疗胃肠道症状时推荐剂量为 25~200mg 相对安全。联合用药时，熟悉每种药物的不良反应非常重要，并应注意潜在的不良作用，如 5- 羟色胺综合征可表现为发热、反射亢进、自发性阵挛、肌肉僵硬，若不能立即治疗可能增加死亡风险。

三、药物基因组学

药物基因组学是加强治疗效果、减少药物不良反应的新手段。药物基因组学对选择最佳的神经调节药物、最大获益、减少不良反应都有巨大的价值。在胃肠道疾病方面，药物基因组学还属于新兴领域，目前为止还没有药物基因组学治疗胃肠道功能失调的相关报道。

四、预防复发

神经调节剂在临床受益后再维持治疗可以减少再燃或复发的可能性。Perera 等经验性推荐在治疗显效后再维持治疗 6~12 个月。

需在一开始让患者明确药物可能治疗 3~4 周才起效，在治疗 4~6 周后症状没有改善时，需要考虑增加药物剂量，小剂量增加使用另一类药物或改用其他药物。如果没有发生不良反应，特别是药物的最佳治疗剂量还未达到时，增加药物剂量是很好的选择。

第十节　慢性内脏痛与肠道菌群、情感的研究

慢性内脏痛（CVP）是一种源于内脏器官的疼痛感觉，有别于躯体痛，目前其病理机制尚未完全阐明，治疗方法有限。近年来研究表明，肠道菌群在 CVP 的发生、发展中起非常重要的作用，尤其是肠道菌群与情感研究方面有重大突破，引起专家高度关注。

一、肠道菌群与情感

（1）肠神经系统与脑肠肽：许多胃肠肽在中枢神经系统存在，原先存在于中枢神经系统中的肽也在胃肠道中发现。

ENS（肠神经系统）是独立于大脑之外的肠神经系统，称为"肠脑"，目前发现的肠神经数达 8 亿~10 亿个。

ENS 的神经结构呈网状，主要有：①胃肠壁外层纵行肌与环行肌之间的肌间神经丛。②黏膜肌肤层的黏膜下神经丛。肌间神经丛主要与胃肠运动控制有关，而黏膜下神经丛则与胃肠分泌和吸收有关。按神经元存在同递质的化学分类，有：①胆碱能神经元。②肾上腺素能神经元。③ 5-羟色胺能神经元。④ γ-氨基丁酸能神经元。⑤三氧化碳合成酶神经元。⑥肽能神经元。

（2）细菌脂多糖与情绪（犬尿氨酸）：革兰阴性菌外膜含脂多糖，对免疫的脑功能具有影响。脂多糖诱导的炎症反应激活，会导致肠道渗透性超过 30 倍，增加抗原蛋白过氧化物酶的通透性，还能诱导犬尿氨酸通路的酶异常，如吲哚胺 2、3 双加氧酶，这种酶将色氨酸分解为犬尿氨酸，增加具有神经毒性的犬尿氨酸的表达，导致实验动物以及受试

者的焦虑情绪增加、情绪低落以及言语和记忆功能下降。

（3）肠道菌群与焦虑抑郁：Rhee 等于 2009 年首次提出肠道菌群 – 肠 – 脑轴概念。

在菌群 – 肠 – 脑轴的研究中发现，神经系统、免疫系统、下丘脑 – 垂体 – 肾上腺轴（HPA 轴）等共同构成了神经 – 免疫 – 内分泌网络。

促肾上腺激素释放激素（CRH）是调控应激时情绪行为反应的重要激素，HRA 轴过度活动时可导致 CRH 增加，出现焦虑、抑郁行为。

另外，在应激条件下，HRA 轴活动增强后，使 CRH、儿茶酚胺类激素、糖皮质激素等分泌增加，作用于肠道，改变肠黏膜屏障通透性，影响肠道菌群组成及功能。

研究发现，双歧杆菌的使用可改善焦虑、抑郁症状及认知功能，推测双歧杆菌通过提高循环中 5–HT 前体色氨酸的浓度，从而使 5–HT 水平增高而发挥作用。

研究发现，对小鼠焦虑、抑郁的行迷走神经切断术后，小鼠原有焦虑、抑郁样行为消失，证明迷走神经在肠 – 脑相互作用中有重要影响，参与焦虑、抑郁发生发展。

BDNF 是一种神经营养因子，对于 5–HT 神经元的发育、分化及生长具有维持和促进作用。动物研究中，肠道菌群变化可使动物海马区 BDNF 表达量改变，通过影响 5–HT 系统，参与焦虑、抑郁的发生发展。

二、肠道菌群与情感、CVP

（1）情感与腹痛关系：研究表明，腹痛的发生与抑郁状态之间有一定关联，腹痛可影响下丘脑 – 垂体 – 肾上腺轴（HPA 轴），使皮质醇含量增加，同时使交感神经及副交感神经功能减弱，且调节情感与腹痛的神经元处于一种重叠的状态。

下丘脑 – 垂体 – 肾上腺轴也叫做边缘系统 – 下丘脑 – 垂体 – 肾上腺轴（LHPA 轴），是一个直接作用和反馈互动的复杂集合，包括下丘脑（脑内的一个中空漏斗状区域）、垂体（下丘脑下部的豌豆状结构）以及肾上腺（肾脏上部的小圆椎状器官），这三者之间的互动构成了 HPA 轴。HPA 轴是神经内分泌系统的重要部分，参与控制应激的反应，并调节许多身体活动，如消化、免疫系统、心情和情绪、性行为以及能量贮存和消耗。从最原始的有机体到人类，许多物种都有 HPA 轴。它是一个协调腺体、激素和部分中脑［特别是参与介导一般适应综合征（GAS）的中脑区域］相互作用的机制。

（2）肠道菌群与慢性内脏痛的相关性研究：慢性内脏痛（CVP）的临床发病率高达 20%。机体的应激反应主要通过"下丘脑 – 垂体 – 肾上腺轴（HPA）"和"下丘脑 – 自主神经系统轴（HANS）调节"。研究表明，长期压力刺激可使疼痛感知途径过敏化，使糖皮质激素负反馈调节减弱，破坏脑相关区域糖皮质激素受体表达，促进 IBS 的前反馈，加重 IBS 症状。而调节微生物群，影响应激系统的发育和降低应激水平。

研究发现，多达 84% 的 IBS 患者存在小肠细菌过度生长，新霉素可以改善这种现象，但只有 25% 的有效率，利福昔明对 IBS 患者小肠细菌过度生长的根除率高达 70%。

抗生素也可直接作用于神经系统，影响肠-脑信号的传递，改变内脏敏感性。如克拉霉素可以拮抗突触后膜上 γ-氨基丁酸受体，增加大鼠神经元的兴奋性。林可类抗生素可通过调节结肠上皮细胞离子转运，抑制胆碱能神经传递。红霉素可减少 P 物质和 Ach 的释放，抑制豚鼠小肠肌间神经丛活性。另外，研究发现刺激瞬时受体电位香草酸受体 1，TRPV1 可诱导过量 Ca^{2+} 内流，导致感觉功能缺失和传导递质枯竭，改善 IBS 患者的腹痛症状。而新霉素可拮抗 TRPVL，以非杀菌的方式抑制内脏高敏感。

内脏疼痛和不适的感知机制复杂，包括外周感觉神经的敏化，以及 CNS 内丘脑和皮质激素的信号通路失调。微生物-肠-脑轴是由脑、自主神经系统、腺体、肠道、免疫细胞和胃肠微生物群组成的动态平衡结构，以复杂的多向通信维持体内平衡并抵抗外来因素对系统的扰动。因此，与疼痛表现和感知相关的中枢和外周通路均与该轴的失衡有关。

研究表明，肠道菌群可通过神经、内分泌和免疫途径与 CNS 交流，影响大脑的功能和行为，无菌动物与正常有菌动物相比，海马中 5-HT 及其主要代谢产物 5-羟吲哚乙酸浓度升高，血浆中色氨酸（5-HT 的前体）浓度增加，表明微生物群可以通过体液途径影响 CNS 中 5-HT 传递。

第十一节　内脏痛、躯体痛与抗抑郁药

内脏痛主要是由内脏器官障碍所引起的，常由机械性牵拉、痉挛、缺血和炎症等刺激所致，是临床上常见的症状，定位不准确是最主要的特点。患者往往表现出如恶心、发热、不适和疼痛等联合症状。

躯体痛又称壁腹膜痛，是指壁腹膜受到刺激产生的痛觉。躯体痛与体表疼痛发生机制相同，仅有脊神经而无内脏传入神经参与。脊神经的感觉纤维分布于壁腹膜、肠系膜根部及后腹膜，病变侵袭上述神经末梢时疼痛反映到该脊髓节段所支配的皮肤区域，痛觉敏感、定位准确。

一、内脏痛与躯体痛的区别与联系

内脏痛指的是内部脏器引起的疼痛感觉，与其对应的是躯体痛。因为很多患者描述疼痛是指体表投影区：比如心口痛、背疼、腰疼、腹痛等。临床上应分析、鉴别疼痛是在皮肤、筋膜、肌肉、骨骼、脉管，还是内脏，层次清楚、定位准确才能提供有效的治疗。

内脏痛与躯体痛不同，内脏痛难以定位，通常表现为切割样、压榨性或烧灼样，虽然表现为躯体疼痛，但通常不在受累内脏部位。临床研究证明，引起内脏痛的原因有：①空腔内脏肌肉的扩张或异常收缩，如分娩中的子宫收缩。②突然牵拉实性内脏的被膜，如出血性卵巢囊肿破裂。③内脏缺氧或坏死，如心肌梗死。④致痛物质分泌，如痛经或子宫内膜异位时的前列腺素分泌。⑤内脏末梢神经的化学刺激，如囊性畸胎瘤破裂，油脂性内容物外溢。⑥韧带或血管突然受压。⑦炎症，如附件炎。另外，内脏对疼痛的敏感性差异性大，疼痛阈值以浆膜最低，肌肉次之，实质性器官最高。外生殖器含有丰富的躯体神经，对疼痛非常敏感，疼痛容易定位。

内脏感觉的神经传导机制不同于躯体神经的感受系统，与躯体神经比较，内脏神经髓鞘质含量极低或缺乏，传导速度较慢。内脏神经与躯体神经不同，内脏传入神经可能既无伤害性感受器，也缺乏高阈值专门的神经末梢，因此受到刺激后不感到特定疼痛。替而代之的是它们终止于机械性感受器，具有根据刺激强度逐渐反应的能力。所以，从内脏神经末梢传入中枢的信息并非是特异的伤害性（疼痛）刺激，但它反映的确实是疼痛刺激。通过周围神经分泌的强度来识别有害的刺激，脊髓及中枢神经也参与了信号的处理。因此，内脏痛是内脏受到机械或化学刺激后引起的，并受中枢神经系统调控的一系列复杂的神经反射的结果。内脏神经的密度远低于躯体神经，因此内脏的感觉范围大，搜索定位不准确。有学者研究猫的神经分布，估计在脊髓的传入神经中，内脏的传入神经仅是躯体传入神经的 1.5%~2.5%。

传统上将内脏痛分为真性内脏痛和反射性内脏痛两类。真性内脏痛如卵巢扭转开始时的疼痛，其特点是范围广、部位深，通常伴有其他自主神经反射如恶心、出汗和恐惧，不像反射性内脏痛，无进行性皮肤疼痛敏感性增加（皮肤痛觉过敏）。反射性内脏痛指的是内脏受到有害刺激后在远离内脏的皮肤出现的疼痛，部位通常明确、表浅，可以从脊髓的感觉神经皮节分布图推测。

一条脊神经所支配的皮肤区域称为一个皮节。身体每一个位点约至少有来自 5 个不同脊神经背束的神经轴突分布。因此，皮节的大小取决于初级传入神经纤维与脊髓背角次级神经元之间的相互作用。内脏器官实际的疼痛部位取决于相应内脏传入神经传入的脊髓节段。

二、抑郁症与疼痛

抑郁症的研究表明，其机制与前额叶与杏仁核等情绪环路有关。

研究表明，抑郁症患者中央后回和脊髓水平对感觉传入信息处理发生了改变，其疼痛与脊髓以上水平和脊髓水平均有关。现在也有两个不同研究：①更多研究抑郁症的疼痛症状与脊髓以上水平有关。②也有研究认为，抑郁症患者的疼痛症状是因为伤害性刺激的传入信息在脊髓水平被放大，与脊髓以上水平调控无关。

目前最新研究，抑郁症患者中枢感觉神经系统中，中央后回兴奋性减低，脊髓后角兴奋性增高，其兴奋性的变化是多水平的。

研究发现，抑郁症患者伴发不同程度慢性疼痛为 69%，而一些学者研究发现几乎所有的慢性疼痛都是抑郁障碍的变型，躯体化形式抑郁症。

三、抗抑郁药物

SSRI 或 SNRI 等阻断前脑 5-HT1A 受体产生抑郁作用，阻断缝际核胞体 – 树突自受体增强下行单胺疾病控制系统产生镇痛作用。度洛西汀效果优于文拉法辛，脑源性神经营养因子（BDNF）也参与脊髓后角动力神经元的持续高反应状态和异常疾病形成。

Gintautas 等发现背根神经节神经元上的 HCN2 离子通道与慢性应激性大鼠内脏高敏感有关，现有报道 TRPV1（瞬时受体电位通道香草醛亚型 1）在内脏痛觉高敏感性的发生和维持中发挥重要作用，Shuangsong 等发现长期应激导致与内脏痛觉高敏感相关的 TRPV1 受体的有效性增加。

Shiving 等报道在 FD 大鼠模型背根神经节 A 型钾电流减少，增加了背根神经元的兴奋性，导致胃痛觉过敏。Daniel 等发现应激所致 B-2 肾上腺素受体激活，和表达的增加引起背根神经节神经元的过度兴奋，导致了内脏痛，推测 B-2 肾上腺素受体可能是治疗应激性 IBS 内脏痛的出发点。

总之，脊髓背角及 DRG 内 CGRP 的大量释放及其继发效应是痛觉信息传递和调控中的一个重要环节，与神经病理性疼痛的关系极为密切，与此相关的进一步研究与探索必将为神经病理性疼痛发病机制的阐明及临床治疗开辟新的思路。

第四章
药物与胃病

第一节　药物代谢动力学（一）

药物代谢动力学简称药代动力学或药动学，主要是定量研究药物在生物体内的过程（吸收、分布、代谢和排泄），并运用数学原理和方法阐述药物在机体内的动态规律的一门学科。

一、药物代谢动力学的重要参数

（1）药物清除半衰期（t1/2），是血浆药物浓度下降一半所需要的时间。其长短可反映体内药物消除速度。

（2）清除率（CL），是机体清除器官在单位时间内清除药物的血浆容积，即单位时间内有多少体积的血浆中所含药物被机体清除。使体内肝脏、肾脏和其他所有消除器官清除药物的总和。

（3）表观分布容积（V/d），是指当血浆和组织内药物分布达到平衡后，体内药物按此时的血浆药物浓度在体内分布时所需的体液容积。

（4）生物利用度（F），即药物经血管外途径给药后吸收进入全身血液循环药物的相对量。

二、药物分子的跨膜转运

药物吸收、分布、代谢和排泄过程中，药物分子要通过各种单层（如小肠上皮细胞）或多层（如皮肤）细胞膜。尽管各种细胞结构不尽相同，但其细胞膜是药物在体内运转的基本屏障，药物的通过方式和影响因素相似。

药物通过细胞膜的方式：

（1）滤过：滤过是指水溶性的极性或非极性药物分子借助于流体静压或渗透压随体液通过细胞膜的水性通道而进行的跨膜运转，又称为水溶性扩散，为被动转运方式。

大多数毛细血管上皮细胞间的孔隙较大，故绝大多数药物均可经毛细血管上皮细胞间的孔隙滤过。但是，脑内除了垂体、松果体、正中隆起、极后区、脉络丛外，大部分毛细血管壁无孔隙，药物不能以滤过方式通过这些毛细血管而进入脑组织内。

（2）简单扩散：简单扩散是指脂溶性药物溶解于细胞膜的脂质层，顺浓度差通过细胞膜，又称脂溶性扩散，为被动运转方式。绝大多数药物按此种方式通过生物膜。简单扩散的速度主要取决于药物的油水分配系数和膜两侧药物浓度差。油水分配系数（脂溶性）和浓度差越大，扩散就越快。但是因为药物必须先溶于体液才能抵达细胞膜，水溶性太低同样不利于通过细胞膜，故药物在具备脂溶性的同时，仍需具有一定的水溶性才能迅速通过细胞膜。

（3）载体转运：载体转运是指转运体在细胞膜的一侧与药物或生理性物质结合后，发生构型改变，在细胞膜的另一侧将结合的内源性物质或药物释出。

特点是：①对转运物质有选择性。②载体转运能力有限，故具饱和性。③结构相似的药物或内源性物质可竞争同一载体而具有竞争性并可发生竞争性抑制。载体转运主要发生在肾小管、胆道、血脑屏障和胃肠道的药物转运。

载体转运主要有主动转运和易化扩散两种方式。

1）主动转运：主动转运需要耗能，能量可直接来源于ATP的水解，或是间接来源于其他离子如Na^+的电化学梯度。主动转运可逆电化学差转运药物。这种转运对体内代谢物质和神经递质的转运以及通过干扰这些物质而产生药理作用的药物有重要意义。有的药物通过神经元细胞、脉络丛、肾小管细胞和肝细胞时是以主动转运方式进行的。

2）易化扩散易化扩散与主动转运不同的是不需要能量，不能逆电化学差转运，所以实际上是一种被动转运。易化扩散可以加快药物的转运速率。维生素B_{12}经胃肠道吸收、葡萄糖进入红细胞内、甲氨蝶呤进入白细胞等均以易化扩散的方式进行。

（4）膜动转运：膜动转运是指大分子物质通过膜的运动而转运，包括胞饮和胞吐。

1）胞饮又称吞饮或入胞，是指某些液态蛋白质或大分子物质通过细胞膜的内陷形成吞饮小泡而进入细胞内。如垂体后叶素粉剂可从鼻黏膜给药以胞饮方式吸收。

2）胞吐又称胞裂外排或出胞，是指胞质内的大分子物质以外泌囊泡的形式排出细胞的过程。如腺体分泌及递质的释放。

（5）影响药物通透细胞膜的因素：

1）药物的解离度和体液的酸碱度：绝大多数药物属于弱酸性或弱碱性有机化合物，在体液中均不同程度地解离。分子型（非解离型）药物疏水而亲脂，易通过细胞膜，离子型药物极性高，不易通过细胞膜脂质层，这种现象称为离子障。药物解离程度取决于体液pH和药物解离常数（Ka）。解离常数的负对数值为pKa，表示药物的解离度，是指药物解离50%时所在体液的pH。各药都有固定的pKa。

2）药物浓度差以及细胞膜通透性、面积和厚度：药物分子跨膜转运的速率（单位时间通过的药物分子数）与膜两侧药物浓度差（C1–C2）、膜面积、膜通透系数和膜厚度等因素有关。膜表面大的器官，如肺、小肠，药物通过其细胞膜质层的速度远比膜表面小的器官（如胃）快。这些因素的综合影响符合Fick定律：通透量（单位时间分子数）=（C1–C2）面积通透系数/厚度。

（6）血流量：血流量的改变可影响细胞膜两侧药物浓度差，药物被血流带走的速度影响膜一侧的药物浓度，血流量丰富、流速快时，不含药物的血液能迅速取代含有较高浓度药物的血液，从而得以维持很大的浓度差，加快药物跨膜转运速率。

（7）细胞膜转运蛋白的量和功能：营养状况和蛋白质的摄入影响细胞膜转运蛋白的数量，从而影响药物的跨膜转运。转运蛋白的功能受基因型控制。

（8）体内过程：即药物被吸收进入机体到最后被机体排出的全部历程，包括吸收、分布、代谢和排泄等过程。其中吸收、分布和排泄属物理变化称为转运，代谢属于化学变化亦称转化。机体对药物作用的过程，表现为体内药物浓度随时间变化的规律。药物动力学是研究药物体内过程规律，特别是研究血药浓度随时间而变化的规律。

（9）吸收：药物从给药部位进入血液循环的过程称为吸收。影响吸收的因素主要有：①给药途径：吸收速度：吸入＞舌下＞肌注＞皮下＞直肠＞口服＞皮肤。②药物性质：a.脂溶性：脂溶性越大，吸收越快；b.水溶性：易溶于水的药物易吸收；c.离解度：不解离部分脂溶性较大，易吸收；而解离部分，由于带有极性，脂溶性低，难以吸收。

口服药物被吸收进入体循环的比率，即给药量与吸收量的比率称为生物利用度（或生物可用度）。

（10）分布：药物吸收后从血液循环到达机体各个器官和组织的过程称为分布。

影响药物分布的主要因素有：①药物的性质：脂溶性大分布到组织器官的速度快。②药物与组织的亲和力：有些药物对某些组织器官有特殊的亲和力。药物对组织器官的亲和力与疗效及不良反应有关。③药物与血浆蛋白（主要是白蛋白结合率：结合率大小与疗效有关）。结合后：a.无活性；b.不易透过毛细血管壁，影响分布和作用；c.结合型药物分子量大，不易从肾小球滤过，也不受生物转化的影响；因此在体内的作用时间也延长。

血流量大小：脑、心肝、肾等组织器官血管丰富，血流量大，药物浓度较高，有利于发挥作用，也易引起这些组织器官损害。

特殊屏障：血脑屏障是血液与脑组织之间的屏障，极性小而脂溶性大的药物较易通过，对极性大而脂溶性小的药物则难以通过。

（11）代谢（或生物转化）：药物作为外源性物质在体内经酶或其他作用使药物的化学结构发生改变，这一过程称为代谢（或生物转化）。

第二节　药物代谢动力学（二）

药物代谢的主要器官是肝脏，也可发生在血浆、肾、肺、肠及胎盘。

一、药物代谢（转化）酶

（1）肝微粒体药酶：药物在体内主要靠肝细胞微粒体的药酶。其中最主要的是混合功能氧化酶系，其由三部分组成：①血红蛋白类，包括细胞色素 P-450 及细胞色素 b5。②黄素蛋白类，包括还原型辅酶Ⅱ - 细胞色素 C 还原酶（或称还原型辅酶Ⅱ - 细胞色素 P-450 还原酶）及还原型辅酶 I- 细胞色素 b5 还原酶，是电子传递的载体。③脂类，主要是磷脂酰胆碱，功能尚不清楚。此三部分共同构成电子传递体系，使药物氧化，三者缺一，药物代谢就不能完成。

（2）细胞浆酶系：包括醇脱氢酶、醛氧化酶、黄嘌呤氧化酶等。一些药物经微粒体药酶氧化生成醇或醛后，再继续由醇脱氢酶和醛氧化酶代谢。

（3）线粒体酶：包括单胺氧化酶、脂环族芳香化酶等。单胺氧化酶能使各种内源性单胺类（多巴胺、肾上腺素 、去甲肾上腺素、5- 羟色胺等）和外源性的胺类（乳酪或酵母中的酪胺等）氧化脱氨生成醛，再进一步氧化灭活。

（4）血浆酶系：包括单胺氧化酶、儿茶酚胺氧位甲基转移酶、酰胺酶及假胆碱酯酶等。前二者可氧化血浆中内源性或外源性单胺类物质。

（5）肠道菌丛酶系：能将某些营养物质变为胺类、羧酸或烃类等有毒物质，肠道菌大量繁殖，产胺过多，可能诱发严重肝功不良者的昏迷，故临床上口服新霉素的目的是杀灭肠道菌丛减少胺类生成，从而减轻肝昏迷。

二、药物代谢（转化）类型

第一类包括氧化、还原及水解过程；第二类为结合过程，第一类转化产物再经与体内某些代谢物结合，产物一般水溶性加大，利于排泄。①第一阶段反应（第一类型）：氧化、还原及水解等。氧化，如醇氧化、醛氧化、单胺氧化、氧化脱氢及 N^- 氧化等；还原，如硝基还原成氨基（NH_2）。②第二阶段反应（第二类型）：即结合反应，使药失效，随尿排出。含羟基、羧基、胺基的化合物与葡萄糖醛酸结合成酯、醚、酰胺化合物；硫酸可与酚类药物及酚性类固醇结合成硫酸酯；N- 甲转移酶使伯胺、仲胺及叔胺甲基化，以 S- 腺苷甲硫氨酸作为甲基供应体；磺胺类及芳香族氨基等在乙酰辅酶 A 参与下乙酰化。

三、药物代谢的意义

（1）解毒：绝大多数药物通过代谢后失去药理活性，称为解毒。肝药酶活性低时，应用主要在肝灭活的药物时要特别慎重。

（2）活化；少数药物经代谢变化后效力反而增强，称为活化。

（3）药酶的诱导剂和抑制剂：某些药物可促进药酶对其的降解，又可促进其他药物的药酶的降解作用，长期服用可产生耐受性。有些药物能抑制药酶的活性，从而延缓药物的降解，长期应用可产生积蓄中毒。

（4）排泄：排泄是药物以原形或代谢产物的形式经不同途径排出体外的过程，是药物体内消除的重要组成部分。

药物排泄主要通过肾脏，此外还有肺、胆汁、乳汁、唾液腺、支气管腺、汗腺、肠道等。

1）肾脏排泄，包括肾小球滤过和肾小管分泌。肾小球滤孔约 600&Aring，分子量＜65kD 均可通过。肾小管排泌是主动转运过程，需要载体。肾小管上皮细胞具有两类转运系统（两种载体）：有机酸转运系统，转运有机酸药物；有机碱转运系统，转运有机碱药物。有饱和现象，对同一转运系统有竞争性抑制。肾小管上皮细胞膜也具类脂结构，药物可通过脂溶扩散从肾小管重吸收回到血液中去，肾小管重吸收的主要是未离解的脂溶性药物，改变尿液 pH 可影响药物的离解度，能显著影响弱酸性或弱碱性药物在肾小管的重吸收；相反，增加弱酸性药物的离解度，可减少其在肾小管的重吸收，加速其排泄率。故弱酸性药物中毒时，宜用碳酸氢钠碱化尿液，加速毒物排出。肾功能不全者慎用或禁用主要经肾排泄的药物。

2）从胆汁排泄的药物，除需具有一定的化学结构外，分子量要超过 300D 才可以。分子量超过 5kD 的大分子或蛋白质很难从胆汁排出。药物从肝细胞向胆汁的转运是主动转运过程，需有载体，有饱和现象。肝细胞至少有三个转运系统：有机酸类转运、有机碱类转运和中性化合物转运。属同一转运系统的药物，有竞争性抑制。药物由胆汁排入十二指肠后，有些从粪便排出，有些可被肠上皮细胞吸收入血液，形成"肝－肠循环"。

3）某些药物可从乳汁排泄，可能引起乳儿中毒。

4）某些挥发性药物可从肺排泄，有些药物可从支气管排泄。

5）有些可从汗腺排泄。

四、药物剂量的设计和优化

（1）靶浓度：合理的给药方案是使稳态血浆药物浓度（Css）达到一个有效而不产生毒性反应的治疗浓度范围，称为靶浓度。

（2）维持量：在大多数情况下，临床多采用多次间歇给药或是持续静脉滴注，以使稳态血浆药物浓度维持在靶浓度。因此要计算药物维持剂量。

（3）负荷量：t1/2 才能达到稳态血药浓度，增加剂量或者缩短给药间隔时间均不能提前达到稳态，只能提高药物浓度，因此如果患者急需达到稳态血药浓度以迅速控制病情时，可用负荷量给药法。负荷量是指首次剂量加大，然后再给予维持剂量，使稳态血药浓度（即事先为该患者设定的靶浓度）提前产生。

五、个体化治疗

速率过程：

（1）药物浓度—时间曲线：给药后药物浓度随时间迁移发生变化为纵坐标，以时间为横坐标绘制曲线图，称为药物浓度—时间曲线。由于血液是药物及其代谢物在体内吸收、分布代谢和排泄的媒介，各种体液和组织中的药物浓度与血液中的药物浓度保持一定的比例关系，而有些体液采集较困难，所以血药浓度变化最具有代表性，是最常用的样本，其次是尿液和唾液。

（2）消除速率类型：

一级速率消除：单位时间内体内药物浓度按恒定比例消除。计算公式为：$dC/dt=-KC$ 零级速率消除：单位时间内体内药物浓度按恒定的量消除。计算公式为：$dC/dt=-KoC°$ $dC/dt=-Ko$。

混合速率消除：少部分药物小剂量时以一级速率转运，而在大剂量时以零级速率转运。因此描述这类药物的消除速率需要将两种速率类型结合起来，通常以米－曼氏方程式描述。

六、药动学模型

房室模型是药动学研究中广为采用的模型之一，由一个或数个房室组成，一个是中央室，其余是周边室。这种模型是一种抽象的表达方式，并非指机体中的某一个器官或组织。

七、药动学参数计算及意义

（1）峰浓度和达峰时间：指血管外给药后药物在血浆中的最高浓度值及其出现时间，分别代表药物吸收的程度和速度。

（2）曲线下面积：指时量曲线和横坐标围成的区域，表示一段时间内药物在血浆中的相对累积量。

（3）生物利用度：药物经血管外给药后能被吸收进入体循环的分量及速度。

（4）生物等效性：比较同一种药物的相同或者不同剂型，在相同试验条件下，其活性成分吸收程度和速度是否接近或等同。

（5）表观分布容积：指理论上药物均有分布应占有的体液容积。

（6）消除速率常数：指单位时间内消除药物的比值。

（7）半衰期：指血浆中药物浓度下降一半所需要的时间。

（8）清除率：指单位时间内多少毫升血浆中的药物被清除。

第三节 耐药相关蛋白

一、认识耐药相关蛋白

（1）P- 糖蛋白（P-gp）：研究发现，Pgp 在许多组织有分布，如肝、肾、小肠、大肠的上皮、脑、毛细血管内皮细胞、卵巢和睾丸。P-gp 是一种 ATP 依赖性膜转运体，作为药物转运泵，其作用类似于排出泵，具有能量依赖性"药泵"功能能量来源于 ATP。

（2）多药耐药相关蛋白（MRP）：主要参与细胞内外多种复合物的转运；调整细胞内物质的分布；作为转运泵参与物质转运在多种癌症中都有表达。① MRP-1 是人体组织中广泛表达的谷胱甘肽转运泵（GS-X），主要分布在细胞浆中，少量分布在细胞膜，在支气管上皮细胞、心肌细胞和巨噬细胞中高表达。② MRP-2 主要在人体肝细胞基底膜上表达，在肾近曲小管的上皮细胞等极性细胞的顶膜上也有表达。③ MRP-3 主要在肝、结肠、小肠和肾上腺组织中表达，在其他一些组织中也有低水平表达。④ MRP-4 主要在胆囊中表达。⑤ MRP-5 在平滑肌细胞和神经细胞中表达，它不仅是药物的转运泵，而且是人体生理功能的信号分。⑥ MRP-6 主要在肝脏和肾中表达。

（3）肺耐药相关蛋白（LRP）：穹隆体是一种新发现的细胞器，是人类的 MVP（穹隆体蛋白），约占穹隆体成分 70%。广泛分布于多物种，大多位于胞质，5% 位于核孔附近与核膜相连，既参与质核间物质交换的调控，又可能与胞质中的囊泡运输有关。因穹隆体主要存在于核膜和胞质囊泡，故认为 LRP 与药物进出胞核以及囊泡运输有关。

二、研究报道

（1）《国际消化病杂志》在"探讨 P- 糖蛋白（P-gp）、多药耐药相关蛋白（MPR）及肺耐药相关蛋白（LRP）在结直肠癌中的表达"一文中指出：① P-gp、MRP 的表达与结直肠癌的临床病理特征并具有明显的相关性。②在结直肠癌患者中，LRP 蛋白的表达水平较高。

（2）研究报告：①多药耐药基因 MDR1 多态性共发现了 15 个单核苷酸多态性（SNP），在不同人群中共发现约 50 多个 SNPs。②多药耐药基因 MDR1 多态性与 P- 糖蛋白的作用机制 P- 糖蛋白被认为是一种能量依赖的"药物溢出泵"（drug efflux pump），能把进入细胞的药物泵出至细胞外，从而影响药物的吸收、分布和排泄。③作用部位，人体肠道 P-gp 表达或功能的差异是造成其底物的口服吸收出现个体差异的重要原因。

（3）多药耐药（MDR）是指肿瘤细胞长期接触某一化疗药物，产生的不仅对此种化疗药物耐药性，而且可对其他结构和功能不同的多种化疗药物产生交叉耐药性。这是肿瘤细胞免受化疗药物攻击的最重要的防御机制，也是导致化疗失败的主要原因之一。肿瘤细胞的多药耐药可以分为天然耐药（在化疗开始时就存在的耐药性）和获得性耐药（在化疗过程中由一种化疗药物诱导产生）。目前认为多药耐药的发生与多种因素有关，如多药耐药基因（MDR1）及其编码的糖蛋白（P-GP）介导的耐药，多药耐药相关蛋白（MRP）、肺耐药蛋白（LRP）表达增加，谷胱甘肽转移酶（GST）活性增强，DNA修复和复制酶、DNA拓扑酶活性改变和钙离子浓度的改变等。

（4）MDR1基因及其多态性对兰索拉唑吸收作用的影响 LPZ（兰索拉唑）是人体内有具有多态性CYP2C19代谢而消除。P-糖蛋白（P-gp）被认为是一种能量依赖的"药物溢出泵"（drug efflux pump），能把进入细胞的药物泵出至细胞外，从而影响药物的吸收、分布和排泄。人体肠道P-gp表达或功能的差异是造成其底物的口服吸收出现个体差异的重要原因和部位。有文献报道，P-gp编码基因MDR1的C3435T位点的基因型影响P-gp的表达和功能。

（5）浙江大学药学院研究生吴国兰采用离体外翻小肠囊吸收模型观察P-gp抑制剂维拉帕米与环孢素A对LPZ小肠吸收的影响，18名受试者于试验当日空腹口服30mgLPZ，采集0~16h的外周静脉血，进行MDR1基因型分析。结果：离体外翻小肠囊吸收试验：与无P-gp逆转剂共孵育的LPZ组比较，$100\mu g/ml$维拉帕米和$20\mu g/ml$环孢素A均能使LPZ由黏膜侧到浆膜侧的透过量提高1.4倍和1.8倍，证明了P-gp为LPZ吸收的生物屏障。

受试者G2677A/T、C3435T基因分析：根除酶切产物进行MDR1基因分析，结果表明，2677GT/3435CC基因型（简称CC型）4人，2677GT/3435TT基因型（简称TT型）6人，2677GT/3435CT基因型（简称CT型）8人。不同基因型受试者LPZ的药动学特征：CC组药动学参数AUC0-∞、Cmax（口服的首一时曲线的最高点程峰浓度）、AUC0-3h（3种剂量的曲线下面积）和Ka与CT、TT组相比具有显著性差异（$P < 0.05$），而TT与CT组之间差异则无统计学意义。

吴国兰的结论：P-gp的功能状态可影响LPZ的吸收，P-gp编码基因MDR1外显子26的不同基因型可能是影响LPZ药动学个体差异的重要原因，中国汉族人群2677GT/3435CC型个体对LPZ的口服吸收显著低于2677GT/3435TT型和2677VT/3435CT型。

第四节　非甾体抗炎药与胃肠道损伤

非甾体抗炎药是一类具有抗炎与镇痛作用的药物，在使用过程中特别是长期、大量服用时可出现副作用，最常见的是其对胃肠道的损害，可引起消化不良、胃肠道黏膜糜烂、消化性溃疡和出血，甚至因此而危及生命。

一、损害发生率

目前估计全世界每天有超过3000万人服用非甾体抗炎药，其中60岁以上的患者约占

40%，我国目前推测可能是世界上使用最多的国家。

研究发现，胃黏膜炎症或糜烂的相对比率为 70%，消化性溃疡的相对比率为 20%~25%，溃疡病并发症的相对比率为 0.02%~0.05%。研究表明，短期口服非甾体抗炎药即可导致对胃黏膜的损害，但患者不一定均有症状。单凭临床症状不能判断对胃肠道黏膜有无损害及损伤程度。长期服用非甾体抗炎药的患者发生消化性溃疡的危险研究表明，可高于一般人群的 10 倍，且容易并发出血或穿孔病死率也较常人高。使用达 3 个月或 3 个月以上者，上消化道溃疡、出血及穿孔的发生率为 1%~2%，如使用时间达 1 年发生率为 2%~5%。

二、损伤胃肠道黏膜的机制

（1）非甾体抗炎药可抑制环氧化酶的活性，减少内源性前列腺素的合成，对内源性前列腺素合成代谢中所必需的活性有明显的抑制作用，因此进入体内后，引起前列腺素的含量减少，削弱了参与炎症反应的作用，使组织的炎症及疼痛症状减轻。

胃及十二指肠黏膜含有丰富的黏膜血流和上皮细胞再生能力，可以使胃肠道黏膜上皮细胞分泌碳酸氢根离子，以中和胃酸；还可以使上皮细胞表面斥水性的磷脂颗粒的含量增加，后者对黏膜也起一定的保护作用。另外还可使黏膜的血流增加，后者对于提供基本的养分和清除黏膜屏障的氢离子非常重要。服用后可使内源性合成减少，削弱了对胃肠黏膜的保护作用及对酸的抑制作用，降低了黏膜对外来侵袭因素的防御能力，使黏膜在一些损伤因素的作用下，防御能力减弱，发生糜烂、溃疡和出血等。

（2）对胃肠道黏膜表面的直接损害：以阿司匹林最为突出。阿司匹林是相对可溶性的酸，在 pH < 3.5 时去离子化，成为脂溶性扩散入黏膜细胞，转变成离子形式造成黏膜损伤。

（3）抗血小板凝集效应：主要是抑制了血栓素 A2（2）的合成，可使原有的溃疡出血或造成憩室和血管畸形出血。

（4）其他机制：研究表明，非甾体抗炎药可促使中性粒细胞附着于血管壁，从而减少黏膜血流量；还可使黏膜局部产生氧自由基，后者可引起血管内皮细胞的损伤，进而发生黏膜糜烂；另外还可能与免疫调节有关。

三、对胃肠道损伤的临床表现

（1）消化不良症状：这是非甾体抗炎药所致的最常见的消化道不良反应，有 10%~12% 服用非甾体抗炎药的患者会出现，表现为上腹部不适、隐痛、恶心、呕吐、上腹饱胀、嗳气、食欲减退等。这些症状与胃镜下所见无一致关系，因而单凭临床症状不能预测对胃肠黏膜损伤的轻重程度。

（2）消化性溃疡：在长期口服非甾体抗炎药的患者中，10%~25% 的病人发生消化性溃疡，主要临床症状是上腹部疼痛。但是有不少服用非甾体抗炎药发生溃疡病的患者常无明显症状，即使有上腹部疼痛，往往也不典型，无节律性特点。与一般溃疡病相比，由所致的溃疡病的临床表现还有以下特点：诱发的溃疡病中，胃溃疡多于十二指肠溃疡。服非甾体抗炎药者发生胃溃疡的概率比一般人群大 40 倍，发生十二指肠溃疡的危险性比一般人群大 8 倍左右。这种胃溃疡常发生于胃窦部，因所致的溃疡病容易并发出血或穿孔。

（3）胃肠道出血和穿孔：胃肠道出血的原因可能是由于胃肠黏膜糜烂，也可能是继发于溃疡的并发症。前者的出血量一般较少，临床表现为粪便潜血阳性或黑便。如果溃疡并发出血，其出血量的多少视被侵蚀的血管大小而定，有的表现为柏油样黑便，有的则表现为呕血或一天内多次血便。

（4）小肠黏膜的损伤：非甾体抗炎药也可使小肠黏膜受到损伤。有报道，在长期口服非甾体抗炎药的病人中，小肠黏膜受损者可高 75%。病变包括炎症反应、溃疡、出血、肠腔狭窄和穿孔等。临床表现主要有腹痛、腹泻、黑便或便血，穿孔时会有急性腹膜炎的征象。有些患者还可能发生蛋白丢失性肠病，诱发肠出血或穿孔的患者亦多发生蛋白丢失。

四、诱发胃肠道损伤的预防及治疗措施

诱发的胃肠病变的治疗措施中，最为重要的是停止使用非甾体抗炎药。通常，非甾体抗炎药所致的肠黏膜反应即使不予特殊治疗，停服后 1~2 周临床症状就可自行缓解。当然，对于并发溃疡和出血时，除停药外，还应及时使用抗溃疡药及止血药。对有明显临床症状需长期服用非甾体抗炎药的患者，应采取预防措施，这对老年患者尤为重要。常用的预防措施如下。

（1）个体化选择：根据患者对药物的耐受情况来选择最适合的药物。

（2）合用抗溃疡药：

米索前列醇：是一种人工合成的前列腺素 E1 衍生物，可抑制胃酸分泌及增强对肠黏膜的保护作用。可在服用 3 个月内预防胃溃疡的发生，对十二指肠溃疡的预防同样有效。但该药有较严重的胃肠道副作用，在 200μg 每日 4 次时，40% 以上的患者会出现腹泻、肠痉挛，80% 的患者因不能耐受而停药。

抗酸药 H2 受体拮抗剂及质子泵抑制剂可缓解胃肠道症状，但不可阻止胃镜下溃疡的发生及病理改变。对 1921 例长期服用的病人进行的前瞻性研究表明：预防性使用 H2 受体拮抗剂会因掩盖症状，而有可能增加发生严重胃肠道并发症的危险。对因病情需要继续服用的已发生溃疡的患者抗酸药有治疗作用，且质子泵抑制剂的疗效优于 H2 受体拮抗剂。

黏膜保护剂硫糖铝和胶体次枸橼酸铋具有保护胃黏膜和十二指肠黏膜的作用，临床上可与合用以减轻后者对胃肠黏膜的损伤但疗效并不显著。

改变剂型：将其制成肠溶片会减少对胃肠黏膜的损伤但影响药物的吸收。也可采用直

肠给药或外涂给药的方式，但前者用药不便，而后者不利于全身用药。

直立位给药：可促进胃肠蠕动、减少在胃内的滞留时间并增加吸收。

餐后给药可减少与胃肠黏膜的接触。

五、新型药物

研究表明，白细胞介素21能诱导细胞合成蛋白，而糖皮质激素能抑制LI-21诱导的活性增加，但却不能抑制基础的活性。它有两种同工酶21和22，前者催化产生的对胃黏膜、内皮、血小板和肾脏起保护作用，如它受到抑制将引起常见的副作用。由22催化合成的与炎症、疼痛和发热有关，如果只是22受到抑制则不会引起常见的副作用。现今常用的（传统的）对21及22均有抑制作用，因此无法避免由于抑制21所引起的众多副作用，因而开发特异性22抑制剂就成为当前的研究热点之一。

最近认定的亚类，即昔布类为新一类抗炎药，该类药物已上市的有塞来昔布及罗非昔布。多项随机、双盲、活性药物对照的多中心小临床药理试验证实，该类药物对关节炎患者的抗炎止痛效果可靠，与传统的抗炎药相比较，肠道并发症的发生率显著降低。但是目前针对22特异性抑制剂进行的临床试验均是短期，尚无充分证据证明22特异性抑制剂在其他方面的安全性。由于有着诸多的胃肠道副作用，对老年患者、既往有溃疡病史、合用糖皮质激素等高危人群尤为危险，且目前尚没有行之有效的解决方法，所以安全性问题仍需认真对待。

第五节 辣椒素的临床应用

一、辣椒素功能

辣椒素通过选择性刺激初级传入神经元末梢和细胞膜上特殊的受体而产生作用，这一受体称为辣椒素受体（TRPV1）。受体可释放多种神经肽而发挥镇痛、扩张血管、保护胃黏膜及抗肿瘤等作用。

TRPV1传入神经元命名为辣椒素敏感传入神经元。TRPV1广泛分布于全身各个系统。TRPV1在多种组织器官广泛分布和表达，表明它存在复杂的生物学功能，也预示着它可能参与多种生理和病理过程。

二、辣椒素的临床应用

辣椒素与呼吸系统、心血管系统有关联。

辣椒素与胃肠道：大量研究表明，辣椒素对胃黏膜、胃肠动力、内脏高敏感性有影响。辣椒素通过TRPV1特异性地作用于辣椒素感觉传入神经，释放CGRP（降钙素－基因相关肽）等神经递质，增加胃黏膜血流。CGRP具有强大的血管活性作用和胃保护作用，可刺激细胞增殖、血管生成，促进胃黏膜血管扩张和维持胃黏膜血流，促使血管内皮细胞和胃黏膜内皮细胞中一氧化氮的合成与释放，与前列腺类物质相互作用，抵抗各种局部刺激和维持胃黏膜完整性，对各种有害因子导致的胃黏膜损伤具有保护作用。

小剂量辣椒素可促进胃动力，而大剂量时则对胃动力产生抑制作用。Deb-receni等采用 ^{13}C 标记的辛酸呼气试验，检测健康人 0.4mg 的辣椒素 1 次口服后的胃排空时间，结果显示胃排空时间由（112±15）分钟下降至（99±14）分钟，说明辣椒素能明显加快胃排空。辣椒素对胃肠动力及内脏高敏感性有一定影响，但相关机制尚需进一步研究。

辣椒素与肿瘤：自然杀伤细胞是一种抗癌免疫细胞。它在血液中遇到到处游走的癌细胞时，将癌细胞的细胞膜穿孔后分泌一种细胞质颗粒将癌细胞杀死。研究人员以各种癌细胞为对象分别加入 10uM、20pM、50pM、100M 浓度不等的辣椒素，然后对自然杀伤细胞活性进行比较分析。研究结果显示，在一个以胃癌细胞 AGS 为对象的实验中加入 50pM 的辣椒素后，自然杀伤细胞活性从未加入之前的 15% 降至 10%，活性减少了 33%。

三、实验研究

最常用来测定自然杀伤细胞功能的细胞是血液癌细胞 221。在以血液癌细胞 221 为对象的一个实验中，自然杀伤细胞活性为 32%，加入 50M 辣椒素后活性为 16%，而加入 100M 的则大幅度下降为 49%。50uM 辣椒素相当于吃 150g 辣椒（15 个辣椒左右）的量。

另一方面当加入 10pM、20uM 辣椒素时，由于浓度低，自然杀伤细胞活性分别为 28%、27%，与加入之前的 32% 相比没有很大差别。与此同时，辣椒素与体内的受体 TRPV1 蛋白质结合产生抗癌活性，但高浓度的辣椒素和 TRPV1 不结合，且会直接导致自然杀伤细胞的功能障碍。这项研究结果表明，对于 TRPV 相对不足且敏感度有所下降的三四十岁成人来说，大量摄取辣椒素可能会加大患癌风险。

辣椒素与肥胖：辣椒素有助于燃脂，研究发现，辣椒中的辣椒素能抑制高脂饮食引起的肥胖。辣椒素可能通过对 visfatin 的调节，有效地抑制营养性肥胖大鼠的体重增加、减少体脂聚集、调整血脂水平，对营养性肥胖有显著的治疗作用。

四、研究报道

（1）辣椒素受体 1 在功能性消化不良上消化道中的表达及其意义。

功能性消化不良（FD）是临床上最常见的胃肠疾病之一，多数研究认为与内脏高敏感有关。辣椒素受体（TRPV1）是一种接受疼痛刺激的感受器，是近年研究镇痛与疼痛的热点分子。TRPV1是瞬时受体电位通道（TRP）的亚型之一，TRPV1是一种神经系统受体，在周围神经末梢、结状神经节、迷走神经节、三叉神经节和脊椎背根神经节中均可见表达，如食管黏膜、胃窦G细胞、胃壁细胞、胃肠黏膜上皮等。

多数研究认为，内脏高敏感是FD发生的重要机制。内脏高敏感是指内脏组织对各种刺激的感觉阈值降低，感受性增强，表现为对一定强度刺激的反应性增高和引起各种感觉的压力或容量阈值降低。有研究表明，TRPV1在内脏痛觉过敏中起关键作用。Akbar等的研究发现，肠易激综合征（IBS）患者直肠乙状结肠TRPV1免疫反应阳性的神经纤维数量为正常对照组的3.5倍，且TRPV1的表达与患者腹痛程度呈正相关。梁杰贤等的研究结果显示，去除TRPV1神经元的大鼠对辣椒素刺激不敏感，在直结肠扩张下也不出现内脏痛觉过敏。Li等发现，FD患者口服辣椒素胶囊引起疼痛的剂量明显小于健康对比组，推测TRPV1在FD患者中表达增强，可能与胃的高敏感性有关。

（2）辣椒素受体在精神分裂症中研究：①辣椒素受体，也称瞬时受体电位香草酸亚型1（TRPV1），分布于神经纤维，如中枢神经系统（皮质、海马齿状回、基底神经节、小脑、中脑及嗅球、后脑等）以及心脑血管、呼吸、消化和泌尿等系统。其有镇痛、降血压、治疗哮喘、诱导肿瘤细胞凋亡和治疗某些上皮细胞生长疾病等方面有望成为新的治疗靶点。②在动物实验中，辣椒素直接注入于VTA可产生多巴胺能神经元放电改变，且伤害性鼠尾刺激也能通过激活VTA中的TRPV1通道调节多巴胺神经元的电活动，使多巴胺的释放增加，表明急性应激可通过激活TRPV1改变多巴胺能神经元的功能。

（3）参与胃肠道内脏高敏反应机制。在pH < 5.5的环境中敏感性升高，抑酸分泌治疗必须达标（24小时内需有超过18小时的时间pH值控制在5.5以下）。陈胜良团队研究显示，胆汁酸可提高内脏高敏感反应程度，且胆汁酸在pH < 3的环境中对黏膜表面黏液的洗脱作用加剧。胃 - 结肠感觉和运动反射是肠固有神经内部的反射调控现象，该反射机制敏感与餐后不能控制的即刻排便以及与进餐有关的远端肠道症状存在内在联系，抑酸治疗有良好的效果。

第六节　维生素D研究

维生素D是脂溶性类固醇衍生物，经肝肾羟化反应转化为具有活性代谢物1，25—二羟维生素D3，与受体结合，调控多种靶基因的表达，具有维持人体钙、磷平衡中的经典作用。近年来深入研究，显示维生素D具有广泛的其他生理作用，如保护肠道黏膜屏障完整性、调节免疫、调节肠道菌群、抗感染、降低非酒精脂肪肝发生，可作为支气管哮喘辅助药物。

值得关注的是：血液中低水平的维生素D可能诱发抑郁，且与抑郁程度相关。一些研究发现，补充维生素D有利于情感及抑郁症状的改善。近期发现，补充维生素D能改善抑郁患者的糖代谢，推测维生素 D 不仅能营养脑神经系统，同时能改善肠道菌群影响的糖代谢进程。

研究发现，维生素 D 可以增加酪氨酸羟化酶（儿茶氨酚合成途径的限速酶）的表达，同时可以提高一些神经递质（如多巴胺、去甲肾上腺素和肾上腺素）的生物利用度。乙酰胆碱转移酶已被证明在情绪障碍的病理生理学中发挥作用，维生素 D 也可以通过激活乙酰胆碱转移酶影响胆碱能系统。此外，研究发现维生素 D 的代谢产物骨化三醇与调节抑郁水平的神经营养因子增加相关，如神经生长因子（NGF）、胶质细胞源性神经营养因子（GDNF）和神经营养素 3（NT-3）。这些研究支持维生素 D 作为一种神经营养物质，可以用于抑郁症的临床治疗。

有研究发现，维生素 D 可以调节上消化道微生物菌群，对肠道健康具有积极作用。肠道微生物可以合成和传递一些神经活性物质，如 5- 羟色胺和 γ - 氨基丁酸，这些物质可能会参与或作用于大脑 - 肠道功能轴。在动物研究试验中，一些益生菌具有抗抑郁和抗焦虑作用。最近有研究发现，抗菌治疗后肠道菌群的改变影响脑神经系统的改变，抑郁症同时也被认为是一种脑部炎症。因此我们推测，维生素 D 改变肠道菌群，进而改变肠道及脑部的炎症反应。

研究报道：

（1）维生素 D 参与支气管哮喘发生发展的机制：近年来，维生素 D，作为治疗支气管哮喘的重要手段之一逐渐受到重视，但其参与支气管哮喘发生、发展的具体机制尚未完全明确。

强调维生素 D 在支气管哮喘治疗中潜在的应用前景，为支气管哮喘的治疗开辟新视野。研究表明，支气管哮喘儿童血清维生素 D［25（OH）D < 30ng/L］的低水平与症状的增加、病情恶化、肺功能下降及药物使用增加有关。由于维生素 D 抗炎、免疫调节、气道重塑及改善激素抵抗等多方面的调节作用，临床可将其作为支气管哮喘的辅助治疗药物。

（2）维生素 D 治疗变应性鼻炎疗效的 Meta 分析：当维生素 D 的活性代谢产物 1，25 二羟维生素 D 与维生素 D 受体结合，可发挥重要的免疫调节作用。维生素 D 受体在 B 细胞、T 细胞、单核 / 巨噬细胞、树突状细胞表面均有表达，而且可以活化和抑制基因转录因子，从而调控变态反应。

（3）不同浓度维生素 D 干预急性溃疡性结肠炎 β - 防御素 -2 表达及意义发现维生素 D 除调节钙、磷代谢的作用外，维生素 D 在抗感染及调节免疫等中也有重要意义。

通过维生素 D 对细胞发挥其潜在的有益作用，肠黏膜上皮细胞 Toll 样受体（TLRs）在细菌、炎症的刺激下加强表达，产生的配体通过细胞内的信号传导途径，在 1-a 羟化酶羟基化作用下诱导体内维生素 D 转化为 1，25-（OH）$_2$D$_3$，与 VDR 结合后激活 VDR，参与了防御素的诱导表达。

溃疡性结肠炎（UC）急性期应用维生素 D 能够有效缓解结肠炎症，但存在局限性，与传统药物相比，维生素 D 治疗 UC 的优势在于可以同时多途径调控 B- 防御素 -2 诱导性表达，改善肠道固有免疫，达到抗感染，继而间接调节肠道菌群。现有部分尝试加用维生素 D 治疗，并取得了较为满意的疗效。

（4）维生素 D 调节肠道炎症反应的研究进展：肠上皮屏障是由肠上皮细胞和上皮细胞之间的连接构成。肠上皮细胞通过顶端连接复合物结合在一起，共同调节细胞旁通透性，并形成对抗毒素和肠道病原体的关键屏障。

细胞间的连接有紧密连接、黏附连接和缝隙连接等。维生素 D 不仅增加紧密连接蛋白的表达，还保持紧密连接复合物的完整性。抑制肠上皮细胞凋亡，从而保护肠黏膜屏障、减轻肠道炎症。

（5）近年来的研究已经揭示了维生素 D 信号转导在调节先天免疫反应中的核心作用。抗菌肽是肠道先天免疫反应的重要部分，可杀死细菌、病毒、真菌，并且作为免疫调节剂、具有增强肠道免疫力的能力。

（6）维生素 D 与脓毒症：维生素 D 的水平较低可能是具有脓毒症风险的生物学标志物。

影响脓毒症发生途径：增强内皮细胞的屏障功能，增加机体对炎症反应的抵抗能力；提高细胞的抗菌活性，调节炎症反应，增强先天免疫细胞的抑菌作用。

影响免疫功能：研究发现，维生素 D 是一种新的神经内分泌 – 免疫调节激素，对机体的细胞免疫具有重要的调节作用。可以限制肿瘤坏死因子 α 和 IL-12 等促炎因子的产生，抑制先天免疫系统和适应性免疫系统的反应。

（7）IBS 与维生素 D 及肥大细胞关系：IBS 患者存在血清维生素 D 缺乏，补充维生素 D 后，IBS 症状得到显著改善。

研究发现，维生素 D 是维持肥大细胞稳定的必要条件，如缺乏可导致肥大细胞激活。

肥大细胞在肠内道中主要分布于黏膜固有层及黏膜下层。能调节黏膜通透性、肠道蠕动、内脏敏感性和免疫等，促进多种胃肠道疾病的发生。IBS 肠黏膜中的肥大细胞数明显增多，脱颗粒的肥大细胞比例也明显增多。

维生素 D 除了钙磷调节的作用外，还可作为配体与维生素 D 受体（VDR）结合调节炎症反应等。

雌性大鼠造模后的内脏敏感性高于雄性，给予不同含量维生素 D 饮食后其肠道中的肥大细胞数也有更显著的差异，推测雌激素在 IBS 内脏敏感性的发生过程中有重要作用，其机制可能是性激素通过与神经调节系统和负责内脏痛觉的情感系统相互作用来调节疼痛处理，从而调节应激敏感性。研究发现，膜受体 G 蛋白偶联雌激素受体参与胃肠道运动和内脏疼痛的调节。

第七节　二甲双胍研究

研究表明，二甲双胍除降糖作用外，还能对抗癌症、调节免疫功能，改善多囊卵巢综合征（PCOS）及与年龄有关的疾病，二甲双胍可以减轻这些疾病患者的相关症状，并减少动物和细胞模型中的疾病表现。

一、降糖作用

（1）提高胰岛素敏感性。

（2）减少肝糖原输出。

（3）激活胰高血糖素样肽 1 促进葡萄糖依赖性胰岛素的分泌，从而改善血糖。

（4）可通过调节肠道微生物促进降糖作用。

二、降糖外作用

（1）临床研究显示，二甲双胍能显著降低糖尿病患者癌症的总体发病率和死亡率。大量的体内外实验表明，二甲双胍能通过多种机制抑制肿瘤细胞生长，提示二甲双胍可能通过天冬氨酸的限制抑制肿瘤的生长。

二甲双胍通过调控 miRNAs 抑制恶性肿瘤的机制包括：①调控细胞周期蛋白的表达，抑制肿瘤细胞的增殖。②促进胱天蛋白酶 3 表达及抑制凋亡因子 Bcl-2 表达，促进肿瘤细胞凋亡。③削弱肿瘤细胞的侵袭迁移能力。④抑制肿瘤干细胞增殖转化。⑤下调血管内皮生长因子表达，抑制肿瘤血管形成。⑥减少有氧糖酵解的关键调节蛋白。

（2）免疫调节、延缓衰老作用：实验室研究为二甲双胍的各种免疫调节作用提供了大量证据，包括基因组稳定、减少端粒损耗及蛋白质平衡营养等，达到延缓衰老作用。二甲双胍对延长寿命的影响已在动物模型中得到证实。

（3）多囊卵巢综合征中的作用：多囊卵巢综合征患者机体存在高雄激素血症、高胰岛素血症、糖耐量异常，并表现为肥胖、月经稀发、慢性无排卵、多毛和卵巢多囊性增大，而胰岛素抵抗和高雄激素是复杂病因的中心，影响着代谢和生殖。治疗结果表明，二甲双胍治疗 24 个月，可以改善超重和体重正常 PCOS 妇女的月经周期，大多数激素水平 6 个月后达最佳状态。

三、二甲双胍与胃癌

二甲双胍联合 COX-2 选择性抑制剂塞来昔布对胃癌 SGC-7901 细胞增殖凋亡的影响。

二甲双胍是治疗糖尿病的降糖药物，塞来昔布是一种 COX-2 选择性抑制剂，两者不良反应小，且均有较好的抗肿瘤价值。GUO 等研究指出，二甲双胍可通过调控 LKB1/AMPK 信号通路抑制非小细胞肺癌细胞增殖、诱导细胞周期阻滞在 Go/G Ⅰ 期，并促进肿瘤细胞凋亡。

KATO 等通过体内和体外试验证实，二甲双胍通过调控 miRNAs 来抑制人胰腺癌细胞增殖和肿瘤生长。WANG 等研究发现，塞来昔布可通过抑制 NF-κB 途径诱导乳腺癌 MDA-MB-231 细胞凋亡，抑制细胞增殖，诱导细胞周期阻滞在 G1 期。CHIANG 等指出，COX-2 在口腔癌中的过度表达增加了淋巴结转移，以塞来昔布处理的移植瘤小鼠可通过阻断波形蛋白、细胞黏附分子和转录因子等，抑制上皮间质转化和细胞迁移。

目前，关于二甲双胍或者塞来昔布抗胃癌的作用已得到证实，二甲双胍和塞来昔布的联合用药有望成为治疗胃癌的新策略。

四、研究报道

（1）二甲双胍在自身免疫性疾病中的应用：二甲双胍最重要的分子机制是通过激酶 AMP 活化的蛋白激酶（AMPK），调节下游蛋白的活性及功能。

糖尿病患者癌症发病率降低可能与服用二甲双胍有关。

类风湿关节患者同时患有 2 型糖尿病的比例较高，二甲双胍作为 2 型糖尿病治疗的一线药物，也具有抗炎活性，能够通过下调 Th17 细胞的分化，上调调节性 T 细胞的功能，抑制破骨的发生，改善实验性类风湿关节炎。

（2）一项报道指出，二甲双胍具有减少患者胰岛素抵抗、降低尿酸和减轻关节综合征作用。

研究者猜测，二甲双胍通过抑制游离脂肪酸的生物合成，而减少了尿酸的形成，因此尿酸并没有升高，提示二甲双胍的使用可能与尿酸或体重无关。

（3）二甲双胍靶向治疗三阴乳腺癌：芝加哥大学的 Marsha rich rosner 发现，二甲双胍与血红素联用，可以靶向治疗严重威胁女性健康的三阴乳腺癌。

血红素是血红蛋白的主要成分，而血红蛋白又是血细胞的主要成分，可治疗血红素合成缺乏症。

二甲双胍能化解三阴乳腺癌，证据表明，其可能对肺癌、肾癌、子宫癌、前列腺癌和急性髓性白血病等多种癌症有效，研究结果在顶级期刊《自然》发表。

（4）二甲双胍对食管癌作用：①能抑制体外培养的食管癌细胞生长。②研究发现，不同浓度的二甲双胍对食管癌细胞的增殖均有抑制作用。③研究发现，经二甲双胍处理的食管癌的细胞中均积累了 G0/G1 期。④增加食管癌对放化疗的敏感性。⑤抑制侵袭和转移。

（5）国际消化病杂志报道"阿司匹林与二甲双胍对人结肠癌 SW480 细胞株的联合作用探讨"：ASA、MET（二甲双胍）等药物可以预防或治疗结肠腺癌的发生；ASA 不仅可以减少结肠癌、肺癌、食管癌、胃癌和卵巢癌的风险，还可以作为结肠癌和肺癌的化疗药物使用。也有报道，MET 可以预防或治疗结肠癌及预防结肠肿瘤的发生。该研究考虑到 ASA、MET 单独的抗肿瘤使用剂量较大，可采用两者联合使用。

第八节　黄连素研究

一、黄连素由来

黄连素是从中药黄连中分离的一种季铵生物碱，是黄连抗菌的主要有效成分。为黄色针状结晶，味苦。在植物界中分布较广，大约有 4 个科 10 个属内发现有本品存在。临床应用主要为本品的盐酸盐和硫酸盐。

二、药理作用

黄连素抗菌谱广，体外对多种革兰阳性及阴性菌均具抑菌作用，其中对溶血性链球菌、金黄色葡萄球菌、霍乱弧菌、脑膜炎球菌、志贺痢疾杆菌、伤寒杆菌、白喉杆菌等有较强的抑制作用，低浓度时抑菌，高浓度时杀菌。对流感病毒、阿米巴原虫、钩端螺旋体、某些皮肤真菌也有一定抑制作用。体外实验证实黄连素能增强白细胞及肝网状内皮系统的吞噬能力。痢疾杆菌、溶血性链球菌、金黄色葡萄球菌等极易对本品产生耐药性。本品与青霉素、链霉素等并无交叉耐药性。

黄连素主要用于治疗胃肠炎、细菌性痢疾等肠道感染、眼结膜炎、化脓性中耳炎等。近来还发现本品有阻断 α 受体、抗心律失常作用；具有抗炎、抗氧化和抗纤维化作用。已被广泛用于治疗与氧化损伤和急性炎症反应相关的疾病，如内毒素血症、急性肺损伤、急性心肌梗死和肝炎。

三、研究报道

（1）降血脂研究：中国科学家与临床医师联手，从分子水平揭开了黄连素（小檗碱）降低血中胆固醇和三酰甘油的奥秘。研究成果近日发表在世界权威杂志《自然医学》（《Nature Medicine》）上，受到国际同行的高度重视和评价，这是发掘祖国医药宝库中的一个重要事件，标志着中国天然药物研究正逐步获得领先世界的成就。

（2）治疗糖尿病：据《糖尿病》杂志的一篇报道称，对鼠的研究结果表明，从植物提炼的小檗碱可能通过刺激磷酸腺苷（AMP）活化蛋白激酶活性来减少体重，改善葡萄糖耐量。

（3）调节血脂：天然药物成分小檗碱不仅可用于细菌性痢疾的治疗，研究发现小檗碱在体外还能显著上调肝细胞低密度脂蛋白受体（LDLR）的表达。进一步的研究显示，小檗碱的作用是在转录后水平，通过激活细胞的胞外信号调节激酶来发挥作用，与目前临床常用的他汀类降胆固醇药物机制完全不同。临床应用表明，小檗碱用于高血脂患者疗效良好，还适用于肝功能障碍的病人，安全性好，无他汀类药物的不良反应。这项研究结果发表后被欧美多个研究单位和医院证实。

（4）盐酸小檗碱对小鼠重症胰腺炎的作用：小檗碱具有抗炎、抗氧化和抗纤维化作用。已被广泛用于治疗与氧化损伤和急性炎症反应相关的疾病，如内毒素血症、急性肺损伤、急性心肌梗死和肝炎。

研究表明，小檗碱可通过上调重症胰腺炎小鼠体内 HO-1 表达，发挥抗炎和抗氧化作用，其机制与抑制 NF-κB 炎性反应通路有关。

1）研究表明，黄连素主要物质 HO-1，其有抗凋亡活性，使其成为炎性胃肠系统疾病治疗的潜在靶点。

2）核因子 - κB（NF-κB），可以与多种基启动子部位的 κB 位点发生特异性的结合从而促进其转录表达。其受氧化应激、细菌脂多糖，细胞因子等多种刺激而活化后，能调控前炎症性细胞因子、细胞表面受体、转录因子、黏附分子等的生成。而这些刺激因素及其调控的因子与微循环障碍的发生、发展均有着密切的关系。

（5）盐酸小檗碱对小鼠肠上皮细胞凋亡的影响：当细胞受外界一种或多应激原的刺激时，其内质网合成加工蛋白质的生理功能发生障碍，导致大量未折叠或者错误折叠蛋白在内质网中蓄积，进而引起细胞内稳态失衡，这过程称 ERS。肠上皮细胞这种 ERS 状态的细胞将触发 ERS 特异性凋亡程序，从而将其清除。

cascade-12 是凋亡信号通路的起始因子，仅被异常的 ERS 激活并进一步磷酸化激活其下游的凋亡执行因子 cascade-3，从而独立地介导细胞凋亡。

溃疡性结肠炎（UC）的病理过程中，肠上皮细胞（IEC）凋亡过度已被证实是造成结肠炎性反应持续和（或）加重的重要原因。IEC 具有发达的内质网结构，代谢需求旺盛，属于 ERS 活跃细胞，易处于 ERS 过度状态。多种肠腔缺血缺氧等均可诱导 IEC 发生过强或过久的 ERS，引起细胞凋亡加速。

盐酸小檗碱又名盐酸黄连素，现代药理研究结果表明，其具有抗病原微生物、抗炎、抗肿瘤、保护心脏、降血糖、调节脂质代谢及免疫抑制等广泛的临床药理作用。临床研究显示，黄连素作为辅助药物治疗 UC，能促进肠黏膜再生，加速溃疡愈合，明显降低 UC 的复发率，具有良好的疗效。

黄连素防治 UC 的效应可能是通过抑制 ERS 时 cascade-12/cascade-3 凋亡信号通路，抑制 IEC 过度凋亡进而保护肠黏膜屏障来实现的。

（6）黄连素对高脂饮食诱导非酒精性脂肪性肝病小鼠肝脂毒性的保护作用及相关机制研究：黄连素在既往多用于临床治疗高脂血症和 2 型糖尿病患者，但近年来已有研究表明该药 NAELD 的治疗具有确切的临床疗效。口服黄连素后，其在肝脏中的分布浓度约高达血浆浓度的 60 倍，具有调节肝内代谢相关基因表达，提高胰岛素敏感性，促进肝脏脂质代谢及刺激肝糖原生成的作用，因此可用于治疗 NAELD 和相关代谢性疾病。

第九节　β－内酰胺类抗生素及头孢菌素的药理特点和作用

一、β－内酰胺类抗生素

β－内酰胺类药物属于抗生素，包括青霉素类、头孢菌素类、不典型的 β－内酰胺类，在化学结构中都含有 β－内酰胺环，主要是通过干扰细菌细胞壁的合成杀灭细菌的。β－内酰胺类抗生素抗菌范围广，能杀灭很多种细菌，杀灭细菌能力强，治疗效果好。由于人体细胞没有细胞壁，所以对人体毒性比较小。

二、青霉素类

青霉素类抗生素，包括天然青霉素，如青霉素 G 等；耐酶青霉素，如苯唑青霉素等；广谱青霉素，如氨苄青霉素、羧苄青霉素、羟氨苄青霉素（阿莫西林）等。因其结构中有 β－内酰胺环，故又称为 β－内酰胺类抗生素。

三、阿莫西林与头孢类

阿莫西林和头孢类都属于 β－内酰胺类的抗生素，阿莫西林则属于半合成的青霉素类抗生素，而头孢类抗生素，则是 β－内酰胺酶类抗生素的另一个分支，随着药品研发的不断发展，头孢类药物种类也越来越多，现在已发展到了有五代头孢这么多，因此，对于阿莫西林这个单一药物，头孢类抗生素可真是一个大家族。

四、头孢菌素类

头孢菌素类即头孢烯类，是由冠头孢菌培养液中分离的头孢菌素 C，经改造侧链而得到的一系列半合成抗生素，包括头孢烯、氧头孢烯、碳头孢烯和 7－α－甲氧基头孢烯在内的一类药物。它们的作用机制是抑制细菌细胞壁的合成，而人类和其他哺乳动物的细胞无细胞壁，因此对人应是无害的。临床应用证明它是一类抗菌谱广、抗菌活性强、疗效高、毒性低的抗生素。

　　头孢菌素类已是在临床中应用最广泛的 β－内酰胺类抗生素，目前已有五代头孢菌素类抗生素。

　　抗耐甲氧西林金黄色葡萄球菌（MRSA）头孢菌素如头孢吡普等又被称为第四代后或第五代头孢菌素，第四代头孢菌素的抗菌作用强、抗菌谱广、对人体各部位及各种屏障（如血脑屏障）具有良好的分布和通透性，耐青霉素酶、过敏等不良反应较青霉素类少等特点，在临床应用中占据重要的地位。

　　头孢菌素类药物的结构特点：其核心是一个二环系统，它是一个由两氢噻嗪环稠合的 β－内酰胺环，这种结构也被称作 7－氨基头孢烷酸，可由天然化合物头孢菌素 C 水解衍生而来。头孢菌素 C 含有一个侧链，是由 D－氨基己二酸衍生而来的。对内酰胺环上的 7 位侧链进行修饰可以提高药物的抗菌活性。

　　第一代头孢菌素：主要作用于需氧革兰阳性球菌，有头孢唑啉、头孢氨苄和头孢拉定。第一代药物的 C-7 位侧链上都有 α－氨基，这种结构导致其容易被 β－内酰胺酶水解，所以是 β－内酰胺酶不稳定的原因。

　　第二代头孢菌素类：与第一代头孢菌素类药物的结构基本相似。重要改变就是由在 C-7 位侧链上引进 α－氨基改为引入 α－亚胺甲氧基，因此其对 β－内酰胺酶的稳定性增强，如头孢呋辛。

　　头孢克洛在 C-3 位引入一个 CL 基团，而其抗菌活性增强。第二代头孢菌素类药物对革兰阴性杆菌作用较强，对产 β－内酰胺酶的流感嗜血杆菌等也有活性，有头孢呋辛、头孢克洛等。

　　第三代头孢菌素：在 C-7 位侧链上引入氨基噻唑基团，因此增强了其对 β－内酰胺酶的稳定性。其为广谱抗菌药物，对 β－内酰胺酶稳定，主要对肺炎链球菌、化脓性链球菌等有很好的抗菌活性，有头孢曲松、头孢噻肟等。

　　第四代头孢菌素：在主核的 7 位连有 2－氨基噻唑－α－甲氧亚氨基乙酰基链，这个结构可以增强药物对 β－内酰胺酶的稳定性，是抗菌活性的不可缺少的基团。目前在临床中应用较广的四代头孢菌素主要有头孢吡肟、头孢匹罗和头孢噻利。

　　第四代头孢菌素的作用机制：头孢菌素类药物的作用机制与青霉素类相似，主要通过干扰细菌细胞壁肽聚糖的合成而发挥抗菌作用。

　　研究表明，头孢噻利等第四代头孢菌素类药物在人体内分布广泛、迅速，可分布于痰液、胸水、前列腺液、胆汁、腹腔液、创伤浸出液、水疱液、骨盆死腔液、关节液、前房水、泪液等体液中，同时可良好地分布于前列腺、胆囊、女性生殖器、骨骼、耳鼻喉及口腔等组织器官，在高剂量给药的情况下，可有效穿透血脑屏障，在脑内形成较高的浓度，是中枢感染有效的抗菌药物。

五、头孢类抗生素在临床中的应用

头孢类抗生素可用于各类细菌性感染所引起的疾病。主要包括呼吸道感染、泌尿系统感染、妇科感染、腹腔感染、皮肤软组织感染以及脑膜炎和脊髓炎等等。

（1）呼吸道感染：呼吸道感染可分上呼吸道感染和下呼吸感染。上呼吸道感染主要为革兰阳性菌引起，如溶血性链球菌、白喉杆菌等，常规使用第Ⅱ代头孢类抗生素容易使细菌生成 β-内酰胺酶，导致耐药菌株出现，使抗菌活性下降。而第Ⅱ代头孢因对 β-内酰胺酶更稳定，作为呼吸道感染常用药物。但是第Ⅲ代头孢对革兰阳性菌的活性并不如第Ⅰ、第Ⅱ代头孢，因此上呼吸道感染选用第Ⅲ代头孢并不合适；其针对性不强，导致临床疗效下降，甚至使患者菌群失衡等，进一步加剧患者病情。

而下呼吸道感染主要由革兰阴性菌如肺炎克雷伯杆菌、铜绿假单胞菌、大肠埃希菌以及鲍曼不动杆菌等引起，其次为革兰阳性菌如肺炎链球菌、金黄色葡萄球菌、溶血性葡萄球菌等引起。有临床研究表明：对于下呼吸道急性细菌的感染（包括急性慢性支气管炎、细菌性肺炎、支气管扩张感染等），头孢噻利的治愈率及总治愈率比头孢吡肟高，分别为86.67%、82.26%、93.55% 和 90.4%，且对细菌的清除率也高达 100%。王慧玲等研究表明：头孢噻利对急性细菌性呼吸道感染患者的治愈率为 74.19%，有效率 93.55%，均优于头孢他啶，且细菌敏感率（100%）显著优于头孢他啶。

另外，下呼吸道感染中又以肺部感染如医院获得性肺炎（HAP）、社区获得性肺炎（CAP）更为严重。目前 CAP 在我国的发病率逐渐升高，尤其是在高龄人群中，同时 CAP 死亡率也呈上升趋势，这有可能是与抗生素的不合理用药使耐药菌株增多引起。肺部感染除上述病原菌外，还由 MRSA、铜绿假单胞菌难治疗性细菌引起。因此，选择针对性强的抗菌药物进行治疗显得格外重要。头孢噻利与第Ⅲ代头孢菌素相比对金黄色葡萄球菌和铜绿假单胞菌具有更强的抗菌作用。同时，头孢噻利是第 IV 代头孢菌素中唯一有抗 MRSA 活性的药物；临床研究显示，头孢噻利治疗中至重度社区获得性肺炎的临床疗效和安全性均稍胜于常用药物头孢他啶；且对 ≥ 65 岁或有基础疾病患者，头孢噻利治疗后，体温恢复时间更快（显著优于头孢他啶）。而且也有文献报道，头孢噻利对重症患者肺炎的临床疗效和安全性明显优于头孢哌酮 / 舒巴坦或头孢哌酮单药。

头孢噻利另一独特优势是肺部组织穿透能力强，且在其他组织和器官中的药物浓度持续高达 ≥ 8 μg/ml。因此，对于治疗肺炎感染性疾病时，头孢噻利具有显著疗效。

（2）泌尿系统感染：泌尿系统感染主要由革兰阴性菌中的大肠埃希菌、肺炎克雷伯菌、奇异变形杆菌和铜绿假单胞菌等以及革兰阴性菌中的屎肠球菌、粪肠球菌等引起。已有临床研究表明常用的第Ⅲ代头孢菌素如头孢曲松、头孢他啶等对产 ESBLs 的大肠埃希菌的耐药性高达 70% 以上，有些甚至完全耐药。另外第Ⅲ代头孢对革兰阳性菌的抗菌活性弱。因此，在临床中需要重新制定治疗泌尿系统感染的有效方案而不再是仅选择第Ⅲ代头孢作为临床用药，可有效避免耐药性菌珠的增加。

2006 年，王慧玲等进行的一项临床研究表明：第 IV 代头孢噻利对泌尿道感染治疗的有效率和对病原菌的敏感率均高达 100%，且显著优于对照组头孢他啶。2014 年，Liu 等对 276 例泌尿道或呼吸道细菌性感染患者进行对比研究，考察了头孢噻利和头孢吡肟的痊愈率、有效率和病原菌清除率，结果发现，头孢噻利组和头孢吡肟组的治愈率分别为59.68%、56.00% 和有效率分别为 93.55%、90.40%，且头孢噻利组略高于头孢吡肟组，同时二者对细菌的清除率均高达 90% 以上。

（3）妇科感染：第 II 代头孢菌素类抗菌药物对产 ESBLs 的肠杆菌科细菌和产 AmpC 的革兰阴性杆菌的耐药率都很高。且耐药方式也已多样化，导致临床妇科感染的治疗也越来越困难。随着科研水平的不断提高，众多抗生素新产品被开发，其中头孢噻利因其抗菌谱更广，如对革兰阴性菌和阳性菌均具有较高的抗菌活性，尤其是对产 AmpC 耐药肠杆菌和铜绿假单胞菌具有良好的抗菌活性，同时对厌氧菌包括厌氧消化链球菌属、阴道加德诺菌等均具有显著效果，以及组织穿透能力强，被认为是治疗妇产科感染的理想药物之一。

日本北海道大学等 8 家医院的妇产科，42 例感染临床报告证实，头孢噻利治疗妇产科感染整体有效率 78.6%，对 MRSA 宫内感染治疗 3 天后退热，治疗 8 天后分泌物中未检出 MRSA。另外，Chimura 等以某市 8 家医院的 100 例患者为研究对象，研究了头孢噻利对子宫内膜炎、产褥子宫感染等妇科各种感染及术后感染预防的临床效果。结果表明，总体治疗效率为 96.7%，细菌清除率达 79.3%。

（4）腹腔感染：腹腔感染易因腹部外科手术引发。并且是引发发病率和死亡率高的因素之一。复杂性腹部感染，一般以革兰阴性菌为主要致病菌，常见的为大肠埃希菌，其次为肺炎克雷伯菌和铜绿假单胞菌等多重耐药菌株。由于临床大量使用第 II 代头孢和碳青霉烯，使产 AmpC 和 ESBLs 酶的耐药菌株增多、铜绿假单胞菌的耐药性增强，使得临床治疗感染性疾病疗效下降。因此，由多重耐药导致严重感染时，应考虑选择替代治疗方案。

第 IV 代头孢的抗菌谱对 β - 内酰胺酶的稳定性显著优于前三代头孢，适用于多种细菌性感染的治疗。其中头孢噻利比 III 代头孢他啶和头孢噻肟具有更强组织穿透能力和抑菌活性，并不易诱导细菌耐药。且已有文献报道，对于死亡率高的自发性细菌性腹膜炎，头孢噻利对其体外抗菌活性高达 94.4%，且略高于头孢噻肟和头孢噻啶（91.1%）。

2015 年，Arsalan 等对比了第 IV 代头孢吡肟和头孢匹罗对金黄色葡萄球菌、大肠杆菌、肺炎克雷伯菌等菌株的体外抗菌活性。结果表明，头孢匹罗对大肠杆菌和肺炎链球菌的杀菌活性优于头孢吡肟，然而头孢吡肟对分离于腹腔感染的金黄色葡萄球菌具有较好的抗菌活性且耐药性低。

（5）皮肤及软组织感染：这类感染主要以革兰阳性菌（总占比 66.18%）如金黄色葡萄球菌（占比 64.9%）、表皮葡萄球菌、溶血葡萄球菌为主要致病菌，而对于慢性皮肤及软组织感染主要以革兰阴性菌（总占比 62.85%）如铜绿假单胞菌。另外，在慢性和急性皮肤软组织感染均检测出耐甲氧西林的金黄色葡萄球菌（MRSA），且在慢性皮肤软组织感染中占有比率更高并持续增长。因此合理用药，避免新的耐药菌的出现是十分有意义的。

而第Ⅲ代头孢菌素普遍对慢性和急性皮肤软组织感染中细菌具有耐药性升高的趋势，其中头孢曲松和头孢他啶对其耐药率分别高达 59.09% 和 37.88%。另外，超级细菌 MRSA 具有多重耐药性，第Ⅰ代到第Ⅲ代头孢对其无效；已有多项研究表明头孢噻利是第Ⅳ代头孢中唯一有一定抗 MRSA 活性的药物。另外，头孢噻利对铜绿假单胞菌的抑菌性同头孢他啶，但对于金黄色葡萄球菌等的抗菌活性略优于第Ⅲ代头孢。

早在 2000 年，日本一家烧伤整形外科 20 例小样本临床报告就已证实：头孢噻利治疗各种原因导致的皮肤软组织感染时，效果确切，整体有效率达到 85%。因此，Ⅳ代头孢噻利常作为轻、中、重度皮肤及软组织感染的有效治疗药物。

（6）其他感染性疾病：临床上出现的其他感染性疾病还包括脑膜炎、脊髓炎、胆管炎、关节炎以及耳鼻喉感染等细菌性感染疾病。易导致患儿致残、致死。其主要由金黄色葡萄球菌、肺炎链球菌等引起。对于这些疾病的治疗尤其是脑膜炎和脊髓炎，一般需选择易透过血脑屏障、组织穿透能力强、抗菌强的抗菌药物才能达到良好的治疗效果。而满足这一要求的药物并不多，第Ⅲ代的头孢曲松和头孢他啶以及第Ⅳ代中的头孢吡肟虽然也可穿过血脑屏障，但其抗病原菌的效果相对头孢噻利较低。研究表明，高剂量头孢噻利可有效穿透血脑屏障（静注给药后 1 小时、2 小时和 3 小时，脑细胞外液浓度 / 血浆浓度分别为 16%、21% 和 30%，均值高达 22% 以上），是治疗中枢感染疾病的有效抗菌药物。

胆道感染主要是由革兰阴性菌如铜绿假单胞菌、肺炎克雷伯菌、大肠埃希菌等引起，其次是革兰阳性菌如肠炎球菌和屎肠球菌等。由于临床以经验性治疗为主，且多以第Ⅲ代作为一线用药，使得胆道感染细菌已对第Ⅲ代头孢（如头孢噻肟、头孢他啶、头孢曲松、头孢哌酮等）的耐药性普遍升高；Ⅳ代头孢噻利对产 AmpC 酶菌株和铜绿假单胞菌的活性强，对多种耐药菌有效；可考虑头孢噻利作为胆道感染治疗中其他抗生素的替代治疗药物。

耳鼻喉急性感染以革兰阴性菌为主，主要为肺炎克雷伯菌和铜绿假单胞菌；其次为革兰阳性菌，如金黄色葡萄球菌。临床多以Ⅳ代作为首选药物。而在Ⅳ代头孢中，已有体外抗菌活性研究表示，头孢噻利对肺炎克雷伯菌、铜绿假单胞菌以及金黄色葡萄球菌的抑菌效果均优于头孢吡肟和头孢匹罗。

头孢噻利在治疗急性细菌性前列腺炎方面也有较好疗效，并且与其他相关抗菌剂相比具有良好的耐受性，对所有病例的症状治愈率均为 100%，且安全、无副反应。

第五章
胃病的症状与体征

第一节　上腹部疼痛

　　上腹部疼痛是指由于各种原因引起的腹腔内外脏器的病变而表现为腹部的疼痛，是许多肠胃疾病、胆道和肝脏疾病的表现。其中消化性溃疡最常见，可表现为钝痛、烧灼样痛、胀痛或剧痛，但也可仅为饥饿样不适感，随病变的轻重和个体对疼痛的耐受性不同而有所差异。临床症状主要有绞痛、钝痛、放射痛等。

一、慢性胃炎

　　慢性胃炎的患者一般会出现上腹疼痛的情况，但是不同的患者疼痛的位置也不太一样，有的患者就是上腹部疼痛，而有的患者会出现弥漫性的上腹部灼痛以及隐痛、胀痛等情况，还有极少数的患者会为绞痛，并且向背部放射性的疼痛，所以每个患者的情况不一样，上腹部疼痛的位置也不同。

　　另外有些慢性胃炎的患者还会出现嗳气的情况，一般是由于胃酸缺乏，胃内发酵产生气体等因素造成的嗳气的情况，还有一些人有腹胀的表现，如消化不良，进食不良的食物造成的腹胀。

二、功能性消化不良

　　（1）溃疡样消化不良型：它以消化性溃疡的症状为特征，而又无溃疡的存在，新近研究发现，常常面临应激的病人可出现应激反应，有胃酸排出的间歇性升高，加之动力障碍使胃酸对黏膜损害的作用延长和增加。

　　（2）动力障碍样消化不良型：它以胃潴留症状为特征的临床表现为主，病人存在难以定位的上腹痛或不适，常由进食引起或餐后加重，同时有餐后上腹发胀、早饱、恶心或呕吐、食欲不佳等。

三、胃及十二指肠球部溃疡

　　上腹部疼痛有一定季节性、节律性、周期性；疼痛常与进食有关。胃溃疡疼痛多为餐后半小时发生，1~2 小时后逐渐缓解。而饥饿时疼痛、进食后缓解者多为十二指肠溃疡；常伴有反酸、嗳气等其他消化不良症状。

四、胃癌

腹痛无规律，随病情发展可呈持续性，难以缓解。同时患者可出现食欲减退、消瘦、贫血、呕吐、黑便、上腹部肿块，甚至恶病质等症状。发病年龄多在 40 岁以上。

五、胰腺疾患

慢性胰腺炎可有上腹部隐痛或钝痛，有时放射至腰背，也可呈急性发作的剧痛，随病程的进展，腹痛可逐渐加重；此外慢性胰腺炎可有消化不良、脂肪泻、糖尿病等内外分泌功能受损的表现。胰腺癌腹痛为上腹部、脐周或右上腹部阵发性或持续性、进行性加重的绞痛或钝痛，大多向腰背部放射，卧位或前倾位时疼痛减轻。胰头癌黄疸多见，还可有消瘦、腹水、血栓性静脉炎等。B 超、逆行胰胆管造影及 CT 检查可以明确诊断。

六、肝脏疾患

肝炎的腹痛可为右上腹或右胁下隐痛、刺痛、胀痛，多为间歇性。疼痛与进食无明显关系，疲劳后易出现，腹部触诊肝脏肿大，有压痛。肝癌的疼痛常呈进行性加重，开始为间歇性，后转为持续性，常固定于某一部位，局部有时可扪及肿大、质硬的肝脏或肿块。肝脓肿常呈持续性胀痛，可局限于某一部位，压痛点明显，可伴有发热、白细胞升高等全身症状。B 超检查及肝穿刺可明确诊断。

七、胆系疾患

胆囊炎、胆石症患者常呈慢性右上腹部隐痛或胀痛、嗳气等，多于脂肪餐后诱发或病情加重，一部分病人胆囊区有局限性压痛，或可扪及肿大的胆囊，或同时伴有黄疸。B 超及胆道造影可有助于诊断。

八、其他

急性阑尾炎早期可出现上腹部疼痛，数小时后转为右下腹痛。老年人不典型心绞痛、心肌梗死有时亦可出现上腹部疼痛，极易被误诊。

九、分析疼痛

上腹部疼痛可出现在许多疾病过程中，故切不可根据上腹部疼痛就盲目诊为浅表性胃炎，而应对病史、症状、体征及相关辅助检查进行全面综合分析后做出明确诊断，方可不延误治疗。

十、临床经验

（1）患者出现上腹部疼痛，一个可能是胃炎、溃疡等胃部的病变导致的，其次，考虑胆囊以及肝脏疾病引起的。除了消化器官的疾病会导致患者上腹疼痛外，一些胸部疾病，比如心肌梗死、心包炎等也会导致患者上腹疼，还有就是中毒及代谢性疾病导致的。

（2）上腹部疼痛的原因有内脏痛，以及其他腹外脏器和全身疾病引起。最常见的一类是急慢性胃炎、急性肠炎、胆囊炎、胰腺炎、腹膜炎等。并且急慢性胃炎、胃溃疡伴随胃穿孔、肠穿孔的话，会出现剧烈疼痛。

其他的如肠梗阻、急性胃扭转、大网膜扭转，也会出现上腹部疼痛。还有就是存在血管病变，如：肠系膜动脉血栓形成、腹部动脉瘤、脾梗死、肾梗死等，也会出现上腹部疼痛。除此之外，心脏方面如果存在病变，也可以表现为上腹部疼痛。比如，急性心肌梗死、胸膜炎、带状疱疹、慢性肺炎可以出现上腹部疼痛的情况。

第二节　恶心、呕吐

恶心是一种即将呕吐的感觉，可单独出现或伴随呕吐、消化不良或其他胃肠道症状出现。

干呕和呕吐不同，前者没有胃内容物的吐出。此外，患者可能将呕吐与反流相混淆，后者指食管内容物经食管轻易反流至下咽部。

一、与胃肠、中枢神经关系

上消化道的正常功能涉及胃肠道与中枢神经系统之间的相互作用。

胃肠道的运动功能受控制是副交感神经和交感神经系统及脑神经元和平滑肌细胞。

恶心，在人类晕动病产生的研究中表明生理相互作用。例如，一项报道将存在或不存在由相对运动错觉诱导产生，所诱发的晕动病的受试中的胃肌电活动和内源性神经内分泌反应进行了比较。在该过程中，有13名受试者出现了胃窦电活动亢进和晕动病，而9名胃节律保持正常且没有出现症状。

恶心症状在胃窦电活动亢进后几分钟内出现，并与胃窦电活动亢进的程度成比例。出现恶心、胃电节律紊乱的受试者的血浆皮质醇和β内啡肽水平出现了所预期的增加。在这些受试者中，内源性肾上腺素和去甲肾上腺素浓度也有所增加。

呕吐是使动物对摄入的毒素和毒物进行自我清除的一种反射,可以由体液或神经刺激,或者两者共同激发。存在多个神经传入和传出通路参与引发呕吐,这最后区位于第四脑室底部,含有"化学感受器触发区",此触发区对很多体液因素敏感,包括神经递质、肽类、药物和毒物。

大脑髓质中被称为孤束核的区域可能作为呕吐的中枢模式发生器,来自体液因素的信息以及内脏传入神经的信息可能在该部位汇合。据推测,呕吐中枢模式发生器将冲动投射到多种运动核团,以诱发连续的兴奋或抑制,从而控制呕吐反射。

肠道迷走神经传入神经在孤束核形成突触。从孤束核出发,一些神经元可延伸至最后区,而其他孤束核神经元可升至下丘脑的室旁核和边缘的皮质区,胃肌电冲动在此可被感知为正常的感觉或症状(如恶心或呕吐),介导疼痛刺激的交感传入神经元在脊髓形成突触,并升至脑干神经核和下丘脑血管加压素(抗利尿激素)和促肾上腺皮质激素释放因子被释放的部位。

以狗为动物模型的呕吐研究表明,胃内容物的排出经过了以下过程:胃和食管下段括约肌松弛,近端小肠和胃窦逆行收缩,腹部肌肉收缩,环咽肌收缩,然后在呕吐前数秒松弛,内容物排出。当声门关闭且呼吸肌运动阻碍了腹肌收缩,从而防止了胃内容物的排出时,则出现干呕。

二、治疗方法

一般来说,持续恶心和呕吐的患者应考虑按以下 3 个步骤处理:①应寻找病因,考虑患者是急性恶心和呕吐还是慢性症状(症状至少持续 3 个月)。②应识别和纠正恶心和呕吐造成的影响或并发症(例如,体液丢失、低钾血症和代谢性碱中毒),如果可能,应行靶向治疗(例如,手术治疗肠梗阻或恶性肿瘤)。③其他情况下,应对症治疗。

三、病史和体格检查

首先需要进行仔细的病史询问和体格检查。在大多数情况下,从病史和体格检查就能找到恶心和呕吐的原因,而无需行另外的检查。如果需要额外的检查,则应根据症状的持续时间、频率、严重程度以及呕吐发作的特点和伴随症状来进行。

以下临床特征尤其重要:①腹痛伴随呕吐常常提示器质性病因,如胆石症。腹胀和腹部压痛提示肠梗阻。②呕吐数小时前吃下的食物,并且腹部检查发现振水音提示胃出口梗阻或胃轻瘫。③胃灼热伴恶心常常提示胃食管反流病,GERD 可以表现为慢性恶心而没有典型的反流症状。④清晨呕吐是妊娠的特征。⑤粪性呕吐提示肠梗阻或胃结肠瘘。⑥眩晕和眼球震颤是前庭神经炎和其他眩晕病因的典型表现。⑦暴食症常伴有牙釉质侵蚀、腮腺肿大、毳毛样毛发、手背面皮肤硬结。⑧神经性呕吐可能呈体位性和喷射性,且常常伴随其他神经病学症状和体征。

四、内镜检查

慢性消化不良常与恶心和呕吐重叠出现，许多经过常规评估无法解释的慢性恶心和呕吐患者，应行食管、胃、十二指肠镜检查。若内镜检查和其他常规检查正常，则提示可能为先天性（功能性）病因。

五、鉴别诊断

（1）急性疾病：

1）急性胃肠炎：急性胃肠炎是仅次于普通感冒的造成生产力丧失的原因。该病特征为腹泻和（或）呕吐。细菌性、病毒性和寄生虫性病原体均可导致此病。轮状病毒肠道腺病毒和诺如病毒感染引起的呕吐尤其常见。在国内获得疾病（即未到国外旅行）的成人患者通常不需要行实验室检查。一项研究发现，异常的实验室结果与对静脉补液的需求、针对粪便培养阳性的抗生素治疗或住院治疗之间没有相关性。发热或腹泻持续超过 2 日以上的患者培养检出率更高。

2）术后的恶心和呕吐：大约 1/3 的手术患者在接受全身麻醉后会出现恶心或呕吐，或者两种症状皆有。危险因素包括女性、禁烟状态、既往有术后恶心和呕吐或晕动症病史以及术后阿片类药物的预期外使用。大多数研究旨在如何预防而非治疗已确定的症状。一项大型试验发现，麻醉开始后 20 分钟内静脉注射 1.25mg 氟哌利多和 4mg 地塞米松，或手术结束前 20 分钟内静脉注射 4mg 昂丹司琼，均能减少大约 26% 发生术后恶心和呕吐的风险。因为联合用药有累加效应，所以氟哌利多和地塞米松联用较单独使用昂丹司琼的获益更大。

3）前庭神经炎：这种急性迷路疾病的特点为伴恶心、呕吐和步态不稳的严重眩晕快速发作。

4）接受化疗的患者：恶心和呕吐是肿瘤化疗的常见副作用，是具有高致吐性化疗药物的常见副作用。当给予具有高致吐性的化疗方案时，需要进行预期的止吐治疗。

5）药物：多种药物会引起恶心，因此必须仔细询问药物使用史，包括非处方药使用史。使用大麻后可导致反复呕吐，其特征类似于周期性呕吐综合征。强迫性沐浴行为可能是识别大麻剧吐症的一个线索。

（2）慢性疾病：

1）妊娠期的恶心和呕吐：70%~85% 的妊娠妇女遭受了恶心和（或）呕吐，50% 两种症状皆有，25% 只有恶心。危险因素包括胎盘重量（例如，晚期葡萄胎妊娠或多胎妊娠）增加、具有妊娠剧吐家族史或上一次妊娠曾发生过该情况的个人史、女胎以及晕动病史或偏头痛史。该病几乎总是在妊娠的第 1 个 9 周内开始出现；若在首个 9 周之后出现，则应引起格外仔细地评估其他病因，这些病因应在非妊娠患者恶心和呕吐的鉴别诊断范围内。妊娠剧吐表示受影响最严重的患者（占妊娠的 0.5%~2%）。

2）功能性恶心和呕吐：部分功能性胃十二指肠病患者可出现恶心和（或）呕吐。

3）胃轻瘫：恶心可能是胃轻瘫的一种特征，但其症状与胃节律障碍以及胃排空率之间的相关性欠佳。很大比例的胃轻瘫患者通过特殊检查（如胃闪烁成像）可识别出胃动力功能紊乱。通过将体表电极置于胃部（胃电描记法）记录胃肌电活动或慢波的无创方法显示部分患者存在异常情况。但是没有证据表明纠正这些异常能改善症状，因此这一操作在治疗中的作用还不确定。

4）胃食管反流：恶心有时是 GERD 较主要的症状。

5）胃出口梗阻：恶性疾病或消化性溃疡都可能发生幽门狭窄。与溃疡相关的炎性水肿可能与使用抑酸治疗和鼻管抽吸有关联。但在溃疡愈合后，纤维性狭窄可能持续存在。良性纤维性狭窄的治疗可通过外科手术或内镜来完成。内镜下治疗的创伤最小，然而会存在一定的穿孔风险，并且如果潜在的溃疡性疾病的自然病程没有发生变化，长期随诊发现疾病复发较常见。与此相反，一项研究显示，23 例存在与消化性溃疡病相关的梗阻患者通过采用内镜下扩张、去除诱发因素和胃抑酸治疗，获得了长期的症状缓解。内镜下扩张最适用于存在手术高风险的患者。

6）慢性特发性假性肠梗阻：慢性假性肠梗阻常继发于某些影响神经肌肉功能的疾病，提示小肠或大肠梗阻的机制并不是由于解剖病变阻碍了肠内容物的流动。

7）反刍综合征：反刍综合征是一种行为障碍，最常见于精神状况不佳的儿童，但人们日益认识到，该病也可发生于精神正常的青少年和成人中。这一行为表现为每日每餐开始进食或吞咽结束几分钟内就开始反刍未消化食物。

六、治疗

药物、电刺激及外科手术等多种治疗方法已被用于恶心和呕吐的治疗。比较不同药物对特定类型的恶心和呕吐的疗效的高质量治疗性试验极少。因此，治疗方法的选择常基于临床经验和安全性。

（1）止吐药和促胃动力药：止吐药或促胃动力药常有助于缓解急性或慢性恶心和呕吐。通常根据病因的不同，推荐不同的止吐药物，目前可用的促胃动力药的疗效有限。

1）丙氯拉嗪是一种止吐药，常可部分缓解急性恶心和呕吐（如急性胃肠炎），但是此药具有发生低血压和椎体外系的副作用的风险。在这些病例中，丙氯拉嗪通常应在尝试使用 5- 羟色胺受体拮抗剂或促胃动力药物前考虑。

2）多巴胺受体拮抗剂如甲氧氯普胺止吐和促胃动力作用，但也可导致椎体外系副作用。其可口服或静脉给药。静脉给药时，采用持续 15 分钟的慢静脉输注，给药相较于单次快速静脉给药，其静坐不能的发生率较低，且疗效并未降低。

3）多潘立酮不易穿过血脑屏障，因此，相较于甲氧氯普胺、多潘立酮发生焦虑和肌张力障碍要少见得多。在美国，多潘立酮并没有被批准使用。

4）主要具有促胃动力性能的药物包括红霉素（胃动素受体激动剂）和乌拉胆碱（毒蕈碱受体激动剂）。

红霉素的治疗窗很窄，用药超过治疗窗常发生腹痛和恶心。因此，其能改善胃排空而不改善恶心的症状。一项针对已发布的临床试验（有关口服红霉素对不同类型胃轻瘫的治疗）进行的系统评价显示，所有的研究在方法学上都不完善，仅有小于50%的患者的症状得到了改善。

乌拉胆碱的副作用类似于红霉素的，但其临床试验数据更为有限。

（2）5-羟色胺拮抗剂：是控制化疗药物引起的急性呕吐的治疗基础，也可用于由其他原因导致的恶心和呕吐。

关于5-HT3受体拮抗剂，用抗抑郁药一部分患者具有不符合周期性呕吐综合征或其他疾病类型的慢性功能性恶心和（或）呕吐。止吐药对于这类患者往往无效。应特别注意潜在的社会心理因素，如果出现则应对此进行处理。有关对这些患者进行心理治疗或低剂量抗抑郁治疗的数据很少，但根据这些治疗方法对其他功能性胃肠紊乱患者的疗效，可以考虑这种方法。

（3）胃电刺激：通过植入的电极进行胃电刺激已经应用于某些经过严格筛选的常规治疗无效的胃轻瘫患者。在美国已有人使用此设备，并且，针对由多种病因所致的胃轻瘫患者的非盲研究发现该治疗方法存在获益。但是，对照试验的结果缺乏说服力。

（4）外科治疗：胃造口术、空肠造口术和胃切除术，在术后胃轻瘫、糖尿病性胃轻瘫和特发性胃轻瘫患者中实施，但这些报道是非对照、非盲和回顾性的，且除了对术后轻瘫患者实施全胃切除术可能获益外，所报道的获益并不具备说服力。

七、小结

恶心是一种即将呕吐的令人不愉快的感觉，干呕和呕吐不同，前者没有胃内容物的排出。

许多疾病可产生恶心症状，识别和纠正恶心和呕吐造成的影响或并发症，首先需要进行仔细的病史询问和体格检查来确认，对症治疗，以获最好疗效。

第三节 呕血

呕血是指上消化道（包括食管、胃、十二指肠以及胃肠吻合术后的空肠）急性出血所致。可见于消化系统和其他某些全身性疾病；呕出血液的颜色主要取决于出血量的多少，以及血液在胃内停留时间的长短。确立上消化道出血之前，必须排除以下干扰因素：食物、药物（铁剂）之干扰；来自口腔、咽喉以及下呼吸道出血被吞咽后再呕吐者。

一、病因

（1）食管疾病：食管静脉曲张破裂；各类食管炎，食管癌，食管异物，食管贲门黏膜撕裂，食管裂孔疝。

（2）胃、十二指肠疾病：消化性溃疡，急性胃黏膜病变，胃癌，胃黏膜脱垂。

（3）肝、胆、胰疾病：如肝癌，肝脓肿，肝动脉破裂；胆道炎症、结石、肿瘤出血等；胰腺炎症、肿瘤。

（4）血液系统疾病：各类出血性疾病，白血病，再生障碍性贫血，均可引起消化道出血。这类疾病除了表现为消化道出血外，往往伴有全身皮肤、黏膜出血倾向以及血液学改变等。

（5）泌尿系统疾病：尿毒症时由于血中代谢产物的潴留，如胍类物质对神经系统的作用，同时尿素氮从消化道排出增多，经细菌或肠道水解酶的作用产生碳酸铵和氨，刺激胃肠黏膜造成出血。

（6）传染病：爆发性肝炎、钩端螺旋体病、流行性出血热、出血性麻疹等均可引起上消化道出血。

二、常见疾病

上消化道出血最常见病因为：消化性溃疡、急性胃黏膜病变、静脉曲张破裂出血。

（1）消化性溃疡，该病人曾在肿瘤科治疗，肿瘤科所用化疗药、NSAIDs 有引起消化性溃疡的可能，不知道在肿瘤科治疗到出现呕血中间间隔多长时间，如果时间比较短的话不排除这种可能性；另外，病人有肝转移，其他部位是否也有转移，病人是否疼痛明显，使用了 NSAIDs 止疼或者病人发热，使用 NSAIDs 退热，都有引起消化性溃疡导致呕血的可能。

（2）急性胃黏膜病变，大面积烧伤、颅脑手术、脑血管疾病和严重外伤会导致急性胃黏膜病变，属于急性应激引起的胃黏膜病变。剧烈呕吐常导致贲门黏膜撕裂，出现呕血。

（3）消化道肿瘤，胃的恶性肿瘤晚期可能会出现恶心、呕吐、呕血的症状，肠道肿瘤会出现血便、黑色柏油样便的可能性，因为消化系统恶性肿瘤晚期时，一旦肿瘤溃疡或者破溃都会出现出血的症状，血液经过胃酸作用再经过肠道会出现黑色便。

（4）肝硬化合并食管静脉丛曲张破裂，出血来源为曲张静脉破裂和门脉高压性胃病。曲张静脉主要为食管胃底静脉曲张，也可在胃的其他部位或肠道任何部位。大量迅速失血可立即出现血流动力学改变，血容量迅速减少，回心血量也减少，心排血量减少，血压下降，脉压缩小，心率加快，体内各器官组织灌注不足、缺氧，导致功能和形态上的损伤，病情更加复杂。

三、临床经验

（1）咯血是通过咳嗽咳出的血液，里面含有痰液的成分；呕血是通过呕吐排出的血液，里面含有胃内容物如胃酸、未消化的食物等。如果是咯血，需要检查呼吸系统疾病，如果是呕血，很可能是胃溃疡等疾病造成的。

（2）呕血，血是呕吐出的，有恶心感，血大多呈酸性，色多暗红或咖啡渣样，可混有食物、易凝成块状，呕血后数天内常排黑便，病人常有胃病或肝病病史。

（3）呕血特点，包括两个方面：①呕血的颜色，呕血前常有上腹不适及恶心，随后呕出血性胃内容物，呕血的颜色取决于出血的部位、出血量和出血速度。出血量大，在胃内停留时间短，颜色呈鲜红或暗红，可混有血块；如出血量小，在胃内停留时间长，呕出血液的颜色成咖啡渣状。幽门以上部位出血常有呕血，幽门部位以下部位出血量大，可反流入胃而呕血。②呕血的量的估计，成人消化道出血量的判断：大于5ml，粪便潜血阳性；出血50~70ml，表现为黑便；短时间内出血，250~300ml，表现为呕血；出血400ml且小于1000ml，出现头晕乏力、出汗、四肢冷、心慌、脉搏快等；出血1500~2500ml，可出现急性周围循环衰竭，休克。

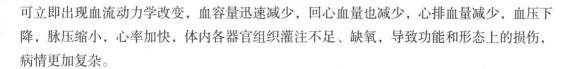

第四节　便血

血液从肛门排出，粪便颜色呈鲜红、暗红或柏油样（黑便），均称为便血。便血只是一个症状，并非一种疾病。便血多见于下消化道出血，特别是结肠与直肠病变的出血，但亦可见于上消化道出血。便血的颜色取决于消化道出血的部位、出血量与血液在胃肠道停留的时间。便血伴有皮肤、黏膜或其他器官出血现象者，多见于血液系统疾病及其他全身性疾病，如白血病、弥散性血管内凝血等。

一、病因

（1）消化道本身的疾病，例如食管/胃底静脉曲张破裂出血，胃、肠道溃疡和炎症、寄生虫感染、肿瘤（包括息肉和癌）、痔、肠套叠、肛裂、粪便干燥擦伤等。

（2）消化道以外的其他系统的疾病，例如血液病、急性传染病、维生素缺乏症、中毒或药物毒性作用等。

（3）儿童出现便血，多由肠息肉引起，血色鲜红、无痛、血与粪便不混合；也可见于细菌性痢疾、肠套叠、血液系统疾病等。成年人便血，多由痔疮、肛瘘、肛裂、肠息肉、肠癌、炎症性肠病等引起。

二、临床表现

（1）鲜血便：多为急性（即时）出血，血液流出血管外很短时间就经肛门随粪便排出，或便后直接流出。流出的血液外观类似外伤出血，颜色鲜红或紫红、暗红，时间稍久后可以凝固成血块。常于以下疾病：

1）痔疮：各期内外痔和混合痔均可引起大便出血，一般为粪便附有鲜血或便后滴血。外痔一般无大便出血。

2）肠息肉：为无痛性大便出血。排便时出血，排便结束后停止，量多少不等，一般血液不与粪便相混，或息肉位置高、数量多，也可与粪便相混。

3）直肠脱垂：久病后可有排便时出血。

4）肛裂便血：出血方式为粪便表面一侧附有血迹，不与粪便相混，部分患者便后滴血。

（2）脓血/黏液血便：即排出的粪便中既有脓（黏）液，也有血液。脓（黏）液血便往往见于直肠或结肠内的肿瘤及炎症。常见以下疾病：

1）直肠癌：血色较新鲜或暗红色，粪便中可有黏液，往往血液、黏液、粪便三者相混。

2）结肠癌：随病程延长逐渐出现便血，多为含有脓液或黏液的血便，血色较暗。

3）溃疡性结肠炎：黏液便或脓血便，同时伴有左下腹痛或下腹疼痛。

4）肠道感染性疾病：如细菌性痢疾、阿米巴肠病等。

（3）黑便：又称为柏油便，粪便呈黑色或棕黑色。为上消化道出血最常见的症状之一。如果出血量较少，且出血速度较慢，血液在肠内停留时间较长，排出的粪便即为黑色；若出血量较多，在肠内停留时间较短，则排出的血液呈暗红色；出血量特别大，而且很快排出时也可呈鲜红色。

（4）隐血便：小量（微量）消化道出血不会引起粪便颜色改变，仅在粪便隐血试验时呈阳性，称为隐血便。所有引起消化道出血的疾病都可以发生隐血便，常见溃疡、炎症及肿瘤。便隐血试验可检测粪便中的少量（微量）血液成分。肠息肉（癌）的早期粪便隐血可呈现阳性，定期进行粪便隐血检测是结直肠肿瘤筛查（初筛）的重要途径。

三、伴随症状

（1）肛门及肛周病变，便血鲜红，肛门疼痛难忍，或肿胀有痔核，或伴有肛裂。

（2）上消化道疾病，呕血一般都伴有黑便，出血量大、速度快时可以有血便。

（3）下消化道疾病，根据出血的原发病不同，伴随症状表现不一。

四、检查

（1）实验室检查：包括血、尿、便常规；无肉眼血便，但不能除外隐血便，可以查粪便隐血试验。根据原发病不同，可以进行粪便细菌培养、寄生虫检测；生化学检查，包括肝肾功能、电解质、血糖、血脂、凝血功能、肿瘤标志物等。

（2）病因学检查：

1）影像学检查：腹部超声、CT、MRI、PET-CT、胃/肠镜、小肠镜、胶囊内镜、十二指肠镜等，以明确消化道病变的部位、性质等。

2）骨髓穿刺检查，除外血液系统疾病。

3）肛门指诊有助于发现直肠肿瘤。

五、诊断

（1）注意便血的特点：

1）了解便血的发生和发展过程。内痔、肛裂常在排便后出血；慢性非特异性结肠炎、结肠息肉等常呈反复、间歇性少量便血；中晚期（结）直肠恶变可为持续性少量便血。

2）分清便血性状、出血方式、颜色和出血量。如内痔出血呈点滴状或喷射状；肛裂则是血附于粪便表面或手纸染血，出血量少；如出血较多，血液在肠腔内贮留，排出时可呈黑色，多考虑上消化道病变；若为紫红色、暗红色或有血块；或血色鲜红，则多来自下消化道；混有黏液并有臭味，应想到有直肠恶变的可能。

（2）注意便血的伴发症状：如直肠炎、直肠息肉（癌）等便血常伴有肛门下坠、里急后重；内痔、息肉便血无肛门疼痛；肛裂则伴有肛门疼痛及便秘；慢性结肠炎常伴腹泻、左下腹隐痛；出血性坏死性结肠炎、肠套叠伴有剧烈的腹痛甚至休克等。

六、鉴别诊断

主要是便血的原发病鉴别，可根据便血的特点及伴随症状、实验室检查、影像学检查等综合判定。此外，动物血、药物等有可能导致粪便颜色改变，应注意询问并鉴别之。

七、临床经验

（1）真假黑便，正常人粪便的颜色一般为黄色、浅褐色或深褐色。不论粪便稀稠，若表现为黑色，从淡墨汁黑到柏油棕黑，均称为黑便。一般说来，出现黑便表明上消化道有出血的情况，我们姑且叫"真黑便"。

但有些黑便，却不是因出血所致，如服过补血的铁剂、治疗胃病的铋剂和活性炭末（片）、某些中药，还有吃过动物血如羊血、猪血等。这些不是因出血引起的黑便，我们姑且称之为"假黑便"。

上消化道出血后，流出的血液在食管、胃至肠道内分解出铁，与细菌产生的硫化物结合，形成硫化铁而呈黑色。所以，吃动物血、铁剂后，也可出现黑便，就是这个原因。因此我们得认真分辨。

真黑便：特别在量较多时，呈亮黑色，像沥青，患者大多有相关疾病史，如胃痛、溃疡病、肝硬化，或服过某些伤胃的消炎药。患者可伴有心慌、心率快、晕倒、面色苍白等症状（只有重度时才出现）。但有极少数患者并无症状。

假黑便：黑色多呈暗灰、暗黑，除吃过动物血外，很少发亮，有服药或吃血制品史。排黑便的时间多在 3~4 天，无其他任何症状。

真黑便意味着什么：

第一，意味着上消化道有出血。所谓上消化道是指食管到十二指肠这一段（包括胃）。下消化道出血在肠道内时间长的话，也可能产生黑便，但这种情况极少。

第二，表示出血量至少有 60ml，这已不是隐匿的事而叫显性出血了。至于出血量究竟有多少，辨别起来不容易，特别是在黑便尚未排出时，甚至医生也有点摸不着头脑。一般来说，解出的黑便量越多、越稀，次数越频繁，那么出血量就越多。此外，有头晕、晕倒、心跳快、血压低、面色苍白、手脚发凉、尿少或无尿者，说明出血量多。出血多，当然会发生贫血，不过发现贫血往往是以后的事。

（2）出现黑便的患者要排除是否进食动物性血液如猪血、鸭血或服用果胶铋，这些都能够出现粪便颜色发黑的症状。除此之外最重要的是明确有无消化道出血的症状，以判断疾病存在。

（3）如果发现粪便是黑色的。原因有以下几种：吃了血制品，吃了药，消化道出血。发现粪便变黑时，首先要考虑上面的非疾病因素，如果不是，小心胃肠出血。如果有疲劳、头晕等症状，一般是胃肠出血引起的黑便。应到医院内科进行详细检查，诊断后及时治疗。

第五节　便　秘

便秘是一种组症状，表现为排便困难和（或）排便次数减少、粪便干硬。排便困难包括排便费力、排出困难、排便不尽感、肛门直肠堵塞感、排便费时和需辅助排便。排便次数减少指每周排便少于 3 次。慢性便秘的病程至少为 6 个月。

中国慢性便秘专家共识意见（2019，广州）

功能性疾病所致的便秘可为正常传输型便秘（NTC）、慢传输型便秘（STC）、排便障碍型便秘和混合型便秘。

（1）STC 的原因多为结肠推进力不足，与肠神经损伤、Cajal 细胞减少等有关。

（2）排便障碍型便秘多为盆底肌协调障碍、排便推进力不足所致。

（3）NTC 多为直肠顺应性和直肠敏感性异常所致。

（4）慢性便秘的诊断主要基于症状，可借鉴功能性便秘罗马Ⅳ标准，排便次数采用自发排便次数进行计数。

一、容积性泻剂和渗透性泻剂

主要用于轻、中度便秘患者。

容积性泻剂通过滞留粪便中的水分，增加粪便含水量和粪便体积起到通便作用，常用药物包括欧车前、聚卡波非钙和麦麸等。

研究结果显示，容积性泻剂较安慰剂能更有效地缓解慢性便秘患者的整体症状（缓解率为 86.5% 比 47.4%）和排便费力（缓解率为 55.6% 比 28.6%）的情况。

聚卡波非钙在肠道形成亲水性凝胶，参与粪便形成、使粪便膨松柔软易于排出，该药在消化道不被吸收，长期使用安全，有助于患者建立良好的排便习惯。

渗透性泻剂可在肠内形成高渗状态，吸收水分，增加粪便体积，刺激肠道蠕动，主要包括聚乙二醇和不被吸收的糖类（如乳果糖）。

Meta 分析发现、聚乙二醇可增加患者 CSBM 次数（排便频率为 1.98 次 / 周）。

乳果糖在结肠中可被代谢为乳酸和乙酸，促进生理性细菌的生长，同时这些相对分子质量较低的有机酸可增加肠腔内渗透压。从而改善慢性便秘患者的排便频率和粪便性状。

二、刺激性泻剂

作为补救措施，刺激性泻剂可以短期、间断使用。

刺激性泻剂（包括比沙可啶、酚酞、蒽醌类药物和蓖麻油等）作用于肠神经系统，可增强肠道动力和刺激肠道分泌。多项随机、安慰剂对照试验结果显示，比沙可啶、匹可硫酸钠等刺激性泻剂可增加慢性便秘患者每周 CSBM 次数，改善粪便性状和缓解便秘相关症状。Meta 分析发现，刺激性泻剂对慢性特发性便秘（CIC）有较好的疗效，但需要服用刺激性泻剂治疗的患者发生严重不良反应的危险度升高，长期使用刺激性泻剂易出现药物依赖、吸收不良和电解质紊乱，还可损害患者的肠神经系统而导致结肠动力减弱，甚至引起结肠黑变病。

三、鸟苷酸环化酶 -C（GC-C）激动剂

可以改善慢性便秘患者的腹痛、便秘等症状。

利那洛肽为 14 个氨基酸组成的多肽，可结合和激活肠上皮细胞 GC-C 受体，使细胞内和细胞外环磷酸鸟苷（cGMP）的浓度显著升高，升高的 cGMP 激活囊性纤维化跨膜转

运调节因子（CFTR），增加氯化物和碳酸氢盐的分泌并加速肠道蠕动，部分 cGMP 被释放进入浆膜层，还可降低肠内痛觉末梢神经的敏感性。与安慰剂组相比，利那洛肽可显著改善患者治疗满意度和疾病相关生命质量。利那洛肽改善便秘症状在服药第 1 天内即可起效。GC-C 激动剂利那洛肽可显著增加慢性便秘患者的 CSBM 次数，改善排便费力、粪便性状等、并可有效缓解腹痛、腹胀等腹部不适症状，显著提高患者生命质量。利那洛肽主要在胃肠道中代谢、利那洛肽及其代谢产物极少被吸收进入血液循环，也不会抑制常见药物转运体和代谢酶，因此几乎不会与其他药物相互作用或干扰其他药物的吸收和代谢。

四、高选择性 5- 羟色胺 4（5-HT4）受体激动剂

可缩短结肠传输时间，增加患者排便次数。

普芦卡必利为苯并呋喃类甲酰胺类化合物的衍生物，是一种高选择性和高亲和力的 5-HT4 受体激动剂，与肠肌间神经丛 5-HT4 受体结合后，可增加胆碱能神经递质的释放，刺激结肠产生高幅推进性收缩波，使不伴有肛门直肠功能障碍的便秘患者胃排空、小肠传输和结肠传输加快。多项国外研究表明，每天服用 2mg 普芦卡必利在改善慢性便秘患者的排便次数、粪便性状、整体症状和生命质量等方面均显著优于安慰剂组，疗效可长达 18 个月，且安全性和耐受性良好。

五、氯离子通道活化剂

氯离子通道活化剂可以促进肠上皮分泌，增加患者自发排便次数。

鲁比前列酮是一种二环脂肪酸类前列腺素 E1 衍生物，可选择性激活位于肠上皮细胞顶膜的 2 型氯离子通道，促进肠上皮细胞的氯离子分泌入肠腔，肠液分泌增加可疏松粪便，从而加快排便频率、改变粪便性状、减轻排便费力感、缓解排便的总体症状。国外多项研究证实，鲁比前列酮可显著增加慢性便秘患者自发排便次数，对慢性便秘的疗效呈剂量反应效应。

六、全球范围内已上市的促分泌剂

利那洛肽、普卡那肽和鲁比前列酮。

（1）利那洛肽可增加肠腔内氯和碳酸氢盐分泌，继而增加水和钠的分泌，加快肠道转运，从而增加排便频次。

（2）普卡那肽可通过激活鸟苷酸环化酶 C 调节肠道离子和体液的转运。

（3）鲁比前列酮可提高肠上皮分泌、软化粪便、促进排便。

七、研究报道

便秘型肠易激综合征诊疗进展专家会议纪要：

（1）传统泻药主要用于改善 IBS-C 患者的便秘症状，适用于轻、中度便秘。

（2）容积性泻剂可能加重腹胀和腹痛症状。

（3）刺激性泻剂可导致腹部绞痛。

（4）渗透性泻剂中，乳果糖可增加腹胀症状。

（5）5- 羟色胺 4 受体激动剂（如普芦卡必利）可以刺激胃肠蠕动、加快胃肠传输、改善慢性便秘症状。

（6）回肠胆汁酸转运抑制剂，仅在日本被批准用于治疗慢性便秘。治疗 IBS-C 的药物还有外周阿片受体拮抗剂、抗抑郁焦虑药物、中药等。

（7）老年人结肠黑变病（MC）临床特点：MC 是指结肠固有膜内巨噬细胞含有脂褐素样物质的一种黏膜色素沉着性病变。主要认为与滥用泻药有关。

MC 与便秘服用泻药，特别是蒽醌类药物，包括芦荟、大黄和番泻叶等存在明显关系。

研究发现老年人 MC 的发病与结肠息肉存在相关性，结肠息肉是 MC 最常见的伴随疾病，但 MC 与结肠息肉、结肠癌的关系有待进一步证实。

（8）利那洛肽：美国 Ironwood 公司研发的一种鸟苷酸环化酶 C（GC-C）激动剂，用于治疗便秘肠易激综合征（IBS-C）和慢性特发性便秘（CIC）。

利那洛肽口服进入人体后通过与肠道中的鸟苷酸环化酶 C 型受体（GC-C）结合，使细胞内和细胞外环鸟苷酸（cGMP）浓度升高，刺激肠液分泌，加快胃肠道移行，从而增加排便频率，由于其独一无二的作用机制，很有希望成为一种不但可以治疗便秘，还可以治疗腹胀、腹痛和其他临床症状的治疗药物。

第六章
胃病的检查

第一节　腹部检查

（1）视诊：

腹部外形：正常人腹部外形平坦对称；弥漫性全腹膨隆见于腹水、胃肠胀气或巨大卵巢囊肿等；局部膨隆见于肿块或肿大的脏器等；腹部凹陷如舟状者见于恶病质及严重脱水；局限性凹陷见于手术瘢痕收缩。

腹部呼吸运动：男性和小儿以腹式呼吸为主；正常人腹式呼吸运动自如；腹式呼吸运动减弱见于腹膜炎症、腹水、急性腹痛、腹腔内巨大肿物或妊娠，消失见于急性腹膜炎或膈麻痹。

腹壁静脉：正常人一般不显露，腹壁静脉怒张见于肝硬化及上、下腔静脉梗阻，通过血流方向鉴别。

胃肠型和胃肠蠕动波：正常人一般看不到胃肠蠕动波；幽门梗阻者上腹部可见胃型或胃蠕动波；肠梗阻可见肠型或肠蠕动波。

上腹部搏动：可见于正常较瘦者；病理情况见于腹主动脉瘤、右心室肥大、肝血管瘤。

腹壁其他情况：皮疹、色素、腹纹、瘢痕、疝、脐部和腹部体毛。

（2）听诊：

肠鸣音：正常人为 4~5 次/分钟；超过 10 次/分钟为肠鸣音活跃，同时伴响亮、高亢、金属音为肠鸣音亢进；肠鸣音少于正常为肠鸣音减弱；持续听诊 3~5 分钟未听到肠鸣音，且刺激腹部仍无肠鸣音，为肠鸣音消失；故要求听诊至少 3~5 分钟。

血管杂音：腹主动脉瘤可听到收缩期杂音；肾动脉狭窄可于脐附近听到收缩期吹风样杂音；肝癌肿块压迫肝动脉或腹主动脉，可听到收缩期吹风样杂音；腹壁怒张静脉可听到连续的静脉嗡鸣音。

摩擦音：脾梗死，肝脾周围炎，可在深吸气时于各相应部位听到摩擦音。

搔弹音：可协助测定肝下缘、微量腹水及扩张的胃界。

（3）叩诊：

腹部叩诊音分布：

肝叩诊：①肝上界叩诊：由右锁骨中线各肋间从上至下叩诊，叩诊音由清音转为浊音即肝上界。正常人位于第5肋间，正常肝浊音区（右锁骨中线）为9~11cm。当触及肝下缘时，应叩肝上界明确肝脏是否真正肿大。②肝下界叩诊：肝下界与结肠、胃等空腔脏器重叠，叩诊准确性差。③肝区叩击痛：可见于肝脓肿、肝炎。

胃泡鼓音区叩诊：位于左前胸下部，呈半圆形的鼓音区，为胃内含气所致；此区缩小或消失见于脾肿大、左侧胸腔积液、心包积液、肝左叶肿大及急性胃扩张或溺水患者。

脾叩诊：正常在左腋中线9~11肋间为脾浊音区，前缘不超过腋前线，宽度为4~7cm。

肾叩诊：正常无肾叩击痛，当肾炎、肾盂肾炎、肾结石、肾结核及肾周围炎时，可有不同程度叩击痛。

膀胱叩诊：一般从脐下叩至耻骨联合上方，了解膀胱充盈度。

移动性浊音叩诊：根据游离腹水随体位转换而发生浊音区的改变，用来检查有无腹水的存在，一般在1000ml以上才能叩出。

（4）触诊：

触诊方法：①浅触诊法：用以检查腹壁的紧张度及有无压痛、肿块、搏动感。②深部滑行触诊法：用以检查腹腔脏器或肿块，触诊肝脾时尤其注意与呼吸运动的配合。③双手触诊法：主要用于肾的触诊，也可用于脾触诊。④深压触诊法：用于检查压痛及反跳痛。⑤冲击触诊法：用于有腹水的病人检查腹腔内肿大的脏器或肿块。⑥钩指触诊法：适于腹壁薄软者和儿童。

触诊内容：

（1）腹壁紧张度：正常腹壁柔软，紧张度增加见于腹膜炎、血腹、大量腹水。

（2）压痛及反跳痛：正常人无压痛及反跳痛，当腹腔脏器炎症未累及壁层腹膜时仅有压痛，若累及壁层腹膜即可引起反跳痛。腹膜炎三联征包括腹肌紧张度增加、压痛及反跳痛。

第二节 胃镜检查

胃镜检查能直接观察到被检查部位的真实情况，更可通过对可疑病变部位进行病理活检及细胞学检查。

最早的胃镜是德国人库斯莫尔在1868年借鉴江湖吞剑术发明的库斯莫尔管，其实就是一根长金属管，末端装有镜子。但因为这种胃镜容易戳破病人食管，因此不久就废弃了。1950年，日本医生宇治达郎成功发明软式胃镜的雏形——胃内照相机。目前临床上最先进的胃镜有胶囊内镜、智能胃镜，可以进行早期胃癌等黏膜下切除及治疗。

一、内镜进步

自 1868 年 Kusmaul 研制出第一台金属胃镜以来，近二三十年来，各种先进的胃镜技术蓬勃发展，白光内镜 WLE、图像增强内镜（IEE）、放大内镜（ME）、显微内镜和层析成像内镜。WLE 是最基础的胃镜技术，根据分辨率可分为标准（SD）-WLE 和高清 WLE。SD-WLE 分辨率为 10 万 ~40 万像素，而 HD-WLE 分辨率高达 100 万像素，能够将黏膜图像放大 30~35 倍。

在 WLE 的前端放置一个光学变焦镜头，可以在不牺牲任何像素和分辨率的情况下将图像进一步放大，这项技术被称为 ME。ME 能够将组织放大至 150 倍，可以较清楚地显示黏膜微结构和微血管的形态。

（1）IEE 包括化学染色内镜及电子染色内镜：①化学染色内镜。②电子染色内镜。

（2）显微内镜：显微内镜是通过光学或共聚焦的方法将图像放大 500~1000 倍使图像接近细胞学水平。临床中常用的是共聚焦激光内镜（CLE）。

（3）层析成像内镜：层析成像内镜是通过使用各种方法（如光照、多方向发射的无线波等）对组织内部过滤或散射的数据进行矩阵计算来获得图像，包括内镜超声和光学相干断层成像 OCT，内镜超声目前已在临床广泛应用。

二、研究报道

（1）联动成像技术在诊断胃黏膜高级别上皮内瘤变中的应用价值：内镜清晰度的不断提高及色素内镜和图像增强内镜等技术的出现，使内镜下发现胃黏膜早期病变成为可能。

色素内镜是很难应用到每一例患者。图像增强技术包括窄带成像、蓝激光成像 BLI、LCI（联动成像技术）等。

普通胃镜检查白光模式虽然可以捕捉到病灶的形态学变化，但是对于病灶表面轻微的色泽改变显示并不明显。而 LCI 模式可通过增加激光光源中的"滤光板"选择出特定短波长窄带光，与白光观察用激光同时平衡进行照射，一次性获得黏膜表层血管、表层构造的信息，以及常规白光观察所获得的信息，同时对图像色彩进行再度配置，使红色的部分变得更红，

白色的部分变得更白，增大黏膜图像微小色差，进而使颜色对比增强，有助于识别白光模式下难以判断的黏膜轻微改变。

胃黏膜高级别上皮内瘤变内镜下仅表现为形态及颜色的轻微改变，采用 LCI 模式观察，可增强病变与周围黏膜颜色对比，增大黏膜图像微小色差，有助于识别白光模式下难以判断的黏膜轻微改变，可明显缩小低年资内镜医师与高年资内镜医师之间的差距，显著提高胃黏膜高级别上皮内瘤变的检出率。

（2）磁控胶囊胃镜：一种新型的舒适内镜。

第一代胶囊，CE 在 2000 年由 Griven Imaging 公司推出，经过十多年的发展，已成为小肠疾病的重要诊断手段。磁控胶囊胃镜 MCCG 采用遥控磁场技术，控制胶囊向各个方向运动，对胃进行全方位的监测。整个过程约 15 分钟。《中国磁控胶囊胃镜临床应用专家共识》指出，目前胃癌诊断的金标准是胃镜及胃镜下活检，早期胃癌在内镜下可达到根治，5 年生存率在 90% 以上。MCCG 与胃镜检查结果一致性为 87%~98%。MCCG 并发症包括 CR、误吸入气道等。其中最明显的就是费用太高，不能大范围推广。

未来发展趋势：活检；目前我国已首次研发出磁控胶囊内镜，由磁场控制胶囊在胃肠道运动，下一步研究方向就是利用胶囊内镜获得组织样本。光学增强技术可以引导光学活检，这是一种无活检标本的形态学诊断技术，已经开发出具有这种技术的胶囊内镜模型，比如极紧凑的近红外荧光探测器（可监测微小恶性肿瘤）。

（3）人工智能在消化内镜诊疗领域的应用研究进展：目前大多数的数据模型都将息肉本身作为唯一的研究对象，而忽视伴随息肉出现的皱襞、血管和肠黏膜等重要信息。

日本的研究人员回顾性采集了 1200 张内镜图像（腺瘤和非腺瘤性各占 50%），通过收集神经网络的训练获得了 70% 的识别准确率。

中国香港中文大学在 1106 张正常黏膜内镜图像和 826 张息肉窄带光成像图像进行训练和验证，证实人工智能能够超越内镜医师的识别准确率，其鉴别的敏感度、准确率和精度均超过了 85%。

小肠疾病的诊断仍然是胶囊内镜的主要适应证之一。

一次胶囊内镜检查将产生 3 万 ~4 万张肠道图片，在海量的检查图片中准确筛选出病变图片，需要消耗大量的人力和时间成本，并且其诊断准确性得不到保证。

日本的研究人员利用 32208 张胃镜图像进行深度学习，最终获得了对幽门螺杆菌性胃炎诊断超过 87% 的敏感度和特异度，诊断的准确率明显高于内镜医师，并且可明显缩短诊断的时间。

第三节　无痛胃镜检查

SBI 可造成血脑屏障（BBB）损害并加重脑水肿。St2 蛋白属 St 蛋白家族，是一种分泌性细胞外基质蛋白，其受体为 Robo 免疫球蛋白。Sit2 蛋白在神经发育过程中调控轴突和神经元的迁移。最近有研究报道 Sli2 蛋白在外伤后明显增高，调节血管内皮细胞，影响血管通透性。

最近研究 Slit2 对血管的再生作用与神经元的出芽作用有关，跨膜受体（R0b04）是 Slit 的血管受体，调节神经元细胞的增殖与凋亡。

一、丙泊酚

长期使用丙泊酚会促进神经胶质细胞，能减少神经细胞的 γ–氨基丁酸（GABA）神经元。

（1）机制：丙泊酚可促进激活大鼠内源性 Slit2/R0b04 信号通路，提高脑神经元细胞的凋亡，从而抑制大鼠的记忆活动能力。

（2）丙泊酚可促进或直接激活突触后膜的 GABA 型受体，导致神经元胞内钙离子浓度升高，使氯离子内流产生超极化，降低兴奋性突触活动，引起神经毒性，导致凋亡的发生。

可促进激活大鼠内源性 Slit2/R0b04 信号通路，提高脑神经元细胞的凋亡，从而抑制大鼠的记忆活动能力。

（3）丙泊酚可促进或直接激活突触后膜的 GABA 型受体，导致神经元胞内钙离子浓度升高，使氯离子内流产生超极化，降低兴奋性突触活动，引起神经毒性，导致凋亡的发生。

二、无痛麻醉

（1）消化内镜手术麻醉的实施条件：

硬件设施：每单元诊疗面积不小于 $30m^2$，应配急救车，供排方便急救药物和除颤急救设备。有功能完善的麻醉机，并有相应的供气系统，麻醉机配置空气气源，麻醉监护化应具备监测心电图，脉搏氧饱和度，无创血压，呼气二氧化碳以及体温等常规功能，配置有创动脉血压监测模块，配置胃镜专用面罩、鼻罩、鼻咽通气道、喉罩等专项气道工具，以及气管插管用具，包括可视喉镜、各型号气管导管、负压吸引装置、简易呼吸器等。

应设独立麻醉恢复室，单元面积不小于 $5m^2$。

（2）麻醉：

选择麻醉一：采用盐酸纳布啡复合丙泊酚麻醉的效果观察。

方法：对照组：采用丙泊酚麻醉。观察组：采用盐酸纳布啡复合丙泊酚麻醉，丙泊酚用法用量同对照组。盐酸纳布啡 0.15mg/kg，静滴。结合手术过程中患者体动、应激反应情况适量加用丙泊酚。

丙泊酚属于烷基酸类短效静脉麻醉药，静滴后能迅速分布在全身，能让患者快速进入睡眠状态，具有麻醉迅速、平稳等优点。

临床研究表明，丙泊酚镇痛效果相对较弱，且对于呼吸系统、循环系统具有明显的抑制作用。近年来，盐酸纳布啡复合丙泊酚在无痛胃镜患者中得到应用，且效果理想。

盐酸纳布啡属于典型的阿片类受体激动剂–拮抗剂，亦属于 κ 受体激动剂、μ 受体拮抗剂，能发挥激动–拮抗双重效果。现代药理结果表明、盐酸纳布啡静滴后，药物能在 2~3 分钟发挥效果，广泛用于中、重度疼痛止痛。临床上将盐酸纳布啡复合丙泊酚用于无痛胃镜检查的患者，效果理想，能发挥两组麻醉药物优势，且两种麻醉药物联合使用能降低丙泊酚的使用剂量，有助于降低药物不良反应发生率。

选择麻醉二：七氟醚起效快、作用时间短，无刺激性，人体代谢能力强，麻醉后患者较少会出现心律失常，对呼吸道也无刺激反应，成为儿科手术中使用最广泛的麻醉剂。

七氟醚并非绝对的安全、有研究指出七氟醚对发育期的脑组织具有一定的神经毒性，其主要表现在引起大脑神经元的缺失或形态改变、使神经元树突棘总体密度下降等。其次，七氟醚能够诱导海马、丘脑等凋亡蛋白 caspase -3 的表达增加，并且具有促进细胞发生凋亡的作用。

海马内 cofilin 蛋白可通过调节肌动蛋白的动态变化，影响突触后 AMPA 受体转运和树突棘的形态改变，从而影响突触可塑性，与认知功能密切相关。表明七氟醚能够抑制海马神经元 cofilin 的表达。

选择麻醉三："依托米酯"是一种包含咪唑基的羧化物，这不同于任何一种静脉麻醉诱导药，这种麻醉药的效应包含催眠、遗忘、抑制疼痛反应。单次给药后苏醒迅速，无药物残留和蓄积效应。

第四节　胃镜检查的病理报告

胃镜检查是肉眼所见的胃黏膜状况，而胃镜活检病理学检查，则是从细胞学基础上给出的诊断，是通过光学显微镜下观察到的胃黏膜改变。胃镜活检病理报告常可见到"慢性炎症（++），肠化（+++），不典型增生（+），活动性（++）"，或"慢性浅表性胃炎，中度活动性，伴有灶性肠化，轻度不典型增生""慢性萎缩性胃炎，重度，中度肠化，部分区域重度不典型增生"等。

一、病理报告书写

（1）固有腺体萎缩：表现为固有腺体数量减少，黏膜层变薄。但固有层中纤维组织、黏膜肌层和淋巴滤泡常增生。萎缩可呈局灶性或弥漫性。

轻度固有腺体数量减少，不超过原有腺体的 1/3。

根据固有腺体减少的程度，萎缩可分为轻度、中度、重度。中度固有腺体数量减少，超过 1/3，但不超过 2/3。重度固有腺体数量减少超过 2/3，仅残留少数腺体，甚至完全消失。

（2）炎细胞浸润：胃黏膜固有层中有较多的慢性炎症细胞浸润存在，以浆细胞和淋巴细胞为主。炎症细胞浸润多呈弥漫性，常位于黏膜小凹层，逐渐向深部浸润，可达黏膜肌层。

（3）根据炎症细胞的浸润程度可将慢性胃炎分为轻、中、重度。轻度者，慢性炎性细胞较少，局限于黏膜浅层，不超过黏膜层的 1/3。中度者炎细胞较密集，超过黏膜层的

1/3，达到 2/3。重度者炎细胞密集，占据黏膜全层。活动性炎症是指慢性炎症背景上有中性粒细胞浸润。

（4）根据中性粒细胞细胞浸润程度可分为轻、中、重度。轻度者黏膜固有层中见有少量中性粒细胞浸润。中度者黏膜层中见较多中性粒细胞浸润。重度者黏膜层中性粒细胞较密集，并可见小凹脓肿。

（5）肠上皮化生（肠化）：肠上皮化生是指胃黏膜表层上皮和腺上皮被杯状细胞和吸收细胞所取代。萎缩性胃炎伴有肠化，但两者也可单独存在。

按照所占胃黏膜腺管的多少，可以分为轻度、中度、重度。轻度肠化上皮或腺体不超过固有腺体的 1/3。中度占固有膜腺体的 1/3~2/3。重度占固有腺体的 2/3 以上。

（6）肠上皮化生的组织学形态和黏膜组化染色可将肠化分为 3 型：Ⅰ型为完全型，由吸收细胞、杯状细胞、Panth 细胞组成。杯状细胞含有唾液酸黏液，吸收细胞不含黏液。Ⅱ型和Ⅲ型为不完全型化生，由杯状细胞核柱状细胞所组成，无 Panth 细胞。Ⅱ型和Ⅲ型不完全型肠化的区别在于前者的柱状细胞分泌中性粒细胞和唾液酸黏液，而后者的柱状细胞则分泌硫酸黏液。多数认为Ⅲ型肠上皮化生与胃癌关系密切，对估测胃癌的发生危险性有一定的价值。

（7）异型增生：又称不典型增生也称上皮内瘤变，是胃黏膜结构及上皮细胞偏离正常的一种过度增生状态，其基本特征包括细胞异型性、分化异常和黏膜结构紊乱。肠上皮化生和非肠上皮化生黏膜均可发生异型增生，有固有肠型和胃型异型增生之分。也可以分为以下两种类型：①胃上皮内瘤变指具有细胞和结构异型性的明确的上皮肿瘤性增生，但没有明确浸润生长证据的病变。②低级别上皮内瘤变，形态学上表现为轻度的结构紊乱，轻至中度细胞不典型性，细胞核变长、保持原有极性、位于基底部，有丝分裂为轻至中度。

1）腺瘤样不典型增生——被认为会发展为高分化肠型胃腺癌。

2）增生性不典型增生——与不完全性肠上皮化生关系密切，被认为可发展为分化差的肠型胃腺癌。

（8）其他病理变化：慢性胃炎时可出现上皮变性、小凹增生、水肿、糜烂、纤维化、假幽门腺化生和胰腺化生等。

假幽门腺化生：指胃体腺萎缩后，腺体的黏液颈细胞增多、扩展，取代壁细胞和主细胞。假幽门腺化生是胃底腺萎缩的指标，与幽门腺很难区分，根据取材部位进行判断。

胰腺化生：为巢状或小叶状，分布于胃腺体胰腺样细胞，其胞浆丰富，细胞顶部和中部有嗜酸性颗粒，基底部为嗜碱性，意义尚不明确。

淋巴滤泡增生：指胃黏膜长期慢性炎症出现的一种淋巴组织反应性增生。正常情况下，胃黏膜内没有淋巴组织。淋巴组织反复增生，可以发展为淋巴瘤，所以胃黏膜活检中遇有淋巴滤泡，尤其是中老年人应引起临床医师注意。

二、胃镜病理报告的类型

（1）浅表性胃炎：是指胃黏膜浅层内有淋巴细胞或者是浆细胞为主的炎症细胞浸润，而深层的腺体正常。

（2）萎缩性胃炎：是指除了胃黏膜有炎性细胞浸润，还可以见到胃腺体部分或者是完全消失。

（3）淋巴滤泡：是指胃黏膜长期慢性炎症出现的一种淋巴组织反应性增生。

（4）肠上皮化生：是指为胃黏膜在慢性炎症和各种有害因素长期反复刺激下，使胃黏膜上皮转换为肠黏膜上皮的一种病理改变。

（5）胃黏膜不典型增生：是较肠上皮化生更严重的病理变化，是一种癌前病变。

（6）胃癌：如果报告当中直接报胃癌，基本上就可以确诊这个疾病了，确诊率是百分之百。

三、胃镜病理报告解读

（1）慢性非萎缩性胃炎：过去称为慢性浅表性胃炎，就是没有萎缩的慢性胃炎。反映了胃黏膜浅层有淋巴细胞或浆细胞浸润，而深层的胃腺体正常。根据炎症细胞浸润程度，浅表性胃炎可分为轻型、中型、重型，有无伴有急性活动等。但胃黏膜的炎症程度与患者的症状轻重无正相关，治疗需结合患者的症状进行用药。

（2）萎缩性胃炎：除了胃黏膜有炎性细胞浸润，还可见胃腺体部分或完全消失，胃黏膜变薄，其分泌胃酸、胃蛋白酶原功能减退，消化功能受损。依胃黏膜腺体减少程度分为轻、中、重。胃腺体萎缩的同时，胃小凹深部的上皮增生形成腺体并可发生肠上皮化生，或形成息肉，甚至癌变。胃黏膜萎缩可以是局灶性的，也可以是弥漫性的。前者是长期慢性炎症引起，后者更与年龄有关的老化。当萎缩发生于胃的幽门部（胃窦），而胃体、胃底黏膜较少累及时，仍保留着泌酸功能，临床上有些萎缩性胃炎病人仍会有泛酸烧心的症状、仍可以合并糜烂溃疡这些酸相关性疾病，可以得到合理解释。萎缩性胃炎是胃癌的癌前疾病，其发展为胃癌的可能性比正常人增高，当然不一定会发展成胃癌。萎缩性胃炎—异型增生—胃癌，是胃癌的一般发展过程。因此，萎缩性胃炎不必惊慌，需胃镜定期随访。

（3）肠上皮化生：指胃黏膜上皮的形态和组织化学成分发生变化，变成类似于小肠或大肠的上皮。肠上皮化生进一步又可分为5种亚型：完全性小肠化生，不完全性小肠化生，完全性大肠化生，不完全性大肠化生，混合型化生，可同时具有小肠和大肠化生。依据病变程度可分为轻、中、重。小肠型化生与小肠黏膜的细胞相似，分化较好，常见于包括慢性胃炎在内的各种良性胃病，且随着炎症的发展化生加重，故认为小肠型化生可能属于炎症反应性质，不是胃癌前病变。大肠型化生，上皮分化相对较差，在良性胃病中检出率很低，只有11.3%，但在肠型胃癌（是最主要的胃癌类型）旁的黏膜中检出率高达88.2%，说明大肠型化生与胃癌关系密切。肠上皮化生伴随于胃黏膜的萎缩，是公认的胃癌癌前病变，目前的研究认为，不完全性肠化生、大肠型肠化生容易发生癌变，小肠型肠化生一般不会癌变。轻度肠化生比较常见，提示胃黏膜损伤，常见于慢性炎症。在中、重度肠上皮化生中，不完全性和大肠型的肠上皮化生比率增高，因此，中、重度肠上皮化生需胃镜定期随访。

（4）不典型增生：细胞炎症坏死后，机体可通过细胞增生进行自我修复，在细胞增生过程中受到外部环境的影响而发生了细胞改变，这就是不典型增生。不典型增生就是细胞增生的性质出现异常，包括细胞大小、形态、排列异常，黏液分泌减少，细胞核浆比例失调，细胞核极向丧失，假多层，细胞核分裂象增多，非典型核分裂象等。分为轻、中、重三级。现在国际学界将不典型增生改称上皮内瘤变，轻中度不典型增生归入低级别上皮内瘤变，重度不典型增生则归于高级别上皮内瘤变。不典型增生是重要的胃癌前病变，可发展为胃癌，需高度重视。轻度不典型增生与炎症引起的细胞再生需要注意鉴别；糜烂、溃疡面的轻度不典型增生，往往就是细胞炎症变性之故，部分经过治疗能够好转，但仍需胃镜随访。中、重度不典型增生部分可能就是早期胃癌，可在胃镜下行胃黏膜剥离术，既可以明确诊断又能达到治疗目的。

（5）胃癌：如果病理报告中直接报告胃癌，那就是肯定性诊断。胃癌都是腺癌，分为高分化、中分化、低分化、未分化。分化程度越低，其恶性程度越高，越容易发生转移。印戒细胞癌，是特殊类型的胃癌，恶性程度最高，在原发病灶很小的早期就可能发生转移。有时病理报告"癌疑"，那是高度怀疑胃癌，但没有最终确定，可能因取材较少或受坏死物质影响之故。这时可结合胃镜检查、上腹部增强CT等来判断，必要时重做胃镜再次活检取材病理检查。能否判断是早期还是晚期胃癌？胃癌早期还是晚期是根据癌细胞在胃襞浸润的深度（胃壁分层：黏膜层、黏膜下层、肌层、浆膜层）、有无胃外转移病灶来确定。一般胃镜活检只能取到黏膜层组织，因此只能确定病变性质，不能分期。手术前，可依据胃癌形态（胃镜检查）、胃外有无转移病灶（上腹部增强CT、增强磁共振等检查）可初步判断胃癌早晚。而超声内镜更有助于判断病变在胃壁的浸润深度。要确认病变发展到哪一期，要等手术切除后的大体标本，通过癌组织浸润的深度、分化的程度、淋巴结的转移情况来定。

第五节　胃超声检查

胃超声检查的最大优势是声束能穿透胃壁，可以显示胃壁层次结构，能了解胃周围器官的转移情况，弥补胃镜和X线检查的不足。目前，经腹超声检查对胃癌的检出率较低，对早期胃癌的敏感性仅为15%，故不作为胃癌的筛选手段。近年来随着胃充盈超声在临床的开展，以及二维、彩色及三维超声技术的提高，超声图像质量大幅提高，不仅能清晰显示胃壁的五层结构，准确测量胃的容积，且能实时观测胃壁蠕动的幅度、频率等，使得胃充盈超声在评估 FD 是否伴有动力障碍中的作用日益显著。

一、检查正常值

（1）空腹时正常胃声像图：空腹胃的声像图随其潴留液多少、收缩状态及断面部位的不同而各异，可表现为"月牙形""马鞍形"及椭圆形，其中心部强回声为腔内气体、黏液及内容物的混合回声，若胃内有大量气体时、后方常伴有声影。中心强回声与周围强回声间的低回声带是正常胃襞回声。

（2）饮水后正常胃声像图：饮水后胃腔充盈呈无回声区，内有散在微小气泡及黏液形成的强回声点，易浮动。胃腔周围可显示正常胃壁结构。正常胃壁结构的显示受探头声束与胃壁的垂直程度、胃腔充盈程度及局部声束聚焦程度影响。比较之下胃窦部胃体后壁易于显示，而胃底部及胃体前壁层次显示困难。

（3）服有回声充盈剂后的正常胃声像图：饮用胃充盈剂时，超声图像清楚地显示食管下段及贲门部的充盈剂的通过及滞留情况。胃底、胃体、胃窦都显示清楚，并可清晰地显示胃壁，在高分辨率探头下显示为三强两弱的五层结构回声，从内膜开始，第一条强回声和第二条弱回声线表示自黏膜界和黏膜肌层。第三条强回声线表示黏膜下层，第四条弱回声线代表胃固有肌层，第五条强回声线则表示浆膜层及其周围界面回声。胃壁内外两条强回声线间距离代表胃壁厚度，正常人胃壁厚度范围为 2~5mm（平均值大多在 4.0~5.0mm），胃幽门肌处壁厚不超过 6.0mm。

（4）胃壁蠕动波：正常人的声像图上可见 1~3 个蠕动波，其波形有节律性、对称性、无突然中断现象。

二、临床意义

（1）消化性溃疡：溃疡病的基本病理是黏膜层出现局限性凹陷，凹陷深度超过黏膜肌层；溃疡周围的黏膜经常伴有水肿、充血或增生等炎症变化。

1）空腹超声检查可以发现溃疡部位有局限性轻度管壁增厚，呈低回声状。急性较大溃疡则出现局限性胃壁黏膜层缺损。

2）胃充盈状态下，典型的胃溃疡周围出现黏膜层及黏膜下层的局限性增厚，中央有较平滑的溃疡凹陷，呈小"火山口"样征象。

3）小而较浅的溃疡仅以局限性增厚为唯一表现。

4）幽门管溃疡以水肿充血的局限性增厚为主要特点，经常伴有胃排空延迟；急性期时，常出现幽门痉挛和胃潴留，幽门管腔狭窄，液体难以通过。

5）十二指肠球部溃疡的超声表现为：局限性管壁增厚，球部变形，液体通过球部迅速（激惹现象）；大多数十二指肠的溃疡面比较小，超声不太容易发现。

6）三维超声对溃疡面的显示近似于胃镜图像。

（2）胃肿瘤：

声像图特征：

1）胃壁内局限性肿物，多呈圆球状，也可呈哑铃状或不规则状。

2）肿物多发生于胃上部，以单发者多见，大小通常在5.0cm以内，但也有达9.0cm。

3）肿物呈低回声，境界清晰、内部回声均匀或较均匀。

4）部分病变肿物的黏膜面伴有溃疡凹陷。

声像图分型：腔内型：肿物位于黏膜下，向腔内生长，黏膜层被抬起，断面上局部胃腔变窄。壁间型：肌层有肿物同时向腔内外生长，使腔内黏膜层隆起，腔外浆膜层外突。脏外型：肿物主要向腔外生长，浆膜面膨出明显，黏膜面无明显膨出。

（3）胃癌：胃癌分期有早期胃癌和中晚期胃癌。早期胃癌指病变仅侵及黏膜与黏膜下层，超声经腹检查显示困难，超声内镜对其诊断有较大价值。中晚期胃癌：进展期胃癌，指癌病变侵犯深度已超越黏膜下层，达到固有肌层更深，通常分三型：

1）肿块型：胃壁局限性隆起凸向胃腔，表面不光整者可形成类似菜花状低回声或杂乱回声肿块，周围胃壁也有程度不等的增厚。有时可见癌肿破坏浆膜向胃外生长，形成外生性肿块，并且有与周围脏器粘连或直接转移蔓延的征象。

2）溃疡型：隆起胃壁表面形成不规则凹陷，凹底部不光滑，可见小结节状回声，凹陷周缘隆起不规则、厚度不均匀，凹陷口僵直。周围胃壁也可呈不规则增厚、隆起。

3）弥漫型：胃壁大部或全部呈弥漫性增厚、隆起，其厚度大于15mm，黏膜面不规则破溃或糜烂时局部呈强回声，重者胃长轴断面呈"线状"胃腔，空腹短轴断面呈"假肾征"，饮水后增厚的胃壁更清楚。

（4）胃肠穿孔：腹膜腔内气体回声，患者仰卧位时，可在肝脏前缘与腹壁间的肝前间隙显示气体强回声，其后常见有多重反射。坐位检查，通过肝脏可以在膈肌顶部与肝脏之间显示气体回声。

三、研究报道

（1）FD的胃排空延缓是胃肠道运动功能障碍的重要病理生理改变，实时超声显像法检测定的"金标准"闪烁扫描技术具有良好的相关性。研究应用实时B超检测FD患者的胃排空功能，结果发现50%的FD患者存在胃排空延缓，其中PDS患者的发生率更高，与胃外研究报道的FD患者胃排空延缓发生率为30%~70%的结果相符。

（2）超声检查FD方法：胃容量性指标，包括近端、远端及全胃最大容受体积以及排空时间、排空率。

胃的适应性调节分为容受性舒张和适应性舒张，目前临床常用的检测方法主要是测量胃内压力和最大胃容量。电子恒压器是金标准，但也有不足。

FD 患者的近端胃面积明显小于正常对照组，48.4% 的 FD 患者近端胃舒张功能受损。

测量胃窦前后径与 1/2 左右径之和估算胃窦容积，FD 患者远端胃排空率各时间节点均较正常健康组减低，胃半排空时间延长；腹痛、早饱、嗳气、餐后饱胀等症状是远端胃及全胃半排空延迟的危险因素。

研究也认为，胃内液体的半排空时间随着胃底及胃体的适应性舒张容积的变化而变化，容积越小，排空时间越长。

胃动力性指标，包括胃窦部运动幅度、蠕动波频率、指数等。

FD 患者空腹时胃窦部胃襞收缩幅度明显减低，收缩频率也减缓，导致胃窦部胃壁的运动指数明显降低。研究结果以认为无论 FD 患者是在消化期还是消化间期，胃动力性指标均有不同程度的降低。

超声检查在 FD 胃动力障碍研究中存在的问题：

进餐后消化系统的运动和分泌模式立即发生改变，近端胃张力降低以容纳食物，而远端胃则开始不规律的时相性收缩。如高脂试餐胃排空明显快于碳水化合物，液态、体积小、饱和的脂肪乳剂排空时间长，表现胃充盈物的种类、饮用总量及速度不同会导致胃容受性舒张、适应性舒张、排空时间、排空率不同。

近端、远端胃体积分界：近端胃体积是从胃底顶端延长轴向下 7cm 的范围；有研究近端胃体积为胃底体交界处以上；有研究胃角切面，出现"oo"后，以该部位为界将胃分成近端胃和远端胃。有这些不同，同时检查时右侧卧位时胃窦部的横断面虽易于显示，因蠕动波是动态过程，有偏差。

（3）通过超声测量胃横截面大小评估全身麻醉诱导期反流误吸发生率的临床意义：外伤后神志不清、喉部功能不全在麻醉诱导过程中极易发生反流误吸，导致较高的致死率。所有患者入室后均取半卧位，采用便携式实时超声（Inc）测量胃窦部的横截面积（CSA），CSA=$\pi \times D1 \times D2/4$（D1 为头尾向直径，D2 为前后轴直径）。依据 CSA 分为 A 组（CSA > $340mm^2$）和 B（CSA < $340mm^2$）各 25 例。

超声胃内容物评估技术是新近发展的一种有效、无创、快捷、准确的预测患者反流误吸发生率的检查手段，研究得出 CSA 与胃内容物含量呈正比关系，且 $340mm^2$ 是误吸风险阈值。

证实 CSA > $340mm^2$ 是反流误吸的高危患者。实时超声测量 CSA 法评估胃内容物，可帮助临床医师提供床旁、实施个性化处理误吸风险并指导麻醉管理。

第七章
功能性消化不良

第一节　功能性消化不良概述

消化不良是消化道中胃十二指肠相关症状的集合。

功能性消化不良（FD）是一种复发缓解的疾病，是消化不良最常见的病因。目前 FD 的诊断标准为罗马 Ⅲ 标准，包括上腹痛、上腹烧灼感、早饱或餐后饱胀不适，或上述症状同时存在，在 6 个月的时间内至少每周发生 1 次，并除外其他可以解释上述症状的器质性疾病。

按照上述标准，FD 的全球患病率为 5%～11%，不仅影响患者的工作和生活，且造成了巨大的经济负担。临床医师应充分认识 FD，明确相关检查并根据患者病情选择有效的治疗药物。

一、诊断

依靠症状无法区分功能性与器质性疾病，评估消化不良症状时，要除外可引起上述症状的胃十二指肠相关器质性疾病。

内镜可明确大多数消化不良的病因，检查发现消化性溃疡不足 10%，食管癌和胃癌不足 1%，而 FD 占 70% 以上。指南推荐，伴有"报警症状"的消化不良患者应尽早完善内镜检查，以排除器质性病变。

二、报警症状

（1）年龄＞ 55 岁新发消化不良症状者。

（2）有显性消化道出血的证据，包括黑便、呕血者。

（3）进行性吞咽困难。

（4）持续性呕吐。

（5）无原因体重下降。

（6）有食管癌或胃癌的家族史。

（7）可触及的腹部肿块。

（8）血液学检查提示存在缺铁性贫血。

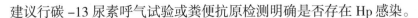

建议行碳 -13 尿素呼气试验或粪便抗原检测明确是否存在 Hp 感染。

FD 的诊断也要排除胃十二指肠以外的其他消化道疾病，包括其他功能性疾病。

研究表明，约 50% 符合 FD 诊断的患者有烧心症状，而研究者认为 FD 与胃食管反流病（GERD）症状的重叠可能与胃底容受性舒张异常有关。此外，FD 与胃轻瘫的症状亦有重叠。约 1/4 的 FD 患者存在胃排空延迟，有研究显示约 86% 的胃轻瘫患者符合 FD 的诊断标准，提示 FD 与胃轻瘫的病理生理学特征可能相似。

三、分型

在过去的 10 年，描述 FD 的术语已发生改变，不再沿用溃疡型、反流型、动力障碍型 FD，而是将 FD 分为两大综合征，即上腹痛综合征和餐后不适综合征。

上腹痛综合征包括间断性上腹痛或烧灼感，每周至少发生 1 次，餐后不适综合征包括正常量进食后出现餐后饱胀不适，每周至少发生数次，以及早饱感抑制正常进食，每周至少发生数次。

四、病理生理

（1）心理压力，尤其是焦虑，与 FD 显著相关，部分患者可先于 FD 出现，而其他患者，消化道症状先于焦虑出现，提示可能存在胃肠道驱动的脑功能紊乱。

（2）有学者提出遗传因素在 FD 中可能存在一定作用，然而目前尚未发现两者之间有明确关联。

（3）传统观点认为，FD 的机制与胃排空延迟、餐后胃底容受性舒张受限以及胃对扩张的敏感性增加有关。胃底容受性舒张受限亦与发生于 GERD 的食管下括约肌一过性松弛有关，这一发现可部分解释 FD 与 GERD 存在重叠的现象。

（4）感染可能引起 FD，然而尚未发现任何一种微生物符合科赫法则。目前已确认感染后可出现 IBS，而胃肠炎亦可引起 FD 或 FD 合并 IBS。作者提出假设，当消化道感染累及近端小肠和胃时，可出现 FD；累及远端小肠和结肠时，可出现 IBS；当累及全消化道时，可出现 FD 与 IBS 的重叠综合征。

（5）感染性病因为 Hp 感染。Hp 感染虽然多无症状，但在部分患者中，根除 Hp 可诱导症状的长期缓解。

（6）约 40% 的 FD 患者存在十二指肠炎症，尤其十二指肠嗜酸性粒细胞增多。部分患者可伴有过多的嗜酸性粒细胞簇和嗜酸性粒细胞在神经附近脱颗粒，十二指肠嗜酸性粒细胞增多与吸烟以及早饱感和疼痛有关。

（7）绝大多数情况下，FD 为进食诱发的一种综合征。例如高脂饮食，可通过改变胃肠道激素的反应影响胃十二指肠的病理生理，如可引起胆囊收缩素在内的多种激素水平升高。食物不耐受或过敏可能为 FD 的一种病因。

五、罗马 IV 与罗马 III 诊断标准比较

罗马 IV 对功能性消化不良（FD）总体上调整不多，FD 诊断标准时限仍定为病程超过 6 个月，近 3 个月有症状发作，餐后饱胀、早饱、上腹痛、上腹部烧灼感 4 个核心症状的程度影响日常生活，根据症状与进餐关系，FD 可分为餐后不适综合征和上腹痛综合征两个亚型。临床上推荐胃镜检查，但不常规推荐胃功能评估。调节生活方式是治疗 FD 的基础；根据 FD 亚型可经验性选择抑酸药物治疗或促动力剂治疗；根除 Hp 治疗可使患者长期获益；对于难治性 FD 患者推荐抗焦虑抑郁药物治疗。

第二节　功能性消化不良的发病机制

一、FD 重要病理生理学机制

中国功能性消化不良专家共识意见（2015 年，上海）认为多种因素共同参与 FD 的发病过程，这些因素包括以胃排空延迟和容受性舒张功能下降为主要表现的胃十二指肠动力异常、内脏高敏感、胃酸、Hp、精神心理因素和遗传、饮食、生活方式等。其中胃十二指肠动力异常和内脏高敏感被认为是 FD 发病的最重要病理生理学机制。

（1）研究精神心理因素对 FD 患者的影响方面：2014 年由全球 40 余位相关领域专家参加的"幽门螺杆菌胃炎全球共识"会议形成京都共识，提出"Hp 相关消化不良是一种独特实体"。特别是 2016 年功能性胃肠病罗马委员会颁布了功能性胃肠病罗马 IV 诊断标准，将功能性胃肠病定义为以胃肠道症状为主的"脑 – 肠互动异常"，1994 年德国召开微生态研讨会，2000 年 Momstein 等使用 PCR 扩张细菌 16SrDNA 的技术检测肠道细菌后，FD 治疗在采取抑酸、抗 Hp、抗抑郁、补益生菌等设计治疗方案，临床疗效不断提高。但在临床中出现 20% 左右患者必须长期抗抑郁、焦虑治疗，5% 左右患者治疗无效，引起高度重视。

（2）辅以精神药物：对 FD 患者采用基本治疗同时，重在"脑 – 肠互动"理论指导下，辅以精神药物，短期疗效是肯定的，但长期疗效存在问题不得勿视，不得不重新审视 FD 其他发病机制，辅以治疗。目前国内外有关热点有：2017 年的胃肠功力障碍，免疫，肠道菌群，以及维生素 D、小檗碱。

二、肠 – 脑互动机制

（1）上端小肠是食物消化吸收的主要部位：

1）胃－十二指肠－Oddi 括约肌运动紊乱致食糜在肠道中的推进与积聚关系紊乱，造成近端小肠内食糜与消化酶混合比例改变，影响食物消化吸收效率。

2）未被充分消化吸收的营养成分被输送结肠，肠道微生物因底物增加而增加，并发生菌种构成比改变。

3）在各种因素的影响下，宿主抗感染炎症反应或偏离正常范围，肠腔内各种活性受体液／神经调控的成分（营养代谢产物、微生物代谢产物、肽类激素、神经递质、炎症因子等，尤其是黏膜炎症底物）在局部影响肠固有神经对胃肠道运动和分泌功能的调控稳态。

4）通过体液／神经通路引发包括脑（精神神经功能）和胃肠道在内的全身各系统功能紊乱以及炎症相关问题。

（2）FD 与胃肠激素：观察 5-HT、NO（一氧化氮）、GAS（胃泌素）、MTL（胃动素）等胃肠激素指标水平可反映患者胃肠功能障碍情况。

1）胃热觉过敏与 5-HT 在胃黏膜中的表达有关，5-HT 的增加可导致肠胃动力水平改变，提高内脏敏感性，因此 5-HT 对调节胃肠蠕动有着重要作用。

2）NO 水平的高低可反映胃容受性舒张功能是否发生障碍，且 NO 可调节餐后胃腔扩张并增加胃容量。

3）MTL 具有激发神经胃肠复合运动的收缩作用以及刺激平滑肌的作用，其可有效促进胃酸分泌作用及肠胃蠕动，MIL 的表达水平可反映胃肠蠕动的情况。

4）GAS 促胃酸分泌。

（点评：①这里 5-HT，指中枢外的 5-HT，采用希笛尼以 5-HT4 进行拮抗，促进餐后饱胀减轻。②中枢 5-HT 用于调节情绪，如艾司西肽普兰等。两者不能混淆）

三、胃－十二指肠运动紊乱

（1）胃－十二指肠运动紊乱被认为是消化不良症状产生的重要机制之一。

受到关注的胃－十二指肠运动紊乱包括：①胃底容受性舒张障碍，被认为与早饱症状有关，或与精神应激等中枢因素有关。②胃体、胃窦收缩缺乏或张力降低，与胃排空减慢或餐后食糜在胃内分布异常有关，临床上与餐后饱胀、上腹痛等症状有关。③幽门和十二指肠近端张力增高，可致胃排空阻力增高，或与胃排空障碍有关。

（2）FD 最常见的症状是餐后上腹饱胀、早饱、中上腹疼痛和烧灼感。FD 患者的胃十二指肠动力障碍表现为胃排空延迟（35%）、胃容受功能障碍（约 30%）、胃窦－幽门－十二指肠协调收缩异常、十二指肠异常。①进餐后近端胃舒张减弱与 FD 患者的早饱和体质量减轻有关。②胃固体排空延迟可能与餐后饱胀有关。③胃窦－幽门－十二指肠不协调收缩增加、十二指肠逆向性移动性复合运动活动增加、餐后孤立性收缩活动的增加与餐后不适综合征的症状有关。④胃肠促动力药是餐后不适综合征患者的主要治疗药物之一，5-羟色胺 1A 受体、抑制胆碱能神经而改善近端胃的容受性，对改善早饱症状有效。

第三节 功能性消化不良与脑－肠轴

近年来，功能性消化不良（FD）的全球发病率逐渐升高，为 11.5%~14.5%。

1966 年 PEARSA 等发现产生肽类和肾上腺素类细胞具有共同的细胞化学特征，胃肠道的肽类分泌细胞和脑内的肽类神经元具有胚胎同源性，推测中枢神经系统可能以胃肠道激素作为肽能神经递质来调控胃肠道功能。

传统的脑－肠轴概念从解剖结构层面解释中枢神经系统通过三个层次对胃肠功能进行调控：第一层次是肠神经系统的局部调控；第二层次是自主神经系统，可作为中枢神经系统和肠神经系统的桥梁；第三层次是中枢神经系统，由脑的各级中枢和脊髓接受内外环境变化时传入的各种信息，经过整合，再由自主神经系统和神经－内分泌系统将其调控信息传达到肠神经系统或直接作用于胃肠效应细胞。

目前的研究表明，肠道和大脑之间还可以通过内分泌、脑肠肽、肠道菌群等体液途径实现双向调节，在维持正常的胃肠功能方面具有重要的作用。

MEARIN 等发现，FD 患者存在传入感觉通路的缺陷，首次提出了脑－肠轴异常可能是 FD 的发病机制之一。

FD 患者一些大脑区域（额叶皮质、体感皮质、脑岛、前扣带皮质、丘脑、海马和杏仁核）活动的变化与内脏高敏感性、消化不良症状、较差的生活质量及焦虑抑郁状态等相关。

KOLOSKI 等对既往无消化不良症状人群的长期随访研究结果显示，抑郁患者比焦虑患者更易发生 FD，其可能与抑郁程度有关，对抑郁/焦虑状态的早期治疗可以避免 FD 发生，FD 患者的及时有效治疗也能防止心理疾病的发生。

自主神经对胃肠运动的调节由交感神经和副交感神经两条途径完成，两者共同协调胃肠道的感觉和运动功能，两者的平衡失调将导致胃肠运动失常和胃分泌异常，可出现反酸、饱胀不适等症状。

病理学研究发现、FD 患者黏膜下神经丛存在神经元信号的损伤以及神经元、神经胶质细胞标志物表达模式的改变，其机制可能是嗜酸性粒细胞和肥大细胞释放的炎症介质，诱发神经胶质细胞释放 NO 和神经生长因子等细胞因子，最终影响神经元功能。

胃排空延迟是 FD 重要发病机制之一，其机制与 LCC 数量减少及超微结构损伤、胃电起搏、胃神经传导异常，以及胃平滑肌超微结构的异常有关。

中枢神经系统通过神经内分泌系统途径即下丘脑－垂体－肾上腺（HPA）轴对胃功能进行调节。

精神因素可以通过 HPA 轴影响 FD 患者的内脏敏感性、胃肠道动力及胃排空。

小样本临床研究发现，5–HT1A 受体激动剂丁螺环酮可增加胃的适应性，有效缓解餐后饱胀、早饱、上腹胀症状，其机制可能与 5–HT1A 受体影响内脏敏感性有关。

已经明确肠道菌群是脑－肠轴重要成员、是肠道和大脑双向调节的的重要途径。

研究报道：

（1）脑 – 肠轴是发生在 CNS、ENS 及 ANS 之间的双向通信系统。Mayer 等报道认为脑肠双向的互动作用对机体多种功能的调节发挥关键的作用，脑肠的相互作用在正常健康情况下，对胃肠的功能调节、机体的整体协调以及情绪的调控均具有重要意义，而脑肠相互作用的改变在疾病情况下可能会影响胃肠道功能的正常发挥，从而导致功能性胃肠病的发生。脑 – 肠轴概念的提出为进一步认识精神心理因素对功能性消化不良的影响提供了理论依据。据调查发现，2009 年美国在该疾病上的花费超过 180 亿美元，可见 FD 为医疗机构、患者和整个社会带来了巨大的经济负担。蔺晓源等以肾通于脑为桥梁，将"脾肾相关"理论与现代医学脑–肠轴相联系，对于中医防治 FD 的研究具有指导意义。总之，深入了解脑–肠轴之间的相互关系，有利于更好地揭示 FD 的发病机制，并为研究新的 FD 的治疗方案和思路提供理论依据，亦可为 FD 的药物治疗提供新的作用靶点，提高对脑 – 肠轴机制的重视和研究，有利于提高难治性 FD 的治疗效果，并缩短其疗程，减轻患者的经济负担和心理压力，提高临床疗效，在理论和临床上都具有重要的指导意义和实际意义。

（2）功能性消化不良是临床上一种常见的功能性胃肠紊乱疾病，发病机制尚不完全明确，目前国内外大多数研究认为胃肠动力紊乱、胃酸分泌异常、幽门螺杆菌感染、胃肠激素、精神心理因素等与功能性消化不良密切相关。随着生物 – 心理 – 社会医学模式的出现，使脑 – 肠互动机制在功能性消化不良发病过程中的作用日益受到关注，这不仅有利于揭示脑 – 肠互动机制在功能性消化不良发病中的作用，还为治疗功能性消化不良在临床上提供了理论依据和诊断依据。

第四节 功能性消化不良与胃肠激素

FD 的发病机制复杂，涉及胃酸分泌、胃肠动力障碍、幽门螺杆菌感染、胃肠激素、心理因素、内脏敏感及环境因素等方面。目前发现的胃肠激素有 40 余种，不仅存在于消化系统，许多还存在于中枢神经系统，对胃肠运动功能起着重要的调节作用。胃肠激素的作用方式有：①作为肽能神经递质。②直接与相应受体结合发挥效应。③调节其他神经递质释放和传递。④通过迷走神经介导，在中枢和外周水平上对胃运动和胃排空进行精细的调节。

一、胃肠激素与 FD

FD 多数伴有抑郁、焦虑及失眠等症状，随患者病情变化，症状也是将发生相应的改变，观察 5-HT、NO（一氧化氮）、GAS（胃泌素）、MTL（胃动素）等胃肠激素指标水平可反映患者胃肠功能障碍情况。

（1）胃热觉过敏与 5-HT 在胃黏膜中的表达有关，5-HT 的增加可导致肠胃动力水平改变，提高内脏敏感性，因此 5-HT 对调节胃肠蠕动有着重要作用。

（2）NO 水平的高低可反映胃容受性舒张功能是否发生障碍，且 NO 可调节餐后胃腔扩张并增加胃容量。

（3）MTL 具有激发神经胃肠复合运动的收缩作用以及刺激平滑肌的作用，其可有效促进胃酸分泌作用及肠胃蠕动，MTL 的表达水平可反映胃肠蠕动的情况。

二、5-HT 及其受体

5-HT 通过与不同的受体结合发挥生物活性，有 7 种受体，其中 5-HT3 受体可以调节多巴胺、γ - 氨基丁酸（GABA）、P 物质和乙酰胆碱等神经递质释放，参与内脏高敏感的形成。

三、囊泡谷氨酸转运体

谷氨酸是兴奋性神经递质，谷氨酸在神经元中的浓度主要靠囊泡谷氨酸转运体（VGLUT）维持，VGLUT 在神经递质谷氨酸的储存和释放过程中起重要作用。囊泡谷氨酸转运体有 3 个亚型，VGLUT3 基因的缺失能特异地造成躯体机械疼痛感觉系统损伤，特别是在伴随炎性反应、神经损伤和外伤的情况下，呈现出对无伤害机体刺激的高敏感。

四、肠道菌群

梭菌属可能参与内脏高敏感，丹毒丝菌科可能预防内脏高敏感发生，有一种菌属（L.paracasei NCC2461）可以逆转内脏高敏感。研究显示，在应激诱导建立的内脏高敏感大鼠模型中，利福昔明可以通过改变肠道菌群预防肠道炎性反应，改变肠道屏障和内脏痛觉过敏反应。梭菌属可能参与内脏高敏感，丹毒丝菌科可能预防内脏高敏感发生。

有一种菌属（L. paracasei NCC2461）可以逆转内脏高敏感。研究显示，在应激诱导建立的内脏高敏感大鼠模型中，利福昔明可以通过改变肠道菌群预防肠道炎性反应，改变肠道屏障和内脏痛觉过敏反应。

罗伊氏乳杆菌（DS17938）可减少辣椒素和结肠、直肠扩张诱发的大鼠脊髓神经动作电位，DSM17938 可使辣椒素在背根神经节诱发的 TRPV1 离子电流从（83±11）% 减少至（41±8）%，表明肠道菌群通过作用于外周和中枢神经元的 TRPVI 通道，可能是 IBS 内脏高敏感形成的重要途径。

IBS 患者菌群代谢产物短链脂肪酸可使疼痛加重，这可能与短链脂肪酸导致大麻素受体和阿片受体在胃肠道中表达下降有关（梭杆菌在正常人肠道中含量较少，梭菌在结直肠癌组织中含量增加）。

五、电压门控钠通道

电压门控钠通道（Nav）广泛分布于中枢和外周神经元。有研究发现，2% 的 IBS 患者携带 Nav1.5 通道功能丧失，与内脏敏感性升高存在密切联系。通过敲除大鼠 Nav1.8 基因和 Nav1.9 基因，发现 Nav1.9 有调节内脏疼痛的作用，其诱导神经性疼痛的发病机制是由于寒冷刺激形成的，而不是机械刺激诱发的疼痛，这提示 Nav 拮抗剂可能是 IBS 治疗的一个新途径。

六、研究报道

（1）胃动素是最早主导到对胃排空有效应的激素，可以加速葡萄糖在胃内的排空，而对脂肪餐没有影响。肠黏膜分泌的一种多肽类胃肠激素，为消化间期激素，通过内分泌和神经途径激发胃肠的 MMC III 期时，为其分泌高峰，引起胃和小肠的强烈收缩，有利于胃排空和小肠的传输。目前多数研究表明，功能性消化不良患者胃动素低于正常人。有学者指出胃动素和生长抑素的分泌失调可能是功能性消化不良的发病原因之一。

（2）研究表明，部分 FD 患者存在排空障碍和胃内食物分布异常，FD 患者的血浆 MOr 及浓度异常，FD 患者的胃排空与血浆 MT 和 SS 分泌异常有关。

（3）研究采用放射免疫分析法检测 FD 组 28 例及正常组 26 例血浆中胃动素（MTL）、胆囊收缩素（CCK）、胃泌素（GAS）、生长抑素（SS）和血管活性肠肽（VIP）水平，结果 FD 与各激素有关。

第五节　功能性消化不良与胃排空

功能性消化不良的治疗中，促动力药一直是一线的治疗。促动力剂的药理机制，一是改善胃底容受性舒张功能；二是增加胃窦的收缩，使食物在胃里能够被充分磨碎；三是增加胃排空。如果患者在餐后出现症状，肯定将促动力剂作为首选，但也有不同研究结果。

一、FD 患者胃排空与症状的相关性

胃排空是指胃内容物通过幽门进入十二指肠的动力过程。在除外消化道机械性梗阻存在的情况下，胃半排空时间、2 小时残留率或 4 小时残留率超过正常范围被定义为胃排空延迟，或胃轻瘫。

Tack 等的研究发现，胃排空延缓与早饱、恶心、呕吐、上腹饱胀症状相关。另一项研究中发现，与胃排空延迟相关的消化不良症状常常联合成组出现，这些成组出现的组合是：①恶心、呕吐、早饱及体质量减轻。②餐后饱胀及胃胀气。

研究发现恶心与胃排空指标呈正相关，恶心是胃排空延缓的独立影响因素，FD 病人出现恶心提示胃排空延缓，症状在一定程度上反映了 FD 的病理生理学机制，与既往的研究相符。

研究发现，T1/2、Retention 2h 与胃排空检查当时的静息心率呈正相关，而且较高的心率是胃排空延缓的一个独立影响因素。睡眠、卧位及安静时迷走神经水平高，迷走/交感张力比升高，觉醒、直立位、应激时迷走神经张力下降，迷走交感/张力比降低。迷走/交感升高时，迷走神经张力增高，心率较低，胃肠运动兴奋，消化腺体分泌旺盛，而当交感神经张力升高或迷走神经功能受损时，迷走交感神经张力升高或迷走神经功能受损时，迷走/交感降低，心率上升、消化腺体分泌减少，胃肠运动减慢。

二、FD 患者血浆 Ghrelin 变化

FD 的病因和发病机制至今尚未完全明确。胃排空延缓是胃肠道运动功能障碍的重要病理生理改变，实时超声显像法检测的"金标准"闪烁扫描技术具有良好的相关性。研究应用实时 B 超检测 FD 患者的胃排空功能，结果发现 50% 的 FD 患者存在胃排空延缓，其中 PDS 患者的发生率更高，与国外研究报道的 FD 患者胃排空延缓发生率为 30%~70% 的结果相符。

胃肠激素是胃肠运动功能的重要调节因素。

Ghrelin 是由 28 个氨基酸组成的胃肠激素，主要由胃底泌酸腺 X/A 样细胞分泌，其 N 端的第 3 位丝氨酸酰基化是 ghrelin 的主要活性形式。大量研究证实，Ghrelin 上有明显促进胃肠动力、加速胃排空的作用，可能通过迷走神经通路、肠神经元介导以及调节其他胃肠激素释放等多种途径发挥作用。

三、胃排空研究

（1）国内一组采用 ^{13}C- 呼气试验法和不透 X 线标志物法同时检测 FD 患者 4 小时胃排空的状态，并将 FD 患者分为胃排空延迟组和胃排空正常组，对 6 种消化不良症状进行计分，比较两组症状的出现率、严重程度和胃排空关系。结果：FD 患者中胃排空延迟组和胃排空正常组的症状出现率和严重程度无显著差异（$P > 0.05$）。^{13}C- 呼气试验法胃半排空时间和不透 X 线标志物法 4 小时胃排空率之间的关系非常显著（$P < 0.01$）。结论：FD 患者存在胃排空延迟，但消化不良症状出现率及其严重程度与胃排空延迟无关。

（2）采用双导胃肠电图研究，FD 患者胃排空功能以正常人 GET1/2 时间为参考，30 例 FD 患者中，胃排空延缓 18 例，占 60.0%，其中，溃疡样型 4 例，动力障碍样型 7 例，非特异性型 7 例。

各型 FD 患者胃电图参数变化：①各型 FD 患者餐后平均振幅降低（$P < 0.05$）就餐前

后平均振幅差减小（$P < 0.05$），就餐前后平均频率、餐前平均振幅与健康对照组比较无显著性差异（$P > 0.05$）。②FD患者各型组间相互比较，各项指标无显著性差异（$P > 0.05$），组内就餐前后平均振幅差，胃体部与胃窦部无显著性差异（$P > 0.05$）。③健康对照组就餐前后平均振幅差，胃窦部大于胃体部（po.os.Tabl~3）

（3）对152例伴腹胀FD患者和56例不伴腹胀的FD患者，分别进行胃B超液体排空试验，通过测量胃窦（远端胃）和胃底体交界（近端胃）切面面积，计算胃液体排空率，从而判断液体排空情况。结果：腹胀组152例，排空延迟130例；非腹胀组56例，排空延迟39例。2组比较差异有统计学意义（$P < 0.01$）。腹胀组130例胃排空延迟患者中，远端胃104例，近端胃116例，二者比较差异有统计学意义（$P < 0.05$）。结论：FD患者腹胀症状与胃液体排空延迟有关，近端胃液体排空延迟较远端胃多见。

四、治疗研究

（1）新型非典型抗精神病药物除具有多巴胺D2受体拮抗剂（氨磺必利、左舒必利）特性外，还有5-羟色胺2A受体拮抗剂（奥氮平、喹硫平）的特性，因此长期使用这类药物应密切监测不良反应，但由于被用于治疗FGID的剂量远低于用于抗精神病的剂量，因而发生不良反应的风险降低。基于舒必利和左舒必利对胃排空率的影响，其偶尔也被用于治疗FD和胃轻瘫。

（2）促进乙酰胆碱释放而明显促进胃排空药物是西沙必利（普瑞博思）。

（3）舒必利用于精神分裂症的抑郁状态、症状性精神病、官能性抑郁和疑病状态、酒精中毒性精神病、智力发育不全伴有人格障碍、老年性精神病，尤其是具有淡漠、退缩、木僵、抑郁、幻觉、怀疑和妄想等症状的患者还可用于止吐、良性消化性溃疡和溃疡性结肠炎等。舒必利为中枢性止吐药，有很强的止吐作用，口服比氯丙嗪强166倍，皮下注射时强142倍；比甲氧氯普胺强5倍。

（4）胃轻瘫主要以胃排空延迟为特征，是一种慢性的胃动力紊乱性疾病。早期有研究表明，甲氧氯普胺、多潘立酮、红霉素这些促动力药物不仅能够加速胃排空，而且能缓解胃轻瘫症状。

研究者在MEDLINE数据库中检索了1946年至今的全部相关的研究数据，对涉及症状改善和胃排空比较研究的所有对照研究或建立了有效参照物的研究纳入分析。其中涉及使用的药物包括甲氧氯普胺（6例）、多潘立酮（6例）、西沙必利（14例）、红霉素（3例）、肉毒杆菌毒素（2例）、左舒必利（3例）。利用荟萃-回归分析所有研究的相关性，未发现在胃排空加速和症状缓解之间存在相关性。

（5）左舒必利不仅能选择性地作用于胃肠黏膜下和肌间神经丛的D2受体，而且具有抗抑郁、镇静及止吐作用。Tonini等对豚鼠的研究发现，左舒必利还有中等的5-HT4受体激动作用。Distrutti等用口服左舒必利4周的方法，观察了16例有上腹胀的功能性消化不良患者和 8 名健康对照者，发现左舒必利能显著改善功能性消化不良患者的症状及降低痛阈，且这些作用只对功能性消化不良患者有效，对健康志愿者并无作用。Mansi 等对 30 例功能性消化不良患者和胃轻瘫患者做了一项双盲交叉对比试验，发现左舒必利（25mg，3 次 / 日）与西沙比利在缩短胃排空时间上无显著性差异。

第六节　功能性消化不良与慢性胃炎

慢性胃炎和功能性消化不良有着千丝万缕的联系。慢性胃炎的病人是可以合并功能性消化不良的，常常不论它是萎缩性胃炎还是非萎缩性胃炎，它都可以出现功能性消化不良的症状。功能性消化不良还可以出现在其他的一些疾病中。

临床诊治和基础研究中一直对功能性消化不良（FD）的诊断感到困惑，尽管罗马Ⅲ工作委员会在功能性胃肠病明确 FD 的诊断标准，但在消化内镜广泛开展的我国，符合诊断标准的 FD 患者再经胃镜病理组织学检查后，几乎所有的受检者都会被发现胃黏膜具有炎症改变，这就出现 FD 与慢性胃炎的鉴别上困难，目前有必要从几个概念中分辨，从临床科研实践中明晰，以减轻患者治疗费用比与社会负担。

一、定义不同性

（1）消化不良定义指一组表现为上腹疼痛或烧灼感，餐后上腹饱胀和早饱感的症候群，可伴食欲不振、嗳气、恶心或呕吐等，从病因上可分为器质性消化不良和功能性消化不良。餐后饱胀指食物长时间存留于胃内引起的不适感；早饱感指进食少许食物即感胃部饱胀，不能继续进餐；上腹痛指胸骨剑突下与脐水平以上，两侧锁骨中线之间区域疼痛；上腹烧灼感指局部的灼热感。

（2）慢性胃炎指各种原因引起的胃黏膜慢性炎症病变，内镜表现黏膜糜烂、黏膜变薄、结节不平或萎缩，多数患者可无任何症状，有症状者表现为非特异性消化不良，其症状缺乏特异性，症状的有无、其严重程度与内镜所见和病理组织学分级没有明显的相关性，其确诊主要依据内镜检查和胃黏膜活检组织学检查。

以上明确 FD 以症状学诊断为主，慢性胃炎以内镜检查组织学诊断为依据。

二、病因不同性

（1）FD 多认为与胃肠动力障碍、内脏高敏感、胃酸分泌、脑 – 肠肽变化、Hp 感染和精神心理因素、胃肠激素与性激素及饮食因素等有关。

（2）慢性胃炎，Hp 感染是主要原因，还有海尔曼螺杆菌、胃酸、胃蛋白酶、胆汁反

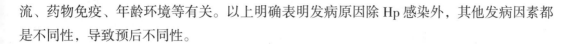

流、药物免疫、年龄环境等有关。以上明确表明发病原因除 Hp 感染外，其他发病因素都是不同性，导致预后不同性。

三、内镜检查结果的混淆诊断

（1）中国消化不良诊断指南明确指出：FD 患者的症状源于上腹部，血生化及内镜等检查无异常发现，临床表现难以用器质性疾病解释。

（2）中国慢性胃炎共识意见（2012 年，上海）：①内镜下肉眼或特殊成像方法所见的黏膜炎症变化，需与病理检查结果做出最终判断。②内镜下将慢性胃炎分为慢性非萎缩性胃炎及慢性萎缩性胃炎两大基本类型。③各种病因所致的胃黏膜反应称为胃炎，以急性炎性细胞（中性粒细胞）浸润为主时称急性胃炎，以慢性炎性细胞（单核细胞主要淋巴细胞、浆细胞）浸润为主时称为慢性胃炎。当胃黏膜在慢性炎性细胞浸润同时见到急性炎性细胞浸润时，称慢性活动性胃炎或慢性胃炎伴活动性。

FD 和慢性胃炎患者都具有消化不良临床表现，FD 患者亦可能由于各种应急刺激的结果，导致黏膜的免疫激活反应，出现低度的低级别的黏膜炎症改变。

四、诊断的争议与分辨

当症状学诊断 FD 时，胃镜检查出现慢性胃炎时，如何判定诊断？陈胜良认为：从各自概念看，FD 和慢性胃炎是有所区别，前者强调消化不良症状，后者关注胃黏膜病理损伤。临床 FD 患者可存在不同程度的胃黏膜炎症改变，甚至少许胃黏膜糜烂（少于 5 处）或胃体黏膜萎缩，黏膜炎症浸润加重，甚至发生严重糜烂和溃疡时，才与消化不良症状相关。胃体黏膜腺体萎缩可导致胃泌酸功能减退，引起或加重消化不良症状。

诊断方面在国内外有几种提法：①慢性胃炎无症状，胃黏膜病理改变与伴随的消化不良之间缺乏明显相关性。②伴有消化不良症状的慢性胃炎。③ Hp 相关 FD。④当功能性消化不良合并 Hp 检查阳性，经抗 Hp 感染之后，FD 症状缓解则称 Hp 相关性功能性消化不良，如不缓解则 FD。

五、专家意见

（1）慢性上腹痛或上腹部饱胀不适的病人，就诊时常常都诊断为"慢性胃炎"，其实这些病例可能是真正的慢性胃炎，也可能是功能性消化不良、胃食管反流病、慢性胆胰疾病、慢性心肺疾病或肋软骨炎等，其中慢性胃炎与功能性消化不良两者最难区别。

1）病因不同：慢性胃炎是胃的器质性病变，也就是说胃确实有病变，常表现为黏膜糜烂或萎缩，胃镜诊断多为"慢性浅表性胃炎""糜烂性胃炎"或"萎缩性胃炎"，其病因多为幽门螺杆菌感染所致；而功能性消化不良，胃其实并没有真正的病变，常常是因为

"胃娇气"所致，胃镜检查一般是胃黏膜充血水肿，也多诊断为"慢性浅表性胃炎"，其病因多与与胃感觉功能异常、胃动力障碍、肠胃反流、心理精神因素、胃黏膜炎症、内脏过敏、迷走神经张力低下等有关。许多病人到处看病，可能都是过于敏感所致胃的不适。

2）临床表现不同：慢性胃炎与功能性消化不良均可表现为上腹部（心窝处）隐痛不适，烧灼感，早饱或餐后饱胀感，心窝处常有压痛。从症状上很难区分两者的不同。但胃镜检查和内镜下病理活检组织学检查是有差异的：功能性消化不良一般只有胃黏膜充血水肿，病理活检黏膜常只有淋巴细胞浸润，表现为胃黏膜的慢性炎症；而慢性胃炎胃镜下常有糜烂病变，或黏膜变薄，结节不平，病理活检黏膜常有中性粒细胞浸润，表现为慢性黏膜炎伴急性炎或活动性炎，也可有萎缩性胃炎或肠上皮化生。

3）治疗不同：功能性消化不良引起的上腹部不适，胃并没有实质病变，只是病人感觉难受，敏感性过高或胃过于娇气，检查并无明显病变，因此治疗上以对症为主，实行个体化原则。药物治疗应视情况而定，患者多在门诊接受治疗。需强调对患者解释病情，避免紧张和顾忌加重病情。建议忌烟酒或辛辣刺激食物，少食多餐。精神因素明显者可给予心理和行为治疗，如果总是怀疑自己有病，也可找权威医院和权威医师做综合判断，确实无大碍就应放心，正常地工作和生活。也可通过转移注意力的方式减轻患者对自身症状的关注。

慢性胃炎有明确的病因和胃黏膜的损伤，因此治疗上要对因治疗，目的是消除引起胃炎的病因、增强胃黏膜防御能力、控制临床症状。由于幽门螺杆菌是引起慢性胃炎主要病菌，因此针对该菌的抗菌治疗，根除幽门螺杆菌，防止病变复发，同时需要保护胃黏膜的药物。对于萎缩性胃炎或肠上皮化生的病例，还要进行病理组织学评估其癌变潜能，确定随访复查的方案。

胃镜诊断慢性浅表性胃炎不要太在意，因为几乎每个人做胃镜都会有慢性胃炎，可能都有胃黏膜的充血水肿，因为胃是搅拌器，一日三餐，酸甜苦辣天天在消化在搅动，不可能没有"炎症"，很多人胃痛其实可能是焦虑所致。

（2）消化不良是生活中常见的症状，虽然短时间不会有很多大危害，但却让生活质量大打折扣，腹胀、恶心、食欲不振……都可能是功能性消化不良惹的祸。消化不良症状在临床中很常见，它们可以是某些消化系统器质性疾病的表现，也可以单独诊断为功能性消化不良。大部分患者乃至一些临床医生往往对这些症状不够重视，只关注器质性疾病，而忽略了功能性消化不良；只进行简单的对症处理，缺乏个化治疗，导致久治不愈。其实，消化不良的诊治需要医患共同参与，制订一套适合个体的治疗方案。

功能性消化不良发病因素尚未明确，有病理性的，心理、环境及社会因素也可影响、加重患者的临床表现。目前功能性消化不良主要分为两种类型：上腹疼痛综合征和餐后不适综合征。上腹疼痛综合征主要是上腹部不适、疼痛、灼热感，经常在进食时发作，也可以在空腹时发生、进食后缓解，症状类似于胃溃疡、十二指肠球部溃疡，但胃镜检查却没有相关病变。餐后不适综合征则是上腹胀满、早饱，可伴有打嗝、食欲不振、恶心等，常发生于餐后，或餐后加重，但无疼痛。功能性消化不良患者进行胃镜检查往往可见慢性浅表性胃炎。其实慢性浅表性胃炎只是疾病的一种状态，是胃镜检查根据胃黏膜所见的诊断，而功能性消化不良则是根据症状而给出的临床诊断，二者诊断角度不同。据统计，占一半的功能性消化不良者伴有慢性浅表性胃炎，国内外学者多倾向于将此类慢性胃炎纳入功能性消化不良范畴，治疗基本相同。一般来说诊断功能性消化不良，病程需长达 6 个月以上，症状持续至少 3 个月，因此要详细了解病程。同时，还要注意有无存在报警症状和体征，即年龄 40 岁以上，近期出现消化不良症状，有消瘦、贫血、呕血、黑便、吞咽困难、腹部肿块等，消化不良症状进行性加重。另外还要注意有无合并明显的情绪因素、心理障碍等，对有以上报警症状和体征的患者，必须进行彻底检查寻找病因。但由于功能性消化不良为一排除性诊断疾病，在临床实际工作中，既要求不漏诊器质性疾病，又不应无选择性地对每例患者进行全面的实验室及特殊检查，因此要根据患者实际情况，个体化安排检查，如胃镜、腹部超声、验血等。

　　个性化治疗功能性消化不良之所以难治，是因为用药要求高度个体化，有针对性。除了要求医生有丰富的临床经验外，患者也必须将自己的症状详细清楚地描述出来，并配合治疗，合理饮食、调整情绪、适当锻炼等。部分消化不良症状是因为进食过快、进食产气食物如红薯、红豆、土豆、芋头、萝卜、南瓜及板栗等过多引起的，胃肠内集聚气体过多而发生腹胀，气体被动溢出而出现嗳气。这种情况下，可以尝试改变饮食习惯，少进食产气食物，必要时服用助消化药物，如促胃动力药、助消化中药等。进食后容易出现上腹饱胀、早饱症状，如果通过主动嗳气能部分缓解，多是因为胃动力障碍引起气体在胃内集聚，这时候可考虑使用促胃动力药物。当上腹饱胀症状出现后，通过主动嗳气仍无法缓解或一度好转后很快又再发，多考虑为患者胃内气体并无增多，而是内脏敏感性增高导致的上腹胀满，因此治疗应以降低内脏敏感性为主，常用药物为抗抑郁药。如果患者同时伴有失眠、焦虑等症状，用镇静抗焦虑药物常会收到良好效果。当精神症状严重时，须转诊至精神心理专科进行治疗。部分患者的嗳气呈发作性，说来就来，说停就停，每天发作数百次甚至数千次，这可能不是功能性消化不良，而是"吞气症"，目前发病原因不详，可能原因为紧张焦虑，宜以镇静抗焦虑治疗为主。以上腹痛为主要症状的患者，一般可选择抑制胃酸分泌药、抗酸药和胃黏膜保护剂。如果证实合并幽门螺杆菌感染，推荐根除幽门螺杆菌治疗。研究发现，功能性消化不良患者中幽门螺杆菌的检出率高达 65%~75%，许多患者根除幽门螺杆菌后消化不良症状明显改善。消化不良患者的症状多样且常常反复发作，要动态观察病情变化，若经生活调理和药物治疗 2~4 周效果仍不明显，须尽快复诊，必要时做进一步检查，以排除器质性疾病。

第七节　功能性消化不良与肠易激综合征

一、结肠运动紊乱

PD 表现肠道症状如腹痛、腹胀、胀气、腹泻等，但症状与运动紊乱之间的相关性较差。

一般认为腹痛、腹胀还与平滑肌运动增加（痉挛）有关，但腹泻和便秘并不简单推断平滑肌运动状态。

根据粪便症状判断结肠运动状态是较为可靠简便的方法。Bristol 分级 5~7 型提示结肠传输效率高，选择减慢传导的胃肠动力药物或者有利于改善相关症状；1~2 型提示结肠慢传输，选择改善传输的药物或对改善临床症状有益。

肠道传输是环肌与纵肌运动共同作用的结果，胃肠动力药物中，5-HT4 受体激动剂可激动平滑肌丛神经的 5-HT4 受体，使该处神经末梢释放 Zach，增加平滑肌运动。

纵肌丛神经末梢的 5-HT4 受体分布多于环肌丛神经末梢，故随着药物剂量的增加，5-HT4 受体激动剂对纵肌的粗运动作用强于环肌，总体效应为改善传输。

二、肠易激综合征

肠易激综合征(IBS)是由于精神或过敏等因素导致结肠动力学及肌电活动易激性改变，是一组持续或间歇发作，以腹痛、腹胀、排便习惯和（或）粪便性状改变为临床表现，而缺乏胃肠道结构和生化异常的肠道功能紊乱性疾病。罗马Ⅲ将其列为功能性肠病的一类。按照粪便的性状将 IBS 分为腹泻型、便秘型、混合型和不定型 4 种临床类型，我国以腹泻为主型多见。

IBS 的病因和发病机制尚不十分清楚

（1）胃肠道动力紊乱，肠道动力变化是 IBS 症状发生的重要病理生理基础。以腹泻为主的 IBS 患者呈肠道动力亢进的表现，小肠传输时间显著缩短，结肠动力指数和高幅推进性收缩的均值和最大值均明显提高。便秘型 IBS 则正好相反，表现为肠道动力不足。

（2）内脏感觉异常，研究发现 IBS 患者多数具有对管腔（直肠）扩张感觉过敏的临床特征，其平均痛觉阈值下降，直肠扩张后的不适程度增强或有异常的内脏－躯体放射痛，提示脊髓水平对内脏感觉信号处理的异常。

（3）中枢感觉异常，研究表明，IBS 患者其内脏疼痛的中枢通路与正常人有所不同，且腹泻型 IBS 与便秘型 IBS 之间的大脑反应区也有所不同。

（4）脑－肠轴调节异常，IBS 患者存在中枢神经系统对肠道传入信号的处理及对肠神经系统的调节异常。

（5）肠道感染与炎症反应，研究显示，急性肠道感染后发生 IBS 的概率大大增高，因此肠道急性感染被认为是诱发 IBS 的危险因素之一。肠道感染引起的黏膜炎症反应，通透性增加及免疫功能激活与 IBS 发病的关系值得进一步研究。

（6）精神心理因素，IBS 患者常有焦虑、紧张、抑郁等心理异常。同时精神心理应激也可诱发或加重 IBS 症状，说明精神心理因素与 IBS 有密切的关系。

三、两者不同性

（1）肠易激综合征主要是由于神经紧张导致的肠道的一些问题，多数与神经调节有关系。

（2）肠道功能紊乱分为病理性和生理性，生理性机制与肠易激综合征相似，都属于神经紧张导致；病理性一般见于肠道菌群失调、肠道感染、肠道刺激等因素。

四、功能性消化不良与肠易激综合征重叠症状

学者对功能性消化不良与肠易激综合征症状重叠的发生率进行了研究。对 60 例 FGIDS 患者在性别、年龄、FD 症状、IBS 症状、汉密尔顿焦虑量表、汉密尔顿抑郁量表等情况进行问卷调查。结果：①发病年龄，功能性胃肠病发病率女性多于男性，发病高峰为青年、中年。②重叠症状，FD 组与 IBS 组、IBS 组与重叠组的 FD 症状发生率差异有统计意义（$P < 0.05$）；FD 组与重叠组中 FD 症状发生率差异无统计意义（$P > 0.05$）。FD 组与 IBS 组、FD 组与重叠组的 IBS 症状发生率差异有统计意义（$P < 0.05$）；IBS 组与重叠组中 IBS 症状发生率差异无统计意义（$P > 0.05$）。③三组之间焦虑状态评分差异无统计意义（$P > 0.05$）；FD 组与 IBS 组中抑郁状态评分差异无统计意义（$P > 0.05$）；IBS 组与重叠组、FD 组与重叠组的抑郁状态评分差异有统计意义（$P < 0.05$）。结论：FD、IBS 患者容易发生症状重叠，重叠症状越多，焦虑、抑郁状态越明显。

第八节　认知干预与功能性消化不良

认知是指认识活动的过程，主要分为接受和评价信息、应对及处理问题的方法。认知功能主要包括失语、失用、失认、记忆障碍、执行功能减退、定向力降低、视空间功能下降。认知是情感和行为的中介，情感障碍和行为障碍与认知曲解有关。

一、认知障碍的神经心理评估

2014 年提出的血管性认知障碍诊断标准中包括 7 个认知领域：注意和信息处理速度、

额叶－执行功能、学习与记忆、语言、视觉构建和知觉能力、运用－认知、体像、社会认知。

《精神障碍诊断》提出了神经心理评估法 6 个维度：复杂注意、学习与记忆、知觉 / 视空间 / 视觉构建、执行、语言和社会认知。

二、血管性认知功能障碍

研究表明，血管性痴呆已成为仅次于阿尔茨海默病（AD）之后导致痴呆的第二大原因，而我国 65 岁以上人群中血管性痴呆的患病率高达 1.5%。

血管性认知障碍定义：为由脑血管病变及其危险因素导致的从轻度认知障碍到痴呆的一系列综合征，认知功能至少损伤一个认知域，我国专家于 2011 年将血管性认知障碍定义：为有脑血管病危险因素（高血压病、糖尿病和高脂血症等）、显性（如脑梗死和脑出血等）或非显性脑血管病（如白质疏松和慢性脑缺血）引起的从轻度认知损伤到痴呆的一大类综合征。

三、AD 患者血浆 Hcy 及 NO 表达对疾病预后的影响

AD 患者同型半胱氨酸（Hcy）代谢异常，大量蓄积于人体内，可损伤多个组织脏器。相关报道指出一氧化氮（NO）属于气体信号分子，亦为血管危险因素，其水平与 AD 发病相关。

Hcy 为含硫氨基酸，NO 属于具有生物活性的有效气体信号分子，二者被认为是重要的血管危险因素，且均参与了人体心脑血管疾病整个病理、生理过程。

最新研究发现，血浆 Hcy 代谢异常可能促进患者认知功能异常进展，属于 AD 发生发展过程中的重要因素。然而老年人因缺乏 B 族维生素，增加了高 Hcy 血症产生的风险。相关研究数据表明，认知功能障碍以及痴呆症等各类神经系统疾病非常有可能与患者体内高 Hcy 表达相关。

AD 患者血浆 Hcy 表达较健康者明显升高，NO 表达明显降低，且 Hcy 与 NO 表达水平与其预后存在相关性。

四、皮质醇分泌缓解负性情绪的机制

外界刺激表现以交感神经系统（SNS）兴趣和下丘脑－垂体－肾上腺轴（HPA）的激素分泌为主而引起各种功能和代谢的改变。

（1）压力又称应激即对应激源，做出生理和心理反应。

（2）心理反应包括正性情绪和负性情绪表现。

下丘脑内侧室旁核接收刺激后分泌促肾上腺皮质激素释放因子（CRH），从而引起垂体前叶促肾上腺皮质激素（ACTH）的释放，最终肾上腺皮质分泌糖皮质激素。

（1）压力刺激，致 SNS 轴激活，做出"战斗或逃跑"的决策，大脑使得压力相关的认知和情绪反应。

（2）过度的 SNS 激活则会引起焦虑、抑郁等负性情绪升高。HPA 轴皮质醇分泌，达到缓解与机体 SNS 轴相关的心血管反应和抑制免疫系统的过度激活的目的。

五、高龄、房颤与认知

65 岁以上的老人、71.08% 房颤患者存在不同程度的认知功能损害，记忆力、视空间与执行功能、抽象思维、言语功能和注意力维度受损较为严重。

（1）受教育程度是保护因素，分析原因其用脑机会较多，一定程度上锻炼了大脑，有研究表明，接受教育是一个刺激认知的活动，通过学习、阅读等活动可以增加大脑皮质的突触数量和连接性，增加大脑储备能力，提升神经兴奋性和增加大脑血流量，减少氧自由基的产生，从而有效降低老年人群的痴呆发生率。

（2）高血脂是认知功能保护因素，1997 年 Kuusisto 等研究发现，69~78 岁老年认知功能的研究发现，高水平的 TC 有助于降低痴呆发生率。2012 年国外一项就 75 岁以上老人的前瞻性研究也表明高 TC、TG 和 LDL-C 是认知功能损害的保护因素。国外 2000 年及 2008 年研究：较低水平的 HDL-C 会促进神经炎性斑块的形成和神经元纤维的缠结，是认知功能下降的危险因素。①血脂异常：总胆固醇（TC）、三酰甘油（TG）及低密度脂蛋白胆固醇（LDL-C）的升高。②低密度脂蛋白胆固醇（LDL-C）被称为"坏胆固醇"，当低密度脂蛋白尤其是被氧化修饰的低密度脂蛋白过量时，它携带的胆固醇便积存在动脉壁上，久而久之容易引起动脉硬化，而动脉粥样硬化则是导致冠心病、脑卒中等疾病的主要原因。③流行病学研究证实：HDL（好胆固醇）< 0.907mmol/L 时，冠心病发病危险性为 HDL > 1.68 时的 8 倍；HDL 每升高 0.1，冠心病的发病率下降 50%。

六、肠道菌群对脑 – 肠轴功能的影响

胃肠道由中枢神经系统 CNs、肠神经系统（ENs）、自主神经系统（ANS）和下丘脑 – 垂体 – 肾上腺（HPA）轴等共同支配，肠道菌群与脑 – 肠轴不仅可以独立影响胃肠道的功能，两者之间也存在密切的双向联系，构成了肠道菌群 – 脑 – 肠轴。

迷走神经通过与 ENS 形成突触连接，形成"肠道菌群 – 肠神经 – 迷走神经 – 脑"的信息传递通路，在肠道菌群与脑 – 肠轴的互动中发挥重要作用。

HPA 轴是内分泌调节的重要组成部分，受到应激时释放皮质醇，调控肠道免疫细胞的活动和细胞因子的释放，从而影响肠道的渗透性和屏障功能，改变肠道菌壁的结构。

肠道菌群的代谢产物，如短链脂肪酸 SCFA 等，通过刺激迷走神经或间接通过免疫 – 神经内分泌机制调节宿主的新陈代谢、情绪和认知。

促肾上腺皮质激素释放激素 CRF 在应激所致的胃肠道疾病中发挥重要作用。

脑源性神经营养因子 BDNF 可影响神经元的生长、分化，功能性神经突触的形成及神经的重塑。

七、失眠与焦虑抑郁及认知

失眠主要包括：①入睡时间延长（入睡时间 > 30 分钟）。②维持障碍，入睡后，夜间觉醒 > 2 次或醒后再次入睡 > 30 分钟。③早醒，出现凌晨早醒现象，提前至少 1 小时。④睡眠质量降低，包括睡眠浅、易醒、多梦。⑤睡眠时间明显缩短（睡眠时间低于 5 小时）。

失眠导致其产生抑郁、焦虑、恐惧等负面情绪，这些负面情绪将在进一步干扰患者的正常睡眠，长期失眠患者通常伴有不同程度的抑郁、焦虑情绪。还可能伴有一些不良认知或行为等。

八、认知行为干预在 FD 治疗研究

（1）FD 患病率高，目前药物疗效并不令人满意。除药物治疗外，认知行为干预在 FD 的治疗中也有一定疗效，但此治疗方法需要专业训练和技巧，使其开展受限。

FD 患者在药物治疗基础上均接受了简单的认知治疗，发现消化不良症状消失、改善、无变化和恶化的患者分别占 18.5%、52.5%、20.3%、8.7%，与 Kindt 等的研究相比，症状消失的患者比例相似，症状改善的患者比例增加，较少患者抱怨症状无变化或恶化。此外，疾病认知改善者中，自觉症状改善的比例高于疾病认知无改善者（62.2% 比 40.7%，P < 0.01），而症状无变化和恶化者比例均低于疾病认知无改善者（分别为 12.4% 比 30.0%，4.3% 比 14.0%，P 均 < 0.01），提示纠正患者对疾病的错误认知可能有助于 FD 的治疗。

FD 患者对药物治疗亦存在错误的认识，例如，认为只有服药才能控制症状，担心药物依赖性和药物不良反应等，这些认知与患者的治疗依从性密切相关。纠正 FD 患者对疾病的错误认知，可能在一定程度上改善患者的治疗依从性并提高其生命质量。本研究结果显示，纠正 FD 患者对疾病的不良认知，可能较好地改善其生命质量。

FD 患者对疾病的相关认知易受到生活经历的影响，也可能随时间的推移而改变或遗忘。采用 NDI 评分分析不同方面的疾病认知对 FD 的影响，结果提示疾病影响与 NDI 呈正相关，即患者认为疾病对其健康和生活的影响越大，其生命质量越低。例如疾病恶化或癌变影响工作和生活，必须限制饮食等；疾病定性与 NDI 呈正相关。

患者对疾病或症状的情感反应（关注和情绪反应）也与 NDI 呈正相关，即对疾病持有消极负面的情绪如过度担忧、恐惧、焦虑，过于关注自身健康的患者其生命质量较低，报道提示焦虑、抑郁等情绪是 FD 患者生命质量受损的独立危险因素。个人控制与 NDI 呈负相关，即有不健康的饮食习惯、缺乏锻炼、睡眠差和压力大的患者其生命质量低。

　　患者的文化程度在接受认知干预后与 NDI 相关，可能由于文化程度较高的患者更容易理解和接受简单的认知干预，有助于其改善错误的疾病认知。

　　此外，仍有 44.8% 的患者对疾病认知无明显改善，随访结果显示疾病越严重，越易影响认知改变。有研究发现 FD 患者常对药物持有错误的治疗信念，这亦可能影响其对疾病的认知。加强与患者沟通，树立恰当的治疗信念等是否有助于进一步改善患者的错误疾病认知，提高其生命质量，有待今后进一步研究。

　　FD 患者对疾病的认知与生命质量相关，改变患者的不良疾病认知可能提高其生命质量，有助于 FD 的治疗。

　　（2）改变认知因素对功能性消化不良患者生命质量的影响：探讨疾病认知干预对功能性消化不良（FD）患者生命质量的影响。方法采用疾病认知简易问卷（B-IPQ）、尼平消化不良指数（NDM），对 2013 年 5 月至 2015 年 2 月入选的 412 例 FD 患者疾病认知、生命质量分别进行评价，并给予相应的认知干预。随访 1 年后，患者提供其自觉症状的改善程度及当前治疗情况，分析随访前后疾病认知的变化及其对生命质量的影响。采用检验、卡方检验、Spearman 相关分析及线性回归进行统计学分析。结果：随访过程中有 53 例（12.9%）FD 患者失访，24 例（5.8%）拒绝随访，最终共 335 例（81.3%）FD 患者完成了平均 1 年的随访研究。疾病认知改善的患者有 185 例（52%），认知无改善者 150（44.8%）。疾病认知改善与无改善患者选择中药、未服药者比例［分别为 6.5%（12/185）比 18.7%（28/150），53.5%（99/185）比 30.7%（46/1500）］差异均有统计学意义（$\chi^2 = 10.558$、16.695，P 均 < 0.01），疾病认知改善与无改善患者自觉消化不良症状改善、无变化和恶化发生率［分别为 62.2%（115/185）比 40.7%（61/150），12.4%（23/185）比 30.0%（45/150），4.3%（8/185）比 14.0%（21/150）］差异均有统计学意义（$\chi^2 = 14.500$、14.735、8.622，P 均 < 0.01），疾病认知改善与无改善者的 NDI 得分分别为（31.6 ± 9.8）分和（45.9 ± 12.8）分，差异有统计学意义（$t=4.862$，P < 0.01）。随访前的横向线性回归分析显示，疾病影响、疾病定性、关注、情绪反应是 NDL 的横向影响因素（P = 0.329、0.183、0.191、0.236，P 均 < 0.05），随访后的纵向线性回归分析显示，疾病影响、疾病定性、个人控制、关注、情绪反应、疾病理解是 NDI 的决定性影响因素（P = 0.248、0.212、0.125、0.298、0.263、0.146，P 均 < 0.05）。结论：认识并改变 FD 患者对疾病的不良认知可能有助于提高其生命质量。

第九节　功能性消化不良的治疗

一、功能性消化不良的心理评估及治疗

　　（1）心理因素与 FD：FD 病因及机制与胃排空障碍、胃调节功能受损、内脏高敏感、

十二指肠轻度炎症、黏膜通透性、食物抗原、环境暴露及心理因素有关。越来越多的研究表明，FD 患者特别是难治性 FD 多存在抑郁、焦虑及躯体化等心理异常。心理因素相关性 FD 患者临床上不仅表现出功能性消化不良症状，多数同时存在不同程度的躯体化表现，如睡眠障碍、疲乏、便秘、头痛、喉及胸紧缩感、颈和（或）背部痛、食欲不振等一种或多种症状。

（2）心里干预治疗：包括认知行为疗法、催眠疗法、正念疗法、心里动力学和人际交往疗法等。

1）中枢作用药物：选择性 5- 羟色胺再摄取抑制剂（SSRI），如帕罗西汀、氟西汀、舍曲林、西酞普兰、氯伏沙明及 5- 羟色胺 - 去甲肾上腺素双重再摄取抑制剂，如文拉法新、米氮平。氟哌噻吨美利曲辛片是一种三环类抗抑郁药，可通过提高突触间隙多巴胺、去甲肾上腺素、5- 羟色胺等神经递质的含量，从而影响胃肠道动力和内脏感觉，改善临床疾病症状。

2）中医治疗：运用加减半夏泻心汤治疗存在焦虑和（或）抑郁 FD 患者，结果证明，该方剂有明显改善 FD 及抑郁焦虑症状的作用，其程度与多潘立酮联合路优泰相近。季芳等证实了加减柴胡疏肝散有明显改善伴抑郁 FD 患者症状的作用，疗效程度与莫沙必利联合泮托拉唑、黛力新相近。关霜霜等证实了枳术宽中胶囊对同时伴抑郁焦虑的 FD 患者有明显疗效，其疗效与路优泰联合多潘立酮相当。

二、难治性功能性胃肠病中枢神经药物的治疗

针对胃肠动力紊乱，是应用中枢神经药治疗 FGIDs 的着力点之一。与精神情绪激惹型反应相关的运动紊乱常具有镇静抗焦虑作用的神经递质药物，如兼有抗焦虑作用的抗抑郁药物，如选择性 5- 羟色胺再摄取抑制剂（SSRI）中的氟伏沙明、帕罗西汀、西酞普兰（或艾司西酞普兰），5-HT 受体拮抗和（或）再摄取抑制剂（SARI）曲唑酮，以及苯二氮䓬类镇静药等。而对于抑制型精神心理反应相关的胃肠运动紊乱，可以尝试选择抗抑郁作用为主的抗抑郁药物，如 SSRI 中的氟西汀、舍曲林等。鉴于消化专科处置的目标主要是食管运动紊乱而不是中枢神经问题，此类药物宜选用小剂量、短疗程，与患者沟通时着重外周作用效应，有助于提升患者依从性，减少用药初期的不良反应。

三、内脏高敏感的成因和处置新理念

胃肠内脏高敏感反应是 FGIDs 症状产生的又一个核心发病机制。胃肠内脏高敏感反应指胃肠道接受阈下非伤害性刺激就引发症状的敏感反应。这一现象的病因和发病机制既有中枢神经的功能改变，又有外周神经因素的参与。中枢方面，精神心理应激或其他原因引发的大脑皮质等功能改变，会干扰或抑制中脑原本发挥止痛作用的核团工作状态，这些核

团兴奋性遭到抑制，其对脊髓下行疼痛反应通路的抑制水平降低。外周方面，迷走和脊髓两条神经通路影响慢性疼痛感知和反应稳态。外周炎症（包括胃肠道）环境中的刺激因子（神经递质、化学物质代谢产物、肽类激素、炎症因子）刺激感觉神经末梢，易化脊髓背角感觉神经纤维出入信号机制，放大刺激信息的感受。

神经递质调节药物可以作用于中枢和外周神经对疼痛的调控机制，能够有助于FGIDs内脏高敏感症状的减轻或消除。中枢发挥作用的机制是升高突触间隙神经递质的浓度，反馈性引起突触后膜（也包括前膜）相关受体的再平衡，实现生理状态下疼痛调控稳态的恢复。外周的作用主要是神经递质的直接效应，以及对器官功能或炎症反应等相关微环境改善发挥间接调节效果。

故应针对不同患者的个体化发病机制选择药物，既考虑中枢的作用，也要考虑外周的作用，选择适合的药物种类、剂量和疗程。针对中枢的调节，建议按照精神专科推荐药物种类选择策略、剂量和疗程方案。针对外周的调节，应按照外周作用机制，选用合理的种类，并应用小剂量、短疗程。

四、肠道菌群：功能性胃肠病的防治新靶点

功能性肠胃病（FGIDs）是一组临床常见的通过胃肠道症状诊断的脑-肠互动紊乱疾病。

FGIDs症状的产生主要涉及以下机制，包括肠道菌群失调、胃肠道运动异常、内脏高敏感性、黏膜和免疫功能失调以及中枢神经系统（CNS）功能紊乱。

（1）功能性胃肠病中肠道菌群发生改变：幽门螺杆菌感染通常被认为与功能性吸收不良的发生有关。一项纳入了18个随机对照研究的系统性评价显示，根除幽门螺杆菌治疗相较于其他治疗更能改善FD症状。虽然现在并未证明幽门螺杆菌感染是FD的潜在病因，但幽门螺杆菌感染与FD症状有关已逐渐成为共识。由细菌、病毒和寄生病原体引起的急性感染性腹泻后，10%~30%的患者继续出现以腹泻为主的肠易激症状。这种情况通常被称为感染后肠易激综合征（PI-IBS）。胃肠道感染可引起肠道菌群失调，并且菌群失调的程度取决于宿主是否对病原体产生炎症反应。在炎症长期存在的情况下，菌群失调也会持续存在。

（2）菌群变化的特征：IBS肠腔菌群改变通常表现为拟杆菌门的减少和厚壁菌门增加，即厚壁菌门与拟杆菌门的比值增加。IBS肠道黏膜相关菌群的变化则多表现为双歧杆菌的减少。最新的关于IBS肠道菌群变化的系统性评价研究指出，IBS相关的潜在有害菌包括变形杆菌门中的肠杆菌科细菌以及拟杆菌门中的乳杆菌科和拟杆菌属细菌丰度增加。其中肠杆菌科包含一些致病菌包括大肠杆菌、志贺菌、空肠弯曲菌和沙门菌等。肠道炎症和动力异常也可能导致厌氧菌的减少及兼性厌氧菌（例如肠杆菌科）的增加。

（3）肠道菌群改变与FGIDs发生的机制：肠道微生物群及其代谢产物通过影响肠道通透性、黏膜免疫功能、肠神经系统活动、下丘脑-垂体-肾上腺轴和疼痛调节从而改变

肠道功能。肠道菌群失调参与 FGIDs 的主要病理生理机制包括增加肠道渗透及内脏高敏感性、改变肠道动力和激活免疫反应。

（4）肠道菌群干预治疗 FCIDs：众多证据显示了肠道菌群改变参与了 FCIDs 发生，因此，对肠道菌群的干预是治疗 FGIDs 的重要环节。

抗生素通过调节菌群失调显示出了对 FGIDs 具有一定的疗效。新霉素最初被用来改善 IBS 患者中小肠细菌过度生长，但其应用受到副反应的限制。利福昔明作为一种口服的广谱抗生素，因其不可吸收、副反应小及细菌耐药风险低等优点逐渐受到青睐。通过使用利福昔明恢复微生物多样性，可使细菌发酵减少和 IBS 临床症状减少。动物研究表明，利福昔明可改善慢性应激引起的黏膜炎症、肠屏障功能损害和内脏痛觉过敏。

益生菌是通过定殖在人体内，改变宿主某一部位菌群组成的一类对宿主有益的活性微生物。一项纳入 32 个随机对照试验涉及 2242 例患者的系统性评价显示，以 108cfu/d 的剂量使用罗斯乳杆菌（L. Reuteri）DSM 17938 可有效缓解婴儿的肠绞痛。多项随机对照试验表明，鼠李糖乳杆菌在治疗 IBS 上也显示出一定的疗效。动物实验也证实鼠李糖乳杆菌上清液可提高 IBS 大鼠 5- 羟色胺转运体表达。耶鲁、哈佛研讨会"益生菌的应用共识意见"也推荐使用婴儿双歧杆菌 35624、VsL#3 等益生菌治疗 IBS。

菌群移植通过将健康人菌群移植给患者，重建其肠道菌群稳态以改善 FGIDs 相关症状。

第八章
胃炎与胃溃疡

第一节　慢性胃炎

胃炎是各种原因引起的胃黏膜炎，一般可分为急性和慢性胃炎两大类型。

慢性胃炎的分类尚未统一，一般基于病因、内镜所见、胃黏膜病理变化和胃炎分布范围等相关指标进行分类。

基于病因可将慢性胃炎分成 Hp 胃炎和非 Hp 胃炎两大类。

基于内镜和病理诊断可将慢性胃炎分萎缩性和非萎缩性两大类。

基于胃炎分布可将慢性胃炎分为胃窦为主胃炎、胃体为主胃炎和全胃炎三大类。

慢性胃炎无特异性临床表现。有无消化不良症状及其严重程度与慢性胃炎的分类、内镜下表现、胃黏膜组织病理学分级均无明显相关性。

一、慢性胃炎的病理诊断标准和分类

（1）活检取材：用于研究时，根据悉尼系统的要求取 5 块标本，胃窦 2 块取自距幽门 2~3 cm 处的大弯和小弯；胃体 2 块取自距贲门 8cm 处的大弯和小弯（约距胃角近侧 4cm）；胃角 1 块。对可能或肯定存在的病灶要另取标本。标本要足够大，达到黏膜肌层。

用于临床时，建议取 2~3 块标本，胃窦小弯 1 块（和大弯 1 块）及胃体小弯 1 块。

（2）特殊染色：

1）对炎症明显而 HE 染色片上未见 Hp 的标本，要做特殊染色仔细寻找。可用较简便的 Giemsa 染色或 Warthin-Starry 染色。

2）对于肠上皮化生如认为有必要，可做 AB-PAS 和 HID-AB 染色。

3）组织学分级标准：有 5 种形态学变量要分级（Hp、慢性炎症、活动性、萎缩和肠化），分成无、轻度、中度和重度 4 级（或 0、+、++、+++）。分级方法用下列标准或和悉尼系统直观模拟评分法并用。

4）Hp：观察胃黏膜黏液层、表面上皮、小凹上皮和腺管上皮表面的 Hp。无：特殊染色片上未见 Hp；轻度：偶见或小于标本全长 1/3 有少数 Hp；中度：Hp 分布超过标本全长 1/3 而未达 2/3 或连续性、薄而稀疏地存于上皮表面；重度：Hp 成堆存在，基本分布于标本全长。肠上皮化生黏膜表面通常无 Hp 定植，故标本全长中要扣除肠上皮化生区。

活动性：慢性炎症背景上有中性粒细胞浸润。

轻度：黏膜固有层有少数中性粒细胞浸润；中度：中性粒细胞较多存在于黏膜层，可见于表面上皮细胞、小凹上皮细胞或腺管上皮间；重度：中性粒细胞较密集，或除中度所见外还可见小凹脓肿。

慢性炎症：根据慢性炎症细胞的密集程度和浸润深度分级，两种时以前者为主。正常：单个核细胞每高倍视野不超过 5 个，如数量略超过正常而内镜下无明显异常，病理可诊断为无明显异常；轻度：慢性炎症细胞较少并局限于黏膜浅层，不超过黏膜层的 1/3；中度：慢性炎症细胞较密集，超过黏膜层的 1/3，达到 2/3；重度：慢性炎症细胞密集，占据黏膜全层。计算密度程度时要避开淋巴滤泡及其周围的淋巴细胞区。

萎缩：指胃的固有腺体减少，幽门腺萎缩是指幽门腺减少或由肠上皮化生腺体替代，胃底（体）腺萎缩是指胃底（体）腺假幽门腺化生、肠上皮化生或腺体本身减少。轻度：固有腺体数减少不超过原有腺体的 1/3，大部分腺体仍保留；中度：固有腺体数减少超过 1/3，但未超过 2/3，残存腺体分布不规则；重度：固有腺体数减少超过 2/3，仅残留少数腺体，甚至完全消失。标本过浅未达黏膜肌层者不能诊断为萎缩，要剔除。胃窦部少数淋巴滤泡不算萎缩，但胃体黏膜层出现淋巴滤泡要考虑萎缩。

肠上皮化生：肠上皮化生部分占腺体和表面上皮总面积 1/3 以下为轻度；1/3~2/3 为中度；2/3 以上为重度。

其他组织学特征：分非特异性和特异性两类，不需要分级，出现时要注明。前者包括淋巴滤泡、小凹上皮增生、胰腺化生和假幽门腺化生等；后者包括肉芽肿、集簇性嗜酸性粒细胞浸润、明显上皮内淋巴细胞浸润和特异性病原体等。假幽门腺化生是胃底腺萎缩的指标，判断时要核实取材部位。异型增生要分轻度、中度和重度 3 级。

二、慢性浅表性胃炎

病理学提到慢性浅表性胃炎镜下病变主要位于黏膜浅层即黏膜层上 1/3，呈灶状或弥漫分布，胃黏膜充血、水肿、表浅上皮坏死脱落，固有层有淋巴细胞、浆细胞浸润。以黏膜固有层中淋巴细胞、浆细胞的比例来判病变的程度。

慢性浅表性胃炎中医分型：

（1）胃阴亏虚型：首要表现为胃脘隐痛、知饥不食、口燥咽干、粪便干结。

（2）怒火犯胃型：首要表现为胃中灼痛、口苦、心烦、粪便干结。

（3）脾胃衰弱型：首要表现为胃脘痞满肿痛、食欲不振、食后腹胀、厌烦乏力。

（4）脾胃虚寒型：首要表现为胃脘隐痛、喜得温按、饭后痛减、空腹痛重、四肢清凉。

（5）肝气犯胃型：首要表现为胃胁肿痛、嗳气一再、嗳气或排气后减轻，或伴有心烦易怒、胸闷善嗟叹、颈部担忧愁闷、咽部有异物感等表现。

还有血瘀胃络型和寒热错杂型等多种，在治疗前应先找到病因，然后进行针对性的医治。

三、慢性萎缩性胃炎

慢性萎缩性胃炎指胃黏膜上皮遭受反复损害导致固有腺体的萎缩，伴或不伴肠上皮化生和（或）假幽门腺化生的一种慢性胃部疾病。

（1）流行病学：由于多数慢性胃炎患者无任何症状，因此难以获得确切的患病率。我国内镜诊断慢性萎缩性胃炎比例为17.7%，病理诊断为25.8%。萎缩性胃炎与幽门螺杆菌（Hp）感染有关，目前我国Hp感染率为52.2%左右，且感染率随年龄增加而升高。

除Hp感染外，自身免疫性胃炎也可导致胃黏膜萎缩，约20%的50~74岁人群中抗壁细胞抗体阳性（该抗体与自身免疫性胃炎相关）。胃癌高发区慢性萎缩性胃炎的患病率高于胃癌低发区。

（2）类型依据新悉尼系统分类：

1）灶性萎缩性胃炎：胃窦和胃体黏膜多处萎缩/化生性改变，多由幽门螺杆菌（Hp）感染所致，又称为B型萎缩性胃炎。

2）自身免疫性萎缩性胃炎：在自身免疫基础上，发生的以胃体萎缩为主的慢性胃炎，又称为A型萎缩性胃炎。患者血液中存在自身抗体即壁细胞抗体和内因子抗体，前者使胃酸分泌减少或缺乏，后者使内因子缺乏，引起维生素B_{12}吸收不良，导致恶性贫血。

（3）分布分类：

1）胃窦为主萎缩性胃炎：胃窦黏膜病变为主，胃酸分泌多增加，十二指肠溃疡的发生风险增加。

2）胃体为主萎缩性胃炎：由自身免疫病引起，胃酸分泌减少，同时有幽门螺杆菌（Hp）感染，胃癌的发生风险增加。

3）多灶性萎缩性胃炎：胃窦和胃体黏膜多处萎缩（化生性）改变，胃窦为主萎缩性胃炎和多灶性萎缩性胃炎是同疾病的不同阶段。

4）萎缩性全胃炎：胃体、胃窦萎缩程度相似，可能为多灶性萎缩性胃炎的发展阶段。

四、慢性萎缩性胃炎的随访

虽然慢性萎缩性胃炎是胃癌的癌前疾病，但是只有少部分萎缩性胃炎会发展为胃癌。而应筛选高风险人群并对其密切随访。

关于慢性萎缩性胃炎患者的胃癌风险分层，目前已有许多方法提出将慢性萎缩性胃炎患者根据不同指标分为低危和高危人群。其中血清学评分越高者、内镜下木村分型O1以上者，及病理组织学的可操作的与胃癌风险联系评估（OLGA）和可操作的与胃癌风险联系的肠上皮化生评估（OLGIM）Ⅲ/Ⅳ期，均属于高危人群。

（1）针对人群筛检高危人群：在萎缩性胃炎中，PGI、PGI/Ⅱ比值、Hp感染等高危因素的状况可以提示高风险人群；结合评分系统可以精准判断风险程度。

（2）内镜下识别高危人群：

1）木村竹本分类：胃镜检查中，当观察到背景黏膜发生萎缩改变，我们就需要警惕早期胃癌的可能。但事实上，有研究表明内镜下萎缩程度达木村竹本分类中 O1 以上者，或者黏膜伴有肠上皮化生者，才是我们要关注的重点人群，因为这类人群具有更高的患癌风险。

2）京都胃炎分类：京都胃炎分类目前正在开展一项有关胃癌风险的内镜表现评分，该评分系统纳入萎缩（A）、肠上皮化生（IM）、级袋肿大（H）、鸡皮样改变（N）和弥漫性发红（DR）5 项内容，其中评分 3~8 分考虑萎缩性胃炎者，应视为胃癌高危人群。京都分型更加具体，但是仍在研究过程中。

3）OLGA/OLCIM 分期分级系统：OLGA/OLGM 是基于病理组织学提出的有关萎缩及肠上皮化生的分期分级系统，其根据胃黏膜萎缩及肠化生的程度将人群分为 4 个等级，已经有多项研究证明其与胃癌风险有关，其中 OLGA/OLGIM I Ⅱ / Ⅳ 期是胃癌的高危人群。这一系统能够有效地预测胃发生的风险，对于制订个体化的内镜随访方案有一定作用。但由于需要按照新悉尼系统的标准在不同部位取多块活检，在临床实践中并不实用。

（3）慢性萎缩性胃炎人群的随访：为了减少胃癌的发生，又达到方便患者且符合医药经济学要求的目的，对于低风险人群不必要进行随访，而高风险人群要通过胃镜进行随访，而且随访间隔应尽量缩短。其中日本金泽医科大学提出推荐木村分型 O1 及以上者每年进行胃镜检查，低风险人群每 2~3 年行胃镜检查。欧美推荐 OLGAIII/IV 期人群随访策略为每两年进行胃镜检查。当然，若有条件，推荐使用高清胃镜、窄带成像（NBI）等高级电子内镜检查。

五、研究报道

（1）胃黏膜反复受到致病因素损伤，形成慢性胃炎的特征之一——胃黏膜的肠上皮化生，这是胃被迫保卫自我的"机制"。肠上皮化生是胃黏膜损伤的一种指标，也是慢性萎缩性胃炎的重要结构变化。一般萎缩的范围越大，肠上皮化生的部位也越多。肠上皮化生与萎缩性胃炎部位分布也基本一致，以胃窦部出现率为最高，其次是体窦移行部位。

（2）关于已有胃黏膜萎缩和（或）肠上皮化生者根除 Hp 能否取得较好的胃癌预防效果仍存在争议。但提示根除 Hp 仅有利于改善胃体黏膜萎缩。也提示对于已有肠上皮化生或异型增生者，根除 Hp 并不能降低胃癌发生风险。

60 岁以上年龄段人群大多已有胃黏膜萎缩，但接受根除治疗后仍可降低胃癌发生风险，这也支持即使患者已有胃黏膜萎缩，根除 Hp 仍能减少胃癌发生的观点。

（3）胃镜下诊断 CAG 依据的典型特征为黏膜红白相间，以白为主，而这一点受到胃内压力、受检者胃内充气量的影响，注气过多时胃镜下黏膜同样可表现为黏膜发白，皱襞变平甚至消失。

（4）胃泌素（GAS）是胃窦部及十二指肠近端黏膜中 G 细胞分泌，是胃肠道的重要激素，可刺激机体分泌胆汁和胰液。慢性萎缩性胃炎患者由于胃黏膜腺体出现萎缩、导致 GAS 分泌降低，因此 GAS 水平与慢性萎缩性胃炎严重程度密切相关。

（5）内皮素（ET）是促进血管收缩的重要因子，可维持血管张力与心血管系统稳态，调节胃黏膜血流量，当患者胃黏膜血管收缩后导致血流量减少，加剧胃黏膜损伤；GAS 及 ET 水平可评估慢性萎缩性胃炎疾病程度。

（6）雷贝拉唑有助于患者胃黏膜腺体功能恢复，促进胃部微循环，调控血清中 GAS 与 ET 的表达，减轻炎症反应，缓解胃黏膜萎缩的进展、进而改善患者的病况。

（7）慢性萎缩性胃炎是癌前病变，幽门螺杆菌（Hp）感染后，胃癌演变过程遵循"Hp 感染－慢性胃炎－胃黏膜萎缩－肠上皮化生－异型增生－肠型胃癌"的疾病模式发展。有临床研究报道称，Hp 是最常见细菌感染，感染全世界 50%~75% 的人口，我国人群平均感染率高达 58.08%。Hp 感染可产生多种毒力因子，异常调节宿主细胞内的信号通路，降低致瘤性转换的阈值。在所有致病因子中，细胞毒性基因（CagA）、Cag 致病岛（Cag PAI）及空泡细胞毒素基因（vac A 基因）是其主要致病因子。Hp 感染诱发炎性反应是多种类型癌症的关键风险因子，Hp 感染和胃黏膜产生慢性炎性反应可能会诱导胃癌的发生。Hp 诱导胃上皮细胞及循环免疫细胞通过多条通路定向趋化至感染部位，从而引发炎性反应。有研究者指出，Hp 感染会上调多种促炎因子如 IL-1、IL-6、IL-8、TNF-α、NF-κB，调控 T 细胞的表达和分泌，上述细胞因子特别是 NF-κB 在胃癌病理生理过程中作用显著。

除此之外，Hp 通过引起萎缩性胃炎进而进展到胃癌的可能机制有以下几种：

Hp 导致慢性炎症－内源性致突变原，胃黏膜萎缩、肠上皮化生、不典型增生—癌变。

Hp 还原亚硝酸盐，N 亚硝酸基化合物是公认的致癌物。

Hp 代谢产物促进上皮细胞变异而在 Hp 诱导的胃炎和胃癌的过程中，一些相应的细胞和炎症成分也起到了重要的作用。

肿瘤干细胞（CSC）：具有自我更新能力并分化为成熟肿瘤细胞的一组细胞。CSC 的来源之一为骨髓衍生细胞（BMDC）。有动物研究表明，在胃黏膜中 Hp 诱导慢性炎性反应可诱导 BMDC 的招募、归巢、分化和转化，表明胃部的 CSC 参与了 Hp 感染致胃癌的发生发展过程。在 Hp 诱导胃癌过程中，Hp 菌株能够将 BMDC 招募到胃黏膜，可能发展成胃腺与潜在向上皮化生、发育不良演变。

氧化应激和 DNA 损伤：人体胃部细胞内活性氧 ROS 和反应形态氮的生成、氧化应激和 DNA 损伤关键肿瘤抑制因子，与 Hp 诱导胃癌相关。Hp 会刺激宿主胃上皮细胞和炎性细胞（中性粒细胞）中 ROS 的生成，因此，Hp 诱导的氧化应激和 DNA 损伤也是胃癌发生过程的重要步骤。p53：p53 是主要的肿瘤抑制物基因，与肝癌和胃癌等多种实体瘤的发展相关。有研究显示，Hp 可通过突变和非突变机制调控 p53 的表达。通过突变导致 p53 失活占胃癌的 40%。

其他导致 Hp 诱导胃癌发生和发展的过程：

宿主和环境因素也会影响到 Hp 诱导胃癌发生和发展过程，如肥胖、胰岛素抵抗、高血糖、代谢综合征等；而环境因素可能也是 Hp 诱导胃癌发生的因素，如高盐饮食会刺激 Hp 感染人群 Cag A 的表达等。

第二节　自身免疫性萎缩性胃炎

慢性萎缩性胃炎分为 A 型和 B 型两种，A 型萎缩性胃炎又称为自身免疫性胃炎（AIG），由自身免疫功能紊乱引起，也就是人体的免疫细胞对自身胃黏膜的壁细胞发起攻击，导致胃黏膜腺体萎缩、减少，主要病变部位分布在胃体；此型胃炎导致严重的胃酸分泌减少，而且由于内因子分泌减少会发生恶性贫血以及神经系统病变。

一、检查

（1）实验室检查：①外周血中红细胞计数或血红蛋白含量、白细胞计数和血小板计数均减少，但骨髓象示巨幼红细胞显著增生。②血清壁细胞抗体和内因子自身抗体阳性。③由于骨髓内巨幼红细胞易破坏，血清非结合胆红素可轻度增高。

（2）内镜、病理组织学检查：显示胃窦黏膜正常，而胃体泌酸黏膜萎缩，胃酸减少或无。

二、诊断

（1）壁细胞抗体和内因子抗体阳性。

（2）无胃酸分泌。

（3）胃镜与组织病理学检查提示胃窦黏膜基本正常，而胃体部萎缩明显。

（4）血清胃蛋白酶原 PGI 含量明显下降，若胃窦幽门腺向胃体延伸而出现假幽门腺化生，PGII 含量也随之升高，导致 PGI 和 PGI/PGII 比值均明显降低。

（5）血清维生素 B_{12} 含量少，肯定为维生素 B_{12} 缺乏（正常值 300~860ng/L）。

（6）维生素 B_{12} 吸收试验：检测维生素 B_{12} 在末段回肠吸收的情况。

（7）空腹血清促胃液素常＞500ng/L（正常＜100ng/L）。

（8）A 型胃炎抗壁细胞抗体阳性（90%），壁细胞受损，数量减少，胃酸减少，负反馈调节使胃泌素分泌。

三、研究进展

自身免疫性胃炎（AIG）是一种由于自身免疫功能异常所致的胃炎。主要表现为以胃体黏膜萎缩为主的胃炎，常伴有血和（或）胃液壁细胞抗体和（或）内因子抗体阳性，严

重者因维生素 B_{12} 缺乏而有恶性贫血表现。以前常将其与恶性贫血一概而论，AIG 可以被认为是恶性贫血的前期状态，有 25%~40% 的 AIG 患者发生恶性贫血。在西方国家，幽门螺杆菌（Hp）感染率逐渐下降，但同时伴随着 AIG 发病率逐渐升高。AIG 在我国尚缺乏系统化研究。

1. 流行病学：因 AIG 在发病初期常无症状，且其诊断很多情况下无法通过内镜检查和活检确定，主要依靠血清标志物，因此 AIG 的确切发病率尚不清楚。早期报道 AIG 好发于北欧老年女性。美国研究资料显示，恶性贫血在 60 岁以上老年人中患病率约为 2%，在老年女性可达 4%~5%，且在非白人女性中发病率更高、发病更早。德国一项研究纳入 9949 例 50~74 岁的健康体检人群，其中 1889 例（19.5%）壁细胞抗体血清学阳性。亚洲 AIG 发病率低于欧美。国内在 20 世纪 20~30 年代逐渐出现了恶性贫血病例报道，自 1962 年 Irvine 和 Markson 发现恶性贫血患者血清中存在壁细胞抗体后，国内报道的数量有所增加，但尚缺乏大规模的流行病学调查研究。北京大学第三医院一项历时 8 年的研究显示，门诊胃镜检查中 AIG 的年检出率为 0.9%，年龄（60.6 ± 12.3）岁，以女性为主。

2. 病因和发病机制：AIG 的发病机制及临床过程仍不十分清楚，目前认为是 CD4T 细胞针对胃壁细胞分泌小管膜上的 H^+-K^+-ATP 酶产生自身免疫反应，导致壁细胞破坏，泌酸黏膜受损，胃酸分泌减少或缺乏，胃黏膜萎缩。具体机制可能为 Fas 配体诱导的凋亡。遗传易感性研究显示，AIG 与特异性家族组织相容性单倍型，如 HLA-DRB103、HLA-DRB104、HLA-B8 和 HLA-DR3 相关。另有研究显示，37% 的 AIG 患者胃黏膜组织 IgG 型浆细胞显著增多，提示 IgG 型浆细胞可能与 AIG 的发生相关。

Hp 感染是 B 型胃炎的常见致病因素，但其在 A 型胃炎发展进程中的作用尚不明确。越来越多的证据表明，Hp 可能是自身免疫反应的感染性触发因素，急性 Hp 感染引起大量上皮细胞受损，从而引起 H^+-K^+-ATP 酶暴露于抗原递呈细胞，在易感个体引起自身免疫反应。另外，Hp 蛋白肽含有与壁细胞质子泵相似的序列，通过分子模拟使 CD4T 细胞交叉识别 HKATP 酶和各种 Hp 蛋白抗原，对它们同时产生免疫反应。研究显示，抗 H^+-K^+-ATP 酶抗体存在 20%~30% 的 Hp 感染者；约 2/3 的萎缩性胃体炎患者存在现症或既往 Hp 感染。此外，Hp 阳性者比 Hp 阴性者年龄小，均表明 Hp 感染与 AIG 发病相关。但亦有研究报道，AIG 患者 Hp 感染率更低。另外，在小鼠动物模型中 Hp 感染可以抑制 AIG 的发展。这种结论的矛盾和不确定性很可能与各项研究在 Hp 感染的检测及认定上的差异有关。多项研究显示，组织学及酶免疫分析：（ELA）Hp 阴性的萎缩性胃体炎患者免疫印迹阳性。感染通常从胃窦开始，随着进展到胃体萎缩和胃酸分泌减少而消失。随年龄增长，Hp 感染率下降的趋势在研究中得到证实，AIG 患者 Hp 感染率从年轻时（＜ 20 岁）的 88% 下降到老年时（＞ 60 岁）的 13%。因此，使用何种方法确定既往或现症 Hp 感染对 AIG 与 Hp 关系的研究具有重要意义。另外，目前仍不清楚 Hp 是激活 Th1 细胞的始发因素，抑或只是伴随因素，尚需进一步研究。

3. 组织病理学：

（1）大体和病理表现：

1）大体表现：早期胃黏膜无明显变化，随着萎缩进展，黏膜变薄，皱襞变平，可以看到小的结节（假息肉、增生性息肉、腺瘤性息肉、神经内分泌肿瘤）。

2）病理表现：主要特征是局限于胃体的萎缩性胃炎，伴不同程度的肠上皮化生、假幽门腺化生、胰腺腺泡化生、肠嗜铬样（ECL）细胞增生。在泌酸腺完全消失前，出现以下组织学表现支持 AIG 的诊断：固有层弥漫性淋巴浆细胞深部浸润，灶状腺体浸润和破坏，嗜酸性粒细胞浸润，上皮化生，壁细胞假性肥大，黏膜肌增厚，ECL 细胞线性或更高程度的增生。在无 Hp 感染史的患者，胃窦小凹增生（反应性炎症）可能与胃泌素分泌过多相关；当合并 Hp 感染时，胃窦会出现 Hp 感染相关胃炎的表现，包括萎缩和化生，胃体会出现活动性炎症。此外，胃窦萎缩（全胃萎缩）的情况也见于自身免疫病或结缔组织病。

（2）并发病变：

1）胃神经内分泌肿瘤（G-NENs）较少见，但欧美各国统计结果显示其发病率呈上升趋势，美国 SEER 数据库显示 1973 年到 2012 年 G-NENs 的发病率增加了 15 倍，年发病率约为 0.45/10 万 l1。G-NENs 分为 4 型，其中 1 型是由 AIG 引起，占 70%~80%，约 4% 的 AIG/ 恶性贫血患者存在由 ECL 细胞增生或异型增生形成的肿瘤。机体产生针对壁细胞的抗体，导致壁细胞数量减少，胃酸分泌减少，从而导致高胃泌素血症，进而刺激神经内分泌细胞增生。根据增生细胞的数量和病灶的大小，分为线性增生（41%）、微小结节样增生（25%）、腺瘤样增生、异型增生、微小神经内分泌肿瘤等。AIG 患者的 G-NENs 通常较小（＜1cm），中位直径为 5mm，常表现为胃底、胃体息肉；65% 为多发，复发率高，有丝分裂指数低，多数为 G1 级，无恶变潜能；＞1cm 的 G-NENs 易出现转移，转移率为 7.6%~12.9%。与 G-NENs 进展相关的基因突变包括 MEN1 和 REG 基因。

2）增生性息肉、假性息肉、幽门腺腺瘤、腺癌：美国门诊胃镜检查患者中，1.3% 患有增生性息肉，占所有胃息肉的 15%~20%。AIG 的增生性息肉更靠近近端、数量更多。当泌酸黏膜遭到破坏，残留的泌酸黏膜凸入胃腔，形成萎缩背景下散在的孤岛，谓之假性息肉。幽门腺腺瘤较少见，2 项关于幽门腺腺瘤的研究显示，约 1/3 来自 AIG 患者，30% 的患者可能会转变为癌。因此，AIG 被认为是癌前病变。2012 年，一个包含 6 项欧洲研究 453 例恶性贫血患者的 Meta 分析结果表明，恶性贫血患者胃癌的年发病率为 0.27%，总体相对风险为 6.8（95%Cl2.6~18.1）。但这些研究没有考虑 Hp 感染的因素。多项研究表明，只有同时合并 Hp 感染、萎缩累及胃窦时，AIG 患者胃癌的发生风险才会升高。

4. 临床表现：多数患者无特异性的胃部不适，多以血液学异常就诊，部分患者是以其他自身免疫病或神经系统症状等就诊。缺铁性贫血是 AIG 患者最常见的血液学表现，可早于恶性贫血数年出现。AIG 患者缺铁性贫血是由于胃酸分泌减少或缺乏导致铁吸收障碍，内因子缺乏引起维生素 B_{12} 吸收不良，导致恶性贫血和神经系统症状。Hershko 等一项研究纳入 160 例 AIG 患者，其中 83 例存在缺铁性贫血，主要为女性，年龄比巨幼细胞性贫血患者要小 20 岁左右，且活动性 Hp 感染率更高。一项包含 150 例难治性缺铁性贫血患者的研究显示，40 例（27%）患有 AIG。AIG 常合并其他自身免疫疾病，如自身免疫性甲状腺炎、1 型糖尿病、白癜风、Addison 病、重症肌无力、自身免疫性肝炎等。但其相互关系及致病机制尚不明确，可能为免疫交叉反应。另有研究显示，AIG 存在与其他自身免疫病相同的致病基因， AIG 是自身免疫性多内分泌腺病综合征的一部分。一项研究纳入 320 例 AIG 患者，171 例（53.4%）合并其他自身免疫病，其中 116 例（36.2%）患有自身免疫性甲状腺炎。1 型糖尿病和自身免疫性甲状腺炎患者恶性贫血的发病率增加 3~5 倍；约 1/3 自身免疫性甲状腺炎患者以及 5%~10% 的 1 型糖尿病患者患有 AIG。值得注意的是，恶性贫血患者不仅胃肿瘤发生率增高，小肠腺癌、食管鳞癌、胆管癌和血液系统恶性肿瘤发病率也增高。

5. 诊断：AIG 确诊主要依赖血清学、内镜检查和胃黏膜活检组织病理结果。血清学检查包括：血液中存在壁细胞抗体和内因子抗体；泌酸腺的主细胞及颈黏液细胞受损，导致胃蛋白酶原 I 下降，而胃窦腺体未受影响，胃蛋白酶原 II 分泌正常，从而导致胃蛋白酶原 I/II 比值下降；胃泌素水平升高；维生素 B_{12} 缺乏；缺铁性或巨幼细胞性贫血。一项研究显示，胃蛋白酶原 I/II 比值敏感性最高，为 96.1%，阴性预测值为 97.7%，胃蛋白酶原 I 特异性最高，为 94.6%。壁细胞抗体存在于 85%~90% 的恶性贫血患者，内因子抗体的血清阳性率比壁细胞抗体低，约为 60%，但内因子抗体的特异性更高。壁细胞抗体和内因子抗体水平与胃泌酸黏膜的萎缩程度显著相关。血清胃促生长素（ghrelin）是 1 种非常有前景的预测胃黏膜萎缩的实验室指标，主要由胃泌酸黏膜的内分泌细胞产生，有报道称它预测胃黏膜萎缩的敏感性和特异性分别为 97.3% 和 100%，优于胃蛋白酶原 I/II 比值和胃泌素。

6. 治疗和管理：AIG 尚无治愈方法。疾病早期要预防维生素 B_{12}、叶酸及铁缺乏，缺乏者要进行补充。补充维生素 B_{12} 可以减轻巨幼细胞性贫血和改善神经系统症状，但无法阻止 AIG 的进程。虽然 Hp 感染在 AIG 发病中的作用尚不完全清楚，但若检测到 Hp 感染，应根除。免疫抑制剂如泼尼松龙能通过胃黏膜再生改善 AIG 病情，但停药后会复发了。通过骨髓移植重建免疫系统，被认为是有可能治愈 AIG 的途径。异体移植可治愈疾病，但受预处理毒性和移植排斥反应并发症的限制；自体移植毒性小，但疾病复发率高。

对于 G-NENs，欧洲神经内分泌肿瘤协会推荐：< 1cm 者可以随访观察或内镜下切除；> 1cm 的 G-NENs，应根据浸润深度和淋巴结转移情况，决定是内镜下切除还是外科手术切除。对于 T2 或切缘阳性的患者，可选择局部切除或胃大部切除。通过切除胃窦来抑制胃泌素分泌，从而达到治疗目的的方法尚存在争议。生长抑素类似物已经被证实可以抑制 1 型 G-NENs 的生长，使 G-NENs 减少或消失，但缺乏随机对照研究结果，且停药后常会复发，可用于内镜下难以根除的多发、复发以及存在转移的 G-NENs 患者。同样，胃泌素受体拮抗剂亦不推荐作为常规治疗手段。一项长达 14 年的随访研究显示，内镜下切除 G-NENs 可以保证所有患者无病生存。内镜切除后至少每 2 年随访 1 次，因为 G-NENs 的复发率高达 60%。AIG 患者的内镜随访监测应重点关注胃黏膜的萎缩程度以及癌前病变的情况。

四、研究报道

（1）自身免疫性胃炎患者的血液中存在自身抗体（如壁细胞抗体），自身抗体攻击壁细胞，使壁细胞总数减少，导致胃酸分泌减少或丧失，该型胃炎多伴有贫血症状。

（2）自身免疫性胃炎可以通过胃镜检查及胃黏膜组织病理学的检查，一般来说诊断是不困难的。自身免疫性胃炎，是以富含壁细胞的胃体黏膜萎缩为主，壁细胞损伤后，能作为自身抗原，刺激机体的免疫系统，而产生相应的壁细胞抗体以及内因子抗体，会破坏壁细胞，使胃酸分泌减少，甚至是缺失，还可能会影响维生素 B_{12} 的吸收，从而会引发恶性贫血，患有自身免疫性胃炎的患者，要及时到正规的医院消化内科就诊，完善相关的检查，在医生的指导下规范服用药物来进行治疗。

（3）慢性萎缩性胃炎分为 A 型和 B 型两种，A 型萎缩性胃炎又称为自身免疫性胃炎，由自身免疫功能紊乱引起，也就是人体的免疫细胞对自身胃黏膜的壁细胞发起攻击，导致胃黏膜腺体萎缩较少，主要病变部位分布在胃体，此型存在严重的胃酸分泌较少，而且由于内因子分泌减少少会发生恶性贫血。B 型萎缩性胃炎多由慢性浅表性胃炎发展而来，由于长期的慢性炎症刺激导致胃黏膜腺体萎缩减少，病变部位主要分布在胃窦，此型患者胃酸分泌可以正常或轻度减少，不会发生恶性贫血。

第三节　淋巴细胞性胃炎

淋巴细胞性胃炎（LCG）亦称胃假性淋巴瘤或胃良性淋巴异常增生，是以淋巴细胞在胃黏膜的表面上皮及小凹上皮堆积为特点的一种特殊的慢性胃炎，由 Smith 及 Helwing 在 1958 年首先报道，目前认为其与幽门螺杆菌（Hp）之间有明显相关性，LCG 或淋巴滤泡性胃炎与胃黏膜相关性淋巴组织（MALT）淋巴瘤有一定的相关性。

一、临床表现

临床表现无特异性，常见症状有上腹痛、上腹部灼热、恶心呕吐、食欲不振及体重减轻，部分患者可出现上消化道出血，病程长，症状可反复发作，症状又与消化性溃疡相吻合。

二、内镜表现

黏膜皱襞粗大可呈斑块隆起、隆起小结节和糜烂。国内一组 50 例 LCG 内镜下表现：黏膜充血水肿和花斑样改变。90% 以上的病变位于胃窦和胃体的下段；特征性表现为多发性或弥漫性隆起样糜烂或脐样糜烂，共占 70%；可并发十二指肠球部病变，占 40%。

三、Hp 感染

多合并 Hp 阳性，内镜下表现为隆起样糜烂、脐样糜烂和弥漫性颗粒状改变者，Hp 阳性率为 100%。

四、病理特点

国内一组内镜检查者共 10908 例，检出 LCG 50 例。病理检查：灶性糜烂 11 例，占 22%；灶性出血 4 例，占 8%；上皮萎缩 23 例，占 46%；黏膜固有层水肿 3 例，占 6%。淋巴细胞增生 50 例，占 100%；淋巴滤泡形成 29 例，占 58%；伴有中性粒细胞浸润 23 例，占 46%；嗜酸性粒细胞浸润 5 例，占 10%；浆细胞浸润 10 例，占 20%；伴有胃黏膜肠上皮化生 12 例，占 24%；上皮轻度不典型增生 2 例，占 4%；中度不典型增生 6 例，占 12%；重度不典型增生 2 例，占 4%。

五、认识淋巴细胞性胃炎

正常胃黏膜不含有淋巴组织，在 Hp 感染的慢性活动性胃炎中，可出现淋巴组织增生和（或）淋巴滤泡的形成，这是胃 MALT 淋巴瘤发生的先决条件和前期病变。MALT 淋巴瘤被认为是一种独特的类型，而 LCG 或淋巴滤泡性胃炎的特征就是淋巴细胞在胃黏膜上的堆积，部分可形成淋巴滤泡，经根除 Hp 后，可治愈，在胃 MALT 淋巴瘤患者中，多数有淋巴细胞浸润，因而两者的界限很难分清，其鉴别诊断的根本方法只有依赖于组织的免疫组化检查，因此，在临床上，很有必要认识和重视 LCG 的诊断和治疗，这完全可预防胃 MALT 淋巴瘤的发生。虽然 LCG 的临床表现无特异性，但其可有一定的内镜下表现和病理特点，全部组织均有淋巴细胞浸润，淋巴滤泡形成，可伴有一定的中性粒细胞、嗜酸性粒细胞和浆细胞浸润，可并发胃上皮萎缩、肠上皮化生、不典型增生。LCG 发生的可能原因：认为是在一定的遗传的基础上，宿主对 Hp 发生特异的免疫反应所致。Hayat 等在一组患者中，检出 HLA-DQ2 基因明显高于对照组（70% 与 24%）。少见的可能原因有：胃手术残留线头的慢性刺激和慢性感染如真菌感染等。研究资料显示：对于 LCG 患者，根除 Hp 是非常有益的。这提示：在内镜下表现为多发性或弥漫性隆起样或脐样糜烂灶时，应积极做组织活检和 Hp 检查；若 LCG 诊断成立，应积极根除 Hp 治疗；若为手术残留线头或真菌感染所致者，应对症治疗。如果在一般光学显微镜下难与胃 MALT 淋巴瘤鉴别，可做组织的免疫组化检查。

六、研究报道

（1）病理检查：①肉眼：轻型者的胃黏膜可大致正常，病变较重者，胃黏膜皱襞粗大，呈结节状，黏膜表面可见浅在的痘疮样糜烂。②镜下：胃表面上皮、小凹上皮和固有膜内均可呈现小淋巴细胞浸润（免疫组化示 T 淋巴细胞），淋巴细胞周围可有空晕围绕，浸润于腺上皮内的淋巴细胞增多（可为正常时的 5~10 倍，注意与胃淋巴瘤和淋巴滤泡性胃炎相鉴别）。

（2）淋巴细胞性胃炎诊断标准：除每 100 个胃黏膜表面或小凹上皮内或靠近上皮细胞膜有 30 个或 30 个以上成熟淋巴细胞浸润且周围有透明晕为诊断要点外，还应结合：①内镜下黏膜表现。②固有层淋巴滤泡形成。③固有层或固有层淋巴滤泡周围有每个高倍视野有 15 个以上嗜酸性粒细胞浸润。

（3）蔡中起报告，淋巴细胞性胃炎的组织学特点为胃表面和小凹上皮内密集淋细胞浸润。内镜表现为皱襞粗大，隆起小结和糜烂等。病变以胃体为主，也可累及全胃。

（4）陈传邦报告，文献报道了淋巴细胞性胃炎（LCG）的组织病理学表现，其特征为胃上皮浅表层和胃小凹有成熟的 T 淋巴细胞浸润。在显微镜下，内镜活检标本可见每100 个上皮细胞超过 30 个成熟的 T 淋巴细胞浸润，即可诊断 LCG。LCG 较罕见，其发生率为 0.83%~4.5%。

第四节　胶原性胃炎

胶原性胃炎（CG）由 Winslow 等于 1989 年首次报道，目前文献报道仅 40 余例，国内未见有相关病例报道。文献报道病例中以女性稍多见，年龄分布广泛（年龄范围为 9~80 岁，平均 35.8 岁），首诊临床症状以腹痛、恶心呕吐、腹泻等消化道症状为主，还常见贫血、体重减轻等症状，个别病例无明显症状。内镜下胃黏膜多呈结节状，可能与炎症细胞浸润、黏膜充血水肿等有关。

CG 有两种亚型：①儿童和青少年病例表现为严重的贫血，病变局限于胃，内镜下胃黏膜呈结节状。②成人病例常伴发胶原性肠炎，以慢性水样腹泻为主要症状。

CG 的诊断主要依据病理，其组织病理学变化以上皮下胶原带增厚（常超过 $10\mu m$）伴有黏膜炎症浸润为主要特征，上皮下胶原带中常可见毛细血管和浸润的炎细胞，部分表面上皮常出现坏死、脱落，部分病例可出现淋巴细胞性胃炎的表现。免疫组化研究显示上皮下增厚的胶原带以Ⅲ型和Ⅵ型胶原为主。

胃镜诊断，多有慢性浅表性胃炎、局部萎缩、伴肠上皮化生等。

一、胶原性疾病

（1）结缔组织病是泛指结缔组织受累的疾病，包括红斑狼疮、类风湿关节炎、硬皮病、皮肌炎、结节性多动脉炎、韦格纳肉芽肿、巨细胞动脉炎及干燥综合征等。

（2）广义的结缔组织病还包括一组遗传性的结缔组织病，即由于先天性的缺陷使结缔组织中某种成分（如胶原、弹性蛋白或糖胺聚糖）的生物合成或降解发生异常而引起的疾病。

（3）胶原性疾病是胶原及胶原基因变异性疾病，胶原是多种结缔组织的主要成分。

（4）结缔组织是人和高等动物的基本组织之一，由细胞、纤维和细胞外间质组成。细胞有巨噬细胞、成纤维细胞、浆细胞、肥大细胞等。纤维包括胶原纤维、弹性纤维和网状纤维，主要有联系各组织和器官的作用。

二、病例报道

（1）患者，女，年龄30岁，有甲状腺功能减退症病史，近5个月来上腹部不适、恶心而无呕吐、腹胀，以及水性、非血性腹泻，体重减轻了6.8kg。全血细胞计数、肝功能检查、甲状腺刺激激素、免疫球蛋白（Ig）水平和IgG/IgA组织型谷氨酰胺转移酶（tTG）均在正常范围内。粪便检查显示贾地鞭毛虫、艰难梭菌毒素和寄生虫/虫卵均为阴性。上消化道内镜检查显示，有极轻微的胃窦红斑和十二指肠球部异常，十二指肠球后部外观正常。采集了胃部、十二指肠球部和降部活检标本。

诊断：胶原性胃炎及胶原性口炎性腹泻。

组织学检查显示，胃上皮下存在一条增厚的胶原带且绒毛变钝，十二指肠球部也有增厚的上皮下胶原带。而十二指肠降部的组织学外观完全正常。胃部活检未发现幽门螺杆菌。治疗包括启动无麸质饮食，并开始试用奥美拉唑治疗。

讨论：胶原性胃炎是一种罕见疾病，最早在1989年被提出。近期一项综述根据年龄和表现确定了2个患者群，即表现为贫血、腹痛的儿童和年轻成人患者群，以及主要表现为腹泻的年长患者群。在年长患者群中，有2例患者伴有乳糜泻，而另有5例患者合并胶原性或淋巴细胞性结肠炎。人们曾尝试采用包括抑酸、皮质激素、米索前列醇、氨基水杨酸等在内的多种治疗方法，但结果往往令人失望。因此，干预措施主要针对合并疾病，例如针对乳糜泻的无麸质饮食、针对胶原性结肠炎的布地奈德。

尽管tTG抗体检测乳糜泻的敏感性高达90%~98%，但本例患者的IgA/IgG tTG阴性并不能完全排除乳糜泻的可能性，在临床高度怀疑乳糜泻或内镜下十二指肠形态异常的情况下，仍应当进行十二指肠活检。

近期研究还显示，在十二指肠球部采集至少1处活检，对于避免漏诊乳糜泻非常重要。在126例新确诊乳糜泻患者和85例曾被诊断乳糜泻、采取无麸质饮食的患者中，分别有9%和14%的绒毛萎缩局限于十二指肠球部。

（2）胶原性胃炎和相对常见的胶原性肠炎都以黏膜上皮下胶原带的沉积和黏膜固有层内炎症细胞的浸润为特征，其发病机制与临床转归均尚不明确。胶原性胃炎极为少见，目前国外文献报道仅40余例，国内还未见相关病例报道。本报道结合我院1例上腹痛、体重下降为主要症状的 CG，并结合相关研究进展进行讨论。

患者女，20 岁。近 4 年来出现无规律上腹痛，伴腹胀、呃逆、体重明显下降（4.5kg/月）2 个月，于 2009 年 7 月 6 日就诊。

体检：消瘦（BMI 为 16.4kg/m^2），腹部平软，上腹部轻压痛，未触及肝脾。有过敏和哮喘史，对猫、狗等宠物的皮屑及粉尘等过敏，追问病史，患者 2 个月前有与宠物密切接触史。

血常规：嗜酸性粒细胞绝对值 0.39×10^9/L，嗜酸性粒细胞 0.055。腹部 B 超、甲状腺功能检查、粪常规及潜血检查均未见异常。

内镜及病理检查：胃镜检查显示胃体中、下部花斑、不平；角切迹花斑、不平，散在陈旧出血点，可见 2 处白色结节，直径分别为 0.4、0.3cm，表面略呈绒毛感，质软（活检）；胃窦红斑、不平，前壁侧及后壁侧各可见 1 处片状白色不平区域，直径分别为 2.0、1.5cm，表面略呈绒毛感，质软（活检）；十二指肠球部及降部未见异常。

胃镜诊断：慢性浅表性胃炎，局部萎缩，伴肠化生？活检组织病理学检查（HE 染色）显示：黏膜固有层内可见中等量淋巴浆细胞浸润，并可见较多嗜酸性粒细胞浸润，嗜酸性粒细胞计数大于 60 个/高倍镜视野，小凹结构和固有腺体未见明显破坏和减少；黏膜浅层可见灶状出血；表面上皮细胞层下可见带状红染胶原样物质沉积，其中可见少量淋巴细胞和嗜酸性粒细胞浸润，部分表面上皮破碎、脱落。

组织化学染色示：Masson 染色阳性（胶原呈蓝色），刚果红染色（淀粉物质）阴性，Warthin-Starry 染色（幽门螺杆菌，Hp）阴性。Image-Pro Plus 5.1 软件测量上皮下胶原带厚度为 16.6~120.3（43.8±30.9）μm。

病理诊断：胶原性胃炎。治疗与随访：给予促动力药、胃黏膜保护药及消化酶和微生态制剂 2 周，症状未见明显改善，体重仍有下降（BMI 为 15.6kg/m^2），随后加用泼尼松（20mg/d），4 周后食欲好转，呃逆减轻，体重略有增加（BMI 为 16.0kg/m^2），血常规显示嗜酸性粒细胞百分数降至正常。

讨论：CG 由 Winslow 等于 1989 年首次报道，目前文献报道仅 40 余例，国内未见有相关病例报道。文献报道病例中以女性稍多见，年龄分布广泛（年龄范围为 9~80 岁，平均 35.8 岁），首诊临床症状以腹痛、恶心呕吐、腹泻等消化道症状为主，还常见贫血、体重减轻等症状，个别病例无明显症状。内镜下胃黏膜多呈结节状，可能与炎症细胞浸润、黏膜充血水肿等有关。Lagorce-Pages 等通过分析病例特征将 CG 分为 2 种亚型：①儿童和青少年病例表现为严重的贫血，病变局限于胃，内镜下胃黏膜呈结节状。②成人病例常伴发胶原性肠炎，以慢性水样腹泻为主要症状。CG 的诊断主要依据病理，其组织病理学变化以上皮下胶原带增厚（常超过 10μm）伴有黏膜炎症浸润为主要特征，上皮下胶原带中常可见毛细血管和浸润的炎细胞，部分表面上皮常出现坏死、脱落，部分病例可出现淋巴细胞性胃炎的表现。免疫组化研究显示上皮下增厚的胶原带以 III 型和 VI 型胶原为主。

本例为青年女性患者，以上腹痛、体重下降为主要症状，未见下消化道相关症状；胃镜检查见角切迹和窦部黏膜呈结节状改变，十二指肠未见明显病变，结合其活检组织病理学特点，符合儿童和青少年发病型 CG。与该病最需要鉴别的是胃黏膜淀粉样变性，淀粉样物质沉积也可以发生在黏膜层，但不局限于小凹及表面上皮下，尤其常见于小血管壁，其刚果红染色呈阳性而 Masson 三色染色呈阴性。此外，还需与自身免疫性胃炎、放射性胃炎以及硬皮病等疾病相鉴别。

CG 的发病机制尚不明确。对于胶原性肠炎病例，目前有 3 种病因假设解释其上皮下胶原带的形成：①慢性炎症和自身免疫反应。②隐窝周成纤维细胞鞘的异常。③胶原替代渗漏的血浆蛋白和纤维蛋白。鉴于 CG 与胶原性肠炎组织病理学变化相似，并且成年发病型 CG 可能是整个胃肠道病变的局部表现，这些病因假设也可用以解释 CG 的发生。

本例胃黏膜固有层内除淋巴浆细胞浸润外，还可见大量嗜酸性粒细胞浸润，与部分文献报道相似，浸润的嗜酸性粒细胞释放细胞因子也可能参与上皮下胶原带的形成。Hp 感染与 CG 发病的相关性还不明确，本例胃黏膜活检标本中虽未见 Hp 感染（Warthin-Starry 染色呈阴性），但已有多篇病例报道 CG 病例存在既往或现症 Hp 感染。在胶原性肠炎病例中有发生结肠癌的病例报道，而 CG 病例发生胃部肿瘤还未见相关报道。对 2 例 CG 病例超过 10 年的随访研究显示，1 例发生萎缩、肠上皮化生和不确定性异型增生以及内分泌细胞的增生，而另 1 例仅发生局灶肠上皮化生。

目前对于 CG 还没有规范的治疗方法，综合相关文献及本例治疗经验，抑酸、促进胃动力以及胃黏膜保护等药物治疗都不能有效改善 CG 患者的症状，而无麸质饮食和糖皮质激素可以有效改善患者症状。

第五节　消化性溃疡

消化性溃疡是指消化道黏膜被胃酸或胃蛋白酶自身消化而引起的溃疡，是指在各种致病因子的作用下，黏膜发生的炎性反应与坏死、脱落、形成溃疡。病变可深达黏膜肌层或更深层次，可发生于食管、胃、十二指肠、胃 – 空肠吻合口附近，以及含有黏膜的梅克尔憩室等。最常见的包括胃溃疡（GU）和十二指肠溃疡（DU）。

（1）按发病部位分类：常见于胃角或胃窦、胃溃疡体小弯侧，十二指肠溃疡多发生于十二指肠球部，球后溃疡多发生于十二指肠乳头近端，幽门管溃疡发生在胃出口幽门附近的幽门管。

（2）按溃疡的数目分类：

1）单发性溃疡：消化性溃疡大多数是单发的，即仅有一个溃疡。

2）多发性溃疡：少数患者在胃和（或）十二指肠有 ≥ 2 个溃疡并存。

（3）按溃疡的大小分类：

1）一般溃疡：溃疡的直径一般 < 2cm。

2）巨大溃疡为直径≥ 2cm 的溃疡，常见于老年人及服用过非甾体类抗炎药的人。

（4）按发病年龄分类：

1）老年人溃病：表现不典型，与青壮年消化性溃疡不同。

2）儿童期溃疡：主要发生于学龄儿童，发生率低于成人。

（5）其他分类：

1）无症状性溃疡，有 15%~35% 的患者没有任何症状，多在内镜检查或 X 线钡餐检查时发现。

2）穿透性溃疡，较深的溃疡可以穿透浆膜层引起穿孔，前壁穿孔可引起急性腹膜炎，后壁穿孔可导致肝胰、横结肠等邻近器官与之黏连。

3）难治性溃疡，经正规抗溃疡治疗后仍未愈合或愈合缓慢、频繁复发。

4）应激性溃疡，重大手术（颅脑手术、烧伤、腹部手术）或精神刺激后发生的溃疡。

消化性溃疡的发生主要与胃十二指肠黏膜的损害因素和黏膜自身防御 – 修复因素之间失衡有关。如果将消化道黏膜屏障比喻为"屋顶"，胃酸、胃蛋白酶比喻为"酸雨"，遇到幽门螺杆菌（Hp）感染或非甾体抗炎药（NSAIDS）这种不仅存在破坏屋顶的倾向，还有促使酸雨加量的作用，很容易就出现"屋顶"与"酸雨"的平衡被打破，形成"漏洞"即溃疡。

（6）病因：

1）Hp 感染是消化性溃疡的主要病因，Hp 既可增强侵袭因素，又可损害局部黏膜的防御 / 修复。

2）长期服用非甾体抗炎药（NSAIDS）是引起消化性溃疡的另一个主要原因。不仅局部发挥毒性作用损伤细胞膜，还会发挥系统作用，使内源性前列腺素（PGs）合成减少，削弱胃十二指肠黏膜的防御作用。延缓溃疡愈合、增加溃疡的复发率以及出血、穿孔等并发症的发生率。

3）吸烟、应用抗凝药或者肾上腺皮质激素、选择性血清素再摄取抑制剂（SSRIs）、部分抗肿瘤药物如 5- 氟尿嘧啶（5-FU）等药物也可促进溃疡形成。

4）胃酸：胃蛋白酶在消化性溃疡的"自身消化"过程中起到主要作用。

5）胃泌素瘤：又称卓 – 艾综合征导致胃泌素过多分泌，刺激胃酸分泌明显增多，可产生多发溃疡或难治性溃疡，并且常伴有腹泻。吸烟、应激和心理因素、酒、浓茶、咖啡、高浓度盐可损伤胃黏膜。

（7）症状：消化性溃疡的典型症状是中上腹痛和反酸，呈周期性和节律性发作，十二指肠溃疡疼痛一般发生在空腹或夜间，而胃溃疡疼痛多发生在餐后 0.5~1 小时，部分患者可无明显症状，部分以出血、穿孔等并发症为首发表现，或表现为恶心、厌食、纳差、腹胀等消化道非特异症状。

典型症状是上腹部疼痛这是消化性溃疡的主要症状，但也可以无疼痛症状，尤其是在导致的溃疡常常无任何症状但因为其他疾病如功能性消化不良、胃癌等也可表现为类似的疼痛，所以消化性溃疡的疼痛症状敏感性和特异性不高。

（8）诊断：目前胃镜是诊断溃疡金标准。在内镜直视下，消化性溃疡通常呈圆形、椭圆形或线形，边缘锐利，基本光滑，为灰白色或灰黄色苔膜所覆盖，周围黏膜充血、水肿，略隆起。

内镜下一般把溃疡病分为3期：

1）活动期（A期）：此期溃疡面长有厚苔，又称"厚苔期"。A期分为2个不同阶段。A1期溃疡面苔厚而污秽，周边黏膜充血肿胀，无皱襞集中；A2期溃疡面苔厚而清洁，周围黏膜肿胀逐渐消失，开始出现向溃疡集中的黏膜皱襞。此期患者必须积极治疗。

2）愈合期（H期）：此期因苔薄，又"薄苔期"。H1期特征为溃疡缩小，周边有上皮再生，形成红晕，黏膜皱襞向溃疡集中；H2期溃疡明显缩小，接近愈合。此期患者般尚需维持治疗。

3）瘢痕期（S期）：此期已无苔，而形成瘢痕。S1为红色瘢痕期，溃疡面消失，中央充血，瘢痕呈红色，属不稳定可再发的时期，仍须巩固治疗。S2期为白色瘢痕期，有浅小凹陷黏膜皱襞向该处集中，颜色与正常黏膜相似，此凹陷可保留很久，以后亦可消失，代表溃疡已痊愈并稳定，进入此期，一般可以停止治疗。

（9）关于PU手术治疗：应采取慎重态度，严格掌握适应证，因部分患者手术后有远期并发症：如残胃炎、吻合口溃疡、术后营养不良、餐后综合征、残胃癌等，特别是残胃癌，认为在术后15年为其危险期，发生率明显增高，为0.6%~2.5%，各家报告不一。

（10）中医辨证：中医认为，胃脘痛病因病机为脾胃虚弱，寒自内生，或过服寒凉之物而伤中焦脾胃，胃失温养，纳运功能失常，继而出现上腹痛、胃寒、倦怠诸症。《景岳全书·心腹痛》曰："胃脘痛因寒者十居八九"，慢性病中，以内寒为根本，外寒为诱因，因而针对胃寒型胃脘痛应遵循"寒则温之"。

（11）研究报道：

1）消化性溃疡与胃蛋白酶原、胃泌素、Ⅰ型胶原氨基端前肽、肿瘤坏死因子–α、幽门螺杆菌关系。

胃蛋白酶原（PG）进入胃腔后在酸性环境中活化形成胃蛋白酶，对消化道黏膜组织产生自身消化作用。

胃泌素（GS）由胃窦、十二指肠、近端空肠黏膜细胞分泌的胃肠激素，可与乙酰胆碱及其受体相结合，再与三磷酸鸟苷结合蛋白发生耦联反应，分解膜内磷脂生成二乙烯甘油与三磷酸肌醇。三磷酸肌醇通过激活胃壁细胞 H^+-K^+-ATP 酶而促进胃酸分泌。

幽门螺杆菌（Hp）感染可分解尿素产生氨或者盐酸，刺激胃壁组织引起生长抑素分泌不足，增加GS分泌，同时刺激炎性因子释放而引起或加重胃壁黏膜损伤。

2）1型胶原氨基端前肽（PⅠNP），是Ⅰ型前胶原蛋白的分解产物，其血清水平是反映骨细胞合成骨胶原功能和骨细胞活性的指标，在反映骨转换、骨形成中具有重要作用，有研究发现，消化性溃疡患者常伴有骨代谢异常，易出现骨质疏松。十二指肠溃疡、Hp感染可在一定程度上影响骨转换，降低血清 PlNP 水平，增加骨质疏松的发生风险。

3）肿瘤坏死因子 – α（TNF-α）是炎症反应的起始因子，可刺激机体合成大量的促炎因子，进一步加重炎症反应程度。

4）埃索美拉唑在老年胃溃疡患者治疗中的临床疗效及对胃蛋白酶原、cAMP、CGMP 的影响观察。

研究显示，胃溃疡患者胃蛋白酶原会呈现出异常表达，如 PGI、PG II 等会出现异常高表达，所以在胃溃疡治疗过程中，一般以胃蛋白酶原的表达作为疾病控制指标。此外，cAMP 和 cGMP 作为胃溃疡患者中表达明显异常的指标，对其影响程度的研究意义较高。

研究表明：患者在服用埃索美拉唑后，胃蛋白酶原出现大幅度降低（$P < 0.05$），表明炎性因子水平大幅度降低，而且 cAMP 和 cGMP 水平得到优化（$P=0.05$）。

5）索法酮能够通过抑制 15– 羟基前列腺素脱氢酶，增加胃黏膜内源性前列腺素的生成。前列腺素作为保护胃黏膜细胞的重要物质，起到扩张血管，增加黏膜血流量，促进胃黏液 – 碳酸氢盐分泌，抑制肥大细胞脱颗粒和白细胞黏附，稳定溶酶体，抑制胃酸分泌等重要作用，并能增加构成胃壁的有效成分——硫酸化黏蛋白含量，促进胃黏膜的修复，利于溃疡愈合。

6）雷贝拉唑为基础四联疗法治疗 Hp 阳性十二指肠溃疡的临床效果：十二指肠溃疡属临床常见消化系统疾病、好发于男性群体，且春、冬两季发病率显著高于其他两季，临床多表现为饥饿时伴隐痛感，或剧痛、灼痛、胀痛或钝痛，主要致病因素为幽门螺杆菌（Hp）感染、胃酸分泌过多、遗传基因和十二指肠黏膜防御机制减弱，其中因 Hp 感染而致病者占比最高。检测患者血清 HMGB1 水平对疾病的治疗情况有更加深入的了解。

高迁移率族蛋白 1（HMGB1）是一种广泛存在于真核细胞中的非组核蛋白、可通过与机体炎性细胞结合，促肿瘤坏死因子 – α（TNF-α）和核因子 – κB（NF-κB）表现为高水平表达，进而导致机体胃泌素和胃酸分泌增多，进而加快病情的进展。

十二指肠溃疡患者肠道菌群可分泌脂多糖，可通过调节 TNF-α 的主要分泌细胞之一巨噬细胞活性，进行促 TNF-α 呈高水平表达，致使胃黏膜及其局部微循环系统受到损伤，进而诱发疾病的发生：伴随着机体炎性因子表达水平的上升，NF-κB 水平也会随之升高，因此可通过检测其表达水平，以反映患者机体炎性水平。

以雷贝拉唑为基础四联方案治疗 Hp 阳性十二指肠溃疡患者，可显著提升 Hp 清除率使 HMGB1、TNF-α 和 NF-κB 水平得以显著降低，进而促临床症状的快速好转。

第六节 嗜酸性粒细胞性胃肠炎

一、嗜酸性粒细胞

人体中正常成熟的白细胞可以分为 5 类：中性粒细胞、嗜酸性粒细胞、嗜碱性粒细胞、淋巴细胞和单核细胞。

二、嗜酸性粒细胞增多

指外周血中嗜酸性粒细胞绝对值大于（0.4~0.45）× 10^9/L（400~450/mm^3）。临床上常与多种疾病相关，特别是寄生虫感染、过敏性疾病、结缔组织病和肿瘤的非特异性反应等。嗜酸性粒细胞增多症：根据嗜酸性粒细胞增多的程度分三度，轻度：嗜酸性粒细胞（0.4~1.5）× 10^9/L，中度：嗜酸性粒细胞（1.5~5）× 10^9/L，重度：嗜酸性粒细胞 > $5 × 10^9$/L。

三、发病机制

促嗜酸性粒细胞增多的细胞因子有白细胞介素 -3（IL-3）、IL-5 和粒 - 巨噬细胞集落刺激因子（GM-CSF）。机体受内、外因子刺激，激活 T 细胞，释放 IL-5 及少量 GM-CSF 刺激骨髓，生成嗜酸性粒细胞增多。嗜酸性粒细胞亦能分泌 IL-3 和 GM-CSF，使嗜酸性粒细胞进一步增多。

嗜酸性粒细胞特异性颗粒含 4 种阳离子：过氧化物酶，有细胞毒性。嗜酸性粒细胞代谢过程中生成氧化性产物，其单独或与过氧化物酶联合作用进一步引起氧介导损害，破坏细胞。嗜酸性粒细胞还能产生多种引起炎症及纤维化的因子如转化生长因子 α 和 β（TGF-α，TGF-β）、肿瘤坏死因子 α（TNF-α）、巨噬细胞炎性蛋白 1α（MIP-1α）、IL-1α、IL-6 和 IL-8 等。这些因子联合作用引起器官损害。嗜酸性粒细胞阳离子蛋白、嗜酸性粒细胞衍生的神经毒素可引起神经系统损害。

四、嗜酸性粒细胞性胃肠炎

嗜酸性粒细胞性胃肠炎（EG）是一种极少见的疾病，Kaijiser 在 1937 年首次报告了 3 例 EG 病人，典型的 EG 以胃肠道的嗜酸性粒细胞浸润、胃肠道水肿增厚为特点。通常累及胃窦和近端空肠，若一旦累及结肠，则以盲肠及升结肠较多见。此外，EG 还可累及食管、肝脏和胆道系统，引起嗜酸性粒细胞性食管炎、肝炎和胆囊炎，也有仅累及直肠的报道。

EG 是一种原因不明的疾病，其特征为胃肠道有弥漫或局限性嗜酸性粒细胞浸润，常同时伴有周围血的嗜酸性粒细胞增多症。

EG 病因不清楚，少数病人有哮喘、食物过敏或有变应性疾病的家族史，但大部分病人并无过敏性病史。内镜检查可见嗜酸性粒细胞在胃肠道浸润甚广，可从咽部至直肠，其中以胃和小肠最多见，按浸润范围可分为局限型和弥漫型。

（1）局限型以胃窦部最多见，肉眼所见为坚实或象皮样、平滑、无蒂或有蒂的息肉状肿块，突入腔内可导致幽门梗阻。本型多见于 40~60 岁的病人，男女均可发病，表现为较急性的上腹部痉挛性疼痛、恶心、呕吐，可伴腹泻。过敏史不明确。

（2）弥漫型往往仅引起黏膜水肿、充血、增厚，偶见浅表溃疡和糜烂。肠道病变多为弥漫型，受累肠壁水肿、增厚、浆膜面失去光泽、有纤维渗出物覆盖。多见于 30~50 岁，男多于女，表现为上腹部痉挛性疼痛，伴恶心、呕吐。发作无规律性，可能与某些食物有关，用抗酸解痉剂不能缓解。黏膜受累严重者，可导致呕血、黑粪、腹泻、吸收不良、肠道蛋白质丢失、缺铁及体重下降等。肌层受累明显者，可引起肠梗阻。浆膜受累者，可导致含有大量嗜酸性粒细胞的腹水或胸水。约半数患者伴有其他过敏性疾病，如湿疹、哮喘、过敏性鼻炎等。80% 的病例有胃肠道症状，病程可长达数十年。

本病缺乏临床特异性表现，是一种自限性变态反应性疾病，虽可多次反复发作，但预后良好，未见有恶变者。

五、嗜酸性粒细胞与消化道、免疫平衡关系

嗜酸性粒细胞是由骨髓造血干细胞分化而来的含有特异性嗜酸性颗粒的白细胞。然而近年来的研究证实，嗜酸性粒细胞在生理状态下主要分布在消化道等器官组织，参与器官组织结构形成和损伤的修复重建、免疫和能量代谢调节等重要的生理过程。

嗜酸性粒细胞在骨髓中分化成熟后进入血液循环，在血液循环中停留 8~12 小时后即向器官组织迁移。

消化道是嗜酸性粒细胞迁移的主要场所，在生理状态下，消化道的嗜酸性粒细胞主要存在于除食管外的胃肠道黏膜固有层，尤其是小肠黏膜固有层。

越来越多的证据表明，嗜酸性粒细胞还能抑制消化道炎性反应、修复组织损伤、改变微生态组成、恢复组织自身稳定状态。

在嗜酸性粒细胞性食管炎患者病变的食管组织内，80% 以上的嗜酸性粒细胞以细胞裂解方式释放细胞内颗粒。

嗜酸性粒细胞颗粒内含有阳离子蛋白和多种细胞因子、趋化因子、生长因子、脂炎性介质及蛋白酶等，介导多种功能。

嗜酸性粒细胞通过影响 T 细胞、B 细胞的成熟和分泌多种细胞因子调节继发性免疫反应。

六、研究报道

（1）嗜酸性粒细胞性胃肠炎临床诊治分析：EG 的发病机制目前尚不明确，可能与以

下因素有关：Ⅰ型变态反应性疾病，与外界过敏原接触后，胃肠道产生抗原抗体反应，激活补体产生 C3α、与 EOS 表面的受体 C3 结合。

（2）T 淋巴细胞亚群失衡在 EC 的发病过程中起重要作用，表现为 Th1 免疫作用下降，从而导致 Th1 与 Th2 失衡，Th2 免疫应答占优势，进而引起过敏反应性疾病。

（3）EG 参与宿主的防御机制，在超敏反应的作用下，肥大细胞因脱颗粒触发炎症反应，进而释放炎性介质（如 IL-5、IL-3、EOS 趋化因子等），导致大量 EOS 激话。

（4）Hp 感染：部分 EG 患者在 Hp 根除后症状得到缓解，但 EG 与 Hp 感染是否有关，尚需要进一步研究证实。

第七节　白塞综合征

白塞综合征［贝赫切特（Behcet）综合征、口—眼—生殖器三联征］是一种全身性免疫系统疾病，属于血管炎的一种。其可侵害人体多个器官，包括口腔、皮肤、关节肌肉、眼睛、血管、心脏、肺和神经系统等，主要表现为反复口腔和会阴部溃疡、皮疹、下肢结节红斑、眼部虹膜炎、食管溃疡、小肠或结肠溃疡及关节肿痛等。

一、临床表现

（1）口腔溃疡，表现为反复口腔溃疡、疼痛，溃疡面较深、底部多为白色或黄色，可以同时在多个部位出现多个溃疡，包括舌、口唇、上颚、咽部等，常反复发作。

（2）生殖器溃疡，外阴部溃疡，溃疡可较大，可以是单发的。

（3）眼部病变，眼睛红肿、疼痛、畏光或视力下降、视物不清。

（4）皮肤表现，表现为面部、胸背部或其他部位"青春痘样皮疹"，或类似于"疖子"的表现，易反复发作。有的下肢发绀、肿胀和疼痛，可以触摸到"疙瘩"，有的下肢会出现反复发作的红斑，大小不一，可以从黄豆到铜钱大小，按压时疼痛，这种现象称为"结节红斑"，及"针刺反应"阳性。

（5）关节病变，关节疼痛或肿胀，可以单个或多个关节，严重者出现关节积液、滑膜炎。

（6）消化道病变，比较常见的表现吞咽困难或吞咽时胸痛、反酸、烧心、腹痛、腹泻、大便中有脓或血，或摸到腹部有包块，体重下降、消瘦，食欲减退，这些症状可都出现或只出现其中一个。

（7）血管病变，部分患者可以出现血栓性静脉炎以及深静脉血栓，有的可以出现动脉瘤。

（8）神经系统病变，有的患者头疼头晕、恶心呕吐、手脚感觉麻木、疼痛或无力，或一侧的手脚瘫痪，严重的可出现抽搐。神经系统最常受累的部位是脑干，也可见于脊髓、大脑半球、小脑和脑脊膜。不少患者还伴乏力、纳差、低热和消瘦等全身症状。

二、辅助检查

实验室检查皮肤刺激实验阳性、CRP 升高、血沉增快、还可做血清纤维蛋白溶解系统和免疫遗传学方面（6 号染色体短臂）检查。其他还可以进行 X 线检查、心电图、脑电图、针刺反应等。

胃肠表现：患者可以出现胃溃疡的情况，它的溃疡可以是单发，也可以是多发，一般深浅不一，除了胃溃疡以外，患者的溃疡可以发生在食管下端、回肠远端以及结肠等部位。但一般是以回盲部比较多见。

患者可以表现为上腹的饱胀不适以及嗳气，还可以出现吞咽困难以及中下腹胀满、隐痛、阵发性的绞痛，严重的患者可以由于溃疡穿孔而出现大出血等并发症，而导致死亡。

三、病例报道

（1）以胃肠道为首发症状的白塞综合征 1 例。患者男性，24 岁，因腹痛腹泻 4 个月，黏液血便 5 天住院。查体：全身未见皮疹，眼结膜无充血，口腔、舌体无溃疡。心肺（-）。腹软，脐部及右下腹部压痛。WBC $8 \times 10^9/L$，N 0.7，L 0.3，粪潜血（++），尿常规化验（-）。胃及十二指肠钡餐透视，见胃窦部有一 0.6cm×0.8cm 之龛影，按胃溃疡，慢性肠炎治疗。住院 1 周阴囊部出现 2 个 2cm×2cm 圆形溃疡，次日口腔黏膜、舌体部均出现数个小溃疡，眼结膜充血，左腕部静脉注射处出现皮肤丘疹，诊为白塞综合征。住院第十天出现弥漫性腹膜炎，转本院外科行剖腹探查术，见腹腔有血性混浊液体约 150ml。升结肠上段前壁、外侧壁有一 4cm 长的横行穿孔，全段升结肠均有水肿，管壁散在溃疡。

（2）患者女性，46 岁，农民，因反复口腔溃疡 1 年，吞咽痛 4~5 月入院。1 年前出现反复口腔溃疡，持续半月到数月，多需要治疗后好转（具体不详），有溃疡时间比不患病时间要长。4~5 月前，渐出现进食时咽喉部有疼痛感（干饭能下咽），伴有体重下降（原因不详），无发热，皮疹，关节痛，否认有盗汗，咳嗽胸痛，否认有视物模糊，否认有腹痛腹胀腹泻。

一月前曾经来本院就诊住院。当时有口腔唇黏膜和舌尖溃疡。

胃镜示食管距离门齿 36~34cm 见一溃疡灶，环壁 3/4 周，与正常黏膜界限非常清晰，活检软，病理示"食管溃疡"。超声内镜提示食管中段溃疡，食管壁增厚，9~15mm，层次紊乱不清，不均性稍低回声，周边可见数个小淋巴结。胸部 CT 未见明显异常。肠镜无特殊，未见溃疡；小肠造影正常。ANA1：100，ANCA 阴性。查两次血沉分别 81mm/h 和 84mm/h；尿常规示尿潜血 +++，尿蛋白 ++。PPD 皮试，抗结核抗体、血 ADA 及胸片正常。生化 ALB29g/L，血常规 Hb 102g/L；HBsAg 阳性，HBsAg DNA $< 1 \times 10^2$。肿瘤标志物、

大便常规、心电图正常。

上次入院诊断考虑食管结核和风湿性疾病及白塞综合征可能性大，予以出院诊断性抗结核治疗 1 月，自觉症状无明显好转，仍感有吞咽痛，并感四肢酸痛不适，再次入院。自述有"肾病史"10 余年，否认结核、风湿性等相关重大疾病史。

查体：T 37.8℃（上次出院前开始出现有低热，37.6~38.0℃）。消瘦，皮肤、巩膜无黄染，舌尖可见溃疡灶，浅表淋巴结未及肿大，心肺腹（－），神经体征（－）。复查胃镜见食管溃疡有所扩大，变成全周，溃疡面加深，与周围黏膜分界清晰。复查血沉 87mm/h，尿常规 +++，尿蛋白 +，血 ANA 阴性。生化 ALB28g/L、Hb97g/L，肿瘤标志物正常。已予停止抗结核治疗。目前拟定下一步诊治和治疗。

第八节　溃疡病的愈合质量

一、内镜下溃疡愈合质量

研究发现，溃疡愈合后局部瘢痕的形态结构和功能。随访发现，处于 S1 期的病人溃疡复发的危险性明显增加，瘢痕处再生黏膜的形态与其功能密切相关。因此，竹本中良等结合色素内镜、放大内镜、超声内镜观察所见，将瘢痕期细分为以下 3 期。

（1）Sa 期瘢痕中央凹陷，再生黏膜发红，呈向心性放射状排列。

（2）Sb 期瘢痕中央凹陷消失，再生黏膜发红呈颗粒状，但颗粒较粗。

（3）Sc 期瘢痕中央凹陷消失，再生黏膜色泽与周围黏膜大体相同，再生黏膜呈细致、均匀的颗粒状。

随访资料显示，Sc 期的溃疡复发危险较 Sa、Sb 期已明显降低，提示 Sc 期的形态及功能属较巩固的愈合。

二、放大内镜溃疡愈合质量

通过对组织缺损部位的再生黏膜形态的认识，可以很容易地掌握胃溃疡的病态。而且，由于胃溃疡的再生黏膜粗大，所以用常规内镜近距离观察，也能进行形态学诊断。我们对消化性溃疡瘢痕在放大内镜下的所见分为：Sa 为在粗大的再生黏膜的中心部位无结构的凹陷；Sb 为粗大的再生黏膜覆盖到溃疡的中心；Sc 为与周围相同的微细黏膜形态。

这个分类是为十二指肠溃疡新的时相分类而制订的，在胃溃疡也相同。组织学的成熟度在 Sa 为瘢痕未成熟，Sc 为成熟再生黏膜。对用 H_2 受体拮抗药治疗的溃疡所进行的观察发现，溃疡停止在 Sa 期的病例 84% 在 1 年内复发，而 Sc 期的瘢痕则完全没有复发。

三、对与 Hp 感染的关系的研究

发现 Hp 阳性患者，大多数溃疡停留在 Sa 和 Sb 期，并且大多数复发，而 Hp 阴性的患者愈合到 Sc 期，没有发现复发。进一步，对 Hp 根除的效果观察发现，第一次根除成功的病例，大多愈合到 Sc 期，没有发现复发。根除失败或未根除组，即使是维持疗法，过半数病例为 Sa 瘢痕，且有一半复发。

四、溃疡愈合质量与溃疡复发关系

溃疡愈合质量与溃疡复发关系近年来受到重视，Tamawski 等 1991 年曾经提出溃疡愈合质量（quality of ulcer healing，QOUH）的概念。认为溃疡完全愈合是指修复和再生黏膜上皮组织具有完整的黏膜防御能力。其通过实验性溃疡进行组织学和超微结构检查，发现初愈的溃疡虽然上皮完整但组织结构明显不正常。主要有：①黏膜厚度比正常薄25%~45%，腺体分化不良，细胞有变性改变。②黏膜腺体明显扩大，腺体细胞分化差，结缔组织较多。③支持性微血管网明显减少。对溃疡愈合过程进一步研究发现，首先是溃疡邻近组织产生愈合区带（healing zone），胃腺体扩大膨胀，上皮细胞去分化增殖，从溃疡周边沿增殖肉芽组织表面移行直至覆盖整个溃疡，然后在肉芽组织中重建胃腺体并形成微血管网和结缔组织再塑形。因此，评价 QOUH 不仅要评价溃疡局部再生黏膜的组织成熟度，更应重视其功能成熟度，并以此判定对溃疡复发的影响。

胃溃疡黏膜再生包括溃疡表面的再上皮化和腺体结构的再建。主要组织成熟度评价指标包括：①上皮组织成熟度：再生黏膜的厚度、上皮细胞群、上皮细胞与腺管比值、腺体的高度和厚度、腺体囊状扩张程度和腺细胞形态学。②肉芽组织成熟度：用成纤维细胞数量、新生血管数及分布构相、胶原纤维及黏膜肌层的再生情况来衡量。理想的 QOUH 不仅要达到良好的组织结构重建，更重要的是恢复正常胃黏膜的黏膜保护和黏液合应功能。

黏膜功能成熟度可以通过评价胃黏膜的微循环状况、糖蛋白含量、再生黏膜产生黏液功能器指标进行判定。整个过程受生长因子及其受体调控。其中转化生长因子（TCF）和表皮生长因子（EGF）在受损刺激下受体活化，控制细胞增殖，重建上皮组织，成纤维生长因子（bFGF）和血管生长因子（VEGF）促进结缔组织和微血管的再生，慢性溃疡愈合时新生上皮分泌任 EGF 和其他生长脉，促进局部 EGP 受体表达。其他如胰岛素样生长因子（IGF）和角蛋白细胞生长因子（DCGF）和肝细胞生长因子（HGF）、三叶肽对损伤后黏膜均起再生作用。在实验性大鼠胃溃疡模型的研究中建立上述完整的 QOUH 成熟度评价指标，并用于抗溃疡治疗药物的疗效评价。

五、溃疡愈合质量受抗溃疡药物的影响

已经注意到溃疡愈合质量受抗溃疡药物的影响。Tmawki 等按 QQUH 标准分 5 级，对

质子泵抑制剂（PPI）、黏膜保护剂进行实验研究，并设空白对照组，发现 PPIs+Selbex 和黏膜保护剂、安慰剂对溃疡愈合率有明显提高，而只有黏膜保护剂对 QOUH 有明显的影响。

以 PPIs 为主三联根除 Hp 后，对胃溃疡患者分别用 PPIs、Selbex 或 PPIs+Selbex 维持治疗 6 周，胃镜和 EUS 评价 QOUH，溃疡总愈合率为 85.0%，溃疡 S2 期获得率为51.0%，溃疡高质量愈合率为 21.9%。表明 6 周高质量溃疡愈合率较低，需要延长疗程，但同期使用制酸剂 + 黏膜保护剂可获得最高质量溃疡愈合率（44.4%）。

在对大鼠实验性胃溃疡的治疗研究中，也证实 PPIs+Selbex 的溃疡愈合率和愈合质量指数以及各项 QOUH 指标最佳。黏膜保护剂具有促进前列腺素及 EGF、FGF 合成，促进上皮及肉芽生长、组织修复，抑制剂能减少胃酸对溃疡边缘新生上皮细胞和溃疡底部肉芽组织的损伤，从而协同促进组织修复再生和维持胃黏膜结构和功能的完整性。

六、结论

溃疡愈合质量可能是溃疡复发的关键所在。影响溃疡愈合质量的因素包括 Hp 感染、胃酸反流、局部胃肠激素缺乏和营养物质（血液供应）不足及抗溃疡药物的选用不当。因此，应"注重溃疡愈合质量"的治疗原则：①缓解症状。考虑到溃疡愈合质量，可选择具有新黏膜保护作用的制酸剂如凝胶类胃酸中和制剂等。②促进溃疡愈合。制酸剂加黏膜保护剂具有协同作用，但需注意选用不受胃内 pH 影响的胃黏膜保护剂——如柱状细胞稳定剂与强制酸剂如 PPIs 联用，能充分发挥营养上皮细胞，促进细胞增殖和上皮修复作用，从而提高溃疡愈合质量。③去除病因。如抗 Hp 治疗，考虑溃疡愈合质量，以铋剂为主的四联疗法亦应考虑，且需确诊 Hp 被根除。

鉴于溃疡愈合质量在 Sc 期溃疡瘢痕或维持治疗达 12 周时最高，建议胃溃疡的疗程至胃镜复查所见平坦型白色瘢痕（Sc），或用黏膜保护剂维持总疗程达 3 个月以上停药，以保证溃疡高愈合质量，防止复发。

七、研究报道

（1）1990 年末，在夏威夷国际消化会议上，美国一位消化病权威学者首先提出了"溃疡愈合质量"的概念，引起了医学界的关注与认同。其实，人们早已注意到，在肉眼下（内镜下）观察溃疡愈合情况，并非很好。有些溃疡貌似"愈合"，而实际上局部组织结构与功能成熟程度不高，溃疡因子依然存在，以致容易复发。最新研究认为，真正意义上的溃疡愈合，必须从再生黏膜的组织学、超微结构与功能重建这三个方面进行综合评价。溃疡愈合质量高，再生黏膜组织结构与功能成熟程度高、黏膜及黏膜下结构重建更为完全，复发率自然就低。因此，评判溃疡药物的疗效，应以其能否真正提高"溃疡愈合质量"为客观标准，而把溃疡愈合速度放到次要地位。我们不妨回顾一下以往常用的抑酸药物，虽能使溃疡迅速愈合，且能改善溃疡症状，但溃疡愈合质量一般都不高。具体表现为：溃疡上皮下黏膜分化程度低、胃腺体囊性扩张，微血管减少及结构、排列紊乱，以及再生黏膜功能状态低下，微循环状态和分泌黏液的功能较差，保护性介质产生量少等等，这就为溃疡复发埋下了"祸根"。

如何提高溃疡愈合质量？关键是解决黏膜细胞再生与功能重建的问题。最近推出的国家一类新药"欣洛维"（胸腺蛋白口服液）正是着眼于提高溃疡愈合质量而研制的。大量的研究证实，"欣洛维"能促进溃疡部位上皮细胞再生及黏膜下组织与微细血管的重建，加速黏膜细胞的分化，同时促进再生黏膜功能的恢复，增加保护介质的合成分泌，从而有效地保护胃黏膜。数千例临床观察表明，由于"欣洛维"提高了溃疡愈合质量，使复发率大大降低，从而实现了溃疡病治疗上的突破。

（2）探讨胃溃疡愈合质量与溃疡边缘黏膜表皮生长因子（EGF）、血管内皮生长因子（VEGF）表达量的关系。方法：通过放大胃镜观察 60 例胃溃疡患者溃疡愈合瘢痕形态，判断内镜下再生黏膜成熟度；应用免疫组化法检测溃疡边缘黏膜 EGF、VEGF 表达量，内镜随访溃疡复发情况，判断溃疡愈合质量与溃疡边缘黏膜 EGF、VEGF 表达量的关系。结果：平坦型溃疡瘢痕溃疡复发率比非平坦型低，其溃疡边缘黏膜 EGF、VEGF 表达量高于非平坦型（$P < 0.05$）。结论：胃溃疡愈合质量与溃疡边缘黏膜 EGF、VEGF 表达量密切相关，表达量高者溃疡愈合质量也高。

第九章
幽门螺杆菌与胃病

第一节　幽门螺杆菌研究专题（一）

一、幽门螺杆菌

1893 年，意大利病理学家 Bizzozero 首次报告在哺乳动物胃内发现螺旋形微生物。1982 年，澳大利亚病理科医生 Warren 发现 135 例曲形和 S 形细菌，结果以书信形式发表在《柳叶刀》上。1989 年，Goodwin 等人将其命名，得到学术界的承认。巴里·马歇尔（Barry J. Marshall）和罗宾·沃伦（J.Robin Warren）关于它的研究获得了 2005 年诺贝尔生理学或医学奖。幽门螺杆菌（Hp）是一种单极、多鞭毛、末端钝圆、螺旋形弯曲的细菌，长 2.5~4.0 μm，宽 0.5~1.0 μm。在胃黏膜上皮细胞表面常呈典型的螺旋状或弧形。在固体培养基上生长时，除典型的形态外，有时可出现杆状或圆球状。幽门螺杆菌是微需氧菌，环境氧要求 5%~8%，在大气或绝对厌氧环境下不能长。幽门螺杆菌检测试剂为目前国内使用最广泛的幽门螺杆菌检测工具。

二、幽门螺杆菌 CagA 基因与消化系统疾病关系

（1）慢性胃炎：CagA 蛋白作为 Hp 的重要毒力因子，可通过一种 IV 型分泌系统（T4SS）进入胃黏膜上皮细胞的细胞质中。被转移到胃黏膜上皮细胞中的 CagA 蛋白可以激活信号通路，导致胃黏膜上皮细胞产生大量的促炎细胞因子 IL-8 和肿瘤坏死因子 – α（TNF-α），促进氧自由基释放，诱导多形核白细胞浸润，引起严重的炎性反应。CagA 可上调核因子 – κB（NF-κB）表达，NF-κB 可促进 IL-8、TNF-α 等炎性因子分泌，从而引起一系列炎症反应。近年来，有学者提出了 Hp 来源的细胞外分泌体概念。Hp 来源的细胞外分泌体在胃炎发展过程中的作用，它们可诱导 TNF-α、IL-6、IL-1β 以及 IL-8 的产生。由此可见，CagA 可存在于细胞外泌体需引发一系列的炎性反应。

（2）消化性溃疡：采用 PCR 技术，在病理活组织检查中检测出 3 种不同的 Hp CagA 基因型。其中 CagA III 基因型在 DU 中发挥重要作用。CagA 基因的多重谷氨酸 – 脯氨酸 – 异亮氨酸 – 酪氨酸 – 丙氨酸 – C（EPISA-C）序列与 PU 的发生风险增大有关。IL-12 的表达水平明显高于 Hp 感染无症状组和健康 Hp 阴性组。CagA 可刺激 IL-8、TNF-α 等多种

炎症因子释放，加重胃黏膜的炎性反应，导致胃黏膜受损严重，从而诱发 PU。

（3）胃癌 Rmoan-Roman 等研究：发现在 Hp 阳性标本 GC 及其周围的组织样品中 CagA 的检出率高达 71.4%。CagA 可能通过诱导上皮 - 间质转化和细胞增殖，增加胃黏膜上皮细胞基因改变的风险。Buti 等研究表明 CagA 可破坏细胞凋亡蛋白 p53 肿瘤抑制通路，从而促进 GC 发生。CagA 可通过激活环氧合酶 -2（COX-2）以及抑制热休克蛋白 70（HSP-70），促进胃黏膜上皮细胞凋亡。Nishikawa 等研究表明，位于 CagA 蛋白 3'端可变区的 EPISA 序列通过被宿主激酶磷酸化，解除了对酪氨酸磷酸酶 SHP2 死亡作用，而 SHP2 是一种致癌蛋白，可以诱导致癌因子有丝分裂信号的转导和细胞形态学的改变，CagA 可通过接触对细胞内信号转导途径的管制而参与 GC 的发生。CasA 可上调 NF-κB 表达，促进癌前病变慢性萎缩性胃炎及肠上皮化生的发生发展。CagA 可上调 miR-21 表达，而 miR-21 可下调抑癌因子表达，使细胞周期缩短，促进细胞凋亡。CasA 作为关键的致癌蛋白，在 Hp 感染所致的 GC 的发生、发展中起着重要的作用。

三、幽门螺杆菌感染对血清胃蛋白酶原诊断价值

血清抗 Hp 抗体与血清 PG 联合检测（ABC 法）是一项有价值的胃癌风险预测指标，人体内的 PG 几乎全部来源于胃，PG 合成后约有 1% 透过胃黏膜毛细血管进入血液循环。

（1）作为胃黏膜病变的血清学标记，PGI、PCII 水平显著升高是良性胃溃疡的信号。

（2）而 PGI 水平和 PCR 明显降低则提示胃癌前病变（萎缩性胃炎）和胃癌可能。

（3）PGI 主要由胃底腺的主细胞和颈黏液细胞分泌，胃黏膜萎缩时、腺体和主细胞数量减少，被幽门腺或肠上皮化生替代，导致 PGI 分泌减少。

（4）分泌 PGII 的腺体分布范围较广，除胃底腺外，还可由贲门腺、胃窦幽门腺和十二指肠 Brunner 腺分泌，胃黏膜萎缩时其水平可保持不变或轻度增高。胃体或全胃萎缩性胃炎患者 PGI 水平和 PCR 显著降低。胃溃疡时主细胞、壁细胞数量增加，PG 过量分泌并透过损伤胃黏膜进入血液循环，导致其血清水平显著增高。以血清 PG 和 Hp 抗体检测结果为依据的 ABC 法，用于早期胃癌风险分层（A、B、C、D 四级），A 级：Hp（-）、PG（-），可不行内镜筛查；B 级：Hp（+）PG（-），至少每 3 年进行 1 次内镜检查；C 级：Hp（+）PG（+），至少每 2 年进行 1 次内镜检查；D 级：Hp（-）PG（+），每年进行 1 次内镜检查。

1）PGI ≤ 30μg/L 且 PCR < 3.0 判定为 PG（+）。

2）血清 PG 提示萎缩性胃炎的患者中，Hp 阴性患者的胃癌风险明显高 Hp 阳性患者。为何 Hp 阴性的 D 级患者胃癌风险反而高于 Hp 阳性的 C 级患者？研究发现，在不同胃黏膜病变状态下，Hp 阳性与阴性患者间的 PG 水平存在一致性的差异，即 Hp 阳性患者 PGI 水平较阴性患者小幅降低（除胃息肉组），PCII 水平较阴性患者增高，PGR 显著低于阴性患者，PG（+）者占比高于阴性患者。

（5）研究发现，Hp 感染可刺激主细胞合成、分泌 PG 且主要是 PGII，因此其本身对胃黏膜的影响即可导致 PG 变化，增加 PG（＋）率。从另一个角度分析，Hp 阴性患者如与 Hp 阳性患者存在同种胃黏膜病变，其 PG（＋）率一般会低于 Hp 阳性患者，即在同种胃黏膜病变状态下，同一 PG（＋）判定标准对 Hp 阴性患者的敏感性低于 Hp 阳性患者。因此，Hp 阴性患者一旦出现 PG（＋），则其特异性更强，发生相关胃黏膜病变的风险更高。

（6）研究分析显示，Hp 阳性患者的 PG 水平在不同胃黏膜病变组间差异不显著，Hp 阴性患者 PG 水平在不同胃黏膜病变组间差异显著，进一步提示 Hp 感染会掩盖 PG 水平的变化。

（7）对 Hp 阴性患者，可能需设定新的 PG 标准以提高其对胃黏膜病变的诊断敏感性。新 ABC 法就不设 D。

四、影响 Hp 呼气试验准确性的因素

影响因素：①尿素剂量。②检测仪器种类。③试餐类型。④气体收集时间。

起假阴性的主要因素：①细菌密度低（治疗后、胃黏膜严重萎缩/肠化）。②胃排空快（尿素与胃黏膜接触时间短）。③尿素酶抑制药物（PPI、铋剂、抗生素）。④试餐中无柠檬酸。

起假阳性主要因素：①胃内部 pH 高（胃黏膜严重萎缩/肠化，非 Hp 产尿素酶细胞）。②试餐中无柠檬酸。

试餐中柠檬酸的作用：①减慢胃排空。②使 $^{13}C/^{14}C$ 尿素与细胞充分接触。③增加尿素酶活性。

可避免或减少假阴性：①细菌密度低。②多次治疗后。③严重胃黏膜萎缩/肠化。④逆转抑酸药物影响可避免或减少假阳性胃黏膜严重萎缩/肠化时胃内 pH 显著上升，其他产尿素酶细菌生长活跃。

五、GWAS 筛选的基因多态性与幽门螺杆菌在胃癌易感性中的交互作用

近期发表的 3 项全基因组关联研究（GWAS）报道了新发现的中国人群中胃癌易感性的基因多态性，其中 3 个单核苷酸多态性（SNP）（分别为 rs4072037，rs13361707 和 rs2274223）是位于与宿主炎症反应相关的基因上。

而幽门螺杆菌（Hp）也是通过引起宿主炎症反应引发胃癌的重要因素。因此，本研究将探索这 3 个 SNP 位点与幽门螺杆菌感染对胃癌的发生是否存在基因－环境的相互作用，从而进一步揭示胃癌发生的高危因素。

共有来自于同济医院 335 例胃腺癌病人和 334 例正常对照组。用 Taqman 探针法对 GWAS 中 3 个 SNP 位点（分别为 rs4072037，rs13361707，rs2274223）进行基因型检测。用酶联免疫吸附剂测定（ELISA）方法检测幽门螺杆菌的血清学反应。应用 SPSS17.0 软件用多因素 logistic 回归方法分析每个变量与胃癌发病风险之间的关系以及基因－环境相

互作用分析，计算优势比 odds ratio，OR）值及 95% 可信区间（95%confidence interval，95%CI）等。

结果：多因素 Logistic 回归分析调整性别、年龄、体重指数（BMI）、吸烟、饮酒和 Hp 感染因素后，应用显性模型分析 GWAS 中 3 个 SNP 位点的变异性基因型与胃癌发病风险结果：rs4072037（AG+GG）发生胃癌的风险为 OR=0.50，95%CI 为 0.35~0.72；rs13361707（CT+CC）发生胃癌的风险为 OR=1.63，95%CI 为 1.14~2.33；rs2274223（AG+GG）发生胃癌的风险为 OR=1.33，95%CI 为 0.96~1.83。多因素 Logistic 回归分析调整性别、年龄、体重指数、吸烟和饮酒因素后，幽门螺杆菌感染也显著性增加了胃癌易感性（OR=1.74，95%CI 为 1.27~2.38）。

探讨基因与 Hp 感染的相互作用，相较于 Hp 血清学阴性且携带非危险基因型的人群，Hp 血清学阳性且携带危险基因型的人群发生胃癌的危险性最高。调整性别、年龄、BMI、吸烟和饮酒因素后，相较于 Hp 阴性且 rs4072037AGGG 基因型人群，Hp 阳性且 rs4072037AA 基因型人群发生胃癌的 OR 为 3.96，95%CI，2.30~6.81；相对于 Hp 阴性且 rs13361707TT 基因型人群，Hp 阳性且 rs13361707CTCC 基因型人群发生胃癌的 OR 为 2.65，95%CI，1.60~4.37；相对于 Hp 阴性且 rs2274223AA 基因型人群，Hp 阳性且 rs2274223AG/GG 基因型人群发生胃癌的 OR 为 2.45，95%CI，1.55~3.87。并且，用基因 – 环境相乘交互作用模型计算后，这 3 个 SNP 位点与幽门螺杆菌的血清学阳性对胃癌的发病风险均存在显著性的相互作用（PG×E 均 < 0.05）。

结论：研究表明 GWAS 发现的 3 个新的 SNP 位点可能与幽门螺杆菌感染存在相互作用，从而增加胃癌的发病风险。这 3 个 SNP 位点可能在幽门螺杆菌相关性胃癌发病机制中起着重要作用。

第二节　幽门螺杆菌研究专题（二）

一、探讨适合我国国情的幽门螺杆菌感染处理共识

国际上有关幽门螺杆菌分别有《H.pylori 胃炎京都共识》（以下简称京都共识）、《多伦多成人 H.pylori 感染治疗共识》（以下简称多伦多共识）和《H.pylori 感染处理的马斯特感染治疗共识》（以下简称马 –5 共识）这三个共识。

京都共识强调了 Hp 胃炎是一种感染（传染）性疾病，马 –5 共识是最新版本。我国第 5 次 Hp 感染处理共识借鉴了这些共识，制定了适合我国国情的共识报告。马 –5 共识重申了 Hp 胃炎是一种感染（传染）性疾病，根除治疗对象可扩展至无症状者，并对各种根除指征进行了相关阐述。尽管所有 Hp 感染者均存在慢性活动性胃炎，但约 70% 以上感

染者并无任何症状。正确诊断 Hp 感染是 Hp 感染防治取得良好效果的前提。血清学试验阳性并不反映现症感染，不能用于治疗后复查，快速尿素酶试验则强调最好从胃窦和胃体各取 1 块活组织进行检测，不再推荐其用于治疗后复查。

多伦多共识要点：14 天疗程的根除率可提高 5%~12% 铋剂四联方案：推荐经典铋剂四联（PPI+ 铋剂 + 四环素 + 甲硝唑）方案作为一线治疗方案，如治疗失效，三线治疗仍可应用该方案，但甲硝唑剂量需优化（增加至 1.6g/d）（PPI+ 铋剂 + 阿莫西林 + 克拉霉素或 + 左氧氟沙星）组成的铋剂四联疗法可作为经典铋剂四联疗法的替代方案。含利福布丁方案作为四线疗法：仅在 3 次治疗失败后考虑应用含利福布丁的方案。我国 2012 年 Hp 共识基于近年研究结果，拓展了 2 种方案（PPI+ 铋剂 + 阿莫西林 + 甲硝唑，PPI+ 铋剂 + 阿莫西林 + 四环素），经验治疗根除 Hp 应尽可能应用铋剂四联方案。重复应用甲硝唑需优化剂量（最大增加至 1.6g/d），已用过优化剂量者则不应再用。目前，普遍认为肠型胃癌（占胃癌大多数）的发生是 Hp 感染、遗传因素和环境因素共同作用的结果。约 89% 的非近端胃癌与 Hp 感染有关，环境因素在胃癌发生中的作用仅次于 Hp 感染。根除 Hp，尤其在胃黏膜萎缩和（或）肠化生发生前，可降低胃癌发生风险。根除 Hp 已成为胃癌的一级预防措施；有胃黏膜萎缩（或）肠化生者根除 Hp 后进行随访是胃癌的二级预防措施。一级和二级预防措施结合，可显著降低胃癌发生风险。根据 2012 年 WHO 资料，我国归因于感染的癌症占所有癌症的 24.2%，而 Hp 感染占所有感染所致癌症的 45%。因此，有必要提高公众对胃癌预防的知晓度。

二、根除幽门螺杆菌感染的经验性治疗

克拉霉素被认为是 Hp 根除治疗中最有效的抗生素，其抗菌机制为不可逆地结合到细菌核糖体 50S 亚基的靶位上，抑制细菌蛋白质合成，并影响细菌主动流出系统的流出泵功能，使细菌不能很快清除细菌内的药物。此外，克拉霉素抗菌活性高（最小抑菌浓度为 0.03mg/L），有较高的黏膜药物浓度。铋剂在 Hp 感染治疗中的作用机制复杂，可能与抑制细胞壁合成、蛋白质合成、细胞膜功能和 ATP 生成有关，亦可能通过抑制细菌三羧酸循环中的延胡索酸酶发挥作用，且铋剂与抗菌药物具有协同作用。我国采用的含克拉霉素三联方案加铋剂的临床研究发现，疗程为 14 天的该种联合方案能够提高克拉霉素耐药菌株的根除率，我国第 4 次全国 Hp 感染处理共识报告中已经将其列为标准方案。喹诺酮类药物主要通过抑制细菌 DNA 旋转酶和拓扑异构酶 IV，进而干扰细菌 DNA 的复制、重组、转录和细胞壁的分裂过程，从而起到抑制细菌的作用。喹诺酮对 Hp 具有较高的抗菌活性（最小抑菌浓度为 1.0mg/L）、良好的黏膜弥散能力和接近 100% 的生物利用度，可行性强，给药便利，且有抗生素后效应。目前虽然国外关于喹诺酮类药物联合铋剂治疗的报道较少，但现有文献已提示铋剂联合左氧氟沙星三联方案组成的四联方案具有良好的效果，尤其是能够提高对耐药菌株的疗效，我国第 4 次全国 Hp 感染处理共识报告中已

经将其列为标准方案。

三、幽门螺杆菌感染复发研究

Hp 感染复发的定义：Hp 感染复发是指治疗后 4 周后通过呼气试验、快速尿素酶试验等方法验证 Hp 阴性，随访时再次出现 Hp 阳性。Hp 感染复发包括再燃和再感染。Hp 再燃是指被药物暂时抑制未能检出的原有定植菌株再次繁殖，在随访中被检出。Hp 再感染指原有定植菌株被完全根除后，患者被另一种全新的或于原菌株同源的 Hp 菌株再次感染。

Hp 再燃与 Hp 再感染的鉴别：Hp 感染大多发生于儿童时期，一旦在胃黏膜定植，同一菌株可持续感染数十年甚至伴随患者一生，故从同一患者胃内分离的 Hp 菌株是同源的，而不同患者的 Hp 菌株呈现显著的基因异质性。因此，能够应用现代分子指纹技术分辨治疗前和复发后的菌株是否同源，从而判断复发的原因是再燃还是再感染。目前普遍用于 Hp 菌株分析的分子指纹技术有 PCR- 限制性片段长度多态性技术和随机引物扩增多态性 DNA 技术。Hp 感染的复发率随时间推移逐渐下降，在根除治疗后 1 年迅速下降，之后接近成人自然感染的概率。通过分子指纹技术证实，1 年内 Hp 感染复发患者的菌株大多与原菌株同源，根除治疗后的 ^{13}C 呼气试验检测值接近临界值，组织学表现为 Hp 阴性的活动性胃炎。

上述事实说明，1 年内的 Hp 感染复发与根除治疗失败有关，即大多数患者 1 年内的 Hp 感染复发原因是 Hp 再燃。故多项研究将根除治疗 1 年内的 Hp 感染复发归为再燃。

Hp 感染复发的防治大多数国家特别是发达国家不必进行 Hp 根除治疗后的定期监测。但是，在感染复发率较高的国家如秘鲁、智利等国家则需开展根除后的定期监测。Hp 流行在世界范围内呈下降趋势，Rupnow 等预计，美国、日本等国家的 Hp 流行率将从 2010年的 12.0%、30% 下降到 2100 年的 4.2%、8.6%。我国人口众多，人与人之间的 Hp 传播率较高。

四、胃幽门螺杆菌与口腔幽门螺杆菌

幽门螺杆菌（Hp）一般定植于胃黏液层和胃窦黏膜上皮细胞之间。1989 年 Krajden等报道从 Hp 感染性胃炎患者的牙菌斑中分离出 Hp。有研究指出，胃与口腔可同时感染Hp，在治疗口腔 Hp 后，胃 Hp 的根除率可由 61.33% 上升至 82.26%。有不少研究分别从牙菌斑、唾液等部位取样进行 Hp 培养，得出口腔 Hp 培养的成功率为 0~54.1%。造成口腔 Hp 培养敏感度不高的原因在于口腔中含有多种菌群，影响并干扰 Hp 的培养。

ELISA（酶联免疫吸附试验）检测可同时应用于口腔唾液中 Hp 检测，抗 Hp-IgG 抗体敏感度为 79.31%，特异度为 63.64%，阳性及阴性预测值分别为 85.19% 和 53.85%，是一种检测口腔唾液 Hp 快速、敏感的方法，具有临床推广价值。

PCR 技术利用基因扩增技术，扩增 Hp 特征性基因片段以达到检测目的。PCR 技术可同时应用于口腔 Hp 的检测，在日本儿童及成人的牙髓炎中，发现 15%Hp-DNA 与 48 例 Hp 菌株相符，但在唾液中并未发现 Hp，提出发炎的牙根管可能是 Hp 定居地。

LAMP 技术能在等温条件下，短时间内进行核酸扩增，是一种使用、安全的检测胃 Hp 感染的方法。此方法检测牙菌斑 Hp 的阳性率可达 77.78%，表明牙菌斑可能是 Hp 再次感染及经口－口传播的重要原因。

有学者以原位杂交荧光技术（FISH）为基础，建立了新的检测方法——FIVH。这种方法是以核苷酸为探针（锁核酸为基础），利用荧光标记的特异核酸探针与细胞内相应的靶 DNA 分子或 RNA 分子杂交，形成靶 DNA 或 RNA 与核酸探针的杂交体，在荧光显微镜或共聚焦激光扫描仪下观察荧光信号，其具有与 FISH 基本一致的敏感度及特异度。

基因水平的研究：多重基因分析系统（GeXP 系统）是基因表达多重定量分析的准确、经济、高通量的最新解决方案，至少可以检测到 10 拷贝的目的 DNA 量，是普通 PCR 的 10~100 倍，能够对至少 35 种的目标基因表达情况进行定量分析比较，是基因表达分析领域的革命性技术。

尿液检测方法：Rapirup Hp 抗体检测是一种通过收集被检者的尿液，应用免疫层析原理检测抗 Hp-IgG 抗体，明确有无 Hp 感染的检测方法。

五、不同基因型幽门螺杆菌对人胃黏膜上皮细胞引起免疫损伤的作用

Hp 含有的 CagA 及 VacA 基因分别编码细胞毒素相关蛋白及空泡毒素，根据两种基因表达情况，将 Hp 菌株分为：Ⅰ型：含 CagA 及 VacA 基因，并表达两种蛋白（即 CagA+VacA+）；Ⅱ型：不含 CagA 基因，不表达两种蛋白（即 CagA VacA-）；以及一些中间表达型，即表达一种毒力因子（即 CagA+VacA- 和 CagA-VacA+）胃上皮细胞来源的 IL-8、TNF-α、IL-10 的表达水平，而且这些细胞因子与 Hp 导致的后续的炎性细胞浸润等病理生理过程密切相关。IL-8 和 TNF-α 在炎性反应的发生发展中起着重要的作用，而且与肿瘤发生密切相关。IL-8 在 Hp 阳性的胃窦黏膜中表达较 Hp 阴性者明显增加，且与炎性程度呈正相关。在慢性胃炎、消化性溃疡患者中，Hp 阳性患者胃窦上皮细胞 TNF-α mRNA 表达高于 Hp 阴性患者，且与 Hp 密度、炎性细胞浸润程度呈正相关。TNF-α 除了抗肿瘤细胞活性外，还可以通过影响细胞膜的磷脂代谢引起细胞凋亡和组织损伤。Hp 感染后，TNF-α 分泌增加，造成胃黏膜上皮细胞凋亡与增殖平衡失调，这可能是引起消化性溃疡、萎缩性胃炎、胃癌的重要机制。IL-10 有很强的抗炎作用，可以抑制 IL-8、TNF-α 等多种炎性因子的合成，其在 Hp 致病中可能有类似的效应。

Hp 感染人胃黏膜后，IL-8、TNF-α、IL-10 分泌水平受 CagA+ 基因影响，而与 VacA+ 基因型无关。因此，CagA+ 基因型菌株定植于胃黏膜，可打破 IL-8、TNF-α、IL-10 分泌水平的平衡，易引起细胞微环境免疫失衡，导致胃上皮细胞损伤，从而引起胃

黏膜上皮细胞过度凋亡，造成胃黏膜上皮细胞凋亡与增殖平衡失调。从免疫原理分析，CagA 基因型 Hp 菌株具有较强的毒力。

第三节　幽门螺杆菌研究专题（三）

一、根除幽门螺杆菌与预防胃癌

作为癌变过程中最重要的因素，Hp 相关的慢性炎性反应不仅通过自由基引起 DNA 损伤，还通过 β–连环蛋白的异常活化以影响宿主对 Hp 反应的调节。此外，Hp 感染后产生的炎性细胞因子 IL-1β 强烈抑制胃酸分泌，促使炎性反应由胃窦向胃体蔓延；胃酸减少引起胃内 pH 值升高，加速高致癌性的亚硝基化合物生成。

根除 Hp 对癌前病变的影响：根除 Hp 预防胃癌的效果是根除时是否存在癌前病变有关。非萎缩性胃炎患者可获得近乎完全的预防效果，胃黏膜已发生癌前病变者其胃癌风险提高，而根除 Hp 能在一定程度上降低此风险。目前 Meta 分析认为，根除 Hp 能改善胃黏膜萎缩，但不能有效逆转肠上皮化生。Wang 等通过比较根除 Hp 前后的胃黏膜特点发现，根除 Hp 仅逆转萎缩，不能逆转肠上皮化生；仅逆转胃体萎缩，不能逆转胃窦萎缩。虽然根除 Hp 并不能有效逆转肠上皮化生，但是能在一定程度上减缓其进展。另有报道称根除 Hp 可能通过降低肠上皮化生组织的微不稳定性（MSI）来预防胃癌发生。在胃黏膜萎缩或肠上皮化生发展为胃癌的进程中存在"不可逆点"，超过该点后根除 Hp 预防胃癌的效果显著降低。原因可能在于根除 Hp 并未改变胃黏膜 MSI 提高，NO 合成增加，以及选择性环氧化酶 2 过表达现象。因此，对高危人群进行筛查并根除 Hp 不失为一种经济、有效的胃癌预防手段。

有效预防胃癌，新鲜蔬果中以维生素 C 为代表的抗氧化剂可能与此密切相关。维生素 C 因其抗氧化作用被认为是胃癌发生的保护因素，血清维生素 C 水平与 CagA 阳性菌菌株量和胃癌风险均呈负相关。胃黏膜和胃液中的高浓度维生素 C 不仅通过刺激粒细胞、巨噬细胞和淋巴细胞活化与免疫球蛋白生成等机制降低胃癌风险，而且还显著减少 Hp 感染和再感染的机会。

近期一项长达 26 年的随访研究表明，即使在营养缺乏人群中，补充维生素亦不能降低胃癌等肿瘤的发病率。尽管摄入新鲜蔬菜、水果有助于预防胃癌，但是涉及的具体因素可能并不仅是维生素和抗氧化剂。根除 Hp 与长期补充复合维生素和硒联合干预有助于降低胃癌的整体发病率和病死率，从而为高危人群的预防性策略提供理论依据。

欧洲癌症与健康发展调查委员会提出，肉类尤其是红肉、精致肉等，增加了非贲门癌风险。肉类中所含的动物源性脂肪、蛋白质、血红素铁、盐和亚硝酸化合物都可能促进胃癌发生。作为 Hp 生长的必需元素，铁在红肉中含量较高，因此大量摄入红肉可能加重 Hp 感染。

吸烟与胃癌发生风险呈正相关。生活方式中，饮酒与远端胃癌发生有较弱的相关性，NSAID 可降低胃癌风险。

二、幽门螺杆菌对克拉霉素、甲硝唑、左氧氟沙星耐药的研究

（1）克拉霉素：耐药机制研究表明，Hp 23S rRNA 肽基转移酶弯曲部分基因 2143 和 2144 腺嘌呤突变位鸟嘌呤，2142 腺嘌呤突变位胞嘧啶。突变 A2143G 和 A2144G 是被确认为 Hp 耐克拉霉素的原因，韩国科学家 Kin 等研究发现 T2182C 突变。Moder 等研究 T2182C 突变与克拉霉素耐药并无关联。有报道指出 A2115G、C2694A 也与克拉霉素耐药有关，西班牙科学家 Agudo 等研究并未发现以上突变，但是指出 Hp 对克拉霉素的抵抗可能与人种、地区、年龄、性别有关。

（2）甲硝唑：Hp 对甲硝唑耐药最根本的原因是 Hp 基因突变。大量研究调查显示 Hp 耐甲硝唑与 Hp 的基因 rdxA 或 frxA 基因突变有关。

（3）左氧氟沙星：Hp 对氟喹诺酮类药物耐药 99% 是由于 Hp gyfA 基因的喹诺酮类药物耐药决定区（QRDR）突变导致。已有 13 种突变被检测出，它们位于基因 gyrA 的 86、87、88 和 91 位点。有研究表明，83.8% 的 Hp 对左氧氟沙星耐药是由于 Hp 上的基因 gyrA 在 Asn87 或是 Asp91 位点上点突变。

三、幽门螺杆菌 EPIYA 多态性与胃癌关系

这一直是研究的热点，其中研究较多的是细胞毒素相关基因 A 蛋白（CagA）。CagA 阳性菌株比 CagA 阴性菌株的致病性强 2~3 倍，并与胃癌的形成有关。定植于胃黏膜上皮细胞表面的 Hp 通过其特有的 IV 型分泌系统（T4SS）将 CagA 蛋白注入宿主细胞内，经位于宿主细胞质膜的酪氨酸激酶 c-Src 和 Lyn 将其羧基末端谷氨酸 - 脯氨酸 - 异亮氨酸 - 络氨酸 - 丙氨酸（EPIYA）重复序列中的络氨酸磷酸化，然后与蛋白酪氨酸磷酸酶 SHP2 结合，激活 SHP2 的活性，从而引发细胞内信号传导，快速引起肌动蛋白聚合及细胞骨架重排，从而引起细胞"蜂鸟"状改变。由此可见，CagA 蛋白羧基末端 EPIYA 在胃癌的发生发展中起着重要作用。 根据 EPIYA 基序侧翼氨基酸序列的不同，EPIYA 基序可分为 EPIYA-A、EPIYA-B、EPIYA-C 和 EPIYA-D 四种类型。EPIYA-D 片段多出现在东亚国家（如韩国、日本、印度、中国等）的 Hp 菌株中，故称为 East Asian CagA。超过 80% 的东亚菌株是 EPIYA-ABD 模式，针对日本胃癌患者的一项研究显示，86.9%（100/115）的菌株含有 EPIYA-ABD 基序，韩国一项针对胃病患者的研究也显示，88.9% 的菌株含有 EPIYA-ABD 片段。研究表明，Cag 蛋白进入宿主细胞后被细胞膜上的 e-src 和 Lyn 激酶磷酸化，

其磷酸化位点位于 CagA 蛋白羧基末端的酪氨酸残基，该残基具有重复出现的 5 个氨基酸序列，即谷氨酸 – 脯氨酸 – 异亮氨酸 – 酪氨酸 – 丙氨酸（Glu–Pro–Ile–Tyr–Alr）此序列的表达基因被定义为 EPIYA 基序。

四、幽门螺杆菌对 GES-1 细胞 Bax 蛋白影响的研究

在正常胃黏膜中，其上皮细胞增殖和凋亡保持动态平衡。研究发现，Hp 感染能打破这一平衡。大量研究表明，Hp 感染可导致胃黏膜细胞增殖及凋亡的异常，在不同的致病阶段中，它既可促进细胞凋亡，也可促进细胞增殖，这和感染 Hp 的不同基因型菌株主要为是否表达毒力因子 CagA 的 VacA 的毒力基因型有关。而在调控细胞凋亡和增殖基因中，Bax 分别在维持细胞周期运转，细胞凋亡和细胞增殖中发挥重要作用。Bax 为 Bcl-2 家族成员之一，主要通过线粒体途径，诱导细胞凋亡，Bax 的促凋亡功能与其结构有关，Willis 等认为只有具有 BH3 结构域的 Bax 蛋白是促凋亡的，他们与 Bcl-1、Bcl-xL 结合成二聚体或线粒体膜上的 Bax 直接作用于蛋白上阻止其抑制凋亡作用。而通路 PI3K/ AKT 的激活可影响 Bax 的表达。

五、幽门螺杆菌 VacA 基因及亚型临床分布

VacA 是 Hp 主要的毒力相关基因之一，是一种空泡毒素。研究发现，VacA 基因有 5 种信号区与中间区组合的亚型，其表达空泡毒素活性能力不同，由强到弱依次为 S1aM1 > S1bM1 > S1aM2 > S1bM2 > S2/M2。大量研究显示，来自欧美国家的 Hp 基因型以 S1a 或 S1bM1a 或 M2a 为主；来自日本、韩国、中国香港等亚洲国家或地区的菌株以 S1M1 或 M2b 为主；中国台湾地区以 S1a 为主；中国洛阳地区感染的 Hp 菌株约有 48% 含有 VacA 蛋白，在这 48% 含有 VacA 蛋白的菌株中主要表现为 S1a/M2 嵌合体形式为优势基因型。可见洛阳地区感染的 Hp 菌株致病力相对较低，引起胃肠疾病概率相对较小或较轻，在做健康体检时可以不作为常规项目。

第四节　幽门螺杆菌研究专题（四）

一、"中国消化病学大会" 的中国声音

对幽门螺杆菌的根除，总体来说利大于弊。任何事情都有正反两面，但是两害相权取其轻，到目前为止，国际上大量的循证医学证据表明，幽门螺杆菌是一种致病菌，不是人体的有益菌，带来的危害包括慢性胃炎、消化性溃疡、消化不良和肿瘤等。2015 年 9 月，

"幽门螺杆菌胃炎京都全球共识报告"（京都全球共识）正式发表于 Gut 杂志，共识指出：幽门螺杆菌（Hp）胃炎是一种感染性疾病；治疗所有 Hp 感染者，除非存在抗衡因素。大量研究证实，几乎所有 Hp 感染者均存在组织学上的慢性活动性炎症，一旦感染，不经治疗难以自愈；有 10%~15% 的 Hp 感染者可发展为消化性溃疡，约 50% 可发生胃黏膜萎缩，< 1% 的 Hp 感染者将发展为胃癌或黏膜相关淋巴组织（MALT）淋巴瘤。Hp 感染后结局转归目前尚难以预测，而尽早根除 Hp 可有效地预防上述疾病的发生。虽然胃癌的发病率很低，仅有不到 1%，但是我国人口基数大，从预防的角度，我们应该根除幽门螺杆菌（2017 年 9 月在"中国消化病学大会"上吕农华讲话）。

二、根除幽门螺杆菌后微生物菌群的改变

十二指肠球部溃疡的发病机制与多种因素相关，其中 Hp 是引起十二指肠球部溃疡的高危因素。目前研究表明，除了 Hp 外，胃肠道内其他微小物菌群也可能参与十二指肠球部溃疡的发生、发展。研究发现，胃肠道微生态中厚壁菌门的乳杆菌属、肠球菌属、艰难梭状芽孢杆菌属在溃疡模型小鼠的小肠组织中表达增加。本研究结果提示，十二指肠球部溃疡患者在根除 Hp 后，胃窦部乳酸杆菌属、柔嫩梭菌属、肠杆菌科的数量明显增加，提示 Hp 在胃黏膜表面的定植竞争性抑制乳酸杆菌属、柔嫩梭菌属和肠杆菌科在胃黏膜表面的定植，提示其可能参与了 Hp 相关十二指肠球部溃疡的发生、发展。研究显示，细菌在人类胃窦、胃体的分布均衡。本研究发现，十二指肠球部溃疡患者在初次就诊时，其胃体的普氏杆菌属、柔嫩梭菌属的数量明显高于胃窦；当根除 Hp 后，这两种细菌在胃窦和胃体的分布差异无统计学意义（$P > 0.05$）。其中柔嫩梭菌属在胃窦的数量高于胃体外，其余细菌在胃窦和胃体的分布差异均无统计学意义（P 均 > 0.05）。这提示根除 Hp 后，十二指肠球部溃疡患者胃内柔嫩梭菌属在胃窦的重新分布与定植，促进了胃内微生态的平衡。

三、幽门螺杆菌与功能性消化不良

功能性消化不良（FD）不等于慢性胃炎，消化不良是指症状，而慢性胃炎是指胃黏膜炎性细胞浸润（内镜诊断欠可靠），本不应该相等。但因为 FD 患者多数存在慢性胃炎，而被不少学者误认为相似等。事实上，多数慢性胃炎患者无症状，部分 FD 患者无慢性胃炎。只有 Hp 感染的 NUD（消化不良 + 慢性胃炎）才与伴消化不良症状的慢性胃炎（慢性胃炎 + 消化不良）相等。这是一个重要概念，因为 Maastricht Hp 共识将 NUD 作为根除 Hp 指征，而我国则将慢性胃炎伴消化不良作为根除指征。

Hp 胃炎本质 Hp 感染后几乎会发生慢性活动性胃炎。慢性胃炎指胃黏膜淋巴细胞、浆细胞浸润，活动性指中性粒细胞浸润。Hp 胃炎的本质是慢性活动性胃炎。Hp 感染引起

慢性活动性胃炎，证据符合科赫法则（Koch's postulates）。相关机制研究表明，Hp胃炎患者有胃肠激素（促胃液素、胃促生长素和生长抑素等）水平改变，从而影响胃酸分泌；炎性反应可导致胃十二指肠高敏感和运动改变。这些改变可以解释消化不良症状的产生。Hp相关消化不良是一种独特的疾病实体。根除Hp后基于症状变化情况可分为3类，即长期缓解、短时间改善后又复发和无改善。目前认为第1类患者属于Hp相关消化不良，这部分患者的Hp胃炎可以解释其消化不良症状，因此不应再属于罗马Ⅲ标准定义的FD。后两类患者虽有Hp感染，但根除后症状无改善或仅短时间改善（因此仍可作为FD）。所以Hp相关消化不良是一种独特的疾病实体，即与根除Hp后症状无改善或仅短时间改善的患者不同，应归于器质性消化不良范畴，这一归类方法不同于传统归类方法，显得更科学和客观。

四、幽门螺杆菌的生长条件

从临床标本中分离Hp野生株都必需补充适量的CO_2。幽门螺杆菌生长缓慢，通常需要3~5天或更长时间才能形成针尖状小菌落。许多固体培养基能用作分离培养幽门螺杆菌的基础培养基，但必需加入适量的全血或胎牛血清。最适培养条件为37℃和pH7.0~7.2。

五、幽门螺杆菌与IgA肾病、膜性肾病、紫癜性肾病、糖尿病肾病研究

（1）IgA肾病：研究发现，腭扁桃体中的Hp可能与抗-HpIgA抗体形成免疫复合物，沉积于肾脏。

（2）膜性肾病：由于自身抗原抗体复合物在基膜上皮细胞下沉积，激活补体反应引起肾脏损伤引发蛋白尿。研究发现，Hp自身抗原与存在肾脏外的抗体形成CIC并沉积在肾小球基膜上，而诱发膜性肾病。或Hp自身抗原与肾小球基膜上抗体结合。

（3）紫癜性肾病：Hp抗原持续刺激机体产生相应的抗体，后结合形成CIC沉淀在血管病变，也沉积于肾脏系膜细胞，损害肾小球。

（4）糖尿病肾病：糖尿病微血管病变引起肾小球硬化，由于高糖，Hp感染率高，Hp感染可上调2型糖尿病患者体内炎性因子水平，加重微炎症状态，进而引发糖尿病患者肾损害的发生和发展。

六、幽门螺杆菌感染与神经系统疾病的关系

（1）与阿尔兹海默症（AD）：Hp血清学阳性与认知不良相关。可促进促炎物质和血管活性物质释放，破坏血脑屏障，诱导细胞凋亡。

（2）与帕金森病（PD）：中脑黑质多巴胺能神经元变性死亡，纹状体多巴胺含量显著减少而所致。依据是Hp影响左旋多巴的吸收。

（3）与脑卒中：Hp 在内的病原体的持续感染会增加脑卒中发生的风险。

（4）与多发性硬化症（MS）：MS 是中枢神经系统白质炎脱髓鞘病变为主要特点的自身免疫病，Hp 感染可能抑制 Th1 和 Th17 反应，对 MS 的发生提供抗炎性脱髓鞘的保护作用。

七、难治性 Hp 的治疗

难治性 Hp 是指规范接受过 3 次或根据指南 / 共识推荐的标准根除方案后仍不能达到 Hp 根除者，对克拉霉素、替硝唑 / 奥硝唑及左氧氟沙星等抗生素已耐药。阿莫西林、四环素、呋喃唑酮属于不易产生细菌继发性耐药的抗生素，可以在复治方案中重复使用。可以选四环素和呋喃唑酮组合，呋喃唑酮剂量增加至 100mg 每日 3 次，耐信也增加剂量。荆花胃康胶丸对 Hp 具有一定的抑菌作用。益生菌（双歧三联活菌，培菲康）可以提高 Hp 根除率。

第五节　儿童幽门螺杆菌感染

一、Hp 的分型及流行病学

Hp 菌株基因结构具有地域差异性，主要有 5 种 Hp 基因分型方法，包括多位点序列分型、脉冲场凝胶电泳、随机扩增多态性 DNA、扩增片段长度多态性和全基因组测序。

国外有学者采用多位点序列分型技术将全球 Hp 确定为 7 种现代种群类型（HpEurope、HpEastAsia、HpAfrica1、HpAfrica2、HpAsia2、HpNEAfrica、HpSahul）。

临床上一般通过免疫印迹法对 Hp 抗体进行监测，将 Hp 分为 2 型：Ⅰ型菌株有较强毒力，能产生 CagA 和 Vaca 毒素，与消化道溃疡及胃癌的发生关系密切；Ⅱ型毒力弱，不含 CagA 基因，也不产生上述两种毒素，往往只引起慢性浅表性胃炎。此外，CagA 基因还有东亚及西方 2 种亚型，东亚型 CagA 的致病性大于西方型；也有学者认为，CagA 与消化性溃疡并无关系。

儿童 Hp 的检测对象主要是患有或疑似消化性溃疡、慢性胃炎以及一级亲属中有胃癌的患儿；对功能性腹痛患儿及 14 岁以下儿童一般不需进行常规 Hp 检测。

二、儿童 Hp 感染治疗的方案及效果

儿童 Hp 根除方案的制订与成人类似，常用药及每天每千克体重的剂量为 PPI 0.6~2.5mg（餐前），胶体次枸橼酸铋剂 6~8mg（餐前），阿莫西林 50mg（最大剂量 1g，2 次 / 日），

克拉霉素 15~20mg，甲硝唑及替硝唑均为 20mg，可按经验或药物敏感试验选择方药，每天均分 2 次口服；疗程 10~14 天。

中国已属于克拉霉素（＞15%）和甲硝唑（＞40%）高耐药地区，致使儿童标准三联疗法的 Hp 根除率只有 56.4%，不适合作为一线治疗方案继续使用。研究表明，青霉素皮试阳性的患儿在加用铋剂后作为含有甲硝唑的补救治疗方案，可使根除率由 31.8% 提高到 52.3%，提示铋剂可以在克服甲硝唑耐药方面有一定作用。

有研究认为，甲硝唑耐药可通过增加药量、疗程等措施而克服其耐药性，仍然有较好的杀菌效果；米诺环素的疗效类似四环素，黄连素可用以替代克拉霉素；若青霉素过敏，可用头孢呋辛替代阿莫西林。条件允许时，应根据对 Hp 的药敏试验结果选择有效抗生素。

三、Hp 感染治疗中应关注的问题

我国对阿莫西林、呋喃唑酮、四环素的耐药率仍很低（0~5%），说明这些药物可能无继发耐药性，若初次治疗失败后仍可再用。

在日本，由于耐药性不断增加，根除率也在降低。最近，日本在三联疗法中率先使用了一种新的钾竞争性酸阻断剂沃诺拉生代替 PPI，不但较 PPI 有更强的抑酸效果，而且 Hp 的根除率更高，可达 90% 左右。日本 Hp 根除率在 2011~2014 年期间由 83% 下降到＜80%；随着沃诺拉生的应用，从 2015 年起又上升≥85%。

铋剂的应用：因为铋剂一般不耐药，可使 Hp 耐药菌株的根除率额外增加 30%~40%，而且短期应用安全性较高。

有人将 88 例 Hp 阳性消化性溃疡患儿分为两组，对照组采用奥美拉唑＋克拉霉素＋阿莫西林三联疗法，观察组在此基础上加用枸橼酸铋钾，Hp 根除率达 93.18%，较对照组的 70.45% 明显为高。

国外儿科学界认为，如果没有药敏试验，铋剂与阿莫西林和甲硝唑组成的三联疗法可作为 Hp 根除的一线方案，疗效比标准三联疗法（PPI＋阿莫西林＋克拉霉素）更有效。不过，铋剂的应用在一些国家是被禁止的。

四、复发率

美国 Hp 感染的复发率为 1%，土耳其为 21.3%。我国 2005~2017 年基本没有关于 Hp 复发率的报道，仅有 1 项报道显示中国大陆的 Hp 感染年复发率为 1.75%。

五、儿童 Hp 感染的预防

Hp 通过唾液、呕吐物或粪便污染水源、食物等途径在人与人之间传播，"口－口"是最主要的传播途径。不良喂食习惯是母婴传播的主要原因，夫妻之间可通过唾液传播，共用牙刷杯具、多人共餐均可能造成 Hp 的传播。

口腔究竟是 Hp 持久的储藏地，还是短时停留以及口腔 Hp 是否比胃 Hp 难以根除尚有争议。抗 Hp 治疗后口臭减轻或消失或许是抗生素对口腔其他细菌的作用。

文献报道：

（1）Hp 是人类最常见的细菌感染之一，全世界约 50% 的人口感染，通常 Hp 感染发生在儿童时期，在未提供适当治疗的情况下，在整个生命中 Hp 将持续存在，一些研究表明，儿童可以通过接触母亲口中受污染的胃液而感染 Hp，这是孩子感染 Hp 的主要来源。

（2）口腔菌群在十二指肠的定植可能导致 FD 发病。

（3）近来的研究发现，口腔中的幽门螺杆菌与牙周炎具有显著的相关性。牙周炎患者口腔中的 Hp 是牙菌斑和牙周炎的使动因子。龈沟或牙周袋可能是口腔 Hp 聚集的适宜环境。

（4）在我国第五次全国幽门螺杆菌感染处理共识报告中指出：不推荐对 14 岁以下儿童行常规检测幽门螺杆菌。推荐对消化性溃疡儿童行幽门螺杆菌检测和治疗，因消化不良行内镜检查的儿童建议行幽门螺杆菌检测与治疗。

2017 年 ESPGHAN/ NASPGHAN 联合指南：儿童和青少年幽门螺杆菌感染的管理中指出：推荐对消化性溃疡、排除其他原因的顽固性缺血性贫血（IDA）和特发性免疫性血小板减少性紫癜（TP）调查病因的患儿行幽门螺杆菌检测和（或）治疗。

儿童在生长发育、免疫反应和药物代谢等方面具有自身特点，因此在幽门螺杆菌感染的流行病学特征、发病机制、疾病谱和临床处理方面儿童与成人存在一定差异。与成人相比，儿童幽门螺杆菌感染后发生严重疾病的概率低；可选择的药物种类少，对药物不反应耐受力低；幽门螺杆菌根除后的再感染率高。

抗生素：①阿莫西林 50mg/（kg·d），分 2 次，最大剂量 19，2 次 /d。②甲硝唑 20mg/（kg·d），分 2 次，最大剂量 0.59，2 次 /d。③替硝唑 20mg/（kg·d），分 2 次。④克拉霉素 15~20mg/（kg·d），分 2 次最大剂量 0.59，2 次 /d。⑤铋剂，胶体次枸橼酸铋剂（＞6 岁），6~8mg/（kg·d），分 2 次；餐前口服。

一线方案（首选方案）：

1）克拉霉素耐药率较低（＜20%）地区，方案为 PPI+ 克拉霉素 + 阿莫西林，疗程 10 日或 14 日，若青霉素过敏，则换用甲硝唑或替硝唑。

2）克拉霉素耐药率较高（＞20%）地区方案为含铋剂的三联疗法：阿莫西林 + 甲硝唑 + 胶体次枸橼酸铋剂。

二线方案（用于一线方案失败者）：

PPI+ 阿莫西林 + 甲硝唑（或替硝唑）+ 胶体次枸橼酸铋剂或伴同疗法 PPI+ 克拉霉素 + 阿莫西林 + 甲硝唑），疗程 10 日或 14 日。

第六节 幽门螺杆菌的空泡毒素和细胞相关毒素

一、基因多态性

大约 50% 的 Hp 菌株产生细胞毒素，但几乎所有的 Hp 菌株均有编码该细胞毒素的基因 VacA。大量研究显示，不同的 Hp 菌株之间存在高水平的基因多态性，不同菌株间某些区域是相对保守的，而有些区域则是相对多变的。

两个显著多变的区域为：编码信号序列第二部分 50bp 区域以及基因中部的 700bp 区域。所有 Hp 菌株的信号序列有 s1a、s1b、s1c 和 s2；中间序列为 m1a、m1b 和 m2。

Hp 的 VacA 基因是由不同的信号序列和不同的中间序列构成的镶嵌型基因结构，由信号序列和中间序列以不同组合构成不同 Hp 菌株的 VacA 基因型。这些基因结构的特点是高度保守的序列中散布有分散的多态性基因，这可能是由于细菌中常见染色体的基因重组和互换导致的。由 VacA 基因编码的细胞毒素是 Hp 非常重要的致病因子，该毒素可以在体外诱导各种哺乳动物细胞胞浆发生空泡变性，故该毒素又称为空泡毒素。

该毒素经小鼠消化道可导致小鼠胃黏膜上皮细胞损伤和溃疡形成。空泡毒素的产生以 VacA 基因为模板，由 VacA 基因上 3864bp 的开放阅读框架结构（ORF）编码，首先产生一由 1287~1296 个氨基酸残基构成的 137kD 前体。它由三部分构成：氨基端 33 个氨基酸残基构成的信号肽，中间 87kD 成熟的细胞毒素基团、羧基端一个 50kD 片段。然后经过氨基端和羧基端的加工处理，产生一大约 87kD 的分泌产物，其中，毒素蛋白的氨基端对于其功能的发挥具有重要意义，如果氨基端部分氨基酸发生变异，将导致整个毒素功能的丧失。

尽管只有 50% 的菌株可以诱导体外上皮细胞产生空泡变性，但几乎所有针对 VacA 的特异性 DNA 探针都可以和不同 Hp 菌株之 DNA 发生特异结合。研究提示毒力阳性菌株（tox+）和毒力阴性菌株（tox－）VacA 中间基因序列差异明显。tox－菌株 VacA ORF 编码产生一个 142kD 的蛋白质，经羧基末端剪切、加工、处理之后，通过外膜分泌到细胞外，分泌机制同 tox+ 的 VacA 产物相似。尽管如此，但 tox+ 和 tox－菌株 VacA 基因在信号序列上的显著差异仍然是客观存在的。

VacA s2 型 Hp 菌株不能产生可检测到的体外空泡毒素活性，只有 VacA s1 型 Hp 菌株才产生此活性。

VacA s2 型菌株经胞浆膜排出细胞毒素前体的效率低下，导致细胞毒素量减少；另一个可能是 VacA 产物氨基末端结构的差异，从而导致蛋白功能的不同；最后，信号序列类型或许通过一种未明的机制影响细胞毒素的结构、分泌调控等。另外，VacA 中间序列同菌株的细胞毒活性存在独立的相关性，VacA 中间序列存在一个可度量的基因片断，m1 和

m2 基因产物结构的差异可明显地表现为细胞毒素活性的差异。

二、CagA 致病岛

CagA 致病岛为致病菌株所特有的固定的染色体 DNA 片段，可编码毒素蛋白、参与细菌在局部定植等。CagA 有一个约 40000 的特殊基因片段，称其为 Hp 的 CagA 致病岛（CagA PAI）。经研究证实，CagA PAI 的部分编码蛋白是具有腺苷三磷酸（ATP）和核苷三磷酸（NTP）水解酶活性及构成细菌Ⅳ型分泌系统的跨膜转运蛋白复合物。通过转运相关毒素，CagA PAI 参与 Hp 诱导上皮细胞胞内的酪氨酸磷酸化，细胞骨架重排，基垫结构形成，活化核转录因子（NF）-κB、诱导促炎细胞因子 IL-8 的表达等，发挥其相应的致病作用。

CagA PAI 还可以引起一系列细胞反应，如激活 EGF 受体信号可诱导早期生长应因 -1（Egr-1）；上调基质金属蛋白激酶 -1 的表达，激活 JNK 和胞外调节蛋白激酶（ERK）/MAP 激酶途径等。此外，CagA PAl 结构的完整性影响 Hp 的毒力，Rieder 等在对感染不同 Hp 菌株的蒙古沙土鼠模型的研究中发现，感染具有完整 CagA PAI 的菌株以及此菌株相应的Ⅳ型分泌系统，CagA 缺陷株均可导致沙土鼠出现显著的胃窦部炎症，伴有上皮细胞增生以及促炎因子如 IL-1B 的高表达；同时研究还提示胃体 Hp 高水平定植需要有完整 CagA PAl 存在，进而导致胃体萎缩和胃酸分泌减少，增加了胃癌发生危险。

CagA 致病机制：CagA PAl 包含 31 个基因，这些基因可能表达与毒素及毒素装配、分泌机能相关的蛋白为其中之一，表达相应的 CagA 的主要特点为存在 N 端的保守区和 C 端可变区，C 端的重复序列具有不同数量的 EPIYA 基序，因该基序中 Y（酪氨酸）可被磷酸化而产生生物学效应，所以 C 端的结构差异决定 Hp 菌株是否能发生磷酸化及磷酸化程度。

CagA Hp 菌株黏附于胃黏膜上皮后，CagA PAI 编码的 TFSS 转运进入胃上皮细胞，并依靠 EPYA 基序定位于胞膜，在有丝分裂信号传递从受体酪氨酸激酶到 RAS 的信号，参与细胞扩散、迁移、黏附功能的调节。

三、Hp 与胃黏膜

Hp 引起胃黏膜上皮细胞增殖加速幽门螺杆菌感染能引起胃黏膜上皮细胞增殖。

Rokkas 等发现，Hp 感染 CagA 阳性组胃黏膜上皮细胞增生指数明显高于 CagA 阴性组，提示有 VacA（Tox+）和 CagA 的菌株与胃癌密切相关，CagA 可能直接促进胃黏膜上皮细胞增生，增加胃癌的发生。

有研究报道，Hp 感染促使细胞凋亡的增加，并导致细胞增殖或引起胃萎缩，在胃癌的发生发展中起主要作用。Yoshi mura 等则发现 Hp 感染时，胃上皮细胞凋亡的增加使胃癌病人的胃萎缩更明显，胃上皮细胞 DNA 损伤的增加及更严重的胃萎缩使胃癌进一步发展。Hp 的 CagA 不但可使细胞增殖，亦可引起细胞凋亡加速。Moss 等用免疫组化方法分析 60 例无溃疡性消化不良病人的胃窦及胃体黏膜，结果显示只有 CagA 阳性病人的胃窦及胃体黏膜上皮细胞凋亡增加。

第七节　幽门螺杆菌感染与根除

一、幽门螺杆菌感染的微生态学认识

Hp 是人类常见的感染细菌之一，全世界约 50% 的人口感染。通常 Hp 感染发生在儿童时期，在未提供适当治疗的情况下，在整个生命中 Hp 将持续存在。一些研究表明，儿童可以通过接触母亲口中受污染的消化液而感染 Hp，这是孩子感染 Hp 的主要来源。

Hp 的传播大约在 58000 年前来自东非，后来发展成许多具有不同致病性的 Hp 菌株。Hp 除了在人类胃部定值外，还可以在人类的牙菌斑和唾液中存活，故传播主要是通过口腔、胃肠道等消化道途径来完成。另外在水中也发现 Hp 的存在，证明 Hp 感染也可通过水传播。事实上除了人类，Hp 也可以在羊、猫等动物的胃中存活，也可以在其他一些动物的奶中存活。有研究认为，Hp 不能单纯的归类为致病菌或正常菌群，认为它是一种"共生细菌"。

口腔也是一个复杂的微生态系统，尤其是具有独特的生物膜结构的菌斑，口腔中唾液、牙菌斑、黏膜都可以成为 Hp 的聚集地。

二、关于 Hp

（1）Hp 的生物学：Hp 革兰染色阴性，弯曲成弧形、S 形或海鸥状的微需氧菌，菌体一端有 4~6 根带鞘鞭毛，运动活泼。Hp 营养要求较高，原代培养通常需 3~6 天甚至更长的时间才能形成针尖状半透明的小菌落。Hp 尿素酶丰富，可迅速分解尿素释放氨，是鉴定该菌的主要依据。

Hp 穿透胃上皮，进而在胃上皮中定居。Hp 还有一些使其在胃上皮中成功定植的致病因素，包括细菌的形状、极性鞘鞭毛、移动性、趋化性和黏附性等。除此之外，Hp 的致病物质还包括与毒力增强有关的侵袭因子和毒素，如细胞毒素相关基因 A（CagA）、空泡毒素 A（VacA）、外炎症蛋白 A（OipA）、十二指肠溃疡促进基因 A（dupA）、唾液酸结合黏附素（SabA）和血型抗原结合黏附素（BabA）等。

（2）定植在胃黏膜中的 Hp 可以触发固有的宿主防御机制，包括 NOD1、TLR2、TLR4、TLR5、TLR9，从而激活胃上皮细胞、树突状细胞、中性粒细胞和巨噬细胞。树突状细胞和巨噬细胞被激活后可产生细胞因子，包括 IL-6、IL-10、IL-12、IL-18、IL-8 等。

目前认为胃内有一百余种细菌群，包含 5 种优势菌门分别是拟杆菌门、厚壁菌门、梭杆菌门、放线菌门和变形菌门，优势菌属有罗氏菌属、梭杆菌属、链球菌属、韦荣球菌属、奈瑟菌属、乳酸菌、普氏菌属、卟啉单细胞菌属等。

如果以胃窦炎为主，胃酸分泌就增多；而如果以胃体炎为主，胃酸分泌将减少。事实上胃酸过多会增加胃内的微生物多样性，且它与胃腺癌的发生发展密切相关。而当 pH 值增加时，胃黏液层的黏度降低，使得其他微生物更容易定植于胃上皮细胞，但是却不增加微生物组的多样性。

研究发现，在胃腺癌的人群中存在一些新出现的或过度显著增加的细菌，如假单胞菌属、硝酸盐还原酶菌、毛螺菌科、硝化螺旋菌门等，这些细菌可能直接或间接参与胃腺癌的发生发展。

经过标准的三联疗法治疗后，已经不能从胃黏膜中被检出确认，却仍可在口腔内检测到 Hp，提示口腔可能是胃部 Hp 感染的重要储存库。目前学术界对口腔中 Hp 的来源看法有所不同。有学者认为是通过胃食管反流到达口腔，也有学者认为是先寄居在口腔，再在适当的时候进入胃黏膜。

牙菌斑具有独特的生物膜结构，微生物可以借此逃避抗生素的杀灭。从牙菌斑中自然分离出来的具核梭杆菌和牙龈卟啉单胞菌，通常都与 Hp 的存在密切相关。

三、四联疗法后延长质子泵抑制剂和铋剂治疗

第十四届东京论坛《东京共识》发表后，Hp 胃炎应给予根除治疗已在亚洲及我国达成共识。2012 年我国《第四次全国幽门螺杆菌感染处理共识报告》推荐采用含铋剂的四联方案作为根除 Hp 的首选方案。我国最新的《第五次全国幽门螺杆菌感染处理共识报告》仍推荐铋剂四联作为主要的经验性根除 Hp 治疗方案。《Maastricht V 共识》推荐在克拉霉素耐药率＞15% 的地区、可选择铋剂四联疗法或伴同疗法根除 Hp。

PPI 和铋剂在根除 Hp 治疗中起重要作用。PPI 为抗生素发挥作用提供了有利环境（大多数抗生素在酸性环境中不稳定，不能充分发挥作用），可与抗生素发挥协同作用；PPI 还影响 Hp 尿素酶活性，尿素酶为 Hp 定植所必须的，应用 PPI 后，Hp 尿素酶活性受到抑制，其在胃内的定植也受到抑制。另外，PPI 可抑制 Hp 的三磷酸腺苷酶活性，从而发挥直接的抗 Hp 作用。铋剂作为胃黏膜保护剂，被证实有抗 Hp 作用，其作用机制为铋剂可进入并聚集于 Hp 菌体，便之发生不规则收缩，菌膜破裂，进而杀灭 Hp；铋剂降低黏蛋白黏度，并结合 Hp 产生的毒素，以阻止细菌定植并黏附于胃黏膜上皮；与抗生素联合应用后可降低 Hp 对抗生素的耐药性，从而提高细菌的根除疗效。复方铝酸铋颗粒是一种以铝酸铋为主、添加碳酸镁和中药甘草浸膏、弗郎鼠李皮等的复方制剂。其既是铋剂又是黏膜保护剂，甘草浸膏也有抗 Hp 的作用。

四、青霉素过敏与幽门螺杆菌根除

（1）头孢菌素可能用于青霉素过敏患者的 Hp 根除治疗。原因如下：①头孢菌素与阿莫西林同属 β-内酰胺类药物，抗菌机制一致。②口服头孢菌素生物利用度较高。③ Hp 对头孢菌素耐药率很低，一代到三代头孢菌素耐药率均不超过 2%。④少数研究曾提示含头孢菌素的根除方案可取得较好的疗效。

（2）米诺环素作为一种半合成四环素，安全性更好、半衰期更长，Hp 对米诺环素的耐药率不超过 7%，因此米诺环素可能作为四环素的替代药物用于根除 Hp，尤其是对于青霉素过敏的患者。

（3）含新型喹诺酮如加替沙星的方案根除 Hp 取得了较好的疗效。一项研究显示含加替沙星的三联方案（雷贝拉唑 + 加替沙星 + 阿莫西林）根除率为 83%，雷贝拉唑加量为 40mg/d 时根除率为 92%。

（4）含利福平或利福布汀的方案：目前国内外多将利福平或利福布汀用于三线或四线治疗。韩国一项研究显示，含利福布汀的三联方案用于 Hp 补救治疗 PP 分析根除率为 80.6%，将兰索拉唑加量至 120mg/d 时根除率可达到 100%。

（5）个体化治疗：Hp 感染作为一种感染性疾病，最佳的治疗方案应该是针对菌株和宿主进行个体化治疗，包括菌株的耐药性、宿主对 PPI 的代谢类型即细胞色素 P450 酶 CYP2 C19 的多态性等。

研究显示，根据 CYP2 C19 基因型和克拉霉素耐药性进行调整的个体化治疗方案 PP 分析根除率为 93.3%，明显优于铋剂四联方案和伴同方案。

五、粪便 Hp 抗原检测

Hp 的检测方法中，组织学、培养、RUT 等侵入性检查都需要经胃镜活检取材，2017 年第 5 次 Maastricht 共识会议强烈推荐在人群中应用无创性检查方法筛查 Hp 并进行相应的治疗。其中，血清 Hp 抗体检测仅能用于无 Hp 根除史的人群。唾液 Hp 尿素酶抗原检测检出率低，而粪便抗原检测（HpSA）具有操作方法简单、取材方便、无痛苦等优点，可以准确地筛查出现症感染的患者。

研究使用的 HpSA 试剂盒，免疫层析双抗体夹心法，HpSA 检测的灵敏度、特异度、FNR、FPR、准确度分别为 77.00%、97.06%、23.00%、3.00%、86.62%，特异度非常高，超过 95%，FPR 只有 3.00%，误诊率极低，说明 HpSA 对非感染者的有较强的排除能力。

六、抗生素耐药基因与药物代谢酶

目前，影响 Hp 根除治疗疗效的因素主要包括三方面：宿主、Hp 和抗生素。宿主因素主要是 CYP2 C19 的基因多态性会明显影响质子泵抑制剂（PPI）代谢水平及抑酸效果，对 Hp 根除疗效产生影响；Hp 因素主要是 Hp 对抗生素的耐药性，其中又以三联疗法中克拉霉素和左氧氟沙星的耐药为主；抗生素因素主要包括抗生素的药物剂量、服用频率、疗程等因素的影响。

PPI 在 Hp 根除方案中占据重要的位置，它除了有抗酸分泌的功能外，还可以通过减少胃液中抗生素的衰减来提高抗生素的功效，同时也具有直接杀 Hp 的作用。PPI 经肝脏细胞色素 P450 酶代谢，主要代谢酶为 CYP2 C19、CYP3 A4，其中 CYP2 C19 起主导作用，CYP2 C19 *2 和 CYP2 C19*3 是功能缺失等位基因，均能造成 CYP2 C19 酶活性的降低或完全丧失，从而对经其代谢的药物疗效产生重要影响。

CYP2 C19 基因型的多态性表现为它有 3 种表型：①野生型，亦称快代谢型（EM）。②杂合子型，亦称中间代谢型（IM）。③突变型，亦称慢代谢型（PM）。这种表型的差异在一定程度上决定着 CYP2 C19 的活性，也是造成各种 PPI 所需剂量和临床疗效产生不同的主要原因。

PPI 中只有雷贝拉唑通过肝内的非酶途径代谢，较少受到 CYP2 C19 基因多态性的影响，与绝大多数药物无药物代谢动力学相互作用。建议根除 Hp 之前确定 CYP2C19 的基因型，有助于确定最佳的 PPI 剂量，并改善最终的治疗效果。

七、根除幽门螺杆菌可降低胃癌发病率

由感染引起的癌症主要有胃癌、肝癌和宫颈癌，其中 89.0% 的非贲门癌和 17.8% 的贲门癌是由 Hp 引起的。

Hp 不会在正常胃中发现，但在慢性胃炎中经常发现。Hp 感染在正常胃黏膜发展为浅表性胃炎直至萎缩性胃炎的早期阶段起着致病作用。这种感染如果不通过适当的治疗根除，通常会终生活跃，Hp 可能持续几十年的活跃炎症的来源。

幽门螺杆菌的某些菌株在体外产生一种空泡毒素。细胞毒性在几个月的连续活检中持续存在、表明这些菌株在胃黏膜中是持续存在的。

根除 Hp 并不能完全消除胃癌。因此 Hp 根除后需要进行定期监测对于一部分已经处于高风险之中的人群，如果根除 Hp 后利用内镜监测实施二级预防方案，他们的受益可能最大。但还有一部分人还没有进展到非萎缩性胃炎，只需要根除 Hp 就可以消除或极大降低他们的胃癌风险。

将 Hp 根除治疗与内镜监测结合起来，可以预防胃癌的发展，即使进展至胃癌，大多数患者很可能在早期阶段就被确诊，可使胃癌死亡人数大幅减少。

虽然 20 世纪 80 年代初，我国和日本 Hp 感染率均为 60%~80%，但近 40 余年后，日本人群 Hp 感染率降为 25%~30%，癌发病率也已从 20 世纪 80 年代的 80/10 万下降至今天的 50/10 万，但我国目前 Hp 感染率仍高达 40%~50%。

八、研究报道

（1）幽门螺杆菌专题会议纪要（2018年1月，广州）：国外推荐利福布丁作为根除Hp三线或四线治疗药物，这是一种二线抗结核药，鉴于我国国情目前不推荐用于根除Hp半合成四环素米诺环素，疗效类似四环素、多西环素，疗效有争议。黄连素（替代克拉霉素）、头孢呋辛（替代阿莫西林）的已初步显示有较好疗效。

（2）含利福布汀、含米诺环素的根除方案：含利福布汀+呋喃唑酮的三联方案与含米诺环素+呋喃唑酮的四联方案根除难治性幽门螺杆菌感染的疗效和安全性。

临床上，随着抗菌药物的耐药率增高，确有少数Hp感染患者经过≥2次规范的四联方案治疗仍难以根除（称为难治性Hp感染），这一直是Hp感染治疗中的难点。近年来，研读国内外文献、反复探索实践，发现含米诺环素+呋喃唑酮的四联方案和含利福布汀+呋喃唑酮的三联方案根除难治性Hp感染有良好的疗效和安全性。

研究对象：根据简单随机抽样法随机分入埃索美拉唑+利福布汀+呋喃唑酮方案（埃索美拉唑20mg，2次/d+利福布汀150mg，2次/d+呋喃唑酮100mg，3次/d，口服，疗程10天）治疗组（以下简称ERF组，74例）和埃索美拉唑+米诺环素+呋喃唑酮+枸橼酸铋钾方案（埃索美拉唑20mg，2次/d+米诺环素100mg，2次/d+呋喃唑酮100mg，3次/d+枸橼酸铋钾110mg，4次/d，口服，疗程10天）治疗组（以下简称EMFB组）。

ERF组与EMFB组患者的Hp根除率比较：采用ITT方法计算两组的根除率均>80.0%，采用PP方法计算则均>90.0%。从绝对值看，EMFB组及其亚组的根除率均高于ERF组及其亚组。

埃索美拉唑+利福布汀+呋喃唑酮方案的不良反应主要与利福布汀有关，埃索美拉唑+米诺环素+呋喃唑酮+枸橼酸铋钾方案的不良反应主要与米诺环素有关。

含利福布汀+呋喃唑酮的三联方案或含米诺环素+呋喃唑酮的四联方案根除难治性Hp感染均具有良好的疗效、安全性和依从性，综合考虑，后者更优。

第八节 幽门螺杆菌的根除方案

一、含铋四联根除治疗方案

（1）方案1：埃索美拉唑20mg，2次/d，饭前1/2h；枸橼酸铋钾220mg，2次/d，饭前1/2h；阿莫西林1000mg，2次/d，饭后1/2h，克拉霉素500mg，2次/d，饭后1/2h。

（2）方案2：埃索美拉唑20mg，2次/d，饭前1/2h；枸橼酸铋钾220mg，2次/d，饭前1/2h；阿莫西林1000mg，2次/d，饭后1/2h；呋喃唑酮100mg，2次/d，饭后1/2h。

（3）方案3：埃索美拉唑20mg，2次/d，饭前1/2h；枸橼酸铋钾220mg，2次/d，饭前1/2h；阿莫西林1000mg，2次/d，饭后1/2h；左氧氟沙星200mg，2次/d，饭后1/2h。

（4）方案4：埃索美拉唑20mg，2次/d，饭前1/2h；枸橼酸铋钾220mg，2次/d，饭前1/2h；阿莫西林1000mg，2次/d，饭后1/2h；甲硝唑400mg，3次/d，饭后1/2h。

（5）方案5：埃索美拉唑20mg，2次/d，饭前1/2h；枸橼酸铋钾220mg，2次/d，饭前1/2h；阿莫西林1000mg，2次/d，饭后1/2h；四环素500mg，3次/d，饭后1/2h。

（6）方案6：埃索美拉唑20mg，2次/d，饭前1/2h；枸橼酸铋钾220mg，2次/d，饭前1/2h；四环素500mg，3次/d，饭后1/2h；甲硝唑400mg，3次/d，饭后1/2h。

（7）方案7：埃索美拉唑20mg，2次/d，饭前1/2h；枸橼酸铋钾220mg，2次/d，饭前1/2h；四环素500mg，3次/d，饭后1/2h；呋喃唑酮100mg，2次/d，饭后1/2h。

备注：①方案疗程一般为14天。②根除治疗前停用抗生素至少4周以上，其他胃药2周以上。③治疗期间忌酒，清淡饮食。④埃索美拉唑可以用雷贝拉唑20mg、兰索拉唑30mg、奥美拉唑20mg、泮托拉唑40mg代替，但是就疗效而言，埃索美拉唑最好。

治疗中需要注意事项：①服药期间忌酒。②根除治疗前2周内停用所有胃药。③根除治疗前4周内停用所有抗生素。④复查时间：根除治疗一个疗程结束后至少4周后复查，且也需要满足上面2、3条规定的检查结果比较可靠。

二、对根除 Hp 看法

"2019第四届赣鄱整合消化大会暨第一届江西省消化周"邀请国内外专家多学科讲座，听取了幽门螺杆菌根除意见：指出：①重视提高首次幽门螺杆菌的成功率。②治疗所有幽门螺杆菌阳性患者，如无意治疗就不要检测。

三、根除方案疗效评级系统

（1）按ITT分析根除率的评级系统：可接受的Hp根除率最初（1997年）设定为ITT分析＞80%。2007年Graham提出了细化的评级系统（见下表）。对照这一疗效分级系统，在国内研究中的疗效做出分级。大样本非铋剂四联疗法（序贯疗法、混合疗法和伴同疗法）ITT分析根除率低于80%，分级属不可接受。而铋剂四联方案2周疗程根除率在84%~95%范围内，多数属于C级（可接受）或B级（良好）。

根除 Hp 疗效

分级	根除率（ITT分析）	评分
A	＞95%	优秀
B	90%~94%	良好
C	85%~89%	可接受
D	81%~84%	差
F	＜80%	不可用

（2）按方案分析（PP 分析）根除率和敏感菌株根除率的评级系统：随着 Hp 耐药率的上升，几乎无一方案根除率按 ITT 分析可达优秀级（≥ 95%）。此外，相同药物和疗程的方案，在甲地区根除率可达到良好级（90%~94%），而在乙地区则可能属不可接受（≤ 80%），从而影响对根除方案的客观评价。2016 年 Graham 等提出了新的所谓成功方案的分级系统，作为原分级系统的补充或纠正。这一系统强调的是按 PP 分析的根除率和敏感菌株根除率，评级系统仅有 2 级：A 级（优秀），根除率 ≥ 95%；B 级（良好），根除率 ≥ 90%。这一标准排除了耐药对根除率的影响。

四、研究报道

（1）抗 Hp 优化疗法：2017 年 1 月，兰春慧团队以 232 名幽门螺杆菌临床患者为研究对象，进行随机对照非劣效性试验，2019 年相关成果在《美国胃肠病杂志》发表，优化二联疗法，即艾司奥美拉唑肠溶片、阿莫西林两种药物；对照组为铋剂四联疗法，即艾司奥美拉唑肠溶片、枸橼酸铋钾、阿莫西林、克拉霉素 4 种药物。用 ^{13}C 尿素呼气试验评估幽门螺杆菌根除率，琼脂稀释法判断幽门螺杆菌对抗生素的耐药。

实验结果表明，两组的根除率没有显着差异，优化二联疗法在幽门螺杆菌初治患者中的疗效等同于铋剂四联疗法，且副反应更小，成本更低。兰春慧介绍，该临床研究也证实优化的二联疗法不受人体 CYP2 C19 基因多态性和抗生素耐药的影响，因此，可推荐优化二联方案用于一线经验性治疗。

（2）国内有研究报道，在铋剂四联 10 天疗法后再继续使用铋剂治疗 14 天，对胃炎患者 Hp 根除无提高。另有研究显示，以国产雷贝拉唑为基础的四联疗法应用 10 天后，延长枸橼酸铋钾 21 天，Hp 根除率为 88.4% 而对照组为 81.7% 这提示延长铋剂治疗可能提高 Hp 根除率。

铋剂可在呈酸性环境的胃中形成牢固的弥散性保护屏障，覆盖于溃疡面上，阻止胃酸、胃蛋白酶及食物对溃疡的侵袭；且该药可降低胃酶活性，促进黏蛋白的分泌及前列腺素释放，起到杀灭 Hp 和保护胃黏膜的作用。此外，铋剂还可以在 pH 等于 5 的酸性环境中发挥直接杀灭 Hp 的作用。

第九节　幽门螺杆菌根除治疗后再感染预防

感染 Hp 后，机体一般难以自行清除，多造成终生感染，因大多数抗菌药物在胃内低 pH 值环境中的活性降低，却不能穿透黏液层到达细菌处，导致 Hp 根除治疗后极易复发。

近有研究，纳入的 803 例患者中，共有 721 例完成随访，其中，63 例出现再感染，3

年的感染率为 8.7%。

Hp 再燃主要是由于根除治疗不彻底,隐藏在组织深处或被药物暂时抑制活力的菌株在停药一段时间后重新繁殖,其发生早于再感染。研究选取根除疗法停药 1 年后经复查仍保持阴性者作为再感染的随访对象,以避免再燃与再感染的混淆。

吸烟和饮酒均能引起血管收缩,影响胃黏膜血供和细胞修复能力,且吸烟可刺激胃酸分泌,诱发消化道溃疡,可能为引发 Hp 感染和再感染的重要原因。

饮茶以及咖啡等生活习惯与 Hp 感染以及再感染之间的关系,目前尚无定论。经常饮用咖啡,可能为导致 Hp 再感染的危险因素。

近年研究认为,消化系统疾病史和口腔卫生为 Hp 再感染的危险因素之一。

国外有研究表明,大量摄入益生菌乳杆菌和水果、蔬菜来源的抗氧化剂(维生素 C)能降低 Hp 再感染风险。

研究发现,适量食用发酵乳制品可使 Hp 再感染风险下降 59%,适量食用水果和经常食用蔬菜可使 Hp 再感染风险分别下降 67% 和 46%。

国内研究:

(1)第一年再感染率为 1.01%,第 2~5 年的 Hp 累积(年)再感染率分别为 3.96%(2.91%)、8.15%(4.24%)、8.96%(0.81%)、9.81%(0.42%)。Hp 根治后的人群存在再次感染 Hp 的可能性,前 3 年其 Hp 再感染的可能性随时间的延长而增加,而 3 年后的再感染率维持相对稳定。

(2)预防感染,对高危的幼儿,尽量分餐,不口对口喂食,并且勤洗手,注意餐具卫生,不饮生水,不吃生食等。成人不是感染高危人群,但要重视手、食物和餐具的卫生。

(3)有研究提出预防措施:①采用分餐制或用公筷。②家人间也要注意避免互相夹菜,以免幽门螺杆菌互相传染。③大人把食物嚼了或咬下来再喂孩子的做法要避免。④有高温消毒功能的碗柜可以杀死幽门螺杆菌,或者洗碗时将餐具用开水煮一会儿也可。

第十章
胃息肉与胃肿瘤

第一节　胃肠息肉及息肉病

胃息肉是指发生于胃黏膜表面隆起性肿物的总称，由胃黏膜上皮增生所致，多为单发或散发，息肉遍布全胃或大部分胃黏膜，通常称为"弥散性息肉病"。对胃息肉患者，特别是多发息肉，要注意是否有克－卡综合征（Canadn-Cronkhite 综合征）、黑色斑－胃肠道息肉病（Peutz-Jepber 综合征）、家族性息肉病（Familjal Polyposis）、Gardner 综合征、广泛性青年息肉病（generalized juvenile polyposis）等息肉病存在。

一、家族性息肉病

家族性息肉大多在青年期发病，息肉多见于直肠和结肠，也可见于胃及十二指肠，病理组织学腺瘤性，恶变率高。

息肉主要症状是便血、贫血及体重减轻。1950 年 Gardner 发现本病有结肠外病变，又将本病单列为 Gardner 综合征。表现：①骨瘤：多见于颅骨及下颌骨、上颌骨，常为多发。②表皮样囊肿：常发生于面部、头皮、肩部及四肢。③牙齿异常：阻生齿、齿囊肿、多生长牙等。④结肠外恶性肿瘤：较常见于壶腹部、甲状腺、肾上腺、卵巢。⑤易合并视网膜色素上皮增生。但仍以软组织肿瘤及骨瘤多见。

二、Turcot 综合征

本病 1959 年由 Turcot 等报道，特征并发结、直肠息肉病和中枢神经原发性肿瘤。

Turcot 综合征被描写为神经系统胶原细胞瘤－腺瘤综合征，20 岁发病，脑部肿物引起头痛、晨吐、复视以及结肠息肉引起腹泻、便秘。息肉沿全结肠分有 20~100 个，直径＞3cm，并发结肠癌。

Turcot 综合征中，10 岁以内，息肉极少超过 100 个；10 岁以后可多于 100 个，但总数少于 200 个。

三、Peutz-Jeghers 综合征

本病又称黑色素斑－胃肠多发性息肉综合征，曾称黑斑性息肉，简称 PJS。

本病是一种家族性非肿瘤性胃肠息肉病，常染色体显性遗传。黑色素斑是主要特征之一，多见口唇、口腔黏膜和手足掌侧等处，呈褐色或深褐色。息肉可分布于全消化道，以胃、小肠和大肠居多，数目由数十个至数百个不等，大小不一，形态多有蒂息肉，系分叶状。病理特征是错构瘤。南方医科大学南方医院统计幼年性息肉 882 例癌变 3 例。

四、Cronkhite–Canada 综合征（CCS）

本病又称胃肠道息肉病 – 皮肤色素沉着 – 秃发 – 指（趾）甲萎缩综合征，病因不明，多数认为是获得性非遗传性疾病。国内外均有个案报告，日本报告病例较多。

息肉分布在胃、小肠、结肠和直肠，大小不等，大者可达 2~3m，息肉有蒂，亦可无蒂，组织学分类为错构瘤息肉，具有幼年息肉特点。

本病发病年龄是在中年之后，临床表现为胃肠道多发性息肉、指（趾）甲萎缩、脱发、皮肤色素增多、慢性腹泻、体重减轻和营养不良等。

本病约有 16.5% 伴有肠癌，1997 年 NaKat su bo 总结世界文献报道 280 例，并发结直肠癌占 34 例（12.4%）需定期随访。

五、广泛性青年息肉病

本病为遗传病，其特点是胃、小肠、结肠和直肠有广泛的多发性息肉而不伴皮肤改变，无恶变。

六、幼年性结肠息肉与幼年性结肠息肉病

（1）幼年性息肉：属错构瘤性息肉，以 4 岁及 18~22 岁呈现两个高峰，70%~80% 为单发息肉，也有多发，80% 息肉位于直肠、乙状结肠。

（2）幼年性息肉病：常在大肠内散在 10 个以上甚至几百个以上息肉，本病在胃内分布多在窦部或全胃，家族性息肉多在贲门。

七、研究报道

（1）Peutz–Jeghers 综合征研究进展：PJS 以广泛分布的皮肤黏膜黑斑和胃肠道多发息肉为临床特征。PJS 黏膜黑斑多呈浅棕色，颜色均匀，通常小于 5mm，常见于唇、齿龈、颊黏膜、口、鼻、眼周围，也可分布于小阴唇、龟头等外生殖器。目前尚无 PJS 患者皮肤黏膜色素沉着恶变的报道。

PJS 息肉分布于全消化道，最常见于小肠，其次为结直肠、胃，其中小肠息肉检出常见部位依次为近段小肠（十二指肠和空肠上段）、中段小肠、远段小肠。息肉随着年龄增

长而逐渐生长。

PJS 的治疗药物以选择性环氧化酶 -2（COX-2）抑制剂和雷帕霉素为代表。

王石林等针对性地对 PJS 患者采用局部治疗（内镜）+ 解救治疗（手术）+ 预防治疗的临床综合治疗模式，即首先对 PIS 患者进行内镜检查和治疗，对镜下治疗困难者或出现并发症者进行开腹手术，随后再口服塞来昔布治疗 6~9 个月。初步证明这种临床综合治疗模式对 PJS 的治疗是积极、安全、有效的，可为 PJS 的临床规范性治疗提供有益的参考。

（2）3 种常见类型胃息肉的分布：胃息肉源于胃黏膜层或黏膜下层，常见增生性息肉、胃底腺息肉和炎症性息肉。女性发病率高于男性。增生性息肉和胃底腺息肉常见，炎症性息肉较少，胃体、胃底和胃窦是这 3 种类型胃息肉的好发部位。

增生性息肉和炎症性息肉与 Hp 感染的关系更为密切。

（3）胃多发息肉内镜与病理学特征：胃多发息肉与单发息肉的内镜及病理学特征无显著性差异，提示二者发病原因可能相同。

（4）胃多发性胃息肉常见的病因：①疾病引起，比如心力衰竭、肝硬化合并门脉高压，以及长期营养不良，慢性胃炎等。②免疫因素。③物理因素，长期饮浓茶、烈酒，同时在饮食上总是食用过热、过冷、过于粗糙食物等。④化学因素，日常生活长期服用阿司匹林、吲哚美辛等非甾体类消炎药，建议逐一排查，特别是免疫因素。

（5）胃息肉大体上可以分为胃底腺息肉、腺瘤性息肉、增生性息肉、特殊胃息肉这几种。①腺瘤性息肉：占胃息肉的 10%~25%，癌变率高，可达 30%~58.3%，尤其瘤体较大（＞2cm 的广基息肉）、绒毛状腺瘤、伴异型增生者恶变率更高。②增生性息肉：大部分胃息肉属于这一种，一般不会癌变，但是可能会带来消化道症状；有 0.4%~1.76% 的癌变概率。根除幽门螺杆菌后，大约 40% 会完全消退。③胃底腺息肉：又叫 Elster 囊肿，分散发性和家族性两种。前者可能和长期用"质子泵抑制剂"（拉唑类药物）有关，是没有幽门螺杆菌感染的标志之一，异型增生灶发生率＜1%，所以基本不会癌变。后者 25%~41% 会发生不典型增生，所以癌变率较高。两者在内镜下难以区别。④特殊胃息肉（比较少见），错构瘤性息肉：多发于胃窦，常为单发，无恶变倾向。⑤家族性息肉病：胃部的多发于胃窦，约 5% 为腺瘤性；50%~90% 患者存在于十二指肠腺瘤和壶腹部腺瘤，多为恶性。

（6）胃息肉的分类：

1）形态学分类：山田分型：日本的山田将胃内隆起性病变按其形态的不同，不论其性质将其分为 4 型。Ⅰ型：呈丘状，隆起的起势部较平滑而无明确的境界；Ⅱ型：呈半球状，隆起的起势部有明确的境界；Ⅲ型：有亚蒂，隆起的起势部略小，形成亚蒂；Ⅳ型：有蒂，隆起的起势部有明显的蒂部。

中村分型：中村则按息肉的形态和组织学改变将其分为 3 型。Ⅰ型：最多，一般直径不超过 2cm，多数有蒂，也可无蒂，表面比较光滑，呈颗粒状、乳头状或绒毛状，色泽与周围黏膜相同，也可呈暗红色，多见于胃窦部；Ⅱ型：多见于胃窦部与胃体交界处，息肉顶部常发红、凹陷，是由于反复的黏膜缺损，再生修复而形成，合并早期胃癌最多；Ⅲ型：呈平盘状隆起、即息肉部位较周围黏膜稍隆起，但不超过黏膜厚度的 2 倍。

巴黎分型：根据 Paris 分类，若息肉样病变的高度是相邻黏膜厚度的 2 倍，则将其归类为 Paris 0-1，并可进一步分为有蒂（Paris 0-Ip：有窄基）和无蒂（Paris0-Is：基部和顶部直径相同）息肉，中间形式为半有蒂息肉（Paris 0-Isp）。

2）组织学分类：根据世界卫生组织分类，增生性息肉（HPs）、腺瘤性息肉（APs）和胃底腺息肉（FGP）是胃息肉最常见的 3 种亚型。

HPs：HPs 是隐窝上皮细胞炎性反应性增生，表现为腺体隐窝增生延长、扭曲或囊状扩张、排列紊乱、间质内有少量炎性细胞浸润。周围胃黏膜表现为慢性胃炎伴幽门螺杆菌感染，并可观察到不同部位的肠化生或异型增生。

APs：APs 是一种肿瘤，内衬着异型增生的上皮细胞，这些上皮细胞可能含有异型增生的杯状细胞、壁细胞和潘氏细胞。

FGP：FGP 由扩张的胃底泌酸腺组成，内衬有组织紊乱的扁平壁细胞、主细胞或颈黏液细胞，表面则内衬正常的胃凹上皮，周围胃黏膜无萎缩性胃炎或肠上皮化生。

（7）流行状况：胃息肉的发病率为 1.0%~6.4%，且近 10 年间胃息肉发病率呈上升趋势，在不同时间、不同地区，胃息肉的发病率差异较大。

1）流行病学：胃息肉多位于胃体、胃窦，分别占比约为 37.3% 和 35.3%，且以单发多见。息肉一般体积较小，直径多＜ 1cm，直径＞ 2cm 的息肉占比仅约 15.0%；在山田分型方面，山田Ⅰ型和Ⅱ型最多见，约占 50.3%，Ⅳ型最少。

2）病理分型：①以往以 HPs 占比高。②近年 FGP 检出率逐渐高于 HPs。

对于这变化，有研究 FGP 与长期使用 PPI 有关，HPs 减少与 Hp 根除有关。

研究表示，若胃息肉呈多发性、直径较大、上皮存在异型改变、周边黏膜色泽异常等，可增加癌变风险。FGP 几乎不会发生恶变，HPs 极少发生恶变，而 APs 已被公认为是癌前病变。

第二节　胃黄色瘤

胃黄色瘤（GX）是吞噬类脂质的巨噬细胞在胃黏膜局灶性聚集形成的瘤样增生，是胃黏膜局部脂代谢障碍引起的病变，又称胃黄斑瘤或脂质岛。此病于 1910 年首先报道，随年龄增长而增加，好发于 50 岁以上患者，以男性多见。

病因尚不清楚，可能与慢性炎症刺激、原发性高脂血症、继发性高脂血症、糖尿病、幽门螺杆菌感染等相关。

一、胃镜检查

胃镜下见胃黏膜呈黄色或黄白色、稍高出黏膜面的平坦小斑块，病灶通常较小，直径5~10mm，圆形或椭圆形，边界不整清晰，可单发也可多发，以胃窦部多见，其他部位亦可发生。

光镜下胃黏膜固有层内聚集呈巢团分布的泡沫细胞，过碘酸雪夫、爱辛蓝、苏丹Ⅲ染色均呈阳性。组织学检查：可见黏膜固有层成片含有中性脂肪的泡沫样细胞集聚为特点，聚集的吞噬细胞，胞质丰富，内含透明脂质，核小，多居中，少数偏位。

二、治疗

尽管没有直接证据证明黄色瘤的泡沫样细胞可以直接导致胃癌的发生，但胃黄色瘤是胃癌发生的高危因素，应尽早摘除，大部分患者经胃镜下活检可一次性去除，直径较大者可分部位、分次去除，也可用氩离子凝固术、内镜黏膜下切除术、射频、微波烧灼等方法去除，同时应积极治疗伴发病。

三、研究报道

（1）胃黄色瘤（GX）相关危险因素的分析：黄色瘤在全消化道均可见到，部分学者认为胃窦部的蠕动较多，受食物的物理刺激亦较多，可引起局部组织明显增殖，以及淋巴回流受阻致脂蛋白堆积，被巨噬细胞吞噬后形成泡沫细胞，大量泡沫细胞聚集形成黄色瘤。

近年来越来越多的研究发现，GX与胃癌的发生有关。有研究发现GX组的LDL（低密度脂蛋白）水平较非黄色瘤组高，多因素分析结果提示LDL与GX显著相关，且为独立危险因素。

部分研究提示增生性息肉、萎缩性胃炎、胃黏膜肠上皮化生、胆汁反流性胃炎均与GX有关。

（2）胃黄色瘤及幽门螺杆菌核酸联合分型检测与胃良性疾病严重程度之间的关系：Hp核酸联合分型检测将胃黏膜活检组织进行石蜡包埋、切片（厚度4~6μm），取5~10片病理组织切片提取DNA.Hp核酸联合分型检测严格按照Hp核酸检测、Ⅰ型Hp（CagA基因）核酸检测试剂盒（北京新基永康生物科技有限公司生产，荧光聚合酶链反应法）说明书操作。Hp感染结果判定标准：①HpⅠ型：Hp核酸检测结果阳性且CagA核酸检测结果阳性。②HpⅡ型：Hp核酸检测结果阳性且CagA核酸检测结果阴性。③Hp阴性：Hp核酸检测结果为阴性。

Hp核酸检测方法的优势在于敏感性和特异性较高，检测结果不受患者用药（质子泵抑制剂、抗生素等）影响，而且可以同时对Hp进行定性和定量分析，在Hp数量较少的情况下，可检测出细菌培养、组织切片染色、呼气试验、快速尿素酶试验等方法检测不到

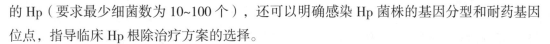

的 Hp（要求最少细菌数为 10~100 个），还可以明确感染 Hp 菌株的基因分型和耐药基因位点，指导临床 Hp 根除治疗方案的选择。

日本学者对 1832 例患者进行内镜随访观察发现，有胃黄色瘤的患者最终发生胃癌的概率明显高于无胃黄色瘤的患者。

（3）早期胃癌与黄色瘤：有研究表明，GX 是在胃黏膜萎缩及肠上皮化生的基础上发生。GX 在早期胃癌（ECC）中出现比率 27.4%，大于在非癌患者中出现的比率 1%，说明 GX 的出现与 ECC 的发生显著相关。

如果发现了 GX，一定要精查其周边的胃黏膜，可能在其周边会出现 ECC。

第三节　胃肠间质瘤

一、胃间质瘤

胃肠间质瘤（GIST）是消化道最常见的间叶源性肿瘤，可以发生在食管、胃、小肠、结直肠以及肠系膜、肝等部位，免疫学以 DOG1、CD117、CD34 阳性为主，c-kit 或 PDGFRA 基因功能获得性突变是重要的分子特征。

GIST 常发生在胃，发病率为 60%~70%，为胃间质瘤。大体病理表现为肿瘤直径 2~20cm 不等，边境界清楚，质硬肿块，切面呈灰白色或红棕色，囊性或实性，也可伴有坏死及黏液变性。

临床表现：男女之比为 2：1，中老年人中多见。常见临床症状有恶心、呕吐、上腹痛、贫血、肿块与上胃肠道出血等。间质瘤是一种交界性肿瘤，一般分为低度恶性和高度恶性。

二、胃平滑瘤与胃间质瘤

胃平滑肌肿瘤比较少见，约占胃肿瘤的 1%，起源于间叶组织，其中平滑肌瘤及平滑肌肉瘤约各占一半。胃平滑肌肉瘤对放射和化疗均不敏感，治疗以手术切除为主，其切除范围与胃癌手术相同。切除后的 5 年生存率为 35%~50%。

胃肠道间质瘤（GISTs）是一组主要发生于胃肠道的含有梭形细胞、上皮样细胞，高表达 CD117，可能起源于 Cajal 间质细胞的肿瘤。治疗的方法首选是手术切除，切除后，肿瘤复发的概率非常大，长的也快。这种肿瘤对放、化疗均不敏感。

三、胃肠间质瘤病理

（1）胃间质瘤的临床病理特征：GIST 是最常见的胃肠道间叶源性肿瘤，其发病与 c-kit

基因（80%~85%）、PDGFRA 基因（5%~10%）突变有关，少数与 V600E BRAF、SDH、NF1 突变有关。其确诊依靠病理学及免疫组化，CD117 及 CD34 同时表达阳性对 GIST 诊断有重要意义。

DOG-1 是目前公认的 GIST 最敏感、最特异的标记物（DOG1 是最近几年发现的一个 GIST 特异蛋白）。

CD117 目前被公认是 GIST 特征性的免疫表型标志，其阳性表达率为 95%，对诊断有良好敏感性和特异性。CD34 在 GIST 中的阳性表达率为 70%，特异性较差，在纤维原性肿瘤和肉瘤等间叶源性肿瘤中也有表达。平滑肌动蛋白（SMA）、结蛋白（desmin）阳性表达率分别为 40% 及 2%，是肌源性肿瘤标记物，阳性有助于肌源性肿瘤的鉴别。S-100 蛋白（S-100）阳性表达率为 5%，由神经鞘膜表达。

SMA（平滑肌肌动蛋白）（+）提示平滑肌肿瘤。

Des（结蛋白）（+）提示平滑肌、骨骼肌肿瘤。

ki67（增殖指数）2%~8% 提示恶性程度低。

符合低度恶性平滑肌肉瘤。

（2）胃肠道间质瘤（GIST）：GIST 是间叶组织来源肿瘤，起源于胃肠道 Cajal 间质细胞。

1）发生于胃体或胃底多见，胃窦少见。

2）较局限的生长特点，肿瘤多呈向腔内、腔外、腔内外生长，圆形或类圆形软组织，肿块，表面可伴有溃疡形成。

3）低度恶变：一般直径多小于 5cm，形态较规则，密度均匀，偶见点状钙化，与周围器官或组织分界较清，或轻度占位效应，极少侵犯临近器官或组织。

4）恶性间质瘤：直径多大于 5cm，腔内外生长、形态欠规则，肿块密度多不均匀，常伴有出血、坏死、囊变，与周围器官或组织分界欠清晰。分隔状强化多为恶性且预后较差，多发性胃间质瘤预后较差。

5）多数来诊时肿瘤体积小于 2cm，生物学属性上倾向良性。

四、研究报道

80%~90% 的 GIST 可发生酪氨酸激酶受体（KIT），或者血小板源性生长因子受体 α（PDGFRA）基因突变，与肿瘤的发生、发展相关。而酪氨酸激酶抑制剂（KITs）可抑制相关信号，对 GIST 起治疗作用。

1）野生型 GIST：KIT 和 PDGFRA 突变阴性。从基因分析，75% 患者未见染色体失衡现象，本型占 10%~15%。

2）突变型 GIST：肿瘤抑制因子表达下降。

结论：野生型与突变型的发病机制不同。

治疗：①孤立性可切除。②靶向药物，甲磺酸伊马替尼、舒尼替尼、瑞戈非尼。据统计，甲磺酸伊马替尼对野生型有效率为 14%，总有效率 60%~80%。③新型药物，帕唑帕尼，可明显提高甲磺酸伊马替尼合并舒尼替尼耐药的 GIST 者。还有达拉菲尼。

五、病例介绍

病人因"头晕 1 周，排黑便 2 天，晕厥 53 小时"入院。当时拟"上消化道出血查因"行胃镜及超声内镜检查，以"十二指肠降段占位病变，考虑间质瘤可能"，即予急诊手术治疗。

术中见"距幽门约 5cm，肿物大小 2cm×3cm，质中，突出肠壁外，浆膜未见破溃、坏死等，未及明显肿大淋巴结，腹腔无渗液。予切除肿物，术中可见肠管有数个钛夹，肿物肠腔表面可见血管显露，切除肿物，结扎血管，充分止血。探查腹腔未见异常"。

病理手术标本组织一块，黏膜下可见直径 3.5cm 结节，有完整包膜。光镜：由立方形、多角形细胞构成，局部呈梭形细胞；胞界清楚，细胞较大；胞浆红染，核圆形、卵圆形，位于细胞中央或略偏位，可见小核仁；类似上皮性细胞；细胞排列紧密。肿瘤细胞有一定异型性。可见个别核分裂；瘤组织内血管较为丰富；局部肿瘤组织变性坏死。免疫组化：Vimentin（+++）、CD34（+）、C-Kit（+++）、Desmin（−）、SMA（−）、S-100（−）、Ki-67 散在阳性。AFP、CEA 阴性。

术后 3 月复查钡餐胃体大弯侧切迹，占位病变待排。建议胃镜检查。胃动力差。

胃镜：十二指肠间质瘤术后改变，慢性浅表性胃炎胃窦为主。上腹部 CT：十二指肠间质瘤切除术后改变，局部未见肿瘤复发。肝、胆、胰、脾 CT 平扫及增强未见异常。

对 CD117 阴性病例的处理：

（1）组织学表现符合典型 GIST、CD117 阴性病例的处理：对于组织学符合典型 GIST、CD117 阴性的肿瘤，应检测存在 c-kit 或 PDGFRA 基因的突变以辅助诊断。检测基因突变的位点至少应包括 c-kit 基因第 11、9、13 和 17 号外显子以及 PDGFRA 基因第 12 和 18 号外显子。由于大多数 GIST（65%~85%）的基因突变发生在 c-kit 基因第 11 号外显子或第 9 号外显子，因此可优先检测这两个外显子。对于以上 6 个突变常见的外显子的检测，推荐采用 PCR 扩增，直接测序的方法。

（2）组织学表现符合典型 GIST、CD117 阴性，且无基因突变的病例的处理：对组织学符合典型 GIST、但 CD117 阴性、且无突变的病例，在排除其他肿瘤（如平滑肌肿瘤、纤维瘤病和神经源性肿瘤等）后也可做出 GIST 的诊断。

第四节 胃肠道钙化性纤维性肿瘤

胃肠道钙化性纤维性肿瘤（CFT）是一类少见的良性病变，以出现稀疏分布的纤维母细胞、大量透明变的胶原，伴砂粒体或营养不良性钙化及炎性细胞浸润为特征。

既往文献报道，CFT 的好发部位为皮下及深部软组织，表现为局部缓慢增长的无痛性结节，也可以发生于胸膜、腹膜、肠系膜、纵隔及实质脏器。随着临床医师对本病的认识及影像学技术的发展，近年来发现，CFT 多发生于胃肠道。国外有多篇文献总结了较多样本量的 CFT 的临床病理特点，最大宗的文献报道是 Chorti 等统计的 157 例 CFT（复习1993~2015 国内外文献报道的病例），其中发生于胃肠道者病例最多（43 例），尤以胃多见（29 例）。

一、组织学起源及发病机制

CFT 的组织学起源及发病机制尚不明确。Chorti 等结合既往文献，总结了 3 个可能的观点：①有学者发现 CFT 与炎症性肌纤维母细胞瘤（IMT）在形态及免疫表型上有重叠，因此认为 CFT 可能是 IMT 晚期胶原化阶段。② CFT 发生可能与基因或胚胎发育因素有关，因为多数病例发生于儿童，并且 Fukunaga 等（1997）在其报道的病例中检测到了 DNA 多倍体。③ CFT 可发生于多个器官，但最常见于胃肠道，因为胃肠道与外界坏境相通，容易受到外界因素或不良饮食的刺激，导致消化道黏膜的创伤。因此推测其发生可能是一种反应性的炎症过程。

根据 Chorti 等统计的 157 例 CFT 平均年龄 33.58 岁（5 周至 84 岁），男女比例为 1∶1.27，女性发病率略高；而发生于胃肠道的病例，平均年龄 53.5 岁（22~77 岁），男女比例为 1∶1，也证明了胃肠道 CFT 多发于中老年人。本组病例平均年龄 35 岁（20~43 岁），男女比例为 1∶2，与 Chorti 等文献报道略有不同，可能与样本量小有关。Chorti 等的文献报道，胃肠道 CFT 临床症状为消化不良，胃肠胀气，恶心、呕吐等。本组 6 例胃肠道 CFT，均表现为上腹部不适、腹胀，恶心、呕吐等，与 Chorti 等文献报道一致。

二、胃镜及影像检查

胃肠道 CFT 的胃镜表现为黏膜下层球形、半球形或息肉状隆起，表面黏膜光滑。Chorti 等统计的病例中有 29 例发生于胃，其中 7 例（7/29）出现黏膜溃疡；超声内镜提示黏膜下低回声占位，内部回声尚均匀，来源于固有肌层可能。腹部 CT 显示类圆形稍高密度肿块影。本组病例内镜及影像学表现均与 Chorti 等的文献报道一致。胃肠道 CFT 内镜表现与间叶源性肿瘤相似，特别容易误诊为消化道好发的胃肠道间质瘤（GIST）。

三、胃肠道 CFT 的病理学特点

大体观察：肿块边境界清楚，无明显包膜。Chorti 等统计的文献中，肿瘤直径为0.1~25.0cm，平均直径 4.6cm。肿瘤切面呈灰 – 灰黄色，实性，质韧，部分病例切面有明显沙粒感。

四、鉴别诊断

（1）胃肠道间质瘤（GIST）。 GIST是消化道最常见的间叶性肿瘤，其胃镜表现与CFT相似，而CFT少见，临床极易将CFT诊断为CIST。镜下CIST也可出现玻璃样变性伴钙化，但缺乏砂粒体性钙化及淋巴细胞，浆细胞浸润，并且CIST肿瘤细胞排列密集，免疫组化常表达CD117、DOG-1及CD34。CFT少数病例也可以表达CD34，但为局灶表达，GIST肿瘤细胞CD34弥漫表达；本组病例肿瘤细胞排列稀疏，可见砂粒体性钙化，且CD117、DOG-1及CD34均为阴性，可以排除该诊断。

（2）炎症性肌纤维细胞瘤（IMT）。IMT多见于肺、肠系膜、胃及大网膜，影像学表现为密度大致均匀的低密度肿块影。组织态上与CFT有重叠，有梭形的纤维母细胞、肌纤维母组泡，其间可见大量炎性细胞浸润，主要为淋巴细胞、浆细泡、组织细胞、嗜酸性粒细胞和中性粒细胞，部分区域红胞稀少，间质玻璃样变性。偶见钙化小体。梭形细胞表达肌源性标记物，如Actin、Desmin，约半数以上病例表达ALK。

第五节 神经内分泌肿瘤

1914年，Pierre Masson发现类癌细胞具有内分泌功能。进一步研究发现类癌细胞具有异质性，可以分泌多种激素，同时又具有一致性，如都能分泌嗜铬粒蛋白（Cg）A和突触素。

一、疾病定义

神经内分泌肿瘤（NENS）是一类起源于肽能神经元和神经内分泌细胞、能够产生生物活性胺和（或）多肽激素的异质性肿瘤。可发生于全身多种器官和组织，既有表现为惰性、缓慢生长的良性肿瘤，也有低度恶性的肿瘤，也有高转移性显著恶性的肿瘤，是一大类肿瘤的统称。

二、我国流行情况

神经内分泌肿瘤是一类少见疾病，但其发病率正逐渐增高。近年来，由于临床诊断水平的提升及影像学检查的发展，其检出率亦不断上升。

我国消化系统神经内分泌肿瘤患者最常见的原发部位为胰腺，其次为直肠和胃，小肠神经内分泌肿瘤相对欧美白人少见。

Wang等回顾总结了1957~2012年间中山大学第一附属医院诊治的178例GEP-NEN

资料，也以 PNENS 最多，共 62 例；其次是直肠 NEN，共 36 例。

三、根据分泌过量激素分类

根据是否分泌过量激素及患者是否表现激素相关临床症状，可将神经内分泌肿瘤分为功能性神经内分泌肿瘤与非功能性神经内分泌肿瘤。其中，以功能性神经内分泌肿瘤多见，常见的有胰岛素瘤、胃泌素瘤、胰高血糖素瘤，较少见的有血管活性肠肽瘤、胰多肽瘤、生长抑素瘤、异位促肾上腺皮质激素瘤等。

四、根据分化程度分类

将分化程度高的命名为神经内分泌瘤（NET）分化程度较差的命名为神经内分泌癌（NEC）。

五、根据发生的部位分类

（1）胰和胃肠来源神经内分泌肿瘤。
（2）肺神经内分泌肿瘤。
（3）垂体神经内分泌肿瘤。
（4）头颈部（包括甲状腺及甲状旁腺）神经内分泌肿瘤。
（5）乳腺神经内分泌肿瘤。
（6）泌尿生殖系统神经内分泌肿瘤。
（7）肾上腺和副神经节神经内分泌肿瘤。
（8）皮肤神经内分泌肿瘤。

六、神经内分泌肿瘤分瘤和癌

瘤分 G1（类癌）和 G2。G3 指癌，G3 分级是指肿瘤异性细胞大于 20% 或者 ki67 大于 20%。G3 定义为高增殖活性神经内分泌瘤，分裂指数和 ki67 大于 20%。这类肿瘤包括 ki67 小于 60% 的一部分，生物特性趋近 G2 的高增殖神经内分泌瘤，其生物学特性和治疗办法不同于另一部分 ki67 大于 60% 的神经内分泌癌（NEC）。神经内分泌肿瘤（NENs）分 G1、G2、G3（一部分神经内分泌瘤 NET 和神经内分泌癌 NEC）。

七、对 NEN 再认识

NENS 是一类起源于干细胞且具有神经内分泌标记物、能够产生生物活性胺和（或）多肽激素的肿瘤。其中，胃肠胰神经内分泌肿瘤（GEP-NENS）主要发生在消化道或胰腺，能产生 5- 羟色胺代谢产物或多肽激素，如胰高血糖素、胰岛素、胃泌素或促肾上腺皮质激素等。如果肿瘤分泌的激素能引起相应的临床症状，归为功能性 NENs。如果血和尿液中可以检测到胰多肽（PP）等激素水平升高，却无相关症状即使存在肿瘤压迫的表现，通常归为无功能性 NEN。长期以来，由于临床医师对 NEN 的认识不足，导致此类疾病常常成为"疑难杂症"。

神经内分泌肿瘤（NEN）诊断率提高，通过测定外周循环标志物协助判断肿瘤是否具有功能性，并利用影像学手段判断定位，依赖病理结果可最终确诊 NEN。

胃肠胰神经内分泌肿瘤（GEP-NENS），多数无功能性 GEP-NEN，临床表现不典型，包括消化不良、纳差、腹痛、腹胀、早饱等，导致漏诊。

目前诊断 NEN 肿瘤标志物：①嗜铬粒蛋白 A（CgA），是目前 NEN 中最常用、最具临床意义的肿瘤标志物。②突触素。此外还有影像学检查和病理学检查。

八、胃神经内分泌肿瘤

WHO 将胃神经内分泌肿瘤（G-NETS）分为：G1、G2、G3、混合性腺神经内分泌癌。

正常胃黏膜分布着三大类调节胃酸分泌的神经内分泌细胞，包括 G 细胞、ECL 细胞和 D 细胞。其中 G 细胞可以分泌胃泌素，作用于 ECL 细胞，刺激 ECL 细胞分泌组胺，从而刺激胃酸分泌，同时持续升高的胃泌素也会刺激 ECL 细胞增生。D 细胞则分泌生长抑素，抑制 G 细胞分泌胃泌素，从而抑制胃酸分泌。

Ⅰ型胃神经内分泌肿瘤是胃神经内分泌肿瘤中最常见的类型，占 70%~80%，其发病机制为：各种原因（最常见的原因是自身免疫性）导致的慢性萎缩性胃炎基础上出现胃酸缺乏，反馈性引起胃窦部位的 G 细胞分泌过多的胃泌素，血中持续升高的胃泌素可促使分布于胃体或胃底的 ECL 细胞增生，进而瘤变，从而产生Ⅰ型胃神经内分泌肿瘤。

Ⅱ型胃神经内分泌肿瘤较罕见，其发病也与血中胃泌素水平过高有关，但这种升高的胃泌素是来自于胃泌素瘤，胃泌素瘤是另一类神经内分泌肿瘤，好发于十二指肠和胰腺，这种肿瘤可以不受任何调控地分泌过多的胃泌素，这些异位产生的胃泌素一方面刺激胃酸过多分泌，造成胃壁肥厚，甚至多发溃疡，另一方面也能促使胃 ECL 细胞增生瘤变，这样基础上产生的胃神经内分泌肿瘤称为Ⅱ型胃神经内分泌肿瘤。胃泌素瘤本身既可以是散发的，也可以是多发性内分泌腺瘤Ⅰ型（简称 MEN-1，一种由 MEN-1 基因突变引起的常染色体显性遗传性疾病）的一个组成部分。

Ⅲ型胃神经内分泌肿瘤与Ⅰ型和Ⅱ型的发病机制不同，与高胃泌素血症或其他胃基础疾病无关。

临床表现：

Ⅰ型胃神经内分泌肿瘤，胃镜下表现为息肉样病变或者黏膜下肿物，直径多小于1cm，病理分级多为 G1，好发于胃体或胃底，常合并自身免疫性萎缩性胃炎并存在胃酸缺乏和高胃泌素血症。

Ⅱ型胃神经内分泌肿瘤胃镜下表现为胃黏膜的肥厚、水肿，甚至溃疡，多发息肉样或者黏膜下病变，病理分级多为 G1 和 G2。胃酸和胃泌素水平均明显升高。临床发现Ⅱ型胃神经内分泌肿瘤，要进一步去寻找导致高胃泌素水平的胃泌素瘤存在其他部位。

Ⅲ型胃神经内分泌肿瘤无高胃泌素血症，胃镜下肿瘤常为单发，直径多大于 1cm，呈息肉样或溃疡型病变，病理分级可以为 G1、G2、G3。

九、直肠神经内分泌肿瘤

本病是起源于胚胎神经内分泌细胞的一种肿瘤，可以通过病理来进行诊断或者从免疫组化的角度来诊断。直肠神经内分泌肿瘤可引起一些相应的症状，患者常会出现心慌、血压升高、分泌物增多等症状。患者在确诊后可通过手术、介入治疗、药物治疗以及局部放疗等方法进行治疗。一般情况下，早期治疗能够取得较好的疗效。

直肠神经内分泌肿瘤的临床表现，与肿瘤的大小、部位及转移范围密切相关，直肠神经内分泌肿瘤无转移，肿瘤较小，可无症状。临床所见直肠神经内分泌肿瘤多在 2cm 以内，无临床症状，常因其他原因行肠镜检查。随着肿瘤的增多，可能出现局部刺激症状，如排便次数增多、排便不尽感等。如果肿瘤破裂，粪便中可能有血。

第六节　类癌

病例介绍：84 岁男性，因反复咳嗽咳痰 30 年、皮肤结节瘙痒 6 个月，胸痛 5 天，无咯血而收住，胸片见左胸部中段偏外侧一乒乓球大小肿块，与 4 个月前胸片肿块对比增大一倍。体检见面部潮红，如饮酒状外观，全身皮肤散在皮损，有抓痕。

查房时，邱主任检查后，认为肺部肿瘤有肺类癌可能。

一、类癌

类癌是一组发生于胃肠道和其他器官嗜铬细胞的新生物，其临床、组织化学和生化特征可因其发生部位不同而异。

此种肿瘤能分泌 5- 羟色胺（血清素）、激肽类、组胺等生物学活性因子，引起血管运动障碍、胃肠症状、心脏和肺部病变等。

Arrigoni 等根据细胞的分化程度将其分为典型类癌（TC）、非典型类癌（AC）及小细胞癌（SCLC）。1985 年，Paladugu 等提出侧重组织学的分类方法，即将类癌分为三级：K 细胞型，即 TC；K 细胞Ⅰ型，即 AC；K 细胞型，即 SCLC，恶性程度逐渐增高。

（1）典型类癌（TC）：多发于大气管内，呈孤立的、息肉样包块，亦可侵犯管壁，甚至肺实质。40~50 岁者多发，Paladugu 报道男女比例为 1 : 1.9。

（2）非典型类癌（AC）：多发于外周部，表现为肺内圆形或卵圆形软组织密度结节阴影，轮廓光滑或分叶状，CT 值在 55~97HU，密度均匀。患者平均年龄较 TC 患者大。

（3）小细胞癌（SCLC）占肺癌的 10%~25%，男性多见，约占 80%。SCLC 多为中央型，常在段以上支气管壁浸润生长，并侵犯邻近肺实质，形成巨块，亦可发生于外周，呈孤立结节，纤维支气管镜活检常为阳性。

根据发生部位及特点，肺类癌可分为中央型、周围型及微瘤型。其临床表现可以有刺激性干咳、反复咳痰带血、胸痛、阻塞性肺不张、阻塞性肺炎、肺脓肿或无症状。

二、肺癌与肺类癌的不同性

（1）肺癌一般指的是肺实质部的癌症，通常不包含其他如胸膜起源的中胚层肿瘤或者其他恶性肿瘤如类癌、恶性淋巴瘤，或是转移自其他来源的肿瘤。

（2）肺类癌是一组发生于胃肠道和其他器官嗜铬细胞的新生物，其临床、组织化学和生化特征可因其发生部位不同而异，此种肿瘤能分泌 5- 羟色胺（血清素）、激肽类、组胺等生物学活性因子引起血管运动障碍、胃肠症状、心脏和肺部病变等，称为类癌综合征。

肺部类癌和其他来源于原始神经胚胎组织的肿瘤样，具有神经内分泌的特征。类癌可以发生于气管或支气管，原发于大气道的患者占一半。常见临床表现有咳嗽、血痰、喘鸣以及其他气道阻塞引起的症状，比如阻塞性肺炎的表现。

三、为什么疑类癌

左侧肺部肿块，似周围型，咳嗽、胸痛无咯血，皮损 6 个月，面部潮红，症状似 5- 羟色胺分泌及组胺分泌所致。引起皮肤潮红，皮肤黏膜可出现红斑，也可有荨麻疹样改变。有类癌综合征表现。

四、肺类癌

5-HT 约 90% 合成和分布于肠嗜铬细胞，通常与 ATP 等物质一起储存于细胞颗粒内。在刺激因素作用下，5-HT 从颗粒内释放、弥散到血液，并被血小板摄取和储存，储存量约占全身的 8%。5-HT 作为神经递质，主要分布于松果体和下丘脑，可能参与痛觉、睡眠和体温等生理功能的调节。中枢神经系统 5-HT 含量及功能异常可能与精神病和偏头痛等多种疾病的发病有关。

《胃肠胰内分泌肿瘤诊断进展》：Pierre Masson 发现类癌细胞具有内分泌功能。进一步研究发现类癌细胞具有异质性，可以分泌多种激素，同时又具有一致性，如都能分泌嗜铬粒蛋白（Cg）A 和突触素。

五、胃肠类癌和类癌综合征诊断与治疗

（1）类癌如何诊断：通过手术切除肿瘤、内镜活检，或肝病灶穿刺活检等方式，取得组织，免疫组化 CgA、Syn 染色阳性，可以病理诊断。类癌患者化验肿瘤标致物 CgA 往往升高，它的水平与肿瘤大小密切相关。伴有类癌综合征的患者尿 5-HIAA 及血清 Serotonin 升高。奥曲肽扫描对发现类癌的原发部位及转移病灶很有用途。

（2）类癌的治疗方法：治疗目的包括切除肿瘤和控制症状。类癌最常见的部位是小肠，其次是阑尾，外科切除肿瘤是类癌主要的治疗手段。当类癌出现肝转移时，可以选择肝肿瘤切除术或肝动脉栓塞等治疗方法。

出现类癌综合征时，需要控制症状，目前可有效控制类癌综合征的药物有奥曲肽、兰瑞肽等。靶向治疗新药也在临床试验中，给类癌转移病人带来新的希望。

（3）疗效及病情变化如何监测：定期监测血中的 CgA、尿 5-HIAA 及血清 Serotonin。这些化验指标可反映体内肿瘤的进展情况，同时也可以用于监测治疗疗效。

第十一章
胃癌

第一节　胃癌综述

胃癌是最常见的消化道恶性肿瘤，起源于上皮，在胃的恶性肿瘤中，腺癌占 95%。男性居多，男女之比约为 2 : 1。发病年龄多属中老年，青少年较少；年龄在 40~60 岁者占 2/3，40 岁以下占 1/4，余者在 60 岁以上。全国平均年病死率约为 16/10 万（男性 21/10 万，女性 10/10 万），高发区可达（60~100）/10 万，低发区则在 5/10 万以下。

一、病因和发病机制

在正常情况下，胃黏膜上皮细胞增殖和凋亡间保持动态平衡，这是其结构完整和功能健全的基础。这种平衡有赖于癌基因、抑癌基因以及某些调节肽等的调控，一旦失控，癌基因被激活而抑癌基因被抑制，使增殖加快，DNA 损伤增加但得不到修复，产生非整倍体，而凋亡机制不能相应启动，使细胞获永生，则可能逐渐进展到癌。虽然胃癌的病因迄今未阐明，但已认识到多种因素会影响上述的调控作用，共同参与胃癌的发病。

（1）幽门螺杆菌感染：随着研究的深入，幽门螺杆菌（Hp）感染被认为和胃癌的发生有一定的关系。1994 年，世界卫生组织属下的国际癌肿研究机构（IARC）已将其列为人类胃癌的 I 类致癌原。大量流行病学资料提示，Hp 是胃癌发病的危险因素。在实验研究中，已成功地以 Hp 直接诱发蒙古沙鼠发生胃癌。Hp 具有黏附性，其分泌的毒素有致病性，导致胃黏膜病变，自活动性、浅表性炎症发展为萎缩、肠上皮化生和不典型增生，在此基础上易发生癌变。Hp 还是一种硝酸盐还原剂，具有催化亚硝化作用而起致癌作用。Hp 感染后若干年，甚至二三十年后可能诱发胃癌。

（2）环境因素：观察发现，从高发区移民到低发区定居者，第 1 代仍保持对胃癌的高易感性，第 2 代则有显著的下降趋势，而第 3 代发生胃癌危险性基本接近当地的居民。这提示胃癌的发病和环境因素有关，其中最主要的是饮食因素。流行病学家指出，多吃新鲜蔬菜、水果、乳制品，可降低胃癌发生的危险性，而多吃发霉粮食、霉制食品、咸菜、烟熏及腌制鱼肉，以及过多摄入食盐，则可增加危险性。如长期吃含高浓度硝酸盐的食物（如烟熏和腌制烟熏鱼肉、咸菜等）后，硝酸盐可在胃内被细菌的还原酶转变成亚硝酸盐，再与胺结合成致癌的亚硝酸胺。细菌可伴随部分的不新鲜食物进入胃内，慢性胃炎或胃部分切除术后胃酸分泌低也可有细菌大量繁殖。老年人因胃酸分泌腺的萎缩也常引起胃酸分泌低而利于细菌的生长。正常人胃内细菌少于 10^3/ml，在上述情况下细菌可增殖至 10^6/ml 以上，这样就会产生大量的亚硝酸盐类致癌物质。致癌物质长期作用于胃黏膜可致癌变。

（3）遗传因素：遗传素质对胃癌的发病亦很重要。胃癌的家族聚集现象，以及可发生于同卵同胞，支持了这种看法。而更多学者认为遗传素质使致癌物质对易感者更易致癌。

二、癌前病变和癌前状态

癌前病变是指易恶变的全身性或局部的疾病或状态，而癌前状态则是指较易转变成癌组织的病理组织学变化。据长期临床观察，胃癌的癌前病变有：①慢性萎缩性胃炎。②胃息肉，增生型者不发生癌，但腺瘤型者则能，广基腺瘤型息肉＞2cm 者易癌变。③残胃炎，特别是行 Billroth Ⅱ式胃切除术后者，癌变常在术后 15 年以上才发生。④恶性贫血，胃体有显著萎缩者。⑤少数胃溃疡患者。肠上皮化生和不典型增生被视为胃癌的癌前状态，胃黏膜可被肠型黏膜所代替，即所谓胃黏膜的肠上皮化生。肠上皮化生有小肠型和大肠型。大肠型又称不完全肠化，推测其酶系不健全而使被吸收的致癌物质在局部累积，导致细胞的不典型增生而可发生突变成癌。

三、病理

（1）胃癌的发生部位：胃腺癌的好发部位依次为胃窦（58%）、贲门（20%）、胃体（15%）、全胃或大部分胃（7%）。

（2）巨体形态分型：巨体形态分型可分为早期和进展期。早期胃癌是指局限而深度不超过黏膜下层的胃癌，且不论其有无局部淋巴结转移。进展期胃癌深度超过黏膜下层，已侵入肌层者称中期，如已侵及浆膜层或浆膜层外组织者称晚期。

1）早期胃癌：这类胃癌主要经由胃镜发现，多见，可占胃镜检出胃癌总数的50%以上，经内镜学者的努力，我国的早期胃癌检出率亦有所提高。病理上以肠型和浸润型形式出现，后者大多为低分化和未分化癌。

2）进展期癌：临床上较早期胃癌多见，形态类型仍沿用 Borrmann 分型法：Ⅰ型即息肉型，肿瘤向胃腔内生长隆起，不多见；Ⅱ型即溃疡型，单个或多个溃疡，边缘隆起，与黏膜分界清晰，常见；Ⅲ型，又称溃疡浸润型，隆起而有结节状的边缘向四周浸润，与正常黏膜无清晰的分界，最常见；Ⅳ型，又称弥漫浸润型，癌发生于黏膜表层之下，向四周浸润扩散，伴纤维组织增生，少见，如主要在胃窦，可造成狭窄，如累积整个胃，则使胃变成一固定而不能扩张的小胃，称皮革状胃（linitis plastica）。除上述 4 型外，后来还发现另一类型，即浅表扩散型，癌沿黏膜大面积扩散，主要位于黏膜和黏膜下层，但有局部病灶向肌层甚至向浆膜层扩散。

（3）组织病理学：按癌细胞的分化程度可将之分为分化良好、分化中等和分化差的组织学类型。按腺体的形成及黏液分泌能力，又可将之分为：①管状腺癌，分化良好，如向胃腔呈乳突状，称乳突状腺癌。②黏液腺癌，一般分化好，如所分泌黏液在间质大量积聚，称胶质癌；如果癌细胞含大量黏液而把细胞核挤在一边，称印戒细胞癌。③髓质癌，癌细胞堆积成索条状或块状，腺管少，一般分化差。④弥散型癌，癌细胞呈弥散分布，不含黏液也不聚集成团块，分化差。Lauren 按肿瘤起源，将之分成肠型和弥散型。肠型源于肠腺化生；弥散型源于黏膜上皮细胞，与肠腺化生无关。Ming 按肿瘤生长方式分成膨胀型和浸润型。

四、转移途径

胃癌有 4 种扩散形式：①直接蔓延扩散至相邻器官。②淋巴转移，先及局部继及远处淋巴结，最常见，胃的淋巴系统与左锁骨上淋巴结相连接，转移到该处时特称 Virchow 淋巴结。③血行播散，常转移到肝脏，其次可累及腹膜、肺、肾上腺、肾脏、脑，也可累及卵巢，骨髓及皮肤较少见。④腹腔内种植，癌细胞从浆膜层脱落入腹腔，移植于肠壁和盆腔，多见的有在直肠周围形成一结节性板样肿块，如移植于卵巢，则称 Krukenberg 瘤。

五、诊断和鉴别诊断

胃癌的诊断主要依赖胃镜加活检。早期诊断是根治胃癌的前提，要达到此目的，应对下列情况及早或定期进行胃镜检查：①40 岁以上，特别是男性，近期内出现消化不良者，或突然出现呕血或黑粪者。②拟诊为良性溃疡，但五肽促胃液素刺激试验示缺乏胃酸者。③已知慢性萎缩性胃炎，尤其是 A 型，伴肠化及不典型增生者，应制订定期随防计划。④胃溃疡经两个月治疗无效，X 线检查显示溃疡反而增大者，应即行胃镜检查。⑤X 线检查发现胃息肉大于 2cm 者，应做胃镜检查。⑥胃切除术后 15 年以上，应每年定期随访。

胃癌需与胃溃疡、胃内单纯性息肉、良性肿瘤、肉瘤、胃内慢性炎症等相鉴别。鉴别诊断主要依靠 X 线钡餐检查、胃镜和活组织病理检查。溃疡型胃癌尤其需与良性胃溃疡相区别，恶性溃疡 X 线钡餐检查示龛影位于胃腔之内，边缘不整，龛影周围胃壁强直，呈结节状，向溃疡聚集的皱襞有融合中断现象；内镜下恶性溃疡形状不规则，底凹凸不平，苔污秽，边缘呈结节状隆起。

六、并发症

（1）出血：约 5% 患者可发生大出血，表现为呕血和（或）黑粪，偶为首发症状。

（2）幽门或贲门梗阻：决定于胃癌的部位。

（3）穿孔：比良性溃疡少见，多发生于幽门前区的溃疡型癌。

七、手术治疗

手术治疗是目前唯一有可能根治胃癌的手段。手术效果取决于胃癌的病期、癌侵袭深度和扩散范围。对早期胃癌行 EMR 或 ESD，胃部分切除术属首选，如已有局部淋巴转移，亦应同时加以清扫，仍有良好效果。对进展期患者，如未发现有远处转移，应尽可能手术切除，有些需作扩大根治手术。对已有远处转移者，一般不做胃切除，仅做姑息手术（如胃造瘘术、胃－空肠吻合术）以保证消化道通畅和改善营养。

八、TNM 病期分类

原发肿瘤（T）

T1 限于黏膜及黏膜下层

T2 浸润肌层和浆膜下层

T3 肿瘤穿透浆膜层，但未累及全部器官

T4 肿瘤侵及邻近组织或器官

淋巴结累及（N）

N0 无淋巴结转移

N1 原发灶边缘 3cm 以内的胃旁淋巴结转移

N2 距原发灶边缘 3cm 以外的淋巴结累及

N3 远处淋巴结转移

远处转移（M），M0 无、M1 有

九、化学治疗

抗肿瘤药常用以辅助手术治疗，在术前术中及术后使用，以抑制癌细胞的扩散和杀伤残存的癌细胞，从而提高手术效果，一般 I 期术后不化疗；II 期及以上可行 D2 手术切除的需行术后辅助化疗，方案为卡培他滨（capecitabine）联合奥沙利铂（oxaliplatin）或卡培他滨联合顺铂（cisplatin）或 S–1 单药；手术未能达到 D2 标准的进展期胃癌术后患者，术后可行以 5–氟尿嘧啶（fluorouracil，5–FU）为基础或卡培他滨联合顺铂的同步放化疗；对于进展期胃癌，为达到肿瘤降期和病理缓解，可行术前新辅助化疗，方案包括：表柔比星（epirubicin）联合顺铂及氟尿嘧啶，顺铂联合氟尿嘧啶，奥沙利铂联合卡培他滨（XELOX）等。

十、其他疗法

高能量静脉营养疗法亦常用作辅助治疗，术前及术后应用可提高患者体质，使更能耐受手术和化疗。可用免疫增强剂如卡介苗（BCG）、左旋咪唑、溶链菌制剂（OK-432, picibanil）等来提高患者的免疫力，但效果不肯定。目前，还有试用微小病毒来治疗胃癌的研究报告。

中药扶正抗癌方（黄芪、党参、生白术、仙鹤草、薏苡仁、白花蛇舌草、石英、七叶一枝花、石见穿、炙甘草）可以配合应用。

目前，对 Hp 在胃癌发生发展中的作用相当重视，对早期胃癌患者可在术后进行抗 Hp 治疗。

十一、预后

进展期胃癌如任其发展，一般从症状出现到死亡，平均约 1 年。早期胃癌发展慢，有时可长期（甚至几年）停留在黏膜而不向深处发展。早期胃癌转变为晚期胃癌的规律，目前尚不清楚。

胃癌在根治手术后 5 年存活率取决于胃襞受侵深度、淋巴结受累范围和肿瘤生长方式。早期胃癌只累及黏膜层者预后佳，术后 5 年存活率可达 95% 以上，如已累及黏膜下层，因常有局部淋巴结转移，预后稍差，5 年存活率约 80%。肿瘤以团块形式出现者，切除率高，较弥散型有早期出现转移者的预后为佳。皮革状胃预后很差。如肿瘤已侵及肌层但手术时未发现有淋巴结转移者，5 年存活率仍可达 60%~70%；如已深达浆膜层而局部淋巴结转移者，则预后不佳，术后 5 年存活率平均只有 20%；已有远处播散的病例，5 年存活率为 0。

十二、预防

由于病因未明，故尚缺乏有效的一级预防（去除病因）措施。但据流行病学调查，多吃新鲜蔬菜、水果，少吃肉类和多饮乳品，少食咸菜和腌腊食品，减少食盐摄入。食物用冰箱贮藏，似有一定预防作用。每日进服维生素 C，可减少胃内亚硝胺的形成。积极根除 Hp 也是重要的可能预防胃癌发生的手段之一。

对于慢性萎缩性胃炎的患者，尤其是有肠化和不典型增生者除给予积极治疗外，还应定期进行内镜随访检查；对中度不典型增生者经治疗而长期未好转，以及重度不典型增生者宜予预防性手术治疗。

筛查发现早期胃癌，及时予以切除（二级预防），仍是一个重要的课题。我国幅员广大，人口众多，全面普查不可能。在高发区选择高危人群定期进行筛检，是一个变通的可行方法，故应在高发区建立胃癌防治网，大力培养内镜医师队伍，广泛展开高危人群的普筛。

十三、展望

胃癌只累及黏膜层者术后 5 年存活率可达 95% 以上，因此如何早期诊断胃癌是关键。

开展胃癌的普查是提高早期胃癌诊断率的极有效方法。随着分子生物学技术发展，基因治疗胃癌有可能成为一种治疗方法。

基因工程小鼠胃癌模型的研究：理想的动物模型是研究胃癌发病机制和改进治疗策略的重要前提。基因工程小鼠直接将调控胃癌的特定基因转染至胚胎组织中形成原发性肿瘤，其肿瘤进展过程和形态特征与人类肿瘤相似。这些小鼠对研究基因突变、信号通路、药物研发以及药效评估具有独特的优势，是极为理想的实验模型。

近年来，基因编辑技术 CRISPR/Cas9 被用于构建各种基因修饰的动物模型。有研究利用 CRISPR/Cas9 技术构建 TFF-/- 小鼠，这种新培育的模型的病理表型与以往研究一致。另一项研究则在 gp130 757F/F 小鼠中敲除凋亡相关斑点样蛋白（apoptosis-associated speck-like proteincontaining a CARD，ASC），从而探讨胃癌发生的机制。CRISPR/Cas9 基因编辑技术结合传统的基因工程小鼠模型，可从分子水平进行单基因或多基因的敲除，避免既往单基因突变模型带来的缺陷，更贴近人类肿瘤发生的特点，有望成为未来肿瘤研究的主流工具。

第二节　生活方式与胃癌

生活方式在胃癌发生中有重要作用。大量研究表明，食用绿色蔬菜、蒜类和水果等与胃癌发生呈负相关，而高盐饮食、熏制食物、红肉、吸烟、酗酒、肥胖等则与之呈正相关。

（1）高盐饮食：含亚硝酸盐饮食（尤其是腌制食品）是公认的致癌因素。Hp 感染与高盐饮食在蒙古沙鼠的胃癌发生中起协同作用。Hp 感染的沙鼠中，高盐饮食鼠比正常饮食鼠胃炎表现严重，且胃癌检出率高。CagA 阳性菌株感染基础上，高盐饮食将增加胃癌风险。

（2）新鲜水果和蔬菜：一是作为抗氧化剂，减轻 Hp 引起的胃黏膜炎症反应；二是作为亚硝酸盐清除剂，减少内源性致癌性亚硝基化合物含量。新鲜蔬果可通过影响 Hp 感染情况来预防胃癌。①异硫氰酸酯衍生物：萝卜硫素在花椰菜中含量最为丰富。②高萝卜硫素干预。③食用十字花科植物与胃癌发生呈负相关，卷心菜、秋葵、褐藻等可拮抗 Hp 感染。④蒜类在一些体外实验中也被证实具有抗 Hp 作用，但尚未在人体试验中得到验证。⑤蔓越莓能通过抗黏附作用来抑制 Hp。⑥葡萄籽提取物、石榴、苹果、树莓等在体外试验中被认为具有抗 Hp 作用。

（3）维生素和抗氧化剂：维生素 C 因其抗氧化作用被认为是胃癌发生的保护因素，血清维生素 C 水平与 CagA 阳性菌菌株数量和胃癌风险均呈负相关。胃黏膜和胃液中的高浓度维生素 C 不仅通过刺激粒细胞、巨噬细胞和淋巴细胞活化与免疫球蛋白生成等机制降低胃癌风险，而且还显著减少 Hp 感染和再感染的机会。

（4）近期一项长达 26 年的随访研究表明，即使在营养缺乏人群中，补充维生素亦不能降低胃癌等肿瘤的发病率。尽管摄入新鲜蔬菜、水果有助于预防胃癌，但是涉及的具体因素可能并不仅是维生素和抗氧化剂。

（5）根除 Hp 与长期补充复合维生素和硒联合干预有助于降低胃癌的整体发病率和病死率，从而为高危人群的预防性策略提供理论依据。肉类尤其是红肉、精致肉等，可增加了非贲门癌风险。作为 Hp 生长的必需元素，铁在红肉中含量较高，因此大量摄入红肉可能加重 Hp 感染。吸烟与胃癌发生风险呈正相关，且该风险取决于日吸烟量与吸烟年限，可能与自由基诱发人体氧化损伤和烟草中亚硝胺的致癌作用有关。

（6）其他因素：饮食因素中，益生菌、奶制品、蜂蜜制品和富含不饱和脂肪酸的鱼油、大蒜油等油料制品具有抗 Hp 作用，可能在 Hp 相关性胃癌的进程中发挥作用。生活方式中，饮酒与远端胃癌发生有较弱的相关性，NSAID 可降低胃癌风险。小量辣椒素干预萎缩性胃炎发生发展。

第三节　胃癌发生与发展

胃癌发病在世界范围上主要集中在中国、日本和韩国。我国每年检出总数占到全世界的 42%，达到每年 40 万例；死亡人数超过三分之二，达到 30 万左右。目前状况是，死亡人数依然不减，发病机制依然不清，早期诊断依然不佳，晚期疗效依然不好。

一、胃癌发生发展的基本状况

胃癌是发生于胃黏膜上皮细胞的恶性肿瘤，胃癌不是由正常细胞迅速转变成癌细胞，它是从最开始的胃炎演变到最后的胃癌，是一个循序渐进的过程。需要经过四步的演变：慢性浅表性胃炎发展到慢性萎缩性胃炎，进而发展到肠上皮化生异型增生，最后才发展为胃癌。

第一步：慢性浅表性胃炎，即胃黏膜组织学上有炎症细胞的浸润、组织水肿等。

第二步：慢性萎缩性胃炎，一般年轻患者主要是以浅表性胃炎为主，年长的患者就是以慢性萎缩性胃炎为主。病理表现为胃黏膜层变薄、萎缩等，浅表性胃炎和萎缩性胃炎两种病理改变可以同时存在。

第三步：肠上皮化生异型增生，胃炎反复发生，胃黏膜反复受损、又修复，结果胃部就会长出本该在肠道才有的细胞，出现肠上皮化生，肠上皮化生往往被认为是癌前病变，发展结果是胃癌的早期。

第四步：胃癌，经过前三步的逐步发展、累积，慢慢就变成了胃癌。

胃癌早期缺乏特异性的症状与体征，症状呈进行性加重的特点。

二、胃黏膜上皮

（1）胃黏膜上皮为单层柱状上皮：胃黏膜上皮分泌黏液性分泌物在黏膜表面形成一层薄的黏液性膜，不仅有润滑作用，而且可保护黏膜上皮不受胃酸及胃蛋白酶的侵蚀与消化。在柱状上皮细胞的游离面上有许多微绒毛，细胞衣发达，顶部胞质中有大量横行微丝形成的终末网，深部有大量的糖原颗粒，细胞核靠近细胞基底部，形态不太规则，核周围有大量线粒体及粗面内质网。细胞排列紧密，细胞间有发达的紧密连接、缝隙连接、中间连接和桥粒。

在柱状上皮细胞间有少量刷状细胞，游离面较窄，基底面较宽，位于基底膜上，刷细胞的游离面上有长而粗的微绒毛，微绒毛内含若干微丝束，每束含微丝 60 条左右。微丝束之间有少量纵行微管。细胞的顶部胞质中还有若干沿顶部质膜环行的中间丝，终止于桥粒。在微绒毛的微丝束之间还有若干大小不一、形态不规则的小泡。刷细胞的线粒体丰富，粗面内质网较少，高尔基复合体发达。刷细胞的功能尚无定论。有人认为可能与分泌及化学感受有关。柱状细胞间还夹杂着一些内分泌细胞。

（2）固有层：固有层位于黏膜上皮下方，主要由大量管状腺体和少量结缔组织构成。结缔组织中有网状纤维和纤细的胶原纤维，细胞种类较多，主要有成纤维细胞、淋巴细胞、浆细胞、肥大细胞、嗜酸性粒细胞，还有来自黏膜肌的平滑肌纤维。

（3）胃癌主要发生自胃腺颈部和胃小凹底部的干细胞。

三、细胞周期

细胞从一次分裂完成开始到下一次分裂结束所经历的全过程，分为间期与分裂期两个阶段。

（1）间期：间期又分为 3 期，即 DNA 合成前期（G1 期）、DNA 合成期（S 期）与 DNA 合成后期（G2 期）。

（2）G1 期从有丝分裂到 DNA 复制前的一段时期，又称合成前期，此期主要合成 RNA 和核糖体。该期特点是物质代谢活跃，迅速合成 RNA 和蛋白质，细胞体积显著增大。这一期的主要意义在于为下阶段 S 期的 DNA 复制做好物质和能量的准备。

（3）S 期即 DNA 合成期，在此期，除了合成 DNA 外，同时还要合成组蛋白。DNA 复制所需要的酶都在这一时期合成。

（4）G2 期为 DNA 合成后期，是有丝分裂的准备期。在这一时期，DNA 合成终止，大量合成 RNA 及蛋白质，包括微管蛋白和促成熟因子等。

（5）分裂期：M 期（细胞分裂期）。

细胞的有丝分裂，需经前、中、后、末期，是一个连续变化过程，由一个母细胞分裂成为两个子细胞。一般需 1~2 小时。

前期：染色质丝高度螺旋化，逐渐形成染色体，染色体短而粗。两个中心体向相反方向移动，在细胞中形成两极，而后以中心粒随体为起始点开始合成微管，形成纺锤体。随着核仁相随染色质的螺旋化，核仁逐渐消失。核被膜开始瓦解为离散的囊泡状内质网。

中期：细胞变为球形，核仁与核被膜已完全消失。染色体均移到细胞的赤道平面，从纺锤体两极发出的微管附着于每一个染色体的着丝点上。从中期细胞可分离得到完整的染色体群，共 46 个，其中 44 个为常染色体，2 个为性染色体。男性的染色体组型为44+XY，女性为 44+XX。分离的染色体呈短粗棒状或发夹状，均由两个染色单体借狭窄的着丝点连接构成。

后期：由于纺锤体微管的活动，着丝点纵裂，每一染色体的两个染色单体分开，并向相反方向移动，接近各自的中心体，染色单体遂分为两组。与此同时，细胞被拉长，并由于赤道部细胞膜下方环行微丝束的活动，该部缩窄，细胞遂呈哑铃形。

末期：染色单体逐渐解螺旋，重新出现染色质丝与核仁；内质网囊泡组合为核被膜；细胞赤道部缩窄加深，最后完全分裂为两个 2 倍体的子细胞。

四、胃黏膜上皮细胞过度增殖

Hp 阳性患者的胃黏膜细胞中发现增殖细胞核抗原增加，而胃黏膜上皮细胞过度增殖是发生癌变的重要病理学变化。Hp 感染者发生胃癌的概率是非感染者的 6 倍左右。

细胞过度增殖，而随着细胞增殖速度加快，细胞发生 DNA 复制错误等机会增多，基因突变的概率升高，细胞恶性增殖的速度也会增加。

细胞周期性蛋白（Cyclin D1）和细胞周期蛋白依赖激酶（CDK4）等是调控细胞周期的重要因子，Cyclin D1 和 CDK4 可以形成复合物，促进 S 期相关基因的表达，促进 G0/G1期向 S 期转化。S 期主要是遗传物质的复制，即 DNA、组蛋白和复制所需要酶的合成，从而将周期阻滞在 S 周期，细胞发生 DNA 复制错误等机会增加，基因突变概率升高，最后与自噬有关，在病理因素下，自噬还与肿瘤发生等有关。

Hp 促进胃黏膜上皮细胞增殖、凋亡，阻滞细胞周期，诱导细胞自噬，导致胃黏膜不稳定，这可能是其促进胃癌发生的原因。

五、胃黏膜肠上皮化生

胃黏膜肠上皮化生（IM）是指胃黏膜上皮细胞被肠型上皮细胞所替代的一种病理状态。按 IM 细胞表达小肠酶的差异，IM 可以分为完全型和不完全型；按 IM 细胞的病理形态，IM 分为小肠型和结直肠型；按 IM 细胞在胃腺体细胞中所占的比例，IM 又分为轻、中、重度。IM 演变为胃癌需要一定的时间，在此时间内进行干预将会大大降低胃癌的发生率或提高胃癌的早期诊断率。

我国慢性胃炎协作组在全国 16 个城市 33 个内镜中心联合开展调查，共检查胃病患者 8892 例，其中 23.6% 的患者存在 IM。大量的流行病学资料表明，在接受胃镜检查者中，平均 10% 以上的患者存在 IM。一般认为，小肠型 IM 广泛见于多种良性胃病，常发生于慢性胃炎，尤其是慢性萎缩性胃炎。结直肠型 IM 在良性胃病中检出率较低，但在肠型胃癌癌变黏膜中的检出率高达 88.2%。80% 肠型胃癌和 60% 以上弥漫性胃癌癌变组织中均可测到 IM，提示 IM 和胃癌发生密切相关。一般认为，小肠型 IM 常见于良性胃病，而结直肠型 IM 常见于胃癌癌旁组织，完全型 IM 癌变风险低，而不完全型 IM 癌变风险高；胃小弯侧从贲门部到幽门部或全胃 IM 者癌变风险高，而单纯胃窦或良性病变局部存在 IM 者癌变风险低；轻度 IM 癌变风险低，而中 - 重度 IM 易发生癌变。

六、胃黏膜上皮内瘤变

上皮内瘤变是一种癌前病变，分 LGIN 和 HGIN。上皮浸润前的肿瘤性改变，包括细胞学及形态结构两方面的异常。细胞学异常表现：细胞核不规则、深染，核质比增高，核分裂活性增加。形态结构：细胞极性消失、上皮细胞排列紊乱。

LGIN 的细胞学及结构异常局限于上皮细的下半部，而 HGIN 的细胞学及结构异常，累及上皮的上半部，甚至上皮全层。

对 LGIN，一项意大利的前瞻性研究对 90 例内镜活检诊断为 LGIN 的患者进行了平均 52 个月的随访，53.3% 自发缓解，31.1% 病变稳定。Yamada 等对 43 例患者进行了平均 6 年的随访，97% 的 LGIN 维持稳定，仅 3% 的进展为原位癌；84% 的病变大小在随访过程中无肉眼可见变化，11% 的病变缩小，5% 的病变增大，其增长速度约为每年 1mm。这些结果表明，胃黏膜 LGIN 的恶变率较低。

七、浸润中的胃癌细胞及其邻近组织的超微结构变化

用电子显微镜观察浸润中的胃腺癌细胞及其邻组织 - 间质及靶器官组织的超微结构变化，发现癌细胞内微丝主要集中在足样突起内，而无突起形成或未浸润的癌细胞胞质内极少或未见微丝。说明微丝的出现与癌细胞的运动有关，系动态性合成与分解。

八、慢性胃炎 OLGA/OLGIM 分期

2005 年国际萎缩研究小组提出了胃黏膜炎性反应知萎缩程度、范围的分级、分期标准，即慢性疾病胃炎 OLGA 分级、分期系统。

慢性胃炎 OLGA 分期将胃窦（包括胃角）、胃体萎缩程度评分：无（0 分）、轻度（1 分）、中度（2 分）、重度（3 分），获 I 至 Ⅳ 的分期。

慢性胃炎 OLGIM 分期将胃窦肠化生、胃体肠化生评分，获 I ～ Ⅳ 的分期。

大量研究已证实 OLGA/OLGIM 分期系统简便易行，可反映萎缩性胃炎的严重程度和胃癌发生风险，有助于识别胃癌高危患者（OLGA/OLGIM Ⅲ、Ⅳ期），从而有利于胃癌的早期诊断和预防。

第四节　慢性萎缩性胃炎、肠上皮化生、不典型增生到胃癌

一、慢性胃炎

2012 年 WHO 胃炎的国际疾病分类（ICD）第 ICD-11，胃炎分类中最重要的三种胃炎类型为：Hp 感染引起，药物引起，自身免疫性胃炎。

也建议将胃炎分为 Hp 胃炎、药物性胃炎、自身免疫性胃炎、应激性胃炎、特殊类型胃炎、感染性胃炎、其他疾病引起的胃炎、外部因素引起的胃肠炎、不明原因有特定的内镜或病理表现的胃炎，以及其他胃炎。

胃炎的确诊主要依赖内镜检查和胃黏膜活检组织学检查。

我国 2017 年慢性胃炎共识意见指出：慢性胃炎的分类尚未统一，可按如下分类：①基于病因分为 Hp 胃炎和非 Hp 胃炎。②基于内镜和病理诊断分为萎缩性胃炎和非萎缩性胃炎。③基于胃炎分布分为胃窦为主胃炎、胃体为主胃炎和全胃炎。

二、慢性萎缩性胃炎

慢性萎缩性胃炎是指胃固有腺体减少的慢性胃炎，其组织病理学分 2 种类型：①化生性萎缩：胃黏膜固有层部分或全部由肠上皮腺体组成。②非化生性萎缩：胃黏膜固有层固有腺体减少，取代成分为纤维组织或纤维肌性组织或炎性细胞。

三、肠上皮化生（胃黏膜肠上皮化生）

正常情况下胃黏膜腺体上没有杯状细胞，而肠黏膜上皮细胞才有杯状细胞。胃黏膜这种结构上的改变看起来和肠黏膜结构很相似，因此病理学家将这个现象命名为肠上皮化生。

根据柱状细胞（杯状细胞是一种分布于黏膜柱状细胞之间的黏液分泌细胞）分泌黏液不同分为两大类：①完全性。②不完全性（又分Ⅱ型、Ⅲ型），Ⅱ型分泌唾液黏蛋白，Ⅲ型分泌硫黏蛋白，Ⅲ型与胃癌正相关。

四、非典型增生与上皮内瘤变的提法

日本学者提法：主要指上皮细胞异乎常态的增生，表现为增生的细胞大小不一，形态多样，核大而浓染，核浆比例增大，核分裂可增多但多呈正常核分裂象。细胞排列较乱，细胞层次增多，极向消失。但一般不见病理性核分裂；可发生于皮肤或黏膜表面的被覆上皮，也可发生于腺体上皮。

西欧学者提法：上皮内瘤变也就是说异型增生，从病理的角度就是已经出现了不同程度的细胞和结构异型性的特征，那么性质上是肿瘤性的增生，但无明确的浸润性生长的证据。根据病变的程度，将胃黏膜上皮内瘤变分为低级别和高级别，低级别上皮内瘤变黏膜的结构改变轻微，腺上皮细胞出现轻中度的异型细胞核变长但仍有极性，位于腺上皮的底部，可见核分裂。低级别的可以观察，是不需要处理的。那么高级别上皮内瘤变黏膜的腺体结构异型性就比较明显，细胞由柱状变为立方形，细胞核大，核浆比增高，核仁明显、核分裂象增多可见病理性的核分裂。特别重要的是细胞核延伸至腺体腔侧面，细胞极性丧失，如果出现了高级别的上皮内瘤变。

五、胃癌

科雷亚学说，胃癌病变的 Correa 级联学说：胃癌的发展从慢性萎缩性胃炎、肠上皮化生、不典型增生（上皮内瘤变），最后发展成为肠型腺癌是一个多步的、序贯的过程。

在人类，胃液中亚硝胺前体亚硝酸盐的含量与胃癌的患病率明显相关；高盐、低蛋白饮食、较少进食新鲜的蔬菜与水果，可能增加罹患胃癌的危险性；吸烟者胃癌的发病危险性提高，遗传因素胃癌发病有家族聚集倾向，患者的一级亲属发病率升高 2~4 倍。

Hp 感染是胃癌发生的环境因素中最重要的因素，根除 Hp 可降低我国的胃癌发生风险，有效预防胃癌。

癌前期变化指某些具有较强的恶变倾向的病变，包括癌前期状态与癌前期病变。胃的癌前期状态包括慢性萎缩性胃炎、胃息肉、手术后胃等。慢性萎缩性胃炎：慢性萎缩性胃炎基础上可进一步发生肠上皮化生、上皮内瘤变而癌变。胃息肉手术后胃巨大、胃黏膜肥厚症、肠上皮化生，肠化生分为两型，小肠型（完全型）具有小肠黏膜的特征，分化较好；大肠型（不完全型）与大肠黏膜相似，其中Ⅱb型肠化生分化不成熟，与胃癌发生（尤其是肠型胃癌）有一定关系。

胃的癌前期病变：又称上皮内瘤变，是胃黏膜上皮出现明显的细胞异型和结构异常，具有较高的癌变倾向，国际上通行的做法是分为低、高两级别；高级别不典型增生癌变率高。

胃癌可发生于胃的任何部位，半数以上发生于胃窦部，胃大弯、胃小弯及胃前后壁均可受累；其次在贲门部，胃体部，累及全胃者相对较少。胃食管连接处腺癌占胃癌的25%，与远端胃肿瘤不同，近几十年来的发病率一直升高，多发生在 Barrett 食管化生情况下，是食管腺癌的变型。

早期胃癌：是指病变仅限于黏膜及黏膜下层，不论范围大小和有无淋巴结转移。

中晚期胃癌：也称进展型胃癌，胃癌一旦突破黏膜下层即为进展期胃癌。按 Borrmann 分型法：①Ⅰ型（息肉样癌）。②Ⅱ型（溃疡型癌）。③Ⅲ型（溃疡浸润型癌）。④Ⅳ型（弥漫浸润型癌）。

胃癌转移途径：直接播散、淋巴结转移、血行转移。

临床表现：

（1）症状：早期胃癌 70% 以上无症状，病情发展到一定程度才出现自觉症状，如有上腹不适、反酸、嗳气、早饱等非特异性消化不良症状。

进展期胃癌常见症状如下：上腹疼痛最常见。疼痛逐渐加重，与进食无明确关系或餐后加重，部分患者疼痛与消化性溃疡相似，进食或服抗酸药可有一定程度缓解。食欲缺乏、消瘦呕血和黑便。1/3 的胃癌患者经常有少量出血，10%~15% 患者表现为呕血，可伴有贫血。胃癌位于贲门附近可引起咽下困难，位于幽门附近可引起幽门梗阻。癌肿扩散转移引起的症状如腹水、黄疸及肝、肺、脑、卵巢、骨髓等转移引起的相应症状。

（2）体征：早期胃癌可无任何体征，中晚期癌的体征以上腹压痛最为常见。1/3 患者可扪及上腹部肿块、质坚而不规则、直肠前隐窝块常提示远处转移。

（3）并发症：胃癌可发生出血、穿孔、梗阻、胃肠瘘管、胃周围黏连及脓肿形成等。

六、随访

所有接受治疗的患者都应进行随访，一般为治疗后 1~3 年内每 3~6 个月 1 次，治疗后 3~5 年每 6 个月 1 次。5 年后每年 1 次。

胃癌的预后取决于肿瘤的部位与范围、组织类型、浸润胃壁的深度、转移情况、宿主反应、手术方式等。女性较男性预后要好；远端胃癌较近端胃癌的预后好。5 年存活率：Ⅰ期胃癌术后可达 90% 以上，Ⅱ期胃癌为 70% 左右，Ⅲ期胃癌为 25%~50%，Ⅳ期胃癌＜ 10%。

第五节　肠上皮化生研究

胃黏膜肠上皮化生（IM），指由于胃黏膜长期慢性炎性损伤导致正常上皮细胞被肠型上皮细胞取代，进而出现杯状细胞、潘氏细胞及吸收上皮细胞的一种病理形态学改变，被认为是胃癌癌前病变。

近年来学者们对于 IM 有了进一步的认识，虽然早期的研究人员提出胃癌来自胃中的"肠化"腺体、但目前尚不清楚 IM 是胃癌的直接前体还是仅仅是高癌症风险的标志。

2000 年日本的一项研究表明，IM 是肠型胃癌发生的唯一条件。亦有研究表明，肠上皮化生者发生胃癌的相对风险为健康人的 10~20 倍。

"极限点"观点认为，IM 有可能是胃癌发生、发展的"不可逆转点"，即当慢性胃炎发展为 IM 时，根除幽门螺杆菌治疗对于胃癌的预防作用消失。

一、IM 的危险事件

（1）炎症是胃癌患者病程中最常并存的病理过程，持续的炎症反应导致感染者丧失胃黏膜的正常结构，胃腺体及特殊细胞消失，后期常伴随 IM 及异型增生甚至癌变的出现。此外，炎症可诱发应激反应和神经内分泌系统的功能反馈，通过影响机体糖代谢而进一步构成炎症 - 应激 - 高血糖 - 炎症恶性循环，最终影响胃癌的发生、发展。吸烟、饮酒以及喜食辛辣、油炸食品、高盐饮食、腌制咸菜等生活习惯也增加了 IM 的发生率。

（2）低维生素 D 水平是胃腺癌发生的危险因素，SINGH 等研究表明，维生素 D 不足和维生素 D 缺乏在不完全性 IM 患者中比健康受试者更常见，维生素 D 不足比维生素 D 缺乏更普遍，由此推测维生素 D 缺乏可能在胃腺癌相关癌前病变的形成中起一定作用。

（3）Hp 感染主要在胃癌的起始阶段，在胃黏膜病变早期、与 Hp 感染有关的胃黏膜上皮细胞发生过度凋亡与增殖，细胞增殖加速上皮更新，促进胃黏膜腺体萎缩和肠化的形成。

（4）遗传因素同样是导致 IM 的重要因素之一。

目前 IM 机制尚不明确，Hp 感染、饮食习惯、吸烟、饮酒等危险因素已被大量试验研究证实，但 IM 在年龄、性别等方面的差异尚存在争议，需进一步研究探讨。

二、与胃癌的相关性研究

（1）IM 在解剖学上分为局限性病变和弥漫性病变。如果黏膜病变局限于胃的 1 个区域、则称为局限性 IM，如果涉及胃的 2 个以上区域则称为广泛性 IM。

（2）组织学上，IM 分为完全型和不完全型。完全型 IM（Ⅰ型）由具有成熟的吸收细胞、杯状细胞和刷状缘的小肠黏膜上皮取代胃黏膜上皮，不完全型 IM（Ⅱ型）分泌唾液黏蛋白，组织学上类似于结肠上皮细胞、在分化的不同阶段具有柱状"中间"细胞，且无刷状缘。

（3）CORREA 于 1975 年提出了一种胃癌发生的模型，认为肠型胃癌是胃黏膜渐进性改变的结果，以慢性胃炎为起点，其次为多灶性萎缩性胃炎和 IM。1992 年更新为正常胃黏膜→浅表性胃炎（非萎缩性胃炎）→多灶性萎缩性胃炎，无 IM →完全型 IM →不完全型 IM →低度异型增生→高级别不典型增生→浸润性腺癌。

（4）大多数科学证据支持将 IM 分类为胃癌风险预测因子。因为不完全 IM 和完全型 IM 可以共存，使得这种区别可能难以实现。有学者发现，IM 发生胃癌的风险与肠上皮化生部位及程度有关。相比局限于胃窦的 IM，累及贲门、胃小弯的 IM 及弥漫性胃黏膜累及的 IM 具有更高的胃癌风险。

三、IM 的诊断

IM 的诊断仍以病理诊断为金标准。

组织病理学诊断是胃癌确诊和治疗的依据。患者治疗前均应行常规内镜检查并取活检组织进行组织细胞病理学检查，以明确肿瘤的性质、部位、范围等，为制订有针对性的个体化治疗方案（手术、放、化疗、靶向治疗等）提供必要的组织病理学依据。

胃癌术后系统病理学诊断为明确肿瘤的组织学类型分级、全面评估胃癌在胃襞内浸润深度（PT）、区域淋巴结转移（PN）、远处转移（PM），即 PTNM 分期准确评估预后提供客观、完整的组织病理学依据。

对于术前采用了化/放新辅助治疗的病人，胃癌术后系统病理学诊断和 PTNM 分期为客观评估术前治疗疗效提供可信的组织病理学依据。

肿瘤标志物的分子病理学检测，为胃癌的分子靶向治疗、免疫治疗、化疗药物选择、疗效预测等提供必要的分子病理学依据。

1. 采用胃镜检查进行病变部位活检及病理检查等方法明确：

（1）病变是否为癌。

（2）肿瘤的分化程度。

（3）特殊分子表达情况等与胃癌自身性质和生物行为学特点密切相关的属性与特征。

（4）除常规组织学类型，还应该明确 Lauren 分型。

（5）HER2 表达状态。

2. 分期诊断：胃癌的分期诊断主要目的是在制订治疗方案之前充分了解疾病的严重程度及特点，以便为选择合理的治疗模式提供充分的依据。

胃癌的严重程度可集中体现在：

（1）局部浸润深度（T）。

（2）淋巴结转移程度（N）。

（3）远处转移（M）。

在临床工作中应选择合适的辅助检查方法以期获得更为准确的分期诊断信息。

3. 病理学规范 – 术语和定义：

（1）胃癌：来源于胃黏膜上皮细胞的恶性肿瘤。

（2）上皮内瘤变/异型增生（intraepithelial neoplasia8/55dysplasia）：胃癌的癌前病变，轻上皮内瘤变＝异型增生（2 个名词可通用）。

涉及胃上皮内瘤变/异型增生的诊断有 3 种：

（1）无上皮内瘤变（异型增生）：胃黏膜炎症、肠上皮化生及反应性增生等良性病变。

（2）不确定上皮内瘤变（异型增生）：不是最终诊断名词，而是在难以确定胃黏膜组织和细胞形态改变的性质时使用的一种实用主义的描述。

往往用于小活检标本，特别是炎症明显的小活检标本，难以区分位于黏膜颈部区增生带的胃小凹上皮增生及肠上皮化生区域化生上皮增生等病变的性质（如反应性或增生性病变）时。对此类病例，可以通过深切、重新取材等方法来明确诊断。

（3）上皮内瘤变（异型增生）：以出现不同程度的细胞和结构异型性为特征的胃黏膜上皮增生，性质上是肿瘤性增生，但无明确的浸润性生长的证据。病变累及小凹全长，包括表面上皮，这是诊断的重要依据。

根据组织结构和细胞学特征，胃上皮内瘤变（异型增生）可以分为：腺瘤型（肠型）和小凹就幽门型（胃型）两种类型。大体检查，胃黏膜上皮内瘤变（异型增生）可以呈：息肉样、扁平型或轻度凹陷状生长。

根据病变程度，将胃黏膜上皮内瘤变（异型增生）分为2级：

低级别上皮内瘤变：黏膜结构改变轻微；腺上皮细胞出现轻中度异型，细胞核变长，但仍有极性，位于腺上皮基底部；可见核分裂。对息肉样病变，也可使用低级别腺瘤。

高级别上皮内瘤变：黏膜腺体结构异型性明显；细胞由柱状变为立方形，细胞核大、核浆比增高、核仁明显；核分裂象增多可见病理性核分裂。特别重要的是细胞核延伸至腺体腔侧面、细胞极性丧失。对息肉样病变，也可使用高级别腺瘤。

4.胃异型增生和肠上皮化生的镜下区别：

（1）肠上皮化生：是指胃黏膜上皮细胞被肠型上皮细胞所代替，即胃黏膜中出现类似小肠或大肠黏膜的上皮细胞。肠上皮化生细胞来自胃固有腺体颈部未分化细胞，这部分细胞是增殖中心，具有向胃及肠上皮细胞分化的潜能。正常时，它不断分化成胃型上皮细胞，以补充衰老脱落的表面上皮；病理情况下，它可分化为肠型上皮细胞，形成肠上皮化生。通过病理学的研究，对肠上皮化生做了一系列的分类，按化生上皮功能来分肠上皮化生，可分为完全性或不完全性肠上皮化生。前者与小肠黏膜吸收细胞相似，有刷状缘，不分泌黏液，具有潘氏细胞、杯状细胞和吸收细胞；而不完全性肠上皮化生刷状缘不明显，微绒毛发育不全，胞浆内有黏液分泌颗粒。

（2）胃黏膜上皮异型增生：主要发生在肠上皮化生的基础上，也有一部分发生于胃小凹上皮等处。胃黏膜上皮异型增生是指胃黏膜上皮和腺体的一类偏离正常分化，形态和功能上呈异型性表现的增生性病变。它不同于单纯性增生及肿瘤性增生。单纯性增生只有细胞的过度生长，而无细胞结构上明显的异型性表现；肿瘤性增生则为细胞的自主性生长且伴有细胞的结构上明显的异型性。应该说异型增生是介于两者之间的交界性病变，是癌前病变。异型增生本身是胃腺及上皮细胞已经有了一定程度的异型性或去分化，无论在形态上和功能代谢上，甚至某些与胃癌相关的抗原的表达上都呈现出与胃癌组织及癌细胞的一定接近。

异型增生细胞的核增大、畸形，细胞呈柱状，腺管常密集成堆，呈灶状，深层原有腺管囊状扩张，致使异型增生呈局灶状向表面隆起。

肿瘤的异型性分为结构异型性和细胞异型性。结构异型性主要包括细胞层次的增多，排列的紊乱，极性消失等；而细胞异型性主要指细胞体积的增大，核大、深染，核胞浆比例增大、细胞数目的增多以及核数目增多，另外核病理性分裂是很重要的特征。

异型增生的镜下表现主要为以上异型性的出现，而肠上皮化生则没有这些异型性的表现。

五、IM 的治疗

尽管 IM 作为胃癌癌前病变可导致患者的癌变风险升高的观点已被普遍认可，但临床尚缺乏对 IM 特异性的治疗措施。

（1）根除 Hp 治疗成为 IM 乃至胃癌预防的关键一步。研究证实，一旦 Hp 胃炎进展到晚期癌前病变，根除 Hp 治疗预防胃癌发生的作用就会减弱，甚至不能阻止 IM 继续进展为胃癌。

（2）有证据表明，非甾体类抗炎药在胃癌过程中可能具有预防性质。学者们发现，Hp 根除治疗和塞来昔布治疗 8~12 周后萎缩性胃炎、IM 和低度不典型增生等癌前病变消退，并提出选择性 COX-2 抑制剂对于胃癌的预防作用，可能与诱导细胞凋亡、抑制细胞增殖和血管生成有关。

（3）国内亦有学者证实，采用根除 Hp 联合塞来昔布治疗，能有效逆转长期存在的 IM 或控制 IM 进展。但目前 NSAIDs 对于癌前病变尤其是 IM 的保护性作用机制尚不明确。

（4）有学者研究，性激素（雌激素）在女性胃癌发生过程中可能起到潜在的保护作用。有报道显示，绝经后使用激素替代疗法的女性和用雌激素治疗前列腺癌的男性，其胃癌发生的风险比例下降。他莫昔芬是最常用的外源性雌激素药物与选择性雌激素受体调节剂，在临床上广泛用于乳腺癌的治疗。近年来，他莫昔芬降低胃癌发生率的研究得到广泛关注。研究表明，他莫昔分可以降低 IM 的癌变风险。目前雌激素对于胃癌的保护作用机制尚不明确，他莫昔芬用于治疗胃癌癌前病变能否降低胃癌发生风险，尚有待进一步研究证实。

六、国内研究

（1）胃黏膜肠上皮化生的危险因素——60386 例胃镜和病理分析。目前认为年龄、Hp 感染、胆汁反流等为其常见的危险因素。

（2）目前胃黏膜肠上皮化生的诊断方法主要有三种：第一种是根据活检的病理结果，但容易受活检部位的影响；第二种是根据内镜下表现，可评估胃黏膜的整体表现，但缺乏病理支持，可能存在主观性；第三种则是结合上述两种方法进行综合判断。

（3）显示高浓度胆汁酸组中，无论 Hp 阳性或阴性，胆汁酸与胃黏膜肠化生风险增加可能有关。单因素分析显示，胆汁反流为胃黏膜肠上皮化生的保护因素，性别、年龄、Hp 感染均为胃黏膜肠上皮化生的危险因素。在调整了 Hp 感染、年龄和性别的影响后，尚不能认为胆汁反流对胃黏膜肠上皮化生有影响。性别是胃黏膜肠上皮化生的独立危险因素，即男性更易发生肠上皮化生。年龄为胃黏膜肠上皮化生的独立危险因素，即年龄每增加 10 岁，肠上皮化生的发生率为原来的 1.59 倍。由此可见，在分析胆汁反流对胃黏膜肠上皮化生的影响时，应消除性别、年龄的混杂影响。

（4）2012 年欧洲胃肠协会制定，广泛性萎缩性胃炎或肠上皮化生（GIM）患者在胃镜检查至少每 3 年 1 次。

（5）2010 年 Correa 推荐对广泛 GIM 患者（2 个部位及以上或 2 个标本病理为中度及以上级别）或不完全型 GIM 者，每 3 年行 1 次内镜检查。

（6）2012 年 Zullo 建议，对中重度不完全型 GIM、胃癌患者一级亲属或吸烟者每年随访 1 次，若不属于上述范畴则每 2~3 年随访 1 次。

（7）胃黏膜低级别上皮内瘤变的临床转归及其进展的相关因素分析：WHO 肿瘤新分类，根据细胞异型性和结构紊乱程度，将胃上皮内瘤变分为 2 级，即低级别上皮内瘤变（LGIN）和高级别上皮内瘤变（HGIN）。LGIN 指轻度和中度异型增生，而 HGIN 则指高度异型增生及原位癌。文献报道，HGIN 大部分情况下实际已同时存在癌变，因此建议行内镜或外科切除。LGIN 有很大的逆转空间，研究发现，根除 Hp、长期补充抗氧化剂、维生素、叶酸、中药及 COX-2 抑制剂等可以将其逆转。建议在病理诊断为 LGIN 后第 1 年内每隔 2~3 个月随访 1 次，2 次阴性后可间隔半年随访 1 次，最终可每年随访 1 次。

第六节　胃癌的早期诊断

我国早期胃癌检出率 18%~20.7%。

早期胃癌多无症状，有时临床表现为上腹隐痛、腹胀、食欲不振等，诊断途径极为重要。

一、筛查

胃癌在一般人群发病率较低（33/10 万），根据我国国情，对胃癌高危人群进行筛查，筛查对象：①年龄 40 岁以上，男女不限。②胃癌高发地区人群。③ Hp 感染者。④既往有慢性萎缩性胃炎、胃溃疡、胃息肉、手术后残胃、肥厚性胃炎、恶性贫血等胃癌前疾病。⑤胃癌患者一级亲属。⑥存在胃癌其他高危因素（高盐、腌制饮食、吸烟、重度饮酒等）。符合第 1 条和 2~6 条中任何一条均列入胃癌高危人群。

（1）血清胃蛋白酶原（PG）检测：PGI 浓度和（或）PGI/PGII 比值下降对于萎缩性胃炎具有提示作用，通常使用 PG 浓度 ≤ 70μg/L 且 PGI/PGII ≤ 3.0 作为诊断萎缩性胃炎的临界值。根据血清 PG 检测和 Hp 抗体检测结果可以有效对患者的胃癌患病风险进行分层，并决定进一步检查策略。根据胃癌风险分级，A 级：PG（-）、Hp（-）患者可不行内镜检查；B 级：PG（-）、Hp（+）患者至少每 3 年行 1 次内镜检查；C 级：PG（+）、Hp（+）患者应每 2 年行 1 次内镜检查；D 级：PG（+）、Hp（-）患者应每年行 1 次内镜检查。但需要注意的是当萎缩仅局限于胃窦时，PGI 及 PGI/PGII 比值正常。血清 PG 水平在短时间内较为稳定，可每 5 年左右重复进行检测。

（2）胃泌素 17（G-17）：血清 G-17 检测可以反映胃窦部黏膜萎缩情况。G-17 水平取决于胃内酸度及胃窦部 G 细胞数量。因此，高胃酸以及胃窦部萎缩患者的空腹血清 G-17 浓度较低。与血清 PG 检测相结合，血清 G-17 浓度检测可以诊断胃窦（G-17 水平降低）或仅局限于胃体（G-17 水平升高）的萎缩性胃炎。因此，建议联合检测血清 G-17、PGI、PGI/PGII 比值及 Hp 抗体，以增加评估胃黏膜萎缩范围及程度的准确性。

（3）ABC 法：即血清 Hp 抗体和 PG 联合检测法：PGR ≤ 7.0 定义为 PGR（+），将血清 Hp 抗体阳性定义 Hp（+）。根据检测结果将受试者分为 A、B、C、D 组：A 组为 PGR（-）Hp（-）；B 组为 PGR（-）Hp（+）；C 组为 PGR（+）Hp（+）；D 组为 PGR（+）HP（-）。A 组定义为低危组，B、C 组定义为中危组，D 组定义为高危组。

（4）新 ABC 法：结合"中国早期胃癌筛查方案"国际研讨会上提出的 PGI ≤ 70 μg/L 和 PGR ≤ 7.0，并且 G-17 ≤ 1pmol/L 或 G-17 ≥ 15pmol/L 作为中国早期胃癌筛查方案。参考国家消化病临床研究中心推荐的新 ABC 法，将 G-17 ≤ 1pmol/L 或 C-17 ≥ 15pmol/L 定义为 G-17（+）；PGI ≤ 70 μg/L 且 PGR ≤ 7.0 定义为 PG（+）。将患者分为 A、B、C、D 组：A 组为 G-17（-）PG（-）；B 组 G-17（+）PG（-）；C 组为 G-17（-）PG（+）；D 组为 G-17（+）PG（+）。将 A 组定义为低危组，B、C 组定义为中危机，D 组定义为高危组。

（5）新胃癌筛查评分系统：《中国早期胃癌筛查流程专家共识意见（草案）》（2017 年，上海）提出了新胃癌筛查评分系统（后文简称新评分系统）。包括 5 个变量，总分 23 分。

1）年龄：40~49 岁为 0 分，50~59 岁为 5 分，60~69 岁为 6 分，> 69 岁为 10 分。

2）性别：男性为 4 分，女性为 0 分。

3）Hp 抗体检测：阳性为 1 分，阴性为 0 分。

4）PGR：≥ 3.89 为 0 分，< 3.89 为 3 分。

5）G-17：小于 1.5pmol/L 为 0 分，1.50~5.70pmol/L 为 3 分，大于 5.70pmol/L 为 5 分。根据评分将筛查人群分为 3 个等级，0~11 分为低危组，12~16 分为中危 17~23 分为高危组。

3 种筛查方法的危险分层结果比较：① ABC 法，D 组为 PGR（+）Hp（-），D 组定义为高危组。②新 ABC 法，D 组为 G-17（+）PG（+），D 组定义为高危组。③新胃癌筛查评分系统（大于 69 岁为 10 分，男性 4 分，Hp 抗体阳性为 1 分，PGR 小于 3.89 为 3 分，G-17 大于 5.7 为 5 分）：17~23 分为高危组。

筛查方法例数	危险分层	低危	中危	高危
ABC 法	30126	51.%	43.9%	5.%
新 ABC 法	30126	68.3%	29.8%	1.83%
新评系统	30126	69.%	26.75%	4.17%

二、内镜检查

（1）内镜下直视活检：癌灶常由3个区域组成，即边缘的正常上皮覆盖区、癌露出区和中央变性坏死区，只有获得癌露出区才能保证获取癌组织。活检应取癌灶、癌灶边缘、癌灶边缘非癌处三部位，才可判断范围。内镜下黏膜切除术（EMR）可获得更大的组织块，被称为"完整活检"。敏感性、特异性分别为100%、98%。I-Scan染色采用电子染色技术，通过光学染色，病变部位不改变颜色，而周围正常黏膜则变暗色，能显示早期胃癌黏膜表面细微结构及与周边正常黏膜分界。

（2）染色内镜。

（3）放大内镜。

（4）窄带成像技术（NBI）。

（5）内镜智能分光比色技术（FICE），FICE指将普通电子胃镜经彩色计算机数据处理，分析产生一特定波长的分光图像，Mcart等设定不同波长，对早期胃癌病灶、边界显示比普通胃镜更清楚。

（6）内镜精查。

三、分子生物学技术检查

（1）癌胚抗原（CEA）。

（2）糖链抗原CA19-9：临床多用于胰腺癌诊断，血清CA19-9阳性多数有淋巴结癌灶转移，而阴性者均无癌转移。

（3）CA72-4。

（4）平均血小板体积（MPV）：MPV用于判定出血倾向及骨髓造血功能变化以及某些疾病的诊断治疗。有人比较100例消化道恶性肿瘤患者对照正常者，发现消化道恶性肿瘤患者全血黏度、血浆黏度、血小板计算、血小板聚集度均高于对照组，存在明显的血液流变异常，李伟等分析胃癌患者MPV水平与临床病理特征的相关性，认为MPV有可能应用于胃癌高危人群的早期诊断。

（5）miRNA：目前肿瘤标志物应用较多的CA72-4、CA19-9、CEA等指标的敏感性与特异性在胃癌诊断中尚不尽如人意，miRNA为目前研究最为广泛的一类内源性非编码小分子DNA，其诊断作用已被证实。有研究发现miRNA-199a-3p表达在胃癌早期即发生变化，Li等研究发现早期胃癌患者血清miRNA-223、miRNA-21表达显著上升。hsa-miP-196a、hsa-miP-148a可作为早期胃癌筛查中重要生物标志物。

（6）人血清增殖诱导配体（APRIL）是TNF家族的新成员，在多种肿瘤组织中高表达，它可以促进肿瘤细胞的增殖，防止肿瘤细胞凋亡。胃癌患者中APRIL检测值最高。研究结果显示，当PGI、PGR水平下降，而APRIL水平上升，有预测胃癌风险意义。

（7）胃动蛋白1（GKN1）是胃黏膜上皮细胞分泌的，目的保护胃黏膜完整性，及修复损伤胃黏膜。①当胃癌产生前后，出现表达逐渐减少。②表达减少与癌浸润深度无关。③其胃癌通路是 NF-κB 道路。

（8）血浆游离 DNA（cf-DNA）主要存在于血液及脑脊液中。肿瘤细胞被免疫系统攻击致细胞坏死，核内 DNA 释放入血从而使 cf-DNA 水平升高，这说明血浆 cf-DNA 是诊断胃癌的特异性标志物。

（9）外泌体为一类胞外双层脂质膜性小囊泡，直径 30~150nm，可携带供体细胞内所含分子如癌蛋白和肽、各种 RNA（miRNA、mRNA、IneRNA 等）、脂质和 DNA 片段等，保护它们不受细胞外各种酶的降解，并通过与受体细胞表面分子相互作用或直接融合的方式活化细胞内信号通路，介导细胞间交流，引发肿瘤微环境中深入的表型变化，故研究者认为外泌体可以更准确地响应肿瘤进展期间癌细胞中 miRNA 的表达变化。

已有研究表明，血浆中 miRNA-940 能够作为新的胃癌诊断标志物，其较外泌体 miRNA 标志物的检测操作方便。然而，血浆 miRNA-940 作为一种循环 miRNA 标志物，易受细胞外液中 RNase（Rnase：即 RNA 水解酶）及其他异常功能细胞分泌的 miRNA 干扰，其在血浆中的表达也非持久稳定，饮食、睡眠等生活习惯的改变均可能引起循环 mRNA 的短期变化，从而影响研究者对疾病发展的研究。

四、研究报道

血清胃蛋白酶原、胃泌素 17 和抗幽门螺杆菌免疫球蛋白 G 对胃癌高危人群的筛查价值。PG 对萎缩性胃炎和早期胃癌、胃癌有一定筛查价值，已广泛应用于临床。对于 PG 阳性的定义，因地域、饮食习惯、实验设计方法等因素不同，其界值存在争议。《中国早期胃癌筛查及内镜诊治共识意见（2014 年，长沙）》建议一般以 PGI ≤ 70 μg/L 且 PGR ≤ 3 为 PG 阳性标准，胃癌高发区以 PGI ≤ 70 μg/L 且 PGR ≤ 7 为 PG 阳性标准。

2015 年举办的"中国早期胃癌筛查方案"国际研讨会经讨论认为，可将 PGI ≤ 70 μg/L 且 PGR ≤ 7 作为 PG 阳性的判断标准。研究结果提示，相较于对照组，慢性萎缩性胃炎组、慢性萎缩性胃炎伴肠上皮化生组、上皮内瘤变组和胃癌组患者的血清 PGI、PGR 水平明显下降。经过 ROC 曲线分析，得到血清 PGI、PGR 筛选早期胃癌的最佳截断值分别为 100.97 μg/L（灵敏度为 88.8%，特异度为 47.6%）、796（灵敏度为 69.0%，特异度为 52.4%），筛选慢性萎缩性胃炎的截断值分别为 134.61 μg/L（灵敏度为 73.4%，特异度为 54.2%）、10.93（灵敏度为 83.0%，特异度为 54.5%）。本研究中 PGI 和 PGR 的截断值与 PGI ≤ 70 μg/L 且 PGR ≤ 7 的标准较为接近，因此选择这一标准作为 PG 阳牲的判断标准。

胃泌素 17 可刺激胃异常细胞增殖、分化，对胃癌前病变和胃癌的发生、发展起到一定促进作用，在胃癌和癌前病变患者中其水平明显升高，常被用于胃黏膜病变和早期胃癌的筛查。由于胃泌素 17 主要由胃窦部 G 细胞分泌，并与胃酸浓度密切相关，因此高胃酸和胃窦部萎缩性胃炎患者体内胃泌素 17 含量降低。2015 年举办的"中国早期胃癌筛查方案"国际研讨会经讨论认为可将"胃泌素 17 ≤ 1pmol/L 或胃泌素 17 ≥ 15pmol/L"作为胃泌素 17 阳性的判断标准。本研究发现胃癌组患者胃泌素 17 水平高于对照组，但慢性萎缩性胃炎组、慢性萎缩性胃炎伴肠化生组、上皮内瘤变组与对照组胃泌素 17 水平差异无统计学意义，提示胃泌素 17 对胃癌可能有一定的诊断价值。但本研究未能推算出胃泌素 17 诊断胃癌的最佳截断值，考虑可能与胃癌组病例数少，以及胃癌病理类型和病变部位有关。胃泌素 17 诊断慢性萎缩性胃炎的最佳截断值为 13.11pmol/L（灵敏度为 55.3%，特异度为 70.5%）。

Hp 可引起胃黏膜萎缩和癌变，其感染程度和部位与胃部疾病之间的关联一直是消化界关注的热门话题。研究发现，浅表性胃炎且 Hp 阳性患者中，约有 28% 的患者经过多年发展后病理证实为萎缩性胃炎、肠化生或异型增生。Kokkola 等通过对比对照组（浅表性胃炎或正常患者）与胃黏膜萎缩组、胃黏膜癌变组 Hp-IgG 阳性率来分析 Hp 感染筛查早期胃癌的价值，结果提示对照组的 Hp-IgG 阳性率只有 54.5%，远远低于胃黏膜萎缩组和胃黏膜癌变组的阳性率（分别为 85.9% 和 87.2%）。但 Hp 检出率受 PPI 药物、抗生素、机体免疫等多种因素影响，Hp 单独检测诊断胃癌的灵敏度高，但特异度较低。

研究采用 PGI ≤ 70μg/L 且 PGR ≥ 7 作为 PG 阳性的判断标准，胃泌素 17 ≤ 1pmol/L 或胃泌素 17 ≥ 15pmol/L 作为胃泌素 17 阳性的判断标准，Hp-IgG 效价 ≥ 100/ml 作为 Hp-IgG 阳性的判断标准，根据上述 3 个指标的检测结果将患者分为高危组和低危组，结果显示胃癌患者中高危组比例高于非胃癌患者，早期胃癌患者中高危组比例高于非胃癌患者，上皮内瘤变组患者中高危组比例高于非瘤变或癌变组患者，提示三者联合检测在胃癌、早期胃癌和上皮内瘤变的筛查中具有一定的价值。

第七节　早期高位胃癌的内镜诊断

早期高位胃癌由于病变范围较小，大体观特征不明显，即使做胃镜检查也容易漏诊。再加上位于贲门齿状线以下小弯移行部及胃底的病变，进镜时不易观察清楚，退镜时又易一滑而过，所以此处病变更易漏诊。故在检查中可采取先远镜大视野观察胃底，再退镜反转，仔细观察胃底及贲门各侧壁黏膜情况，以消除被内镜镜身遮盖部分及盲区，提高小病变的诊断。

一、日本内镜学会的早期胃癌分类

Ⅰ型：隆起型（息肉型），病变向胃腔内突出，呈息肉状，一般隆起高度大于 0.5cm，直径多大于 2cm，无蒂或有亚蒂，隆起表面不平，呈颗粒状或结节状，正面观呈咬状或桑椹状，表面可有发红、出血及糜烂等变化。

Ⅱ型：平坦型，病变隆起及凹陷均欠显著。此型可分为以下三个亚型：①Ⅱa型：表浅隆起型，病灶轻度隆起，其隆起高度不足黏膜厚度的 2 倍，故又称表浅隆起型早期胃癌。隆起形态不一，可呈圆形、椭圆、葫芦形、蚕豆形、马蹄形、桑椹形及菊花形等。色泽与周围黏膜相似或稍苍白，表面可有出血、糜烂及白苔附着。若注气过多，较小的隆起可以消失。②Ⅱb型：表面平坦型，病灶凹陷和隆起均不显著，局部色泽不均，光泽消失或呈灰白色，黏膜粗糙，片状红斑及剥脱样充血，与周围黏膜有明显的界限。典型的Ⅱb型早期胃癌病灶大多在 1cm 以下，所谓微小型早期胃癌大多属此型。③Ⅱc型：浅凹陷型，病灶轻微凹陷，相当于糜烂，边界清楚、呈阶梯状凹陷是Ⅱc型早期胃癌的主要特征之一，黏膜皱襞改变中，Ⅱc型以虫咬状中断、末端呈鼓锤样增粗最为常见。

Ⅲ型：深凹陷，病灶凹陷较显著，实际上癌灶均在溃疡边缘较为平坦或凹陷的部位，因此单纯的Ⅲ型早期胃癌较难发现。

临床上以Ⅲ+Ⅱc型为多见；若病灶有两种形态，则称为混合型，记录时将主要类型写在前面，次要类型标在后面。如轻度隆起中央有浅凹陷，则为Ⅱa+Ⅱc型；溃疡边缘有浅糜烂，为Ⅲ+Ⅱc型；糜烂中央有深凹陷，为Ⅱc+Ⅲ型，这种很少见；Ⅱc+Ⅲ型及Ⅱc+Ⅲ型是两种最常见的混合型早期胃癌。与良性胃溃疡相似，早期胃癌的恶性溃疡亦有其周期。Ⅲ型相当于活动期（A1），Ⅲ+Ⅱc型相当于 H1 期，Ⅱc+Ⅲ型相当于 H2 期，Ⅱc型相当于 S 期。

二、早期胃癌三阶段

一般早期胃癌的诊断过程可分为以下三个阶段：

（1）根据内镜下的形态特征及活检，确定是否为恶性病变（定性诊断）。

（2）根据病灶形态及周围黏膜皱襞特征，做型别及侵犯深度判断（深度及型别诊断）。

（3）将手术切除标本做详尽的病理检查，以最后确定是否为早期胃癌。

三、早期胃癌症状

大多数早期胃癌患者均有不同程度的上消化道症状。上腹痛是胃癌的常见症状，也是最无特异性而易忽视的症状，有些时候胃癌也常引起胃十二指肠功能的改变，出现节律性疼痛，类似溃疡病的症状，给予相应的治疗症状也可暂缓解。恶心、呕吐常因肿瘤导致胃肠功能紊乱所致，但高位早癌引起恶心呕吐的病例并不常见，食欲减退、消瘦、乏力症状并非仅发生在中晚期胃癌，有时也可作为胃癌的首发症状，在早期即出现。

四、内镜检查

早期高位胃癌的内镜诊断应该注意的是，位于贲门齿状线以下的小弯移行部及胃底，进镜时不易观察清楚，退镜时又易一滑而过。直径 1cm 左右的微小病灶，往往漏诊率高。因此在检查过程中，可采取先远镜大视野观察胃底，再退至距门齿 60cm 时采取反转法即可清楚窥视胃底及贲门各侧壁黏膜情况，以消除被内镜镜身所遮盖的部位及盲区，提高微细病变的诊断。内镜医师在行胃镜检查时必须保持高度警惕，不放过每一个诸如黏膜色泽异常、局部黏膜粗糙、隆起脆硬、浅表糜烂、剥脱样充血、黏液附着及污垢等可疑病灶，肉眼观察难以确诊时，细胞学检查是唯一的确诊方法。第一处活检十分关键，在黏膜粗糙和触之易出血的部位取活检阳性率较高。近年来广泛应用的放大内镜、染色内镜检查法在早期胃癌的诊断中也起到了很关键的地位。对不明原因黑便、近期出现消瘦的年轻人，活检阴性也不能完全排除早期胃癌，应定期随访，动态观察，多做活检。

五、早期高位胃癌诊断要点

早期高位胃癌多发于 40 岁以上的人群，其原因可能是随着年龄的增长，萎缩边界逐渐上移，所以患者一般都存在较严重的萎缩性病变（竹本分型 C3 以上），并且多伴有 Hp 感染。癌变多位于萎缩性胃黏膜上，所以底分化型癌为主，内镜下多表现为 0-Ⅱc 型病变，多发于贲门下小弯后壁侧（贲门脊根部），此部位常是胃内与食物摩擦最严重的部位，平常检查中也较多见糜烂性病灶，要与早期胃癌相鉴别，可利用 NBI 结合放大内镜，观察其是否有边界，以及有没有微血管及微腺管异常改变，来判断病变的良恶性。

第八节　早期胃癌病理及细胞学特点

早期胃癌指癌组织仅限于黏膜或黏膜下层，不管癌面积大小和有无淋巴结转移均可确诊为早期胃癌。

癌仅限于黏膜层的癌称为黏膜内癌，癌直径＜ 1.0cm 为小胃癌，直径＜ 0.5cm 为微小胃癌，直径＜ 0.2cm 为极微小胃癌。

一、早期胃癌的病理分型和特点

早期胃癌大体类型有隆起型、表浅型和凹陷型三大类。

（1）隆起型（Ⅰ型）：肿瘤明显高于周围正常胃黏膜（隆起高度超过正常黏膜厚度的 2 倍以上），常为有蒂或广基，癌组织局限于黏膜或黏膜与黏膜下层。此型最为少见，占 4% 左右。

（2）表浅型（Ⅱ型）：肿瘤较平坦，无明显隆起或凹陷，可进一步分为三个亚型：表浅隆起型（Ⅱa），此类肿瘤呈平盘状，稍高于周围正常黏膜，但隆起高度不超过正常黏膜厚度的2倍，此型约占7.3%；表浅平坦型（Ⅱb），无肉眼可见的隆起或凹陷，黏膜无明显异常，可稍显粗糙，此型约占10.5%；表浅凹陷型（Ⅱc），病灶呈浅表凹陷，但深度只限于黏膜层内，形成癌性糜烂，此型最为常见，占39.5%。

（3）凹陷型（Ⅲ型）：肿瘤所在部位明显下陷，形成深达黏膜下层的溃疡，此型仅次于Ⅱc型，约占23%。

以上三大类5种类型的复合型常见，如浅表凹陷型（Ⅱc）肿瘤中心形成溃疡（Ⅲ型），则定义为Ⅱc + Ⅲ型，此种复合型较为常见，约占10%，而其他复合型只占6%。

二、诊断早期胃癌的注意事项

（1）早期胃癌演变成进展期胃癌有时需要7~8年时间，病变一旦侵入肌层病程进展迅速。因而病检时，需把病变处及其周围黏膜甚至切除的全部胃标本连续切片检查，保证所有癌组织均在黏膜下层以上，仅依活检标本不能判定早期抑或进展期时，需结合手术标本，最终根据连续切片病理判定。

（2）起始阶段表现为微小病灶，如小的隆起、凹陷、糜烂、退色、发红或不光滑等，内镜检查常容易忽视。

（3）早期胃癌凹陷性病变，特别是有溃疡形成者，临床经过可有与溃疡相似的周期。如内镜检查时正遇到病变愈合期，则看到的是趋于良性溃疡状态，极易误诊。

（4）癌灶位于病灶底部或周边部，如一次取材少容易漏诊，重要的是要结合色素内镜所见，反复活检可提高阳性率。

三、研究报道

（1）胃癌病理诊断：胃癌是一种异质性很强的恶性肿瘤。胃癌细胞在不断分裂增殖过程中很可能在同一肿瘤组织内出现多种子细胞群体，不同子细胞群体在分子基因学异常以及肿瘤微环境等方面不尽相同，导致同个体内肿瘤细胞在基因和（或）其蛋白表达、增殖不同。

1）胃癌的区域或种族之间的临床病理学特征异质性主要体现在近端胃癌或胃食管交界处（GEJ）腺癌。西方学者认为Siewert型，Ⅰ型Ⅱ型和Ⅲ型GEJ腺癌均属于远端食管癌范畴，并且远端食管腺癌的比例已超过鳞状细胞癌，主要与Barrett食管等因素相关。而南京鼓楼医院的研究数据显示，远端食管腺癌占1%（2/204）。中国GEJ腺癌有以下临床病理特征：发病年龄较美国白人低、中国女性较美国女性高发、癌肿体积较大、癌肿成分较复杂、淋巴结转移较常见，以及癌肿临床病理分期较高。GEJ癌比远端胃癌具有更强的组织学异质性，常常在同一癌肿内出现 2 种以上的组织学类型的腺癌混合存在，尤其是 GEJ 胃癌更是如此。

2）Lauren 根据胃癌的组织结构和生物学行为，将胃癌分为肠型和弥漫型，WHO 提出以组织来源及其异型性为基础的国际分型。该系统将胃癌分为腺癌（乳头状腺癌、管状腺癌、黏液腺癌、印戒细胞癌）、腺鳞癌、胃癌伴淋巴样间质、肝样腺癌、鳞状细胞癌、未分化癌和神经内分泌癌等。

新近研究显示，早期和进展期印戒细胞癌显示出 2 种不同的临床行为，就浸润至黏膜下层或进展期印戒细胞癌而言，局限于黏膜固有层的遗传性弥漫性胃印戒细胞癌常表现出一种相对惰性的生物学行为，且与进展期印戒细胞癌相比，黏膜内印戒细胞癌常无 p53 异常表达（全部癌细胞呈阴性表达或弥漫强阳性表达）和 Ki-67 的高表达。并且，与同分期的分化型腺癌相比，pT1a 期胃印戒细胞癌未见明显更高的淋巴结转移风险。

3）胃癌伴有淋巴样间质：也称为淋巴上皮样癌或髓样癌，是一种特殊的胃癌类型，提示异型大细胞之间可见多量淋巴浆细胞浸润，并可见淋巴细胞聚集，该类型胃癌占所有胃癌的比例约为 8%。组织学上，肿瘤细胞示推挤性生长，多呈不规则片状或条索样分布，合胞体状和多角形细胞伴大量淋巴细胞浸润，有时可见淋巴滤泡，偶见肉芽肿和破骨样巨细胞。有时也可见腺管状结构伴淋巴细胞浸润，淋巴细胞以 CD8+ 的 T 细胞为主，进展期可出现较多 B 淋巴细胞和浆细胞。

4）EB 病毒相关的胃癌伴淋巴样间质：可与黏膜相关淋巴组织结外边缘区淋巴瘤、滤泡性淋巴瘤和弥漫性大 B 细胞淋巴瘤等合并发生，这些病例与幽门螺杆菌感染无关。

5）肝样腺癌：该癌细胞呈巢状或粗梁状排列，细胞异型性明显，可见坏死，细胞质丰富透亮或嗜酸性。

6）牵手型腺癌：异型腺体在黏膜固有层中部位发生不规则融合，分支状，有时形成字母 W、H、Y 和 X 样排列，肿瘤细胞常仅具有轻度或轻度 – 中度异型性。

7）胃底腺型高分化腺癌：癌组织浸润至黏膜下层，腺体结构扭曲、分支和出芽，但细胞学异型性较低，细胞质强嗜酸性。

8）高分化胃型胃癌：与肠型腺癌不同，显示大量细胞质内空泡状黏液，细胞核相对较小、圆形、部分位于基底部；尽管细胞学异型性特征较低，但上皮细胞呈浸润性生长、出现簇状或乳头状结构，与周围正常黏膜腺体分界明显。

（2）早期胃癌病理一些现象：胃腺囊癌前期的重要病理现象之一，其镜下表现黏膜腺体囊性扩张，伴腺体萎缩异型扩张的腺体可呈背靠背或共壁现象，是一重要的癌前期变变相似，所以在胃黏膜标本中应注意观察胃腺囊病变，以期发现早期胃癌。

肠上皮化生是癌前期重要病变之一，早期胃癌癌旁有异型增生存在，提示肠上皮化生、不典型增生，早期癌变三者关系密切。

第九节　胃周淋巴分布及胃癌淋巴转移

淋巴转移是胃癌直接蔓延、血道转移、种植转移四大转移中最主要转移途径。

一、胃壁淋巴组织

胃壁黏膜层、黏膜下层、肌层和浆膜下均有丰富的淋巴毛细管网，起始于胃黏膜层的胃腺体之间结缔组织内，向层层延伸，各层的淋巴管直接或相互吻合后，组成胃的淋巴集合管。

由黏膜下淋巴管网发生较粗的，具有瓣膜的集合淋巴管，在浆膜下分别向胃大、小弯方向行走，汇集沿途的小淋巴管，穿过浆膜汇入胃周围的相应局部淋巴结。

胃黏膜下和肌层的毛细淋巴管网可以通过贲门与食管远端的黏膜下和肌层毛细淋巴管同构成相当丰富吻合。这是胃底贲门癌易侵犯食管下段，并可以向纵隔及左锁骨上淋巴结转移的基本原因。

由于十二指肠缺乏黏膜下淋巴管丛，与胃黏膜下淋巴管之间无吻合，故肿瘤侵犯十二指肠可能性较小。但是胃和十二指肠浆膜下的淋巴管网有较广泛的吻合，也就是说胃肿瘤仍可侵犯十二指肠，这就为胃底贲门癌和胃幽门端癌根治术时切除食管远端及十二指肠近端奠定了解剖学基础。

二、胃周围淋巴结

胃的毛细淋巴管起自黏膜，在黏膜下层形成淋巴管网，淋巴管穿过肌层至浆膜下层，从浆膜出胃，进入周围相应局部淋巴结，其走向与胃主要动脉一致，一般可分四组，第一组：胃小弯区（胃左淋巴结），包括胃体小弯左半侧的胃前、后壁，胃底右半侧和贲门部；第二组：肝区幽门部（胃右淋巴结），包括胃幽门部小弯侧的前、后壁；第三组：肝区胃网膜右部（胃网膜右淋巴结），包括幽门部大弯侧及胃体大弯右半部；第四组：脾区（胃网膜左淋巴结），包括胃体大弯左半部的前、后壁及胃底的左平侧。以上四组局部淋巴结最后都通向腹腔淋巴结。

虽然胃的各区淋巴结引流有一定方向，这只是一般规律，由于胃壁内有广泛的淋巴管吻合，所以任何一处的胃癌均可发生跳跃式转移或当淋巴管有癌栓时也可发生逆向转移。实验证明，胃和食管、十二指肠、肝、胰、脾、直结肠及大网膜等淋巴输出管之间均有直接或间接联系，此点在了解胃癌的淋巴道转移上有重要意义。

三、胃癌淋巴转移

（1）早期胃癌淋巴结转移一般在 7.2%~12%，进展期胃癌淋巴结转移率为 80%~90%。胃下部癌肿转移幽门下、胃下及腹腔动脉旁等淋巴结，胃上部癌肿转移胰旁、贲门旁、胃上等淋巴结，受累淋巴结的位置、数目和范围，取决于癌的大小、部位和恶性程度。若癌肿发生于幽门部，邻近的淋巴结，如幽门下淋巴结、幽门后淋巴结在早期即可受累，因而幽门部癌较胃体癌预后差。若癌肿位于胃小弯的左侧半，局限淋巴结，如胃上淋巴结、腹腔淋巴结、贲门旁淋巴结及脾门淋巴结皆较早受累。在胃小弯中 1/3 的癌肿，胃左淋巴结的上、下两群较早受累，如癌肿位于胃前壁、胃大弯或胃底部，则淋巴结受累较晚。胃癌患者在卵巢内亦可见到转移的癌细胞，这可能是通过淋巴管的反向转移。

（2）晚期癌可能转移至主动脉周围及膈上淋巴结由于腹腔淋巴结与胸导管直接交通，可转移至左锁骨上淋巴结。二重转移率在 9.9%，通过肝圆韧带淋巴管转移至脐周围淋巴结。当癌组织侵入黏膜下层时，可在黏膜下淋巴网扩散。胃癌局部浸润越深，发生淋巴管越多。临床上不少先有远处转移的病例，称之"跳跃式"转移。淋巴管的转移与胃癌的大体转移机会也就越大。

（3）胃癌形态及生长方式也有密切关系。临床发现，局限型癌淋巴管转移较浸润型癌低，团块状生长者多局限于第二站，巢状与弥漫生长者各站的转移及转移程度明显增高，第三站转移者达 15%~20%，约 5% 左锁骨上淋巴结可由胸导管位置的变异而位于右侧，另有 5% 可有左腋下淋巴结转移。

（4）转移并不分肿瘤早、中、晚期，癌肿有转移明确诊断有 3 种可能：①手术治疗时发现了转移，称同时性转移。②手术切除原先病灶后 2 年半时间内发现了转移，称异时性转移。③手术切除原发病灶后 2 年半以上时间发现转移，称复发性转移。异时性转移因为手术时，转移尚处亚状态病灶阶段没有被发现；手术后 2 年半内生长，达原来性质同样肿块；如果手术后 2 年半以上时间发现原来性质同样肿块，多半是在手术过程中，对肿瘤挤压、触摸，使脱落的癌细胞种植在手术创面或进入血管，多半是医源性因素造成的。

四、胃癌的特殊转移——左锁骨上淋巴结

通常指肿瘤向左侧锁骨上窝淋巴结群转移，该淋巴结是以德国著名的病理学家 Rudolf Virchow（1821-1902）命名的淋巴结，位于左锁骨上窝的淋巴结，接受来自腹腔的淋巴管。因此处是胸导管进颈静脉的入口。当患者的胸（食管癌）、腹（胃癌）、甚至盆部的肿瘤（直肠癌），尤其是食管腹段癌和胃癌时，癌细胞可经肠干至胸导管、左颈淋巴干逆流至左锁骨上淋巴结，故常发生左锁骨上淋巴结转移，一般来说这个部位淋巴结转移是胃癌的晚期症状之一。常可在胸锁乳突肌后缘与锁骨上缘形成的夹角处触摸到肿大、质硬的淋巴结。不少胃癌或食管癌患者是首先发现了该部位肿大结节就诊，才进一步检查发现的。有

人不理解，胃癌为何绝大数转移至左侧锁骨上淋巴结，而右侧很少转移呢，这主要从淋巴循环的途径和解剖结构决定的。

胃癌的主要转移途径就是淋巴转移。首先在胃周围淋巴结转移，然后通过特定的淋巴引流途径进入胸导管，胸导管经过左侧的静脉角汇入静脉，即胃的淋巴 – 肠干 – 胸导管 – 左静脉角。

静脉角解剖结构：同侧的颈内静脉和锁骨下静脉在胸锁关节的后方汇合而成头臂静脉（又称无名静脉），汇合处的夹角称静脉角。静脉角共有两个，左侧有胸导管注入，右侧有右淋巴导管注入。当癌细胞在经过胸导管汇入静脉角时受阻时，可经过淋巴管逆流进入左锁骨上淋巴结，癌细胞在此处扎根发芽，继续生长，直至形成肿大的结节，可以在体表直接触摸到。可为单个或多个，直径大小不一，呈花生米大小到鸡蛋大小。

五、研究报道

印戒细胞癌临床特点：印戒细胞癌（SRC）是肿瘤的一种组织学分型，这种分型最初是源于肿瘤的胃镜下特征而非其生物行为，胃镜下显示肿瘤细胞的细胞质丰富，充满黏液，细胞被挤压于细胞质一次侧，呈"印戒"样，因而得名。印戒细胞癌是一种特殊类型的黏液分泌型腺癌，常发生于胃肠道、乳腺、膀胱和前列腺等。印戒细胞癌占原发性胃癌的 3.4%~39.0%，约占结肠癌的 1%。

理论上胃癌、结肠癌转移，终于腹膜，肝脏转移为主，消化道内转移不多见。胃癌肠道转移的常见部位为升结肠与直肠，结直肠癌胃转移的病例更是罕见。

多重癌症诊断标准参照 Warren 的 3 条原则：①各种肿瘤必须均为恶性。②各种肿瘤必须发生于不同部位。③一种肿瘤应除外其他类型肿瘤的转移。两癌确诊间隔时间 < 6 个月称为同时癌，> 6 个月称异时癌。碰撞癌是指同一宿主同一器官同时或异时发生 2 个或 2 个以上病理组织类型不同的癌。

第十节　胃肠癌与非 Hp 细菌

一、胃癌与非 Hp 细菌

2018 年国际上有一段陈述："部分胃癌患者 Hp 阴性，提示在胃癌发生、发展过程中可能存在其他致病菌。"日本学者研究发现，梭状芽孢杆菌、具核梭杆菌和乳酸杆菌在胃癌患者中显著富集。

（1）具核梭杆菌：具核梭杆菌为革兰阴性杆菌属梭杆菌属，在人体、动物中具有相似致病机制。根据基因型和表型差异，具核梭杆菌可分为 5 个亚型，既往研究发现具核梭杆菌广泛定植黏附于口腔和胃肠道内，曾一度被认为是人体正常菌群之一。

具核梭杆菌最早在牙周疾病中被发现，是牙龈炎的主要致病菌之一。其可黏附于口腔、迁延并定植于肠道，通过分泌多种黏附素丛而增强宿主细胞能量代谢、增殖、侵袭迁移的能力。具核梭杆菌产生的内毒素可抑制机体免疫应答，促发炎症微环境作用。此外，具核梭杆菌可侵袭至深层病变组织，与其他致病菌共聚集，产生协同作用，破坏机体菌群的平衡状态，加速疾病进程，与结直肠癌、胃癌、食管癌、口腔癌等各种肿瘤的发生、发展密切相关。

日本一项研究，检测 20 例胃癌组织中具核梭杆菌 DNA 丰度，结果显示其阳性率约为 10%。2017 年 Abed 等的研究发现在胃癌组织中 Gal-GaINAc 抗原高表达，提示胃癌可趋化具核梭杆菌富集并影响疾病进展。一项研究对 9 例胃炎上皮黏膜、7 例胃黏膜肠化生和 11 例胃癌黏膜标本的 16sRNA 基因扩增子进行测序，结果显示梭状芽孢杆菌、具核梭杆菌和乳酸杆菌在胃癌患者中显著富集，进一步行 RoC 曲线分析显示具核梭杆菌联合其他两株致病菌诊断胃癌的敏感性高达 100%，特异性约为 70%。

（2）乳酸杆菌：乳酸菌在自然界分布极为广泛，研究表明，低聚糖能够促进乳酸菌增殖，其促进有益菌增殖、抑制病原微生物的功能。

国内一篇《胃黏膜乳酸杆菌在胃癌癌变过程中的作用》研究报告，通过检测胃炎组、肠化组和胃癌组胃黏膜乳酸杆菌的阳性率及种类分布，分析胃黏膜乳酸杆菌在胃癌癌变过程中的变化。收集 160 例患者（包括 71 例胃炎、44 例肠化和 45 例胃癌）的胃窦黏膜活检标本，病理组织学检测 Hp，进行胃黏膜乳酸杆菌分离培养，提取细菌 DNA，PCR 扩增，测定不同疾病胃黏膜中乳酸杆菌的种类分布和阳性率；收集 130 例慢性胃炎患者胃窦黏膜标本，病理组织学检测 Hp，提取胃黏膜基因组 DNA，应用荧光定量 PCR 对胃黏膜乳酸杆菌和总细菌进行定量分析。

结果发现：

1）从 160 例患者中共分离出乳酸杆菌 63 株，分属 11 种乳酸杆菌。其中 L. mucosae, L. crispatus 和 L.oris 首次从人体胃黏膜中分离获得。胃癌患者胃黏膜中乳酸杆菌种类达 9 种，明显多于胃炎患者和肠化患者。

2）160 例患者中 62 例胃黏膜组织中乳酸杆菌阳性，平均阳性率为 38.4%；胃炎组、肠化组和胃癌组乳酸杆菌阳性率呈逐渐升高趋势，分别为 24.7%（18/71）、38.6%（17/44）和 60.0%（27/45），胃癌患者乳酸杆菌阳性率明显高于胃炎组和肠化组（$P=0.05$）。

3）160 例患者中，63 例患者 Hp 阳性（39.4%）。尽管 Hp 感染者乳酸杆菌阳性率（43.8%）高于 Hp 未感染者（35.4%），但差异无统计学意义（$P=0.05$）。

4）对 130 例慢性胃炎患者胃黏膜基因组 DNA 进行荧光定量 PCR，130 例患者胃黏膜总细菌数（Log）的平均值为 7.63 ± 0.70，即胃黏膜总细菌数约为 4.27×10^7 个拷贝 /μg 胃黏膜 DNA；乳酸杆菌阳性者和阴性者胃黏膜总细菌数（Log）差异无统计学意义（$P=0.05$），乳酸杆菌细菌数（Log）与胃黏膜总细菌数（Log）无显著相关性（$P=0.05$）。Hp 感染组和非感染组的乳酸杆菌检出率和乳酸杆菌数（Log）差异均无统计学意义（$P=0.05$）。

结论：胃癌患者胃黏膜乳酸杆菌的阳性率和种类均明显高于胃炎组和肠化组，表明部分乳酸杆菌可能是胃癌的风险因子。

二、直结肠癌与细菌

尽管目前并无研究证实结直肠癌的发生与特定微生物相关，但发现了相当数量的促癌菌。肠道菌群能够诱发抗菌凝集素的释放，刺激机体上皮抗菌反应并清除潜在致病菌，为机体对抗异常免疫应答提供保护作用。

（1）脆弱拟杆菌：Boleij 及其同事研究了 49 个健康个体和 49 例结直肠癌患者结肠镜活检标本中脆弱拟杆菌（BFT）基因的表达情况，研究发现结直肠癌患者中 BFT 基因表达增加，且晚期患者较早期患者 BFT 基因表达增加。

（2）粪肠球菌：DNA 损伤和染色体不稳定发生在结直肠癌形成的早期。非整倍体与染色体不稳定与长期的炎症性肠病（IBD）和结直肠癌的癌前病变有关。粪肠球菌（E. faecalis）多次被报道能够诱导白介素（IL）-10 基因敲除鼠侵袭性肠炎模型中肠上皮细胞中的非整倍体产生。抑制活性氧和活性氮（RONS）能够预防 E. faecalis 诱导产生非整倍体。这些发现提示肠道菌群能够诱导 RONS 并促发肿瘤形成。

（3）肝螺杆菌：在大鼠模型中，肝螺杆菌能够增加肠炎相关的结直肠癌以及自发结直肠癌的发生。脆弱拟杆菌广泛分布于肠道中，有研究在大鼠模型中发现产肠毒素的脆弱拟杆菌变异体能够诱发结肠肿瘤形成。

（4）拟杆菌属 / 普雷沃菌属细菌：Sobhani 及其同事研究了 179 例接受结肠镜检查者的菌群结构，包括 60 例结直肠癌患者和 119 个健康个体，研究发现结直肠癌患者中拟杆菌属 / 普雷沃菌属细菌 DNA 水平和 IL-17 免疫调节细胞比例显著增高。

（5）厚壁菌门和梭杆菌门、乳球菌和梭杆菌属：Gao 及其同事在研究中收集了 30 个健康个体和 31 例癌症患者远端和近端结肠菌群的样品进行 16SRNAV3 测序，研究显示近端和远端结肠菌群结构无统计学差异，与健康个体相比，结直肠癌患者体内厚壁菌门和梭杆菌门显著增加而变形菌门显著减少，乳球菌和梭杆菌属增加而假单胞菌属和大肠杆菌属减少。

Zhu 的大鼠结直肠癌模型研究显示结直肠癌中厚壁菌门增加，拟杆菌门和螺旋原虫减少，变形菌门两组无统计学差异，普雷沃菌属、乳酸杆菌属和密螺旋体属较健康组少，梭杆菌仅在肠癌组中检测到。

三、非 Hp 细菌致胃肠癌研究

（1）胃内其他菌群对于 Hp 参与胃癌发病机制是起协同作用，还是抑制作用，目前仍不清楚。Dicksved 等对 10 例胃癌患者胃内菌群构成进行了限制性酶切片段长度多态性技术联合细菌 16S rDNA 测序分析，发现胃癌患者与胃黏膜正常的消化不良患者胃内菌群构成无明显差异。

（2）肠道菌群通过调节免疫和炎症反应、激活或灭活致癌物、促发 DNA 损伤和染色体不稳定性、诱导增殖与凋亡的失衡以及预防致病菌侵袭等机制在肠道健康维护中发挥重要作用。肠道菌群在维护肠道稳态中发挥着重要作用，菌群结构及其代谢产物均能影响机体对疾病的易感性，甚至直接诱发胃癌、结直肠癌等病理状态，基因测序技术的发展有望为我们了解菌群与胃肠癌的关系提供更多信息。

四、研究报道

（1）具核梭杆菌与结直肠癌：通过全基因组测序分析发现，与正常结直肠黏膜组织相比，结直肠癌黏膜组织中具核梭杆菌显著富集，并与淋巴结转移密切相关。

（2）具核梭杆菌与口腔癌：正常人口腔中存在具核梭杆菌定植，在口腔癌的发生、发展中具核梭杆菌的丰度明显增多，并能协同其他致病菌富集于病变部位，加速疾病进程。

（3）具核梭杆菌与食管癌：具核梭杆菌在食管癌发生、发展过程中发挥致癌作用。

（4）具核酸杆菌与其他肿瘤：有研究指出，具核梭杆菌在头颈部肿瘤、胰腺癌、膀胱癌和乳腺癌的发生演进过程中可能发挥致癌因素的作用。由于解剖学的毗邻关系，口腔中的具核梭杆菌可蔓延至头颈部肿瘤病变部位，引发慢性炎症、肿瘤细胞免疫逃逸并促进肿瘤进展。

（5）分离并鉴定了 329 例成人牙周牙龈下优势厌氧菌群，并对不同病程中的菌群变迁、厌氧菌的药物敏感性进行了分析。成人牙周牙龈下标本中厌氧菌阳性检出率为 97.9%，其中以牙龈紫质单胞菌检出率最高（38.5%），具核梭杆菌次之（18.9%）。随着牙周病变程度的加重，牙龈紫质单胞菌、具核酸杆菌、产黑色素普氏菌、星群厌氧链球菌、厌氧消化链球菌的检出率增高（$P < 0.05$），小韦荣球菌的检出率下降（$P < 0.01$）。

第十一节　EB 病毒与胃癌

一、EB 病毒

Epstein-Bar 病毒（EBV）为疱疹病毒科嗜淋巴细胞病毒属的成员。它在世界各地都有分布，为 95% 以上的成人所携带。EBV 是传染性单核细胞增多症的病原体，更为重要的是，EBV 与鼻咽癌、儿童淋巴瘤的发生有密切相关性，被列为可能致癌的人类肿瘤病毒之一。

一般认为，细胞免疫在对病毒活化的"监视"和清除转化的 B 细胞中起着关键性作用。该功能下降将导致 EBV 的活化。

二、EB 病毒的诊断

EBV 感染的诊断较其他的病毒感染，更为依赖实验室检查。

（1）直接寻找病毒基因组和其表达产物（RNA、蛋白）的存在。

（2）血清学检查仍为目前诊断 CMV 感染常用最有效的方法。血清抗 IgM–VCA 抗体的出现，以及随之出现的抗 NA 抗体效价逐步增高，提示原发性 EBV 感染。若发现抗早期蛋白 IgA 效价的增加，极大地增加了患者鼻咽癌的危险性。

三、EB 病毒相关胃癌（EBVaGC）

在全球胃癌病例中占近 10%，其具有独特的临床病理学特性，包括以男性为主、早期常可见"花边图型"的特征性改变、较少淋巴结转移以及大量、多样的炎性细胞浸润，其诊断金标准为 EBER.ISH 检测。

四、EBV 与胃淋巴上皮样癌

EBV 是一种疱疹病毒，1964 年在 Burkitt 淋巴瘤细胞系中被发现。胃淋巴上皮样癌的癌巢周围有丰富的淋巴细胞浸润。EBV 相关的胃淋巴上皮样癌被视为 EBV 相关胃癌的特殊亚型。潜伏基因在 EBV 感染后表达，促使潜伏状态的 EBV 激活，诱发肿瘤。

五、EB 病毒致胃癌机制

胃癌的发生机制目前并不十分清楚，但是大多数学者认为，它是一种多因素及多阶段的发展过程。在致病生物因素中，幽门螺杆菌是过去一段时间及当今的研究热点之一。但 1990 年 Burke 首次报道 1 例 EBV 阳性的胃癌以来，不少学者已开始探讨 EBV 感染与胃癌的关系。

目前初具雏形的各种学说均未能完满解释 EB 病毒感染和导致胃癌的完整过程或未得到充分证据证实。但 EBV 在人原代胃上皮细胞和胃癌细胞系中的促癌作用现已得到证实，在对其进一步的研究中，Fukayama 等人认为 EB 病毒可通过被激活的携带 EB 病毒的淋巴细胞感染胃的表面上皮，EB 病毒可能是某些胃癌发生的一个因素。

国内外学者在探索 EBV 相关性胃癌发病机制时，曾用 PCR 法检测了抑癌基因 APCMCC 和包括 p53 的 5q、17q 的基因缺失情况，从而证实 BVAGC 和 EBVNGC 具有不同的发病机制。EBV 相关性胃癌 p53 蛋白表达明显低于非 EBV 相关性胃癌。Kume 等人经研究发现，EBV 相关性胃癌中胃癌细胞的低凋亡水平与 EBV 密切相关，并进一步研究证实低凋亡水平的维持与 Bcl-2 高表达密切相关，即 Bcl-2 基因的高表达是 EBV 相关胃癌细胞凋亡抑制的重要原因。据 Leung 等报道，50% 以上的 EBVNGCI 患者的癌细胞表现为微弱的 p53 蛋白表达，而几乎所有 EBVAGC 患者中 p53 蛋白为中度表达，说明 EBV 在 p53 非突变机制中的必然作用。

而 Ishi 等人则通过胃癌患者的 EBV 感染与凋亡相关蛋白（包括癌基因 C-myc、Bcl-2 和抑癌基因 p53 的表达和细胞凋亡情况进行研究，最终证实在 EBV 相关性癌早期 p53 的过表达被抑制，而 C-myc 基因被激活，表达量增加。EBVAGC 患者无论早期癌还是进展期癌的 5 年生存率和 10 年生存率均较 EBVNGC 患者更长，尤其是淋巴上皮瘤样癌的 5 年生存率与 EBV 相关性生存率均较 EBVNGC 患者更长，EBV 相关性癌的预后往往较好，一是因为 EBVAGC 特点之一是淋巴结转移少见，二是因为作为病因之一的 EB 病毒感染同时会激活机体的免疫机制，产生免疫应答释出抗病毒抗体，吞噬并杀灭 EB 病毒。

山元纪子提出，EBV 相关胃癌细胞核内存在着 EBV，每个细胞均以高水平复制，说明至少 EBV 基因的某一种蛋白通过感染的胃癌细胞进行转录，对于宿主的 DNA 没有病毒整入，难以显示病毒肿瘤基因的单克隆性。但通过前文所述的 Southern 印迹法对单克隆带的观察，发现 EBV 感染以转化为先行的假说。

Tokunaga 等研究结果认为，EBV 感染是胃癌的短暂现象，是肿瘤发生后造成的继发感染。他们认为 LMP 之所以少量存在而不能大量表达，是因为它可诱导 EBV 感染的胃黏膜上皮细胞凋亡。该研究发现 LMP 转化蛋白在胃癌中表达是 EBV 相关胃癌发生的重要基础。

EBV 可在体外感染 B 淋巴细胞并使其转化为成淋巴细胞系（LCL），研究证实 EBV 通过 CD2 受体感染 B 细胞，B 细胞表面丰富的 CD21 受体分子是其对 EBV 易感的原因。EBV 在体内外均能使 B 细胞转化成永生细胞，这一点被广泛认为是其致癌的基础所在，但 EBV 感染上皮细胞的机制及在胃癌、鼻咽癌发生发展中的作用尚不明了，因为类似于 LCL 体外感染 EBV 的上皮细胞系还不多见，CD21 分子是否作为 EBV 感染上皮细胞的受体还有争议。Fingeroth 等报道 EBV 要以感染 CD21 低水平表达的上皮细胞系 293 为先导，经他们研究发现，293 细胞会固定表达相对低水平的 CD21 分子。亦有研究表明，携带选择性标记基因的重组 EBV 上清液可以感染 CD21 受体阴性的上皮细胞，抗 CD21 单克隆抗体（OKB7）并不能抑制这种感染，提示 EBV 感染上皮细胞可以通过 CD21 非依赖性机制。

王云、罗兵应用 PCR-Southern 杂交和原位杂交（ISH）技术检测 185 例胃癌及其相应癌旁组织中特异性 EBVDNA 片段后，发现 EBV 相关性胃癌（EBVAGC）中 EBV 潜伏类型为 I 型或介于 I 型和 II 型之间的独特类型。EBVAGC 组织中部分裂解性基因表达阳性，部分胃癌存在 BARF1 和 BHRF1 表达，但其在胃癌中所起的具体作用和作用机制仍有待进一步研究。

因 EBV 相关胃癌少见于胃窦部而多发生于胃上部，故还有学者一度考虑它可能通过唾液感染，但食管癌中却未发现过 EBV 阳性患者，故认为可能还是通过淋巴细胞而感染了胃黏膜，只是目前尚未由胃黏膜或 EBV 阳性癌细胞检出 EBV 受体 CD2 而得到证实。

近年来关于 Akata 细胞及上皮细胞系的研究则证实了 EBV 的有限表达加速了细胞增殖，刺激了细胞的恶性表型。除此以外，EBVAGC 和 GES-1 细胞株的建立以及 Cyclin D1 基因表达，和 p21WAF1 蛋白过表达及与 Bc1-2、p53、mdm2、p21 蛋白等的关系均先后得到一定研究，但 EBV 引起胃癌的具体机制尚不明确。

六、与幽门螺杆菌关系

幽门螺杆菌感染可诱发现慢性萎缩性胃炎及随后的肠上皮化生，与胃癌呈流行病学相关，EBVaGC 和 EBVnGC 癌组织周围均可观察到萎缩性黏膜和肠上皮化生征象。采用 EBER ISH 技术在胃癌组织边缘发育不良处可观察到散在的 EBV 阳性细胞，但在周围浸润的淋巴细胞、其他正常基质细胞、正常胃黏膜上皮、肠上皮化生黏膜组织以及萎缩性胃炎组织中未检测到 EBERs 阳性细胞，而 EBVaGC 癌组织及周围黏膜却往往伴有 Hp 感染。推测 Hp 定植于胃黏膜上皮导致胃黏膜慢性炎症和肠上皮化生，增加了上皮细胞对 EBV 的易感性，EBV 感染发生在萎缩性上皮细胞并导致肿瘤的发生，但 EBV 和 Hp 在胃癌发生发展中是否具有协同作用有待进一步研究证实。

七、研究报道

（1）癌症基因组图谱提出了 4 种全新的胃腺癌分子分型，其中包括 EBV 相关胃癌，约占胃癌总数的 20%。

（2）韩国庆北国立大学医学院 Seo 等报告，上皮内肿瘤细胞 PD-L1 表达可用于预测 Epstein-Barr 病毒（EBV）相关胃癌患者的不良预后，是应用 PD-1/PD-L1 通路靶向免疫治疗的一种合理指征。

第十二节　慢性胃肠炎症与胃肠癌变

许多肿瘤的产生都是因为炎症的反复刺激导致的。

炎症与肿瘤相互关系的研究始于 19 世纪。研究发现慢性炎症病灶常继发肿瘤发生，而肿瘤组织活检样本中存在炎症细胞。流行病学研究证实，炎症与肿瘤的发生具有相关性，25% 的肿瘤由炎症发展而来，实际上无论炎症细胞和调节因子是否促进了肿瘤进展，它们都存在于大多数肿瘤的微环境中。

炎症与肿瘤之间的联系包括两个通路：外源性通路，由增加肿瘤风险的炎症诱导（如炎症性肠道疾病）；内源性通路，由可以引起炎症和肿瘤生成的基因改变所致（如致癌基因）。

在胃肠道，幽门螺杆菌感染是腺癌和黏膜相关淋巴组织淋巴瘤的主要原因。在胆管，华支睾吸虫感染引起的慢性炎症浸润可以导致胆管癌。乙型和丙型肝炎病毒感染引起的慢性肝炎患者易患肝癌，居全球肿瘤死亡率第三位。非感染引起的慢性炎症也与癌变相关，食管炎、食管腺上皮化生、慢性胰腺炎可以增加食管癌、胰腺癌的发病风险。

临床研究发现，溃疡性结肠炎与结肠癌、骨盆或卵巢炎症与卵巢癌、持续性细菌性感染或非感染性刺激引起的慢性前列腺炎与前列腺癌之间可存在相关性。所以，越来越多的证据支持慢性炎症与肿瘤发生之间存在相关性。

肿瘤相关性炎症不仅存在于肿瘤的早期阶段，炎症调节因子和炎症细胞也涉及恶性细胞的迁移、侵袭和转移。部分炎性因子会增加恶性细胞的侵袭能力，可能由于这些细胞因子使趋化因子受体表达上调所致。因此，长期慢性炎症应得到足够的重视，以防止肿瘤的发生与发展。

胃肠细胞癌变是一个复杂的过程，它由多步骤、多途径共同作用结果，慢性胃肠炎症是一个发病途径，机体不断调控，来完成局部修复，这种生理性、防御性的修复过程是有限的，当停止修复，就会产生癌变。

目前已经证实从胃肠炎至胃肠癌的过程，如何强化对慢性炎症治疗，阻断癌变的发生，是当前必须认真对待的问题。

一、反流性食管炎与食管腺癌

长期胃食管反流刺激食管黏膜产生慢性炎症，继发的黏膜异常修复，Barrett 食管柱状上皮化生，可演变为食管腺癌。其癌变率为正常人群的 30~125 倍。炎症趋化各种炎症免疫细胞聚集，释放各种细胞化学因子，诱导细胞增殖、变异和血管新生，发挥免疫抑制作用，躲避机体对肿瘤的免疫清除，微环镜创造机会而发生。

慢性反流性食管炎患者均应进行 Barrett 食管筛查、内镜随访。无不典型增生者可每 3~5 年内镜随访；低级别上皮内瘤变的需要每 6~12 个月随访；高级别上皮内瘤变者需要立即内镜 / 外科手术治疗。质子泵抑制剂、黏膜保护剂治疗反流性食管炎，中药云母能有效地减轻反流性食管炎的病理损害，降低 Barrett 食管和食管腺癌的发生，当出现不典型增生的病例可选择内镜下黏膜切除术、内镜下消融术、光动力治疗等。

二、慢性胃炎与胃癌

胃黏膜癌变过程中幽门螺杆菌感染、白介素 2-B、肿瘤坏死因子 A 的参与起主要作用，胃黏膜炎症基因 ZICl 的抑癌作用和甲基化有关，非甲基化 ZICl 在多个胃癌细胞株内表达均有不同程度降低，将胃癌细胞去甲基化处理后 ZICl 的表达恢复。miRNA 广泛参与调控细胞增殖、分化、凋亡等。

常规胃镜检查、必要时用放大内镜、染色内镜、NBI 内镜、激光共聚焦内镜以及超声内镜等检查，提高了早癌的检出，黏膜定标活检技术能够对黏膜病灶标定后活检，避免盲目性和随机性。

根除幽门螺杆菌被认为是最重要的阻断胃炎向胃癌转变的治疗。促进胃黏膜修复和抗氧化稳定甲基化是长期治疗阻断措施。叶酸提供保证正常甲基化，可确保正常 DNA 的合成和修复，避免胃癌前病变进展。免疫组化染色发现，NF-κB 在 Hp 阳性患者表达明显增高，且与胃炎严重程度呈正相关，姜黄素可通过抑制胃黏膜 NF-κB 的表达而缓解由感染引起胃炎；辣椒素可增加胃黏膜血流量，可以刺激降钙素基因相关肽神经，降低白细胞数量，从而预防胃黏膜炎症反应和胃癌。大部分局灶性严重的癌前病灶或黏膜内癌以及部分累及黏膜下层，无转移的胃癌均可选择 EMR/ESD 治疗。

三、慢性肠炎与肠癌

炎症性肠病（IBD）是结直肠癌（CRC）的危险因素，其 CRC 的发病率为 20%。

慢性肠炎患者定期结肠镜检查结合病理活检是预防 CRC 发生的有效措施。全结肠或左半结肠溃疡性结肠炎以及病变范围超过三分之一结肠的克罗恩病患者，需在症状出现后的 8~10 年开始结肠镜随访，通常为 1~3 年。大肠肿瘤筛查，主要依靠粪便隐血实验、内镜和一些影像检查和实验室分析。

5- 氨基水杨酸可降低 IBD 患者 CRC 发病风险，熊去氧胆酸也被用来预防慢性肠炎患者发生 CRC，部分 COX-2 抑制剂亦具有抗凋亡作用，目前还有不少针对肠炎癌变进程中的关键分子（如 TNF-α、NF-κB、IL-6、IL-10、IFN-Y、TGF-β）的靶向治疗。吡格列酮、鱼油对结直肠癌有化学预防作用，类高血糖素肽 -2 受体拮抗剂降低结肠炎相关性、癌症发生的可能性。肠镜病理证实为重度异型增生或多灶平坦型异型增生，需要预防性肠段切除，肠上皮异型增生患者可内镜密切随访。

第十三节　胃黏膜相关淋巴组织淋巴瘤

胃黏膜相关淋巴组织淋巴瘤即胃 MALT 淋巴瘤是一种较为少见的胃恶性肿瘤，发病率占恶性肿瘤的 1%~5%。组织学类型主要是非霍奇金淋巴瘤（NHL）、霍奇金病（HD），该病理类型由 Peter saacson 于 1983 年首次提出，占胃淋巴瘤的三分之一、胃非霍奇金淋巴瘤的 8%、胃肿瘤的 3% 左右。

起源于结外黏膜组织免疫系统，病理类型：多为低度恶性非霍奇金淋巴病变，表现呈局限性。MALT 淋巴瘤多起源于黏膜、分泌导管有关的内胚叶组织，如消化道、肺、眼等，

70% 发病于胃。

一、病理特点

瘤细胞类似淋巴滤泡中心细胞，称中心细胞样细胞，瘤细胞可侵入腺体上皮之间，破坏腺体。其背景淋巴细胞有浆细胞分化，有反应性滤泡残存，瘤细胞向生发中心浸润，破坏滤泡中心结构。生长方式及扩散呈浸润性生长，并在胃内广泛扩散，MALT 淋巴瘤细胞具有亲上皮性，可血行转移至黏膜上皮。

可概括为：中心细胞样（CCL）细胞、淋巴上皮损害（LEL）、浆细胞样分化、滤泡殖民化（FC）、返家（homing back）现象；MALT 淋巴瘤 40% 以上发生在胃窦部。在内镜下通常表现为扁平状隆起，可以出现一个或多个溃疡，生长比较缓慢。

二、内镜检查

正常胃黏膜内含有少量散在淋巴细胞，主要存在于胃体黏膜的深层里靠黏膜肌层的部位，但不出现于胃窦部，亦不出现淋巴滤泡（LF）。胃黏膜淋巴滤泡的出现与幽门螺杆菌（Hp）有明显相关性，被认为是胃黏膜淋巴组织（MALT）淋巴瘤的一个危险因素。

三、淋巴细胞性胃炎

淋巴细胞性胃炎（LCG）胃组织中其组织学形态为胃表面上皮和胃小凹上皮内有大量成熟 T 淋巴细胞浸润、以淋巴滤泡形成为主，可伴有一定的中性粒细胞、嗜酸性粒细胞和浆细胞浸润，上皮细胞与基底膜间淋巴细胞浸润大于 30 个 /100 个上皮细胞为 LCG 标准。淋巴滤泡增生判定标准：光镜下固有膜内见淋巴滤泡即诊断为淋巴滤泡增生。

四、Hp 与淋巴细胞

Hp 感染可使正常不含淋巴细胞组织的胃黏膜出现淋巴细胞浸润、积聚导致淋巴滤泡形成增生，从而构筑了胃黏膜相关淋巴组织（MALT）的基础。Hp 感染在 MALT 淋巴瘤发病中重要性看法较为一致，而其与可能发生 MALT 淋巴瘤前体的 LF 形成的密切程度上，反映不尽相同。国外研究反映 Hp 感染者 LF 检出率为 27.4%~85%，国内有报道为 39.13%。研究资料显示 Hp 感染高达 95%，LF 仅 20 例。在 4612 例胃镜检查之中只检出 1 例的 MALT 淋巴瘤。我们注意到淋巴滤泡增生平均年龄 32±2.1，随着时间推移，MALT 淋巴瘤发生率可能会提升，必须予以随访观察。

Hp 感染后胃黏膜萎缩和肠上皮化生的危险性增加。国内一组研究发现，只要淋巴滤泡可达区域，其内绝无正常胃黏膜腺体，若干个淋巴细胞包围一个腺体后，即侵入上皮细胞内，该腺体随之溶解破坏，也与肠上皮化生有关，进一步证实遭受 Hp 感染后胃黏膜萎缩和肠上皮化生的危险性全面增加。研究提示同期胃癌检出率 3.18%，其与淋巴滤泡增生中间环节不无关系。

内镜下胃窦黏膜花斑充血水肿占 85%，糜烂、颗粒隆起占 35%，但黏膜光滑 3 例，提示活检深度的重要性。国外报道，胃黏膜隆起糜烂是淋巴细胞性胃炎内镜表现。

五、研究报道

（1）在我国的临床上胃 MALT 淋巴瘤并不少见，诊断主要依靠内镜检查及其活检病理学检测。内镜下表现胃 MALT 淋巴瘤病变广泛多发，在胃窦部较多见。可见肿块、结节溃疡或弥漫浸润改变，难与癌肿相鉴别。大块、结节广泛而多灶；溃疡巨大、多发，大小、形态不规则；黏膜下浸润弥漫性分布黏膜隆起似铺路石样改变。

（2）胃黏膜相关淋巴组织（MALT）淋巴瘤属淋巴结外边缘区与黏膜相关的一种非霍奇金淋巴瘤，生物学行为低度恶性、发展缓慢，致病机制与幽门螺杆菌（Hp）感染有关，根除 Hp 治疗是早期 Hp 阳性患者一线治疗方案，目前一些研究提示 Hp 阴性患者也可从中获益。

（3）胃肠道弥漫大 B 细胞淋巴瘤的免疫表型和治疗方案与预后的关系：胃肠道弥漫大 B 细胞淋巴瘤（Gl-DLBCL）是淋巴系统中最常见且存在异质性的结外非霍奇金淋巴瘤（HHL）。

纳入标准治疗方案：采用利妥昔单克隆抗体＋环磷酰胺＋阿霉素＋长春新碱＋泼尼松（R-CHOP）标准化学治疗方案，或者手术联合 R-CHOP 化学治疗方案。

R-CHOP 的应用使弥漫大 B 细胞淋巴瘤（DLBCL）患者的预后获得明显改善，患者 5~10 年生存率较前提升了 15%~20%。

Aviles 等研究表明：对于早期胃淋巴瘤患者，尽管手术联合化学治疗的预后优于单纯化学治疗，但手术会带来一些致死性并发症。

第十四节　胃印戒细胞癌与皮革胃

一、胃印戒细胞癌

胃癌分为乳头状腺癌、管状腺癌、黏液腺癌、印戒细胞癌、腺鳞癌、鳞状细胞癌、未分化癌等。其中，印戒细胞癌是一种含有大量黏液的特殊胃癌类型。由于细胞中充满了黏液，把细胞核挤向了细胞的一侧，使其外形酷似一枚戒指，故得其名。胃印戒细胞癌是高度恶性肿瘤之一，约占胃癌的 9.9%，具有侵袭力强、病程进展快、恶性程度高的特点。多发于中青年，特别是青年女性，大多数专家认为该病的发生可能和青年女性的雌激素代谢旺盛有关。

二、病理特点

早期胃癌大体分型分 3 型：隆起型（Ⅰ、Ⅱa、Ⅱa+Ⅱc）、平坦型（Ⅱb）及凹陷型（Ⅱc、Ⅲ、Ⅱc+Ⅲ、Ⅲ+Ⅱc）。早期胃印戒细胞癌大体类型以凹陷型为主，黏膜内癌所占比例多。进展期胃癌的病理分型，Borrmann 分型分 4 型：Ⅰ型结节型；Ⅱ型溃疡限局型；Ⅲ型溃疡浸润型；Ⅳ型弥漫浸润型。进展期胃印戒细胞癌在临床上倾向于弥漫性浸润，且常伴有明显的纤维化或硬化，如果发现较迟，常易浸润整个胃，使整个胃壁硬化，而呈"皮革胃"，一旦发展到"皮革胃"这个阶段，常属胃癌中、晚期，预后差。

三、皮革胃

皮革胃是进展期胃癌的一种类型，临床表现隐匿的特点，胃癌生长方向并不是向胃腔内突出，而是向黏膜下层、肌层、浆膜层浸润。最终使得胃黏膜皱襞消失，胃腔缩小，胃壁全层增厚、变硬，坚如皮革，故而得名"皮革胃"。

胃印戒细胞癌是高度恶性肿瘤之一，约占胃癌的 9.9%，进展期胃印戒细胞癌（Ⅳ型弥漫浸润型）在临床上倾向于弥漫性浸润，且常伴有明显的纤维化或硬化，常易浸润整个胃，使整个胃壁硬化，而呈"皮革胃"，一旦发展到"皮革胃"这个阶段，预后差。

四、胃干细胞与胃癌

干细胞是一类具有自我更新能力、高度增殖能力和多种分化潜能的细胞。

胃干细胞即为存在于胃组织中的成体干细胞，在维持胃黏膜上皮动态更新中发挥关键作用。

Hp 长期持续感染是致胃癌发生的关键诱因之一，基本机制包括长期感染后胃黏膜慢性炎症刺激、肿瘤抑癌基因的遗传学和表观遗传学的改变、致癌信号通路的激活等。除上述作用机制外，近来相关研究表明 Hp 感染亦能诱发胃干细胞静息 – 增殖分化失衡，促使胃干细胞表型转化而参与其致癌过程。

既往针对弥漫型胃癌的病理组织标本研究发现，家族性早期弥漫型胃癌在结构上呈现"双层结构"：上层的印戒细胞体积较大，黏液丰富，多处于静止状态；而基底层的印戒细胞较原始体积较小，增殖活跃，并在空间位置上靠近癌旁的胃腺颈部 / 峡部的增殖区，这一区域恰恰被认为是胃干细胞所在的区域，这从肿瘤发生的空间位置上提示弥漫型胃癌可能起源于胃干细胞。

五、研究报道

（1）全消化道多处印戒细胞癌 8 例临床特点：印戒细胞癌（SRC）是肿瘤的一种组织学分型，这种分型最初是源于肿瘤的胃镜下特征而非其生物行为，胃镜下显示肿瘤细胞的细胞质丰富，充满黏液，细胞被挤压于细胞质一侧，呈"印戒"样，因而得名，是一种特殊类型的黏液分泌型腺癌，常发生于胃肠道、乳腺、膀胱和前列腺等。SRC 占原发性胃癌的 3.4%~39.0%，约占结肠癌的 1%。

（2）以骨硬化为首发表现无明显胃肠道症状的骨癌一例：代谢性骨病中骨质疏松较多，其次为骨软化，骨质硬化较少见，除为代谢性骨病的一种表现外，骨硬化可能为没有典型原发病症状的癌症患者的首发表现，情况更为少见。骨转移会使这些患者病情迅速恶化，骨骼并发症的风险增加，预后极差。

考虑骨硬化系恶性肿瘤骨转移所致的可能性较大，进一步行胃镜活检等检查，确诊为低黏附性癌（印戒细胞癌）。目前考虑肿瘤相关性骨硬化低黏附性癌（印戒细胞癌）伴全身多处转移（颅骨，胸骨，肋骨，椎骨）可能性较大。

印戒细胞癌是胃癌中发生骨性转移较多的病理类型。胃癌的骨转移率为 1%~45%，大多数为溶骨性，也可为混合性，全身成骨转移最少。

（3）乙状结肠印戒细胞癌 1 例：女，72 岁。大便不畅一月。距肛门 27cm 处可见一大小约 3.5cm×4.0cm 不规则结节隆起，病变处质地较硬，蠕动缺失，脆易出血，管壁狭窄。病理诊断：印戒细胞癌。

（4）胃体后壁印戒细胞癌 1 例：男性，63 岁。胃体后壁可见一大小约 4.0cm×5.0cm 溃疡，病变处质地较硬，脆易出血，病变向周围浸润，整个胃腔缩小，蠕动缺失。病理诊断：印戒细胞癌。

（5）皮革胃：女，52 岁。上腹疼痛不适 1 个月，加重 10 日伴恶心呕吐。病人于 1 个月前出现上腹部胃区疼痛不适，于进食后可缓解。近 10 日上述症状加重。出现于进食后上腹胀痛不适，自行诱发呕吐后，上述症状可缓解，呕吐物为隔夜宿食。曾在外院行胃镜检查，诊断为：幽门梗阻。胃淋巴瘤？胃癌？病人既往胃病史 10 年，为不思饮食，食欲不振。病人自发病以来无明显消瘦。查体：病人生命体征平稳，无明显贫血外观，上腹部略饱满，可见胃型，无胃肠蠕动波。腹部无手术切口瘢痕。上腹部触压时略疼痛不适，无反跳痛及肌紧张，未触及明显包块，肝脾未触及。移浊阴性。上腹振水音阳性。肠鸣音较弱，1~2 次 / 分。经保守治疗 1 周无效，症状进行性加重，经家属同意于 2010 年 5 月 29 日拟行胃大部切除术。术中见：胃呈皮革样，全胃僵硬，胃壁增厚，大网膜与横结肠明显粘连。术中向家属交代行姑息性胃次全切除术。

讨论：印戒细胞癌在临床上倾向于弥漫浸润，且常伴有明显的纤维化（硬化），如果发现较迟，常易浸润全胃，使整个胃壁硬化，而呈"皮革胃"。一旦发展到了"皮革胃"阶段，常属胃癌中、晚期，预后差。如果印戒细胞癌穿破胃壁，直接蔓延到腹膜或邻近器官，手术清扫也较为困难。

消化道印戒细胞癌恶性程度高，预后差，且对放化疗不敏感。临床资料显示早期手术治疗可取得较好的治疗效果。但胃印戒细胞癌患者在临床上并无特殊的症状，大部分患者有类似胃炎或溃疡的表现，如腹胀、嗳气、反酸、恶心呕吐、吞咽梗阻等，少数人也可仅表现为上腹部不适。而且胃印戒细胞癌还是病情进展迅速的一类肿瘤，这就使得患者发现时，多数已是胃印戒细胞癌的晚期。这时再行手术治疗已不能取得满意的效果。且该病对放化疗不敏感，一般不采用放化疗治疗，中医治疗有一定疗效。

病理：（胃）弥漫型胃癌，为未分化癌。癌细胞侵及浆膜层，可见脉管癌栓。上下切端可见癌细胞，淋巴结见癌侵及 2/10。大网膜呈炎性改变。

第十五节　原发性胃鳞状细胞癌

胃鳞状细胞癌（胃鳞癌）是胃癌中很少见的一种，多由胃黏膜上皮在慢性炎症基础上发生鳞状化而形成，多见于男性。虽然胃鳞癌发生概率较低，但胃鳞癌的生存率低，亦应重视胃鳞癌的治疗。

一、病因

约 95% 的胃癌病理类型是腺癌，原发性胃鳞状细胞癌（PGSCC）非常罕见，其发病率占胃癌发病率的 0.04%~0.4%。目前，PGSCC 的发病原因尚不明确，在愈合期的胃溃疡和胃长期慢性炎性反应中可出现胃腺体鳞状细胞化生。

在某些因素影响下，胃溃疡、慢性胃炎都有可能使胃黏膜发生鳞状细胞上皮化生、不典型性增生，甚至癌变。长期大量吸烟可能也是促使 PGSCC 发生的原因之一。

PGSCC 来源于胃黏膜上皮鳞状化生，胃溃疡的溃疡边缘发现鳞状上皮化生，可能是胃黏膜酸腐蚀损伤后引起鳞状上皮化生。其他原因有：①鳞状上皮异位，可能是食管鳞状细胞异位引起。②多能干细胞先转化成腺细胞，后来发生鳞状化生而致。③先前存在的非肿瘤性腺上皮中的鳞状化生。④异位鳞状细胞巢。⑤肺癌相关抗原有关。⑥胃血管内皮理论。

二、诊断依据

（1）肿瘤不应位于贲门。

（2）肿瘤未延伸到食管。

（3）在患者身体的任何部位无鳞状细胞癌的证据。

三、研究报道

（1）胃鳞癌是胃癌中很少见的一种，多局限于胃窦部，一般认为系由胃黏膜上皮在慢性炎症基础上发生鳞状化生而形成，虽然胃癌发生概率较低，但胃鳞癌的 5 年生存率低，应引起重视。

（2）报道一例，镜检：胃窦瘤细胞椭圆形、梭形，核大、较空、核仁清楚，细胞异型性明显，病理核分裂象较多见，癌组织呈巢状，片状分布，并见角化珠形成。病理诊断：胃窦溃疡型鳞状细胞癌 II 级。病理报道其发生，可能有 4 种原因：①长期慢性炎症（如结核）导致胃纤维化。②胚胎残留的鳞状细胞演变而来。③异型的鳞状上皮或胃黏膜上皮经过化生异型增长而形成。④错构瘤癌变。

（3）报道一例，男，49 岁，胃镜活检病理报告符合胃高分化鳞状细胞癌。切除胃标本；胃窦处有 3cm×2cm 大小的边缘隆起鳞状上皮化生，需严格掌握诊断标准：①病变起自贲门以外的胃黏膜，排除食管下端鳞状细胞癌直接侵犯。②组织学上见肯定的角化癌细胞及角化珠，细胞间桥，癌细胞巢中细胞分层排列。③多取材、制片，进行特殊染色，仔细观察，排除腺鳞癌。

估计到目前为止，全国报告不上 100 例。

第十六节　从细胞学基础理论到胃癌标志物

细胞是有机体，一切动植物都是由细胞发育而来，并由细胞和细胞产物所构成。

一、细胞特点

（1）所有细胞在结构和组成上基本相似。
（2）新细胞是由已存在的细胞分裂而来。
（3）生物的疾病是因为其细胞功能失常。
（4）细胞是生物体结构和功能的基本单位。
（5）生物体是通过细胞的活动来反映其功能的。

二、细胞核

细胞核是真核细胞内最大、最重要的细胞结构，是细胞遗传与代谢的调控中心。它主要由核膜、染色质、核仁、核基质等组成。细胞核中最重要的结构是染色质，染色质的组成成分是蛋白质分子和 DNA 分子，而 DNA 分子又是主要遗传物质。当遗传物质向后代传递时，必须在核中进行复制。

三、DNA

脱氧核糖核酸（DNA）是生物细胞内携带有合成 RNA 和蛋白质所必需的遗传信息的一种核酸，是生物体发育和正常运作必不可少的生物大分子。DNA 中的核苷酸中碱基的排列顺序构成了遗传信息。该遗传信息可以通过转录过程形成 RNA，然后其中的 mRNA 通过翻译产生多肽，形成蛋白质。

在细胞分裂之前，DNA 复制过程复制了遗传信息，这避免了在不同细胞世代之间的转变中遗传信息的丢失。在真核生物中，DNA 存在于细胞核内称为染色体的结构中。在没有细胞核的其他生物中，DNA 要么存在于染色体中要么存在于其他组织（细菌有单环双链 DNA 分子，而病毒有 DNA 或 RNA 基因组）。在染色体中，染色质蛋白如组蛋白、共存蛋白和凝聚蛋白将 DNA 存在一个有序的结构中。这些结构指导遗传密码和负责转录的蛋白质之间的相互作用，有助于控制基因的转录。

四、RNA

核糖核酸（RNA）是存在于生物细胞以及部分病毒、类病毒中的遗传信息载体。RNA 由核糖核苷酸经磷酸二酯键缩合而成长链状分子。一个核糖核苷酸分子由磷酸、核糖和碱基构成。

五、DNA 与 RNA 分布与作用

DNA 主要分布于细胞核内，RNA 大部分存在于细胞质中。

（1）DNA 的组成碱基是 ATGC，单位是脱氧核苷酸。RNA 的组成碱基是 AUGC，单位是核糖核苷酸。

（2）DNA 是双螺旋结构，属于遗传物质。RNA 一般是单链，不作为遗传物质。

（3）RNA 是以 DNA 的一条链为模板，以碱基互补配对原则，转录而形成的一条单链，主要功能是实现遗传信息在蛋白质上的表达，是遗传信息向表型转化过程中的桥梁。

（4）与 DNA 不同，RNA 一般为单链长分子，不形成双螺旋结构，但是很多 RNA 也需要通过碱基配对原则形成一定的二级结构乃至三级结构来行使生物学功能。RNA 的碱基配对规则基本和 DNA 相同，不过除了 A–U、G–C 配对外，G–U 也可以配对。

（5）RNA 中的 mRNA 是合成蛋白质的模板，内容按照细胞核中的 DNA 所转录，tRNA 是 mRNA 上碱基序列（即遗传密码子）的识别者和氨基酸的转运者，rRNA 是组成核糖体的组分，是蛋白质合成的工作场所。

1）组成单位不同：DNA 的组成单位是脱氧核苷酸，RNA 的组成单位是核糖核苷酸。

2）组成碱基不同：DNA 的组成碱基是 ATGC，RNA 的组成碱基是 AUGC。

3）组成五碳糖不同：DNA 的组成五碳糖是脱氧核糖，RNA 的组成五碳糖是核糖。

4）空间结构不同：DNA 是双螺旋结构，RNA 一般是单链。

5）功能不同：DNA 是遗传物质，RNA 一般在细胞中不作为遗传物质。

RNA 有 3 种：

①信使 RNA（mRNA），携带从 DNA 转录来的遗传信息。②转运 RNA（tRNA），负责蛋白质合成时氨基酸的转运。③核糖体 RNA（rRNA）。

六、DNA 的 ATGC，RNA 的 AUGC

ATGC 是：腺嘌呤、胞核嘧啶、鸟嘌呤、胸腺嘧啶。

AUGC 是：RNA 的碱基主要有 4 种，即 A 腺嘌呤、G 鸟嘌呤、C 胞嘧啶、U 尿嘧啶，其中，U（尿嘧啶）取代了 DNA 中的 T。

七、DNA 与 RNA 关系

核酸包括脱氧核糖核酸、核糖核酸。组成核酸的基本单位是核苷酸，脱氧核糖核酸就是 DNA，核糖核酸就是 RNA，他们的基本单位分别是脱氧核苷酸、核糖核苷酸。

核酸是由许多核苷酸聚合成的生物大分子化合物，为生命的最基本物质之一。核酸广泛存在于所有动植物细胞、微生物体内，生物体内的核酸常与蛋白质结合形成核蛋白。不同的核酸，其化学组成、核苷酸排列顺序等不同。根据化学组成不同，核酸可分为核糖核酸（简称 RNA）和脱氧核糖核酸（简称 DNA）。DNA 是储存、复制和传递遗传信息的主要物质基础。RNA 在蛋白质合成过程中起着重要作用——其中转运核糖核酸，简称 tRNA，起着携带和转移活化氨基酸的作用；信使核糖核酸，简称 mRNA，是合成蛋白质的模板；核糖体的核糖核酸，简称 rRNA，是细胞合成蛋白质的主要场所。

核酸同蛋白质一样，也是生物大分子。核酸的相对分子质量很大，一般是几十万至几百万。核酸水解后得到许多核苷酸，实验证明，核苷酸是组成核酸的基本单位，即组成核酸分子的单体。一个核苷酸分子是由一分子含氮的碱基、一分子五碳糖和一分子磷酸组成的。根据五碳糖的不同可以将核苷酸分为脱氧核糖核苷酸和核糖核苷酸。

八、核苷酸

核苷酸是一类由嘌呤碱或嘧啶碱、核糖或脱氧核糖以及磷酸三种物质组成的化合物。戊糖与有机碱合成核苷，核苷与磷酸合成核苷酸，4 种核苷酸组成核酸。核苷酸主要参与构成核酸，许多单核苷酸也具有多种重要的生物学功能，如与能量代谢有关的三磷酸腺苷（ATP）、脱氢辅酶等。某些核苷酸的类似物能干扰核苷酸代谢，可作为抗癌药物。根据糖的不同，核苷酸有核糖核苷酸及脱氧核苷酸两类。根据碱基的不同，又有腺嘌呤核苷酸（腺苷酸，AMP）、鸟嘌呤核苷酸（鸟苷酸，GMP）、胞嘧啶核苷酸（胞苷酸，CMP）、尿嘧啶核苷酸（尿苷酸，UMP）、胸腺嘧啶核苷酸（胸苷酸，TMP）及次黄嘌呤核苷酸（肌苷酸，IMP）等。核苷酸中的磷酸又有一分子、两分子及三分子几种形式。此外，核苷酸分子内部还可脱水缩合成为环核苷酸。

核苷酸是核酸的基本结构单位，人体内的核苷酸主要有机体细胞自身合成。核苷酸在体内的分布广泛。细胞中主要以 5' - 核苷酸形式存在。细胞中核糖核苷酸的浓度远远超过脱氧核糖核苷酸。不同类型细胞中的各种核苷酸含量差异很大，同一细胞中，各种核苷酸含量也有差异，核苷酸总量变化不大。

九、DNA 与 RNA 用于胃癌标志物研究

（1）中国十五届消化年会胃癌文章：探讨血清 miRNA 作为胃腺癌筛查分子标志物的临床价值。结论：miRNA6503-5p 对胃癌可能有较高的诊断价值：let-7f-5p、miR-744-5p、miR-152-3p、miR-6770-5p 和 miR-6503-5p 可能作为癌前疾病及胃癌筛查的分子诊断标志物。

（2）血浆 cf-DNA 含量测定：将外周静脉血 3ml 置于 EDTA 抗凝药管中，1600r/min 离心 10 分钟，取上清液，1600r/min 继续离心 10 分钟，按照基因组试着剂盒的步骤提出取 cf-DNA，试剂盒购自德国 QIAGEN 公司，采用紫外分光光度法测定 cf-DNA 含量。

（3）日本研究报告，检测 20 例胃癌组织中具核梭杆菌 DN 浓度，显示阳性率约 10%。2018 年台湾癌症杂志报道，一项 9 例胃炎、7 例肠上皮化生和 11 例胃癌标本行基因测序，结果显示梭状芽孢杆菌、具核梭杆菌和乳酸杆菌在胃癌患者中显著富集，进一步行曲线分析，显示具核梭杆菌联合其他两株致病菌，诊断胃癌的敏感性高达 100%。

（4）DNA 甲基化与胃癌密切相关。基因启动子 CpG 岛甲基化参与了肿瘤细胞周期、基因转录、DNA 损伤修复、细胞分化和抗癌药物代谢等，提示 RUNX3 可能是胃癌早期诊断和术后监测的重要分子标志物。还有文献报道，抑癌基因 RASSF1A。

（5）近年来，关于 miRNA 与胃癌发生、发展中的具体功能和机制及其对胃癌诊断、治疗、预后中的应用已完成了大量的科学基础研究，更进一步地完善了胃癌发生、发展的生物分子学和遗传学方面的机制，并为胃癌的诊断、治疗及预后提供了新的标志物。

第十七节　基因与基因促抑癌作用

一、基因

基因（遗传因子）是产生一条多肽链或功能 RNA 所需的全部核苷酸序列，带有遗传

信息的 DNA 片段称为基因，基因在染色体上的位置称为座位，每个基因都有自己特定的座位，在同源染色体上占据相同座位的不同形态的基因都称为等位基因。在自然群体中往往有一种占多数的（因此常被视为正常的）等位基因，称为野生型基因；同一座位上的其他等位基因一般都直接或间接地由野生型基因通过突变产生，相对于野生型基因，称它们为突变型基因。

基因支持着生命的基本构造和性能，储存着生命的种族、血型、孕育、生长、凋亡等过程的全部信息。环境和遗传的互相依赖，演绎着生命的繁衍、细胞分裂和蛋白质合成等重要生理过程。生物体的生、长、衰、病、老、死等一切生命现象都与基因有关。它也是决定生命健康的内在因素。因此，基因具有双重属性：物质性（存在方式）和信息性（根本属性）。组成简单生命最少要 265~350 个基因。

二、基因，DNA，染色体

现代遗传学研究认为，控制生物性状遗传的主要物质是 DNA（脱氧核糖核酸）。

（1）DNA 存在于细胞核中的染色体上，呈双螺旋结构，是遗传信息的载体。

（2）染色体存在于细胞核中，由 DNA 和蛋白质等组成，DNA 是染色体的主要成分。

（3）基因是 DNA 上有特定遗传信息的片段。控制生物性状的基有显隐性之分，它们控制的生物性状就有显性性状和隐性性状之分。基因是控制生物性状的遗传物质的基本结构单位和功能单位；基因是有遗传效应的 DNA 片段，每个 DNA 分子上有许多个基因；基因在染色体上呈线性排列（指细胞核内染色体上的基因）。

三、原癌基因与抑癌基因

（1）癌基因是基因的一类，指人类或其他动物细胞（以及致癌病毒）固有的基因，又称转化基因，激活后可促使正常细胞癌变、侵袭及转移。癌基因激活的方式包括点突变、基因扩增、染色体重排、病毒感染等。癌基因激活的结果是其数目增多或功能增强，使细胞过度增殖及获得其他恶性特征，从而形成恶性肿瘤。

（2）抑癌基因也称肿瘤抑制基因，或俗称抗癌基因，是一类存在于正常细胞内可抑制细胞生长并具有潜在抑癌作用的基因。抑癌基因在控制细胞生长、增殖及分化过程中起着十分重要的负调节作用，它与原癌基因相互制约，维持正负调节信号的相对稳定。当这类基因在发生突变、缺失或失活时可引起细胞恶性转化而导致肿瘤的发生。

四、原癌基因家族

（1）ras 家族：ras 基因家族是最常见的癌基因家族，对正常细胞的增殖和分化起重要调节作用，是目前所知最保守的一个癌基因家族。

（2）myc 家族：myc 基因是目前研究最多的一类核蛋白类癌基因，包括 C-myc、N-myc、L-myc、R-myc4 种。myc 基因在恶性肿瘤中的显著特征之一就是经基因扩增和基因突变的方式激活，出现双微染色体和染色体的均染区。激活后的 myc 基因大量表达 myc 蛋白，对细胞生长分化起重要作用。

（3）src 家族：产物具有蛋白酪氨酸激酶活性，能促进增殖信号的转导，定位于细胞内面或跨膜分布。

（4）sis 家族：编码的 p28，能刺激间叶组织的细胞分裂增殖。

（5）myb 家族。

五、基因与胃癌

（1）Bc1-2 基因由 Tsojimoto 等人首先发现，因其与淋巴瘤有关，故称为 Bc1-2（B-cell Lymphoma/Leukemia-2）。该基因为一重要的凋亡抑制基因，具有阻止细胞凋亡的功能，它对各种原因引起的细胞凋亡具有抑制作用，可导致突变产物聚集，从而促进肿瘤细胞的发生发展。

（2）在一项关于血清中 740 种 miRNA 的研究中，研究人员发现早期胃癌患者血清中只 miR-195-5p 的表达水平明显低于对照组，且 112 例早期胃癌患者血清中 miR-221 和 miR-376c 均显著降低，它们在胃癌患者中的表达水平与胃癌细胞分化程度呈正相关，而 miR-744 则与这些细胞的高增殖和高分化有关，说明这 3 种 miRNA 均可作为胃癌无创诊断的早期生物学标志物。

（3）GKN1（胃动蛋白 1）的基因序列在不同种属动物的胃黏膜中高度保守，其在胃黏膜的表达具有促进胃黏膜上皮细胞的分裂和移行、维持胃黏膜完整性、促进损伤修复和抑制肿瘤活性等功能。

（4）各类热休克蛋白（HSPs）其主要生物学功能是在应激状态下保护细胞生命活动所必需的蛋白质以维持细胞的生存。表现：①与其他蛋白质结合，介导其他蛋白质的折叠和装配。②参与蛋白质的定位和转运。③参与蛋白质的水解，防止蛋白质积聚。④参与构成细胞骨架和核骨架，活化其他细胞基因。⑤参与蛋白质信号和抗原信号的呈递。⑥参与癌基因或抑癌基因蛋白的作用。⑦参与肿瘤的发生、增殖、分化和抗肿瘤免疫。

（5）抑癌基因——p53 基因，是人类肿瘤相关性最高的抑癌基因。

（6）白细胞介素基因。

（7）肿瘤坏死因子 α（TNF-α）基因，能杀伤和抑制肿瘤细胞及介导多种病过程的细胞因子。

（8）环氧化酶（COX）是花生四烯酸代谢中前列腺素合成过程中的限速酶，COX-2 可以在炎症刺激后在相应组织的细胞质和细胞核中表达，参与炎症反应，促进肿瘤炎症微环境的形成。

（9）DNA甲基转移酶1基因，是DNA修饰途径之一，不仅对维持DNA正常构象及稳定性有重要作用，还与肿瘤的发生发展有关及DNA修饰基因。

第十八节 基因突变

基因组DNA分子发生的突然的、可遗传的变异现象。从分子水平上看，基因突变是指基因在结构上发生碱基对组成或排列顺序的改变。基因虽然十分稳定，能在细胞分裂时精确地复制自己，但这种稳定性是相对的。在一定的条件下基因也可以从原来的存在形式突然改变成另一种新的存在形式，就是在一个位点上，突然出现了一个新基因，代替了原有基因，这个基因叫做突变基因。于是后代的表现中也就突然地出现祖先从未有的新性状。

一、基因突变检测

基因突变检测是指通过建立一系列电泳，分析DNA构象或解链特性，或者利用DNA变性和复性等特性，进行DNA突变的分析。

常见检测方法如下。

（1）焦磷酸测序法：测序法的基本原理是双脱氧终止法，是进行基因突变检测的可靠方法，但其过程繁琐、耗时长，灵敏度不高，对环境和操作者有危害，故在临床应用中存在一定的限制。

（2）单链构象异构多态分析技术：依据单链DNA在某一种非变性环境中具有其特定的第二构象，构象不同导致电泳的迁移率不同，从而将正常链与突变链分离出来。与测序法相比，灵敏性更高。

（3）聚合酶链反应－限制性片段长度多态性分析技术（PCR）：通过聚合酶链反应扩增出可能包含突变的基因组片段，然后利用限制性内切酶对这些聚合酶链反应片段进行酶切，电泳检测后根据酶切片段的长度差异来判断是否存在突变位点。该法一般用于检测已知的突变位点。

（4）探针扩增阻滞突变系统：又称等位基因特异聚合酶链反应，是利用Tap DNA聚合酶缺少3′到5′外切酶活性，聚合酶链反应引物的3′端末位碱基必须与其模板DNA互补才能有效扩增的原理。通过设计适当的引物以检测突变基因。

（5）高分辨率溶解曲线分析技术：利用不同长度或不同碱基组成的DNA序列溶解曲线不同的原理，在聚合酶链反应后直接运行高分辨率溶解，即可完成对样品突变分析。该技术是一种灵敏度100%的表皮生长因子受体基因突变筛选技术，可用于体细胞突变的检测。

（6）高效液相色谱法：该方法是基于发生错配的杂合双链 DNA 与完全匹配的纯合双链 DNA 解链特征的差异而进行检测的，可检测出含有单个碱基的置换、插入或缺失的异源双链片段。与测序法相比，该法简单、快速，不仅可用于已知突变的检测，还可用于未知突变的扫描。但只能检查有无突变，不能检测出突变类型，结果判断容易出错。

（7）微数字聚合酶链反应：该方法为将样品做大倍数稀释和细分，直至每个细分试样中所含有的待测分子数不超过 1 个，再将每个细分试样同时在相同条件下聚合酶链反应后，通过基因芯片逐个计数。该方法为绝对定量的方法。

二、临床应用

基因突变检测可用于多种疾病的早期筛查、诊断及预后判断。多种恶性肿瘤，如恶性黑色素瘤、甲状腺癌、结直肠癌、肺癌等存在不同比例的 B-raf 基因突变；结直肠癌、胰腺癌、肺癌等存在不同比例的 K-ras 基因突变。良性肿瘤的患者若是检出 B-raf 或 K-ras 基因突变，提示有肿瘤恶变的可能。PIK3CA 基因突变检测，对肺癌、乳腺癌、结直肠癌等肿瘤患者的早期筛查、诊断及预后具有重要意义。

三、研究报道

（1）循环肿瘤 DNA 在胃癌诊断中的临床应用：目前引入了循环肿瘤 DNA 的概念，液体活检作为新兴技术得到了蓬勃发展。

液体活检指通过以微创或非侵入性的方式获得血液或其他体液的取样来分析肿瘤（如细胞或核酸），主要包括循环肿瘤细胞（CTC）、循环肿瘤 DNA（ctDNA）、外泌体、微 RNA 等的检测。ctDNA 作为液体活检的生物学标志物之一，与传统诊断手段相比，具有诸多优势。1989 年 Stroun 等的研究发现，癌症患者部分血浆 ctDNA 来自于癌组胞。Sidransky 等的研究发现，来自浸润性膀胱癌患者尿沉渣中的 DNA 携带 p53 基因突变。之后，与结直肠癌、胰腺癌或肺癌的突变相匹配的 KRAS 突变相继在粪便或痰液中被发现。首次发现在患者血浆无细胞 DNA（cfDNA）中的 KRAS 突变序列，证实血浆中的突变 DNA 片段来源于肿瘤。

目前，ctDNA 检测为胃癌的诊断提供了新思路。多项研究发现肿瘤患者和健康人群血浆 ctDNA 水平存在显著差异。Kim 等的研究发现，胃癌患者血浆 cfDNA 水平高于健康人群，且晚期（Ⅲ期/Ⅳ期）患者血浆 cfDNA 水平显著高于早期胃癌患者。Park 等对 54 例胃癌患者血浆 cfDNA 水平进行研究，结果显示胃癌患者较同年龄健康对照者升高 2.4 倍。与其他血清肿瘤标志物相比，ctDNA 在诊断方面亦显示出独有优势。Sun 等的研究发现，SEPT9 对结直肠癌诊断和复发监测的敏感性和特异性均高于癌胚抗原（CEA）、糖链抗原 19-9（CA19-9）和 CA72-4。Berger 等发现 CA19-9 和血小板反应蛋白 2（THBS2）诊断胰腺癌的 ROC 曲线下面积（AUC）分别为 0.80 和 0.73，CA19-9 联合 THBS2 的 AUC 提高 0.87，当两者结合 ctDNA 时，AUC 进一步升至 0.94，提示 ctDNA 在协同诊断中发挥一定作用。虽然 ctDNA 在诊断方面具有显著优势，但尚未发现胃癌特异性 ctDNA。

（2）氧化应激与胃癌：人体内的自由基 95% 是活性氧，生理情况下，细胞代谢可产生活性氧，机体不断清除自由基，处于动态平衡，一旦打破这种平衡，将出现一种氧化应激损伤状态。

活性氧内源性来源：①线粒体氧化磷酸化。② P450 代谢。③过氧化物酶体。④活化的炎症细胞。外源性指有害物质，包括辐射。当 Hp 攻击、缺血、缺氧致细胞能量不足，黄嘌呤氧化酶聚集产生高活性和强细胞毒性羟自由基，尤其胃肠道黄嘌呤脱氢酶含量远高于其他任何组织，如符合反应条件，胃黏膜就产生大量氧自由基，诱发胃黏膜的氧化应激损伤。活性氧与胃癌、慢性炎症、各种微生物攻击、活性氧增加、DNA 损伤引起细胞基因突变，从而促进原癌基因转变。

（3）80%~90% 的 GIST 可发生酪氨酸激酶受体（KIT），或者血小板源性生长因子受体 a（PDGFRA）基因突变，与肿瘤的发生、发展相关。而酪氨酸激酶抑制剂（KITs）可抑制相关信号，对 GIST 起治疗作用。

1）野生型 GIST：KIT 和 PDGFRA 突变阴性。从基因分析，75% 患者未见染色体失衡现象，本型占 10%~15%。

2）突变型 GIST：肿瘤抑制因子表达下降。

（4）胃炎性纤维性息肉的临床和内镜特点分析：IFP（胃炎性纤维性息肉）是一种较少见的良性消化道肿瘤，可见于全消化道。研究发现，IFP 最好发的部位是胃，约占70%。

（5）近年来，分子生物学研究揭示，IFP 与血小板衍生生长因子受体 α（PDGFR-α）基因激活突变有关、目前广泛认同 IFP 是一种伴有 PDGFR-α 基因突变的消化道良性间叶源性肿瘤。IFP 内镜表现多样，确诊主要靠切取后行病理检查。IFP 镜下以梭形细胞围绕小血管，及黏膜腺体形成经典的"洋葱皮样"结构为特点，部分呈交织状或束状排列，伴有较多嗜酸细胞为主的炎性细胞浸润。

（6）大面积的根除治疗导致 Hp 耐药（耐药基因突变）率不断升高，加上球形变、基因型、宿主基因多态性和治疗方案不当等因素，使 Hp 根除率大幅下降。

第十九节　DNA 甲基化

DNA 甲基化为 DNA 化学修饰的一种形式，能够在不改变 DNA 序列的前提下，改变遗传表现。

肿瘤的发生是由一系列遗传和表观遗传的改变来调节的，异常的 DNA 甲基化修饰是肿瘤细胞的早期关键特征，并且可以成为预测癌症风险的肿瘤标志物。

DNA 甲基化的过程通常是以 S- 腺苷甲硫氨酸为甲基供体，并在 DNA 甲基转移酶（DNAMT）催化作用下，将甲基转移到碱基上的过程。在哺乳动物中，DNA 甲基化修饰通常发生在胞嘧啶（C）- 磷酸（p）- 鸟嘌呤（G）（CpG 岛）中，胞嘧啶第 5 个碳原子被转化为 5- 甲基胞嘧啶（5-methylcytosine，5-mc）。这些聚集的 CpG 岛主要位于基因的启动子和第一外显子区域，约有 60% 以上基因启动子含有 CpG 岛。因此，甲基化调控控制了特定基因的表达。

DNA 甲基转移酶主要有 4 种：DNMT1、DNMT3A、DNMT3B 和 DNMT3L。

DNMT1 主要参与 DNA 复制过程中维持 DNA 甲基化；DNMT3A 和 DNMT3B 负责催化核酸链上新的甲基化位点发生反应，成为形成甲基化；DNMT3L 不具有甲级转移酶活性，其主要作用是调节其他甲基转移酶的活性。

DNA 甲基化对于哺乳动物中枢神经系统的分化和成熟以及干细胞分化、X 染色体失活和转位因子抑制等至关重要。甲基化状态有 3 种：持续的低甲基化状态（如持家基因的甲基化）、诱导的去甲基化状态（如一些发育阶段特异性基因的修饰）和高度甲基化状态（如人类女性细胞内缢缩 - 失活的 X 染色体的甲基化）。在正常的细胞基因中，CpG 岛由于被保护而处于非甲基化状态。但在基因印记或肿瘤发生等情况时，DNA 上的这些 CpG 岛常常会发生甲基化。基因启动子的甲基化修饰通常导致基因表达失活。由此，DNA 甲基化与癌症的发生密切相关，且多数发生在肿瘤早期。

已有研究证明 DNA 甲基化与多种消化系统恶性肿瘤密切相关。以往研究证明启动子区的高甲基化导致抑癌基因失活是人类肿瘤发生的机制及共同特征之一。全基因组低甲基化是人类肿瘤中普遍存在的现象。然而，就单个基因来讲，常常高甲基化与低甲基化并存：抑癌基因启动子甲基化后其表达受抑制，失去抑制肿瘤细胞发展的功能，从而导致癌症的发生，例如抑癌基因 MEG3 基因启动子异常甲基化可能与肝细胞癌的发生有关。RaplGAP 启动子甲基化可能与结肠癌的发生、发展有关。低甲基化修饰通常发生在原癌基因启动子上，原癌基因激活，诱导细胞癌变。总之，全基因组低甲基化，维持甲基化模式酶的调节失控和正常非甲基化 CpG 岛的高甲基化等 DNA 甲基化模式异常，都有可能导致肿瘤的发生。

在恶性肿瘤的发展中，甲基化的状态并不是一成不变，肿瘤细胞内全基因组的低甲基化程度与疾病进展、肿瘤大小和恶性程度都有密切的关系，DNA 甲基化检测对肿瘤恶性程度的判断有重要意义。

在癌细胞中，有大量的基因组发生了低甲基化，尤其在那些包含重复元件的正常的超甲基化并沉默的区域也发生了彻底的去甲基化。在很多癌症发生的实验模型中，这种甲基数量的降低在肿瘤发生的早期就出现。

一、Septin 基因生理功能

近年来的研究表明，Septin 蛋白作为一种新的细胞骨架成分，在很多细胞生理过程中发挥着重要的作用，包括细胞分裂、细胞内物质运输以及细胞凋亡等。①参与胞质分裂。②参与细胞内的物质运输。

二、Septin9 基因甲基化与肿瘤

正是因为 Septin9 在细胞分裂过程中的重要作用，Septin9 基因超甲基化及转录抑制可引起结直肠组织癌变。研究发现，在结肠癌活检组织中，随着疾病严重程度的升高（腺瘤 - 不典型增生 - 癌），Septin9 基因 mRNA 的表达进行性减少，且 CRC 组织中 Septin9 的表达量显著低于健康对照组；而 Septin9 基因超甲基化与 mRNA 表达缺失显著相关。

Septin9 基因异常甲基化不仅发生在结直肠癌，也发生在乳腺癌、卵巢癌、头颈部癌症、白血病和淋巴瘤中，但这些癌症患者血浆中的 Septin9 基因异常甲基化的检出率远不如结直肠癌。

（1）与结直肠癌，在结肠癌患者中，Septin9 基因的 V2 区域的胞嘧啶会发生甲基化，而正常人中不发生甲基化。外周血中 Septin9 基因发生的甲基化可以通过 DNA 的特异扩增而被检测到。在多个经肠镜确诊的结直肠癌病例和阴性对照的研究报道中，均表明在结直肠癌病人的血浆中通过检测 Septin9 基因的甲基化可有效检测到早期癌细胞的 DNA。

血液 Septin9 甲基化检测总体灵敏 76.63%，特异性 95.93%；Ⅰ 期结直肠癌灵敏度 60% 左右，Ⅱ ~ Ⅲ 期检测灵敏度 80%，Ⅳ 期 90% 以上；且不受结直肠肿瘤部位的影响。

（2）中国早期结直肠癌筛查流程专家共识意见：粪便 DNA 检测，近期一项大规模临床研究发现：多靶点 FIT-DNA 联合检测（包括 FIT 与 kRAS 突变、NDRG4 甲基化和 BMP3 甲基化）比 FIT 敏感度更高（92.3% 比 73.8%），特异度略低（86.6% 比 94.9%），可检出更多的进展期腺瘤及有意义的锯齿状病变。

人类肠癌 SDC2 粪便基因检测盒，临床经验数据显示，可检测出 84.2% 的结直肠癌。采用人类 SFRP2 和 SDC2 基因甲基化联合检测盒（荧光 PCR 法）联合检测粪便中人源 SDC2 和 SFRP2 基因甲基化，诊断结肠癌和进展期腺瘤敏感度分别达 97.7% 和 57.9%，显著高于 FIT 法。

（3）"护长泰"，是结直肠癌粪便 DNA 基因检测，通过分析粪便中脱落肿瘤细胞 SDC2、SFRP2 基因甲基化，可提前 5~6 年发现癌前病变和早期结直肠癌。敏感度高达 97.73%。

（4）与胃癌密切相关。基因启动子 CpG 岛甲基化参与了肿瘤细胞周期、基因转录、DNA 损伤修复、细胞分化和抗癌药物代谢等。较早发现的是 p16 启动子异常甲基化，能够在 G1 期抑制细胞周期依赖的蛋白激酶，其甲基化程度与患者对 5- 氟尿嘧啶的化疗

敏感性呈负相关。Lu 等检测了 220 例胃癌患者血清游离 RUNX3 水平，其甲基化率为 75.2%，且与幽门螺杆菌感染有关，提示 RUNX3 可能是胃癌早期诊断和术后监测的重要分子标志物。

（5）DNA 甲基化与肿瘤发生：DNA 甲基化水平和模式的改变是肿瘤发生的一个重要因素。这些变化包括 CpG 岛局部的高甲基化和基因组 DNA 低甲基化状态。

在正常细胞中，位于抑癌基因启动子区域的 CpG 岛处于低水平或未甲基化状态，此时抑癌基因处于正常的开放状态，抑癌基因不断表达抑制肿瘤的发生。而在肿瘤细胞中，该区域的 CpG 岛被高度甲基化，染色质构象发生改变，抑癌基因的表达被关闭，从而导致细胞进入细胞周期，凋亡丧失，DNA 修复缺陷，血管生成以及细胞黏附功能缺失等，最终导致肿瘤发生。

对于在正常细胞中处于高度甲基化的基因和重复序列，如果其甲基化水平降低，这些基因将表达和重复序列将激活，从而导致基因印记丢失，细胞过度增长，不合适的细胞特异性表达，基因组脆性增加，以及内寄生序列的激活，最终导致肿瘤发生。

（6）SDC2（黏结蛋白聚糖 2）　SDC2 在多种肿瘤中上调表达，是一个促癌因子，如食管癌、结肠癌、前列腺癌、纤维肉瘤等。

（7）SFRP2（粪便中分泌型卷曲相关蛋白 2）：报道研究表明，粪便中 SFRP1、SFRP2、SFRP5 基因在大肠癌中甲基化率分别为 68.8%（33/48）、56.3%（27/48）、45.8%（22/48），腺瘤中分别为 57.1%（20/35）、51.4%（18/35）、37.1%（13/35），增生性息肉中分别为 21.9%（7/32）、12.5%（4/32）、9.4%（3/32）。结论：粪便中 SFRP1、SFRP2、SFRP5 甲基化有望成为早期筛查大肠癌的一种非侵入性的生物学标志物。

第二十节　细胞信号通路与胃癌

胃癌的发病机制及恶性生物学行为，细胞信号转导通路调节的异常起关键性作用，信号转导过程的障碍或异常，可导致相关细胞过度增殖、凋亡受阻、血管形成、浸润与转移，进而引起胃癌的形成与进展。

一、Wnt/β–catenin 信号通路

Wnt 信号传导途径是由配体蛋白质 Wnt 和膜蛋白受体结合激发的一组多下游通道的信号转导途径。经此途径，通过细胞表面受体胞内段的活化过程将细胞外的信号传递到细胞内。

经典的 Wnt 途径（Wnt β–连环蛋白途径）导致基因转录的调节。途径会导致 β–连环蛋白在细胞质中积累并最终会作为属于 TCF（T 细胞因子）的转录因子的转录共激活因

子 LEF（淋巴增强因子）家族易位至细胞核。

二、NF-κB 信号通路

NF-κB（核因子激活的 B 细胞的 κ- 轻链增强）是一种蛋白质复合物，其控制转录的 DNA，细胞因子产生和细胞存活。NF-κB 几乎存在于所有动物细胞类型中，并参与细胞对刺激的反应，如应激、细胞因子、自由基、重金属、紫外线照射、氧化 LDL 和细菌或病毒抗原。NF-κB 在调节对感染的免疫应答中起关键作用。NF-κB 的不正确调节与癌症、炎症和自身免疫疾病、感染性休克、病毒感染和免疫发育不当有关。NF-κB 也与突触可塑性和记忆过程有关。

NF-κB 能抑制细胞凋亡，其参与肿瘤的发生、生长和转移等多个过程。

三、转化生长因子 -β 信号通路

转化生长因子 -β（TGF-β）信号通路在成熟有机体和发育中的胚胎中都参与了许多细胞过程，这些过程包括细胞生长、细胞分化、细胞凋亡、细胞动态平衡等其他细胞功能。尽管 TGF-β 调控许多细胞过程，这些过程相对来说都比较简单。

TGF-β 信号通路参与调节细胞增殖、周期、凋亡及肿瘤血管生成、侵袭、转移等多种生物学过程。

在胃癌的发生发展中 TGF-β1 具有两面性，在胃癌早期，TGF-β1 可以抑制肿瘤细胞形成，一旦胃癌病变已经存在，TGF-β1 可能通过促进胃癌细胞周围局部血管生成，增强局部浸润能力和远处侵袭转移能力，为胃癌的进一步生长提供营养支持。

四、血管内皮生长因子（VEGF）

VEGF 一直被认为是血管发育的重要调控因子，并在健康和疾病方面起作用。VEGF 是一种分泌的多肽，在质膜上与横跨膜的受体酪氨酸激酶 VEGF 结合，诱导他们的聚合、激活及膜近侧信号复杂的装配过程。近来的研究表明，许多关键的 VEGF 受体信号过程发生在内皮细胞，被胞内受体运输调控。VEGF 基因的单核苷酸多态性是部分实体肿瘤的预测和预后指标，包括胃癌、结直肠癌等。

五、表皮生长因子受体（EGFR）

表皮生长因子（EGF）是一种具广泛生物学活性的细胞因子，存在于人体组织和细胞外液，与多种肿瘤的发生和发展有密切关系。

EGF 的生物学作用是通过与其受体的结合而发挥。EGF 受体（EGFR）是一种具有酪氨酸激酶活性的膜表面蛋白，表达于人体的表皮细胞和基质细胞，在多种肿瘤中存在高表达，EGFR家族与配体结合后导致胞内酪氨酸激酶区激活，使酪氨酸发生磷酸化，将信号传入细胞内，与细胞内的多条信号通路有关，是信号传导通路中的枢纽分子。

研究表明，EGFR的过度表达与肿瘤的发生、发展关系密切，在胶质细胞瘤、肾癌、肺癌、前列腺癌、胰腺癌、乳腺癌等多种肿瘤中有过度表达，其可能机制有：EGFR的高表达引起下游信号传导的增强，突变型EGFR受体或配体表达的增加导致EGFR的持续活化，自分泌环的作用增强，受体下调机制的破坏，异常信号传导通路的激活等。研究表明，在非小细胞肺癌、头颈部鳞癌、结直肠癌、胰腺癌、肝胆系统肿瘤、乳腺癌和卵巢癌、神经胶质瘤等多种肿瘤组织中，表皮生长因子受体基因酪氨酸激酶区有突变。

六、Rho/ROCK 信号通路

RhoA可能参与细胞的癌变过程，并促进癌变细胞的浸润、转移。除Rho的高表达外，Rho GTP酶直接突变亦可导致胃癌的形成。

Rho/ROCK信号通路与胃癌及癌前病变关系的相关研究中以RhoA与RhoC的研究较为广泛，且二者在胃癌状态时均呈现高表达状态，在癌前病变中RhoC亦出现高表达现象，证实部分Rho GTPases的过度表达可异常激活该信号通路。此外，RhoA的突变也可导致胃癌的发生。但目前尚未有文献说明 RhoB对胃癌及癌前病变存在促进作用，且除RhoA的突变外，其他Rho GTPases的突变是否可导致癌前病变或胃癌的发生以及Rho GTPases作用机制，还有待进一步研究。

七、miRNA 相关信号通路

miRNAs被认为是在肿瘤生成过程中参与的重要信号通路。

（1）miRNA和PI3KAkt信号通路：PI3KAkt为一种关于细胞信号传递的非常普遍的途径，这条途径主要的作用是影响和调节细胞的生长和繁殖，细胞种类的具体化形成，死亡以及营养物质的传送等。随着对这条通路的研究发现，它在相关因子的催化下被激活，从而导致细胞膜上的PIP3的形成，它与信号分子Akt形成相关的复合物，Akt是一种丝氨酸苏氨酸蛋白激活酶，Akt被激活后进一步活化相关的因子如NF-κB、p7Kip1等。Meng等的研究中观察到miR-21可以选择性作用于PTEN，继而降低miR-21的表达可以使PI3KAkt下游效应分子的活性增长，促进腹腔脏器的肿瘤细胞增长和侵袭性上调。

（2）miRNA和MAPK信号通路：丝裂原活化蛋白激酶（MAPK）是一种丝氨酸苏氨酸蛋白酶，大量存在于各种动植物的细胞内，主要的作用是调节细胞的生理和病理过程以及相关的基因表达调节。现有的真核生物中研究的相对清楚的4种MAPK主要包括：p38 MAPK家族等。各种的MAPK信号通路被激活后，相继经过磷酸化反应，与细胞膜上的特异蛋白反应，以及和相关酶的底物反应。

有学者发现，miR-17-5p 可导致人肝细胞癌生长增快和趋化转移能力增强。Yang 等发现在肝癌细胞上超出正常表达水平的 miR-17-5p 可以活化 E2F1，而被激活的 E2F1 能够降低 Wip1 蛋白的生成，最终它能够使 MAPK 信号途径被彻底活化，后者能发生磷酸化反应，从而导致肝癌细胞的趋化性转移；此外还可以观察到生物体细胞基质金属蛋白酶的大量释放，与 MAPK 通路增加的基质金属蛋白酶 -2 的表达是完全一致的。

（3）miRNA 和 JAKSTAT3 信号通路：生物体细胞因子经相关识别程序后再活化 JAKSTAT 信号通路，主要涉及细胞的生长繁殖、由原始细胞向具体功能细胞转化、细胞死亡及抵御外界因素侵袭等许多生理的过程和病理的过程。酪氨酸激酶特异性受体和细胞因子等形成复合物以后，致受体和受体相互结合从而将无活性的 JAK 转化为有活性的 JAK，JAK 再把 STAT 分子磷酸化，使其和相同来源的 STAT 分子或其他不同来源的分子相结合形成复合物后进入细胞核中，选择性地和脱氧核糖核酸的一部分进行结合，调节和控制遗传物质的表达。可以观察到 STAT 信号在肿瘤中一直保持一个持续被活化的状态，如果这个活化是由于白介素 -6 来引发则此活化状态的程度将非常高。

JAKSTAT3 信号通路和 miRNA 之间的各种作用关系逐渐被认识到。miRNA 是联系 JAK/STAT3 信号通路的关键环节，它们的相互影响可能对肿瘤的发生和发展有着重大的意义，对于研究未来抗肿瘤的方向提供了新的思路。

（4）NF-κB 信号通路：NF-κB 是一种核转录因子，它的主要的作用是传递信号来操纵细胞的形成。在细胞中，NF-κB 和 IKB 以复合物的形式结合，为没有活性的状态存在于细胞核之外，相关的因子将 NF-κB 信号通路激活，进一步出现空间结构的变化，这种变化可以使没有活性的 IKKs 激活，IKKs 在机体内发生磷脂化和泛素化反应后，空间结构的变化被某些蛋白酶辨别出且导致原有空间结构分裂，NF-κB 以相互结合的有活性的形式出现，且进一步从细胞的胞浆进入到细胞核中，使目标基因发生转录开始。一旦 NF-κB 被激活，就将参与肿瘤细胞的形成且增殖，与肿瘤相关的生物学特性逐渐显现出来。从分子生物学角度来看这个问题，研究 miRNAs 和 NF-κB 之间的复杂的联系是目前学者们所热衷的。

目前发现的从众多 miRNAs 中挑选出的 miR-301a 在活化 NF-κB 方面被认为是效率最高的，miR-301a 激活 NF-κB 的主要方式是通过阻止或降低 NF-κB 抑制因子而实现的。

第二十一节　PI3K-AKT-mTOR 信号通路与胃癌

mTOR（雷帕霉素靶蛋白）是一种丝氨酸 / 苏氨酸激酶，mTOR 信号通路具有促进物质代谢、参与细胞凋亡、自噬、在多种疾病中扮演着重要角色。

丝氨酸/苏氨酸激酶Akt（又称作蛋白激酶B或PKB）作为一种原癌基因，已经成为医学界主要的关注热点，这是因为它在调控各种不同细胞功能（包括代谢、生长、增殖、存活、转录以及蛋白质合成）方面发挥重要作用。能够激活Akt信号级联放大的因子，包括受体酪氨酸激酶、整合素、B细胞和T细胞受体、细胞因子受体、G蛋白偶联受体，以及其他能够通过磷脂酰肌醇三激酶（PI3K）诱发三磷酸（3，4，5）磷脂酰肌醇（PIP3）生成的刺激。这些脂质可作为具有普列克底物蛋白同源性（PH）结构域的蛋白质膜的停泊位点，其中包括Akt及其上游激活剂PDK1。膜上的PDK1在AKt的苏氨酸308位点将其磷酸化，导致Akt的部分激活。丝氨酸473位点被mTORC2磷酸化，可激发Akt的完全的酶活性。PI3K相关激酶（PIKK）家族成员，包括DNA-PK，也同样能在Akt丝氨酸473位点将其磷酸化。Akt可被蛋白磷酸酶2A（PP2A）以及PH-结构域富含亮氨酸–重复–包含蛋白磷酸酶（PHLPP1/2）去磷酸化。

一、相关蛋白或基因

（1）PI3K是一种胞内磷脂酰肌醇激酶，具有丝氨酸/苏氨酸激酶的活性，也具有磷脂酰肌醇激酶的活性。

（2）Akt是一种丝氨酸/苏氨酸特异性蛋白激酶，在多种细胞生长过程中发挥关键作用，Akt的Ser473可以被PDK1磷酸化。PKB与PKA和PKC均有很高的同源性，该激酶被证明是反转录病毒安基因v-akt的编码产物，故又称Akt。

（3）mTOR与其他蛋白质结合，形成两种不同蛋白质复合物，mTOR复合物1和mTOR复合物2，它们调节不同的细胞过程。mTORC1由mTOR、mTOR调节相关蛋白Raptor、MLST8和非核心组分PRAS40、DEPTOR组成。mTORC2由mTOR、mTOR雷帕霉素不敏感伴侣RICTOR、MLST8和mSIN1组成。两种复合物定位于不同的亚细胞区室，影响它们的活化和功能。

二、信号通路

调节肿瘤细胞的增殖和存活，其活性异常不仅能导致细胞恶性转化，而且与肿瘤细胞的迁移、黏附、肿瘤血管生成以及细胞外基质的降解等相关。

目前以PI3K-Akt信号通路关键分子为靶点的肿瘤治疗策略正在发展中，在PI3K家族中，研究最广泛的是能被细胞表面受体所激活的型PI3K。哺乳动物细胞PI3K又分为A和B两个亚型，他们分别从酪氨酸激酶连接受体和G蛋白连接受体传递信号，A型PI3K是由催化亚单位p110和调节亚单位p85所组成的二聚体蛋白，具有类脂激酶和蛋白激酶的双重活性，PI3K通过两种方式激活，一种是与具有磷酸化酪氨酸残基的生长因子受体或连接蛋白相互作用，又起二聚体构象改变而被激活。另一种是通过 Ras 和 p110 直接结合导致 PI3K 的活化，PI3K 激活的结果是在质膜上产生第二信使 PI3，PI3K 与细胞内含有 PH 结构域的信号蛋白结合。

结果，促使 PDK1 磷酸化 Akt 蛋白的 Ser308 导致 Akt 的活化，AkKt 还能通过 PDK2（如整合素连接激酶 LK）对其 Thr473 的磷酸化而被激活，活化的 Akt 通过磷酸化作用激活或抑制其下游靶蛋白 Bad、Caspase9、NFKB、GSK-3、FKHR、p21Cip1 和 p27Kip 等，进而调节细胞的增殖、分化、凋亡以及迁移等。

P3K-Akt 信号通路的活性被类脂磷酸酶负调节，他们分别从 PI3 的 3′和 5′去除磷酸而将其转变成 P（4，5）P2 和 PI（3，4）P2 而降解。迄今为止，尚未发现下调 Akt 活性的特异磷酸酶，但用磷酸酶抑制剂处理细胞后，发现 Akt 的磷酸化和活性均有所增加。最近发现 Akt 能被一种 C 本端调节蛋白（CTMP）所失活，CTMP 能结合 Akt 并通过抑制 Akt 的磷酸化而阻断下游信号的传递，CTMP 的过表达能够逆转 V-Akt 转化细胞的表型，热休克蛋白 90（HSP90）亦能结合 Akt 阻止 Ak 被 PP2A 磷酸酶的去磷酸化而失活，因此具有保护 AKt 的作用。

AKT/ 蛋白激酶 B 信号作用通道调控细胞增殖和生长，参与包括细胞凋亡和葡萄糖代谢在内的细胞过程。

三、信号通路与胃癌

有 30%~60% 的胃癌会出现磷脂酰肌醇 3 激酶（PI3K）/Akt 与哺乳动物雷帕霉素靶点抑制剂（mTOR）活化。PI3K/Akt/mTOR 通路调节异常也与化疗抗性及患者生存期缩短之间存在关联。此类结果表明，胃癌常发生 PI3K/Akt/mTOR 通路活化，该通路活化与胃癌进展存在直接关联。

第二十二节　非侵入性胃癌筛查

胃镜 + 活组织病理检查是目前诊断胃癌的金标准，其是属于侵入性检查。目前国际上推荐非侵入性胃癌筛查方法，从而预测胃癌发生的风险，但对早期胃癌的预测有限，单项检测的诊断价值往往更有限。

一、中国早期胃癌筛查流程专家共识意见（2017，上海）

1. 筛查对象：我国胃癌筛查目标人群的定义为年龄 ≥ 40 岁，且符合下列任意一条者，建议其作为癌筛查对象人群：①胃癌高发地区人群。② Hp 感染者。③既往患有慢性萎缩性胃炎、胃溃疡、胃息肉、手术后残胃、肥厚性胃炎、恶性贫血等胃的疾病。④胃癌患者一级亲属。⑤存在胃癌其他风险因素（如摄入高盐、腌制饮食、吸烟、重度饮酒等）。

2.筛查方法：

（1）胃蛋白酶原（PG）检测：PG 是胃蛋白酶的无活性前体。根据生物化学和免疫活性特征，PG 可分为 PGI 和 PGII2 种亚型。PGI 主要由胃体和胃底腺的主细胞和颈黏液细胞分泌，而 PG 除了由胃底腺分泌外，胃窦幽门腺和近端十二指肠 Brunner 腺也可以分泌。PG 是反映胃体胃窦黏膜外分泌功能的良好指数，不可被称为"血清学活检"。当胃黏膜发生萎缩时，血清 PGI 和（或）PGR（PGI 与 PGI 比值）水平降低。有研究认为，将 PGI ≤ 70 μ g/L 且 PGR ≤ 3 作为针对无症状健康人群的胃癌筛查界限值，具有较好的筛查效果。

（2）血清胃泌素 17（G-17）检测：G-17 是由胃窦 G 细胞合成和分泌的酰胺化胃泌素，主要生理功能为刺激胃酸分泌、促进胃黏膜细胞增殖与分化，它在人体中的含量占有生物活性胃泌素总量的 90% 以上。G-17 是反映胃窦内分泌功能的敏感指标之一，可以提示胃窦黏膜萎缩状况或是否存在异常增殖，血清 G-17 水平取决于胃内酸度及胃窦 G 细胞数量，G-17 本身在胃癌的发生、发展过程中也有促进作用。有研究表明，当血清 G-17 水平升高，可以提示存在癌发生风险。有研究认为，血清 G-17 联合 PG 检测可以提高对胃癌的诊断价值。

3.Hp 感染检测：Hp 已于 1994 年被 WHO 的国际癌症研究（IACR）列为人类 I 类致癌原。目前认为 Hp 感染是肠型胃癌(占胃癌绝大多数)发生的必要条件,但不是唯一条件。胃癌的发生是 Hp 感染、遗传因素和环境因素共同作用的结果，环境因素在胃癌发生中的作用次于 Hp 感染。因此，在胃癌的筛查流程中，Hp 感染的检测成为必要的筛查方法之一。

（1）血清 Hp 抗体检测：通常检测的 Hp 抗体是针对尿素酶的 IgG，可反映一段时间内的 Hp 感染情况，部分试剂盒可同时检测 CagA 和 VacA 抗体（区分 Hp 毒力）。Hp 的血清学检测主要适用于流行病学调查，胃黏膜严重萎缩的患者存在 Hp 检测干扰因素或胃黏膜 Hp 菌量少，此时用其他方法检测（如快速尿素酶、病理活检染色等）可能会导致假阴性结果，而血清学检测则不受这些因素影响。血清学检测 Hp 可与 PG、G-17 检测同时进行，避免了留取粪便（Hp 粪便抗原检测）、胃黏膜活检等检测方法带来的依从性下降，因而更适用于胃癌筛查。

（2）尿素呼气试验（UBT）：UBT 包括 ^{13}C-UBT 和 ^{14}C-UBT，是临床最常应用的非侵入性试验，具有 Hp 检测准确性相对较高、操作方便和不受 Hp 在胃内灶性分布影响等优点。对于部分 Hp 抗体阳性者又不能确定是否有 Hp 现症感染时，UBT 是有效的补充检测方法，适用于有条件的地区开展。

二、血清肿瘤标志物检测

目前常用肿瘤标志物包括癌胚抗原（CEA）、CA19-9、CA72-4、CA125、CA242等，但上述肿瘤标志物在进展期胃癌中的阳性率仅为20%~30%，在早期胃癌中的阳性率低于10%，因此对于早期胃癌的筛查价值有限，因此不建议作为癌筛查的方法。

血清胃癌相关抗原（MG7-Ag）是我国自主发现的胃癌肿瘤标志物，MG7抗原表达在胃癌前疾病、胃癌前病变和胃癌的阳性率依次是40.5%、61.0%和94.0%，且胃癌前病变MG7抗原的假阳性率仅为12.8%，可能提示胃癌的高风险。MG7抗原作为单生物标志物在胃癌诊断的敏感性与特异性均较高，需要进一步开展临床研究，评价其在早期胃癌筛查中的价值。

三、内镜筛查

（1）电子胃镜：普通电子胃镜适用于发现进展期胃癌，对早期胃癌的检出率较低。早期胃癌的发现更依赖于检查者的内镜操作经验、电子或化学染色和放大内镜设备。因此，首先采用非侵入性诊断方法筛选出胃癌高风险人群，继而有目的的内镜下精查是更为可行的筛查策略。

（2）磁控胶囊胃镜：它是将胶囊内镜技术和磁控技术成功结合的新一代主动式胶囊内镜，具有全程无痛苦、便捷、诊断准确度高的优点，由于费用较高，不适用于大面积的筛查。

（3）高清内镜精查：早期胃癌的内镜下精查，应以普通内镜检查为基础，全面清晰地观察整个胃黏膜，发现早期胃癌的黏膜特征及可疑病灶，可根据各医院设备状况和医师经验，灵活运用色素内镜、电子染色内镜、放大内镜、共聚焦激光显微内镜等特殊内镜检查技术，以强化早期胃癌的内镜下表现，这不但可提高早期胃癌的检出率，而且还能提供病变深度、范围、组织病理学等信息。

四、新型胃癌筛查评分系统

新的胃癌筛查评分系统包含5个变量，总分0~23分，根据分值可将胃癌筛查目标人群分为3个等级：胃癌高危人群（17~23分），胃癌发生风险极高；胃癌中危人群（12~16分），有一定胃癌发生风险；胃癌低危人群（0~11分），胃癌发生风险一般。通过5000余例的验证队列筛查结果证实，采用新型评分系统筛查胃癌的效能有显著提高。

新型胃癌筛查评分系统

变量名称	分值	变量名称	分值
年龄（岁）		性别	
40~49	0	女	0
50~59	5	男	4
60~69	6	Hp 抗体	
＞69	10	阴	0
G-17		阳	1
＜1.5	0	PGR	
1.5~5.7	3	≥3.89	0
＞5.7	5	＜3.89	3

注：G-17 为血清胃泌素 17，Hp 为幽门螺杆菌，PGR 为胃蛋白酶原比值。

五、研究报道

（1）联合 APPRIL 及 PGR 检测：胃蛋白酶原（PG），分 PGI 和 PGII，目前许多研究考虑将 PG 作为胃癌及癌前疾病初筛的检测指标。

APPRIL（人血清增殖诱导配体），是 TNF 家族的新成员，在多种肿瘤组织中高表达，它可以促进肿瘤细胞增殖，防止肿瘤细胞凋亡。

研究结果如下：

组别	例	PGI	PGR	APPRIL
正常组	80	134.38	9.67	17.49
CSG	80	94.88	6.24	26.52
CAG	80	69.11	4.61	34.21
胃癌	80	47.11	3.00	48.07

讨论：PGI 和 PGII 是 PG 的两个亚群，胃的黏膜腺体萎缩时 PGI 有所下降，PGII 与胃底黏膜的状态有关，PGR 的变化反映了胃黏膜腺体萎缩的情况。

研究发现，正常对照者的 PGI、PGR 检测值是高于疾病状态下的检测水平。APPRIL 的检测则相反，胃癌患者中 APPRIL 的 ELISA 检测（酶联免疫吸附检测）值最高，而正常对照者最低。4 组间差异有统计学意义。预示着 APPRIL 在胃部疾病的病情演变过程中也可能是动态变化，有可能胃部疾病越严重，APPRIL 的 ELISA 的检测值就越高。

APPRIL 是 TNF 受体家族（肿瘤坏死因子）中重要一员，广泛表达于淋巴细胞中，对 B 细胞的存活、增殖、发育及分化存在影响，同时也能够调节 T 细胞的炎症反应、免疫应答等。APPRIL 可以在多种器官的肿瘤组织中异常表达，且与肿瘤组织的发生、发展密切相关。

（2）胃癌风险检测：日本胃癌风险检测（ABC 检测）：A 群，胃蛋白酶原检查（PG）阴性，说明它胃黏膜无萎缩，再查幽门螺杆菌（Hp）阴性——没有胃癌风险。B 群，PG 阴性、Hp 阳性——轻度风险。C 群，PG 阳性（说明这胃黏膜已萎缩），Hp 阳性——中度风险。D 群，Hp 一直阳性，这次检查阴性，PG 阳性（萎缩）——伴随着胃黏膜的不断萎缩，到了连 Hp 都难以生存的胃萎缩黏膜，这样的人群胃癌风险最高。

（3）胃癌相关血清标记物的研究报道：孙洁等的研究结果表明 CA199-9、CEA、CA724 三者联合检测可为临床鉴别良恶性胃病提供有效参考。朱虹的研究显示，联合检测 CA19-9、CA125、CEA 和胃蛋白酶原（PG）诊断早期胃癌的敏感性和特异性分别为 94.3% 和 92.3%。

（4）新型肿瘤标记物：

1）蛋白质水平：PG：主要由主细胞合成和分泌，包括 I 和 II 两种类型，血清 PG 可间接反映胃黏膜分泌功能。用 PGI $\leq$ 70g/L 且 PGI/PGII $\leq$ 7.0 作为高发区胃癌筛查的界值。

2）基质金属蛋白酶（MMP）：MMP 是一类内源性蛋白水解酶，可破坏肿瘤细胞侵袭的组织学屏障，与肿瘤恶性程度和侵袭转移密切相关。

3）趋化因子 CXCL 家族：CXCL 是一组可溶性的小分子蛋白，与相应受体结合后可促进肿瘤细胞增殖和血管生成，并参与肿瘤转移。

4）E-钙黏蛋白（EC）：EC 参与维持上皮细胞极性和细胞黏附，在肿瘤发生、浸润和转移过程中发挥重要作用。

5）肿瘤相关抗原：研究表明胃癌相关抗原 MG7-Ag 是鼠源性抗人胃癌单克隆抗体 MG7 所能识别的胃癌相关标记物，具有分泌抗原的特性。

6）膜联蛋白 II：膜联蛋白 II 是一类钙结合蛋白，可降解 IV 型胶原、层粘连蛋白，导致肿瘤细胞浸润、转移。

7）细胞黏附分子 CD44v6：CD44v6 是含 v6 变异体的 CS44 拼接变异体，通过与透明质酸结合，影响肿瘤细胞间以及肿瘤细胞与细胞外基质结合能力，促进肿瘤的发生、浸润和转移。

8）神经元细胞表达发育下调基因，NEDD9 是一种细胞骨架蛋白分子，参与细胞黏附、迁移和浸润。与肿瘤免疫相关的多种黏附分子和细胞因子：胃癌的发展过程中有大量炎性因子参与。

（5）核酸水平：

1）微 RNA（miRNA）：miRNA 以一类广泛存在于真核生物中的小分子 RNA，参与细胞分化、增殖、发育、凋亡等生命活动。

2）长链非编码 RNA（lncRNA）：既往研究发现，lncRNA AA174084 在胃癌患者胃液中的表达显著高于正常人或胃炎、胃溃疡患者，其诊断胃癌的 ROC 曲线下面积可达 0.848。

3）DNA 甲基化：DNA 甲基化可通过调控癌基因和抑癌基因表达参与肿瘤的发生。

（6）细胞水平：循环肿瘤细胞（CTCs）来源于原发性继发实体肿瘤，存在于外周血中。

（7）在中国十五届消化系统疾病年会上，血清微 RNA 作为胃癌筛查分子标志物探讨血清 miRNA 作为胃腺癌筛查分子标志物的临床价值。

miRNA6503-5p 对胃癌可能有较高的诊断价值：let-7f-5p、miR-744-5p、miR-152-3p、miR-6770-5p 和 miR-6503-5p 可能作为癌前疾病及胃癌筛查的分子诊断标志物，尚有待扩大临床样本量进行深入研究。

（8）二甲双胍通过缺氧诱导因子 1α/ 丙酮酸激酶 M2 信号通路抑制胃癌细胞增殖的分子机制研究二甲双胍对胃癌 SGC7901 细胞、BGC823 细胞存活能力、细胞凋亡、细胞周期、细胞侵袭和迁移的影响，探讨二甲双胍应用于缺氧诱导因子（HIF）1α/ 丙酮酸激酶 M2（PKM2）信号通路的关系。二甲双胍通过内源性促凋亡、降低胃癌细胞葡萄糖代谢产生显著的抗瘤效应，其机制与下调 HIFI α/PKM2 信号通路有关。二甲双胍有望成为未来较有前景的抗胃癌药物之一。

（9）血管内皮生长因子信号环路对胃癌细胞生长的影响及其机制，体外实验证实，自分泌 VEGF 信号通过影响 VEGF 受体 1/2- 磷酸酯酶 C-Y1-ERK1/5 通路促进胃癌细胞增殖，进而推测 VEGF 自分泌环路可能是比传统意义的 VEGF 信号通路更为重要的影响胃癌行为的作用机制。对该环路的阻断，可能是干扰肿瘤生长的重要环节。

（10）胃液微 RNA 成为胃癌诊断生物学指标的可行性：探索胃液中 miRNA 成为胃癌生物标志特征性 miRNA 的可能性。miR-378、miR-18a 和 miR-21 在胃癌患者胃液的表达明显升高，差异均有统计学意义。胃液中差异表达的 miRNA 可作为胃癌诊断的分子标志物。

（11）胃癌生物学标志物的相关研究进展：参与肿瘤的调控和转移的基因包括人类表皮生长因子受体（HER）；上皮钙黏素（E-cad）肝细胞生长因子受体（HGER）、微RNA（miRNA）等，因此可以将其作为胃癌的诊断、治疗及预后指标。

1）HER2：HER2 基因是表皮生长因子受体家族成员之一。研究显示，HER2 在多种癌症的发生中起作用，HER2 过表达可在 10%~34% 的浸润性乳腺癌以及 7%~34% 的胃癌或胃食管交界癌中检测到。此外，在结肠癌、膀胱癌、卵巢癌、子宫内膜癌、肺、宫颈癌、食管癌中也有 HER2 过表达或扩增的报道。而对于胃癌患者尚未广泛开展。

2）E-cad：E-cad 是一类钙依赖性跨膜蛋白，几乎存在于所有上皮细胞表面，可介导细胞与细胞间相互黏附，具有维持细胞与组织结构完整性的作用，其表达量与肿瘤细胞分化、侵袭及转移方面均有一定关系。有文献报道，E-cad 在多种来源于上皮于上皮细胞源性肿瘤中呈失表达状态，如乳腺癌、直肠癌、食管癌、宫颈癌等。马钊等研究发现，正常胃黏膜和胃癌组织中 E-cad 表达差异有统计学意义，在高、中、低分化的胃癌中，阳性表达率逐渐减少，提示肿瘤的分化程度与 E-cad 的低表达有紧密关系。E-cad 基因在转移的肿瘤中出现低表达说明基因可能是一种抑癌基因。

3）HGFR：HGFR 是具有多功能的一种细胞因子，其可以参与上皮细胞与部分肿瘤细胞的分裂作用，并促进细胞的移动。HGFR 在胃癌发生、发展、转移过程中存在一定关系，从而影响肿瘤生长速度、浸润深度。

（12）Rsf-1、TOP2A 在胃癌和癌前病变组织中的表达：染色质重塑因子 1（Rs-1）、拓扑异构酶 Ⅱ a（TOP2A）在胃癌组织中的表达及临床意义。与癌旁组织相比，胃癌组织、肠上皮化生组织、异型增生组织中 RsF-1 蛋白、TOP2A 的阳性率均明显升高，差异均有统计学意义（P 均 < 0.05）；与胃癌组织相比，慢性萎缩性胃类组织、肠上皮化生组织、异型增生组织的 Rsf-1 蛋白、TOP2A 阳性率明显降低，且慢性萎缩性胃炎组织的 Rsf-1 蛋白、TOP2A 阳性率低于异型增生组织。胃癌组织中 Rsf-1 蛋白、TOP2A 异常高表达，且两者的表达水平里正相关，其与患者的淋巴结转移也密切相关，检测其表达水平在病情评估及临床诊治中具有参考价值。

（13）ARID1A、E-cadherin 和 EphA2 在胃癌及癌前病变中的表达：检测 ARID1A、E-钙黏蛋白（Ecadherin）及 EphA2 在慢性非萎缩性胃炎、慢性萎缩性胃炎件肠化、低级别上皮内瘤变、高级别上皮内瘤变、胃癌组织中的表达水平，ARIDIA、E-cadherin 的表达水平在胃黏膜癌变过程中均呈显著降低趋势，EphA2 的表达水平呈显著增高趋势，三者均可作为诊断胃癌癌前病变和早期胃癌的新的分子标志物。此外，三者在胃黏膜癌变过程中可能存在相互作用，其中 ARIDIA 起决定性作用，可以直接或间接调 E-cadherin 和 EphA2 的表达，其有望成为胃癌基因治疗的新靶点。

（14）RPL34 基因在胃癌组织中的表达及其与临床病理特征的关系：核糖体蛋白 L34（RPL34）属于 RPL34E 家族，具有合成蛋白质的功能。早期研究发现，RPL34 在多种肿瘤细胞中高表达，在某些恶性肿瘤的发生、增殖、生长、侵袭与转移过程中发挥重要作用。研究发现，RPL34 在胃癌细胞系中呈高表达，但 RPL34 在胃癌组织中的表达和分子作用机制及其对胃癌的影响尚不明确。

核糖体旧称"核糖核蛋白体"或"核蛋白体"，被认为是细胞的细胞器之一，除哺乳动物的成熟红细胞以及植物筛管细胞外，普遍存在于其他细胞中。一般原核细胞只有一种核糖体，而真核细胞有两种核糖体。核糖体是一种细胞内的核糖核蛋白颗粒，是蛋白质合成的重要细胞器，在快速增殖、分泌旺盛的细胞中较多，其成分由 RNA 和蛋白质构成，主要功能是将 mRNA 上的核苷酸顺序按指令翻译成蛋白质多肽链上的氨基酸顺序，故被称为肽链的装配机，即细胞内蛋白质的分子机器。核糖体蛋白是构成核糖体的蛋白质，在真核生物细胞中已发现 80 种核糖体蛋白，广泛分布于各组织。

研究表明，核糖体蛋白不仅具有合成蛋白质的功能，还可能参与调控基因转录和翻译，DNA 修复，细胞增殖，并可维持细胞形态等核糖体以外的功能。

近年来，在胃癌、结直肠癌、胰腺癌等消化道肿瘤组织中也发现 RPI34 基因表达，其对肿瘤细胞的增殖、侵袭以及血管生成起促进作用，可能在肿瘤的发生、发展及预后发挥重要作用。RPL34 在不同胃癌细胞株中均有表达，在 MGC80-3 细胞株中呈高表达。体外实验证实，RPL34 在胃癌细胞系中呈高表达。胃癌组织中 RPL34 基因的表达明显高于正常胃黏膜组织。

第二十三节　热休克蛋白与胃癌

一、热休克蛋白（HSP）

热休克蛋白（HSP）是指生物体在不良环境因素作用下产生的具有高度保护性的应激蛋白，普遍存在于整个生物界。

热休克反应是一种生理性的快速短暂的细胞代谢调节，此期间细胞内一些正常基因的表达受到抑制，而一组特殊基因则被激活并表达，这组特殊基因就是热休克基因，所产生的蛋白质称为热休克蛋白。

按照蛋白的大小，热休克蛋白共分为 5 类，分别为 HSP110、HSP90、HSP70、HSP60 以及小分子热休克蛋白 small Heat Shock Proteins （sHSPs）。

HSP 不仅能为热损伤所诱导，而且可被许多其他损伤因素及应激刺激，包括物理、化学因素乃至机械刺激（如葡萄糖缺乏、缺血、寒冷、创伤、中毒、重金属、饥饿、缺氧、氧自由基）所诱导，以及其他因素如感染（包括细菌、病毒和寄生虫感染）、恶性肿瘤等所诱导。

二、功能作用

（1）提高耐热能力，预先给生物以非致死性的热刺激，可以加强生物对第二次热刺激的抵抗力，提高生物对致死性热刺激的存活率，这种现象称为热耐受。目前对此现象的分子机制仍不太清楚，但许多研究均发现了热休克蛋白的生成量与热耐受呈正相关。

（2）调节 Na^+-K^+-ATP 酶的活性，某些细胞经热休克丧失的 Na^+-K^+-ATP 酶活性可在 3℃ 培养中随着热休克蛋白的产生而得到部分恢复。热休克蛋白的诱导剂亚硝酸钠亦可使 Na^+-K^+-ATP 酶的活性升高。这种现象可被放线菌素 D 和环己亚胺抑制，提示 Na^+-K^+-ATP 酶活性升高是一种基因表达的结果，而不是亚硝酸钠直接作用的结果。

（3）提高应激能力，有人通过四膜虫属细胞热休克的研究，发现有些热休克蛋白具有促进细胞内糖原异生和糖原生成的作用，使细胞内糖原贮量增多，从而提高应激能力。

（4）增强对损伤的抵抗力，热、乙醇、亚硝酸钠的预处理不仅能使某些细胞产生热耐受，还能使细胞对阿霉素的耐受性增强，提示热休克蛋白可以增强对各种损伤的抵抗力。紫外线照射会造成骨胶原流失，是产生皱纹的重要原因。然而若用相当于体温的37℃温水热敷实验鼠，其后背会出现明显皱纹；若用42℃温水热敷，就不会产生皱纹。原因可能是身体暴露高温时会合成一种热休克蛋白自我保护。

三、HSP70 与胃黏膜

（1）胃黏膜 HSP70 及信使 RNA（mRNA）的表达与多种胃黏膜损伤存在明显相关性。

（2）胃黏膜在多种理化刺激下，天然免疫应答被激活，导致细胞大量释放炎性细胞因子，（如 IL-1、IL-2，肿瘤坏死因子 TNF 等）此类促炎因子的转录依赖核因子－κB（NF-κB）的激活后放大炎性反应，导致靶细胞损伤。

（3）HSP70 蛋白能抑制 NF-κB 的激活，起着保护并修复细胞损伤。

四、HSPs 与胃癌的诊断

已经发现 HSP70 在胃癌组织中呈高表达。HSP70 在正常胃黏膜上皮、慢性非萎缩性胃炎、异型增生和胃癌组织中的递增表达形式。证实了正常组织癌前病变癌组织的移行黏膜的肿瘤发生、发展规律，说明细胞内 HSP70 积聚是肿瘤发生、发展的重要标志，HSP70 mRNA 在胃癌、癌旁异型增生和单纯异型增生组织中的表达阳性率分别为 61%、5% 和 31%，而在非萎缩性胃炎中的表达阳性率仅为 5%。提示 HSP70 mRNA 在胃癌形成早期即有较高表达，检测 HSP70 mRNA 可作为胃癌早期诊断的指标之一。刘宪玲等发现，HSP90 在正常胃黏膜和胃炎组织中呈弱表达，而在胃癌组织中的表达有随癌细胞分化程度的降低而增高的趋势，表明 HSP90 在细胞增殖中具有重要意义。同时也提示 HSP90 可作为肿瘤标记物。HSP90 过度表达是胃癌早期诊断和预后不良的指标之一。

HSPs 可作为胃癌早期诊断和预后的指标，但目前仍存在一些问题如 HSPs 在胃癌中的表达机制尚不清楚；HSPs 在临床检测中阳性率不高。

五、研究报道

（1）热休克蛋白 70、cyclin D1、p21 在胃癌组织表达，近年发现 HSPs 抑制细胞凋亡，在多种肿瘤组织表达异常。HSP70 调节着内环境的稳定和多种致癌通路，高表达 HSP70 有利于肿瘤细胞的存活，而下调 HSP70 会导致肿瘤细胞死亡。HSP70 在胃癌的阳性表达率明显高于正常胃组织。胃癌的发生是多步骤、多因素共同作用的结果，在细胞周期的进程中，细胞周期调节因子包括周期、细胞周期依赖性激酶和细胞周期依赖性激酶抑制因子，三者组成调控网络，以 SDK（周期蛋白依赖性蛋白激酶如 CDK1、CDK2 等）为核心，cyclin（细胞周期蛋白）起正调控作用促进细胞增殖。Cyclin D1 在正常胃黏膜表达较低，在胃癌中表达上调，p21（是一种广谱的 CDK1）在正常胃黏膜中表达较高。

（2）热休克蛋白是存在于原核生物及真核生物中一种蛋白质，正常细胞有低水平表达。多种应激环境变化，如高温、炎症、缺氧、放射、病毒感染、恶性肿瘤转移、活性氧代谢产物、重金属、乙醇等均可诱导 HSP。

HSP 是一种交叉免疫反应抗原，Hp 本身 HSP 与胃黏膜表达 HSP 有相同抗原决定簇，Hp 感染时邻近胃黏膜区 rδT 细胞增加，Hp 分泌着 HSP 家族中 54kDa 纤维蛋白，通过交叉免疫反应、刺激、rδT 细胞活化而导致胃黏膜损伤。

HSP 在目前肿瘤治疗中是一个突破，有 4 个家族，HSP100、90、70、60，热休克蛋白 70（HSP70）是休克蛋白家族中主要蛋白之一，它存在于人及动物的胃黏膜，胃黏膜受外源性刺激（如乙醇）后，将迅速合成 HSP70，在急性胃黏膜损伤过程中具有保护作用。

第二十四节　Rac1 蛋白表达与胃癌

一、Rac1 蛋白

Rho 蛋白属于小 G 蛋白超家族的亚家族成员，到目前为止，已发现了 20 多个 Rho 家族成员。根据序列的同源程度和功能，将其分为 RhoA、Rac1、Cdc42 及缺乏 GTP 酶活性等四大类。

Rho GTP 酶尤其是 RhoA、Rac1 和 Cdc42 是关键的调控因子，主要参与对细胞形态改变、细胞与基质黏附及细胞骨架重组的调控、调节肿瘤细胞的侵袭转移过程。Rho GTP 酶在许多恶性肿瘤中高表达，因此，Rho GTP 酶可能成为肿瘤转移的临床诊断指标。

Rac1 通过调节 NF-tcB 活性并增加细胞内超氧化物阴离子浓度进而抑制肿瘤细胞凋亡的发生。

二、机制

Rac1 与肿瘤血管生成：肿瘤的生长需要从血管中摄取营养物质，血管的生成有助于肿瘤的生长。血管生成所需的分子非常多，包括胞外黏附分子家族成员、整联蛋白、生长因子及其受体。

在肿瘤血管形成过程中，内皮细胞增殖、迁移、脉管形成是非常重要的步骤。Rac1 是血管发生过程中调节内皮细胞迁移的主要信号转导分子，在脉管形成、内腔形成发挥重要作用。血管内皮细胞生长因子（VEGF）通路能诱导层形足板生成，使内皮细胞发生迁移。VEGF 刺激内皮细胞后，可通过血管内皮细胞生长因子受体 2 和原癌基因酪氨酸蛋白激酶 SrC 诱导 Rac 鸟嘌呤核苷酸因子 Vav2 酪氨酸磷酸化与 Rac1 核苷酸释放突变体结合，引起

Rac1 活性增加，内皮细胞发生迁移。Rac1 在肿瘤生长及血管发生过程中起着重要作用。

受体酪氨酸激酶亚家族 Eph 是血管生成调节家族中的一员，在内皮细胞集聚、迁移中发挥显著的作用。受体酪氨酸激酶亚家族 Eph 与配体 Ephrins 是细胞黏附和迁移的关键调控者。当配体 Ephrins-A1 激活后，Vav2 或 vav3 集聚于 EphA2 受体，引起内皮细胞和胚胎成纤维细胞的 Rac1 活性增加。而缺乏 EphA2 的细胞在接受 Ephrin-A1 刺激后不能激活 Rac1，细胞迁移能力下降，血管生成减少。Ephrin-A1 还可能通过激活内皮细胞里的磷脂酰肌醇激酶（PI3K）使 Rac1 活性增加。Rac1 活性增加呈时间依赖性，低氧诱导因子 -1a 和 VEGF 表达上调，肿瘤抑制基因、血管发生抑制因子磷酸酶和张力蛋白同源物抑癌蛋白 53（p53）表达下调，血管发生被抑制。低氧引起的血管发生在恶性实体肿瘤中起着重要作用。

Rac1 蛋白通过促进细胞增殖和抑制细胞凋亡而导致肿瘤形成。Rac1 可通过促进细胞骨架的构建，促进细胞间的黏附以及加强细胞间的信号转导，从而进一步促进了细胞的增殖，同时，Rac1 通过激活还原型烟酰胺腺嘌呤二核苷酸磷酸氧化酶，导致超氧化合物产生增加，从而抑制细胞凋亡，促进细胞增殖。

三、Rac1 与胃癌

（1）国内荟萃研究，分别对正常组与胃癌组、无淋巴结转移组与淋巴结转移组、TNM Ⅰ，Ⅱ期与Ⅲ，Ⅳ期中组织 Rac1 蛋白表达率的差异行 Meta 分析。

结果：共有 7 篇文献纳入荟萃分析，包含 896 例，其中胃癌组 520 例，正常对照组 376 例。总体效应表明胃癌组织中 Rac1 蛋白表达率明显高于正常胃组织存在淋巴结转移的胃癌组织中 Rac1 蛋白表达率明显高于无淋巴结转移组，Ⅱ期胃癌标本组中 Rac1 蛋白表达率低于Ⅲ，Ⅳ期胃癌标本组。

结论：Rac1 蛋白表达与胃癌的发生发展、浸润转移、预后等生物学行为存在相关性。

（2）一组研究表明：①由 Racl 蛋白表达阳性率及半定量在胃癌组明显高于良性病变组、胃癌转移组高于无转移组，反映出 Rac1 在胃癌发生和转移中呈正相关。②反映激活状态的 Rac1 蛋白同时存在细胞膜、核及浆中呈混合型，反映失活状态的 Rac1 蛋白只存在于细胞浆中呈浆型。③激活状态的 Racl 蛋白与胃癌发生及胃癌转移密切相关，且激活状态的 Rac1 与胃癌浸润深度、分化程度、临床分期呈正相关。

（3）国内一组运用免疫组化和组织芯片技术联合检测胃癌组织 95 例，对应淋巴结 30 例（其中有转移灶 20 例），癌旁 > 16cm 组织 27 例进行 Racl 蛋白的表达。另取 30 例胃正常组织作对照，显示正常胃黏膜 Rac1 蛋白表达阳性率（13.3%）明显低于胃癌组织（72.0%）和癌旁组织（55.6%，$P < 0.01$）。Rac1 蛋白表达与淋巴结转移、分化程度、浸润深度及 Lauren 分型密切相关（$P < 0.05$）。胃癌原发灶 Rac1 蛋白表达阳性率（85.0%）高于相应淋巴结转移灶（60.0%，$P < 0.05$）。COX 多因素回归分析表明，Rac1 蛋白表达

阳性患者生存时间明显缩短（$P < 0.05$），是生存期预测因子。胃癌组织 Rac1 蛋白与胃癌临床病理特征和生存期密切相关。

（4）国内研究：Rac1 mRNA 在胃癌组织和癌旁组织中表达阳性，在胃腺瘤中表达弱阳性，而在正常胃组织中表达阴性，且在胃癌中的表达比在癌旁组织中表达的上调 17 倍，两者比较差异有显著性（$P < 0.01$）。结论 Rac1 的表达强度与胃肿瘤性质、胃癌的分化程度密切相关。

（5）2018 年 Cell 子刊：各种癌症中过表达的 Rac1 在健康组织中发挥作用。

第二十五节　血管内皮生长因子信号通路与胃癌

血管内皮生长因子（vascular endothelial growth factor，VEGF）是一种高度特异性的促血管内皮细胞生长因子，具有促进新生血管形成和使血管通透性增加、细胞外基质变性、血管内皮细胞迁移、增殖和血管形成等作用。

早在 1972 年，Gim brone 等学者在研究中就发现恶性肿瘤组织中血管异常增多，并进一步认为肿瘤血管新生是恶性肿瘤生长和转移的前提，他们推测通过肿瘤从宿主获得丰富的营养，并依赖定向宿主输出大量恶性细胞致肿瘤不断生长和转移。有资料证实，对实体瘤而言当其生长至 1~3mm 以上时，若无新生血管生长则肿瘤静止于休眠状态。由此可见，肿瘤血管生成与肿瘤患者的预后明显相关。肿瘤的血管生成与多种生长因子的刺激有关，如表皮生长因子（EGF）、成纤维生长因子（FGF）、转移生长因子（TGF）、血小板源生长因子（PDGF）和血管内皮生长因子（VEGF）等。

血管内皮生长因子在正常胚胎发育时有广泛的表达，但正常成年者的组织中呈低水平表达，在风湿性关节炎、视网膜病变和肿瘤等情况下其表达异常升高。近年来，抗血管治疗成为新的抗肿瘤疗法的焦点。而实验证明多数实体肿瘤内有 VEGF 的异常高表达，是作用最强、特异性最高的促血管生长因子之一。

一、受体及功能

与血管内皮生长因子进行特异性结合的高亲和力受体称为血管内皮生长因子受体（VEGFR），主要分为 3 类：VEGFR-1、VEGFR-2、VEGFR-3。VEGFR-1 和 VEGFR-2 主要分布在肿瘤血管内皮表面，调节肿瘤血管的生成；VEGFR-3 主要分布在淋巴内皮表面，调节肿瘤淋巴管的生成。

促进内皮细胞增生 VEGF 是一种血管内皮细胞的特异性有丝分裂原，在体外可促进血管内皮细胞的生长，在体内可诱导血管增生。尤其是在低氧环境下，VEGF 与内皮细胞膜上 VEGF 受体结合，引起受体的自身磷酸化，从而激活有丝分裂原活化蛋白激酶（MAPK），实现 VEGF 的有丝分裂原特性，诱导内皮细胞增生。

促进血管增生在低氧环境下，VEGF 通过提高血浆酶原活化因子（PA）和血浆酶原活化因子抑制因子 –l（PAI–1）的 mRNA 表达，来提高血浆酶原活化因子的活性，促进细胞外蛋白水解，进而促进新生毛细血管的形成。

增加血管通透性 VEGF 是最强的可增加血管通透性的物质之一，是通过细胞小囊泡器来实现的。其特点是作用迅速、持续时间短。改变细胞外基质在低氧环境下，VEGF 可以诱导血浆蛋白溶酶原激活物和血浆溶酶原激活物抑制剂 –1，以及基质胶原酶、诱导组织因子等在内皮细胞的表达，激发 V3 因子从内皮细胞中释放出来，从而改变细胞外基质，使其更易于血管生长。

二、效应机制与胃癌

VEGF 主要效应分子，均以旁分泌形式介导特异性内皮细胞有丝分裂和增加血管通透性。VEGF 功能上的差异主要取决于与肝素的不同结合力。

VEGF 通过与其受体特异性地结合，引起下游一系列信号转导，诱导新生血管生成，进而为肿瘤细胞的浸润和转移创造条件。研究 VEGF 在恶性肿瘤的发生、发展、侵袭和转移中的生物学行为，对于抗肿瘤血管生成治疗有重要的理论意义和临床应用价值。

研究结果与近期国外有关肝癌、结肠癌以及头颈癌中 VEGF 异常表达的 Meta 分析的结果相一致，VEGF 在胃癌组织中的表达水平显著高于正常胃黏膜组织。

研究中，进一步明确影响患者预后的可能临床病理因素。①胃癌组织中 VEGF 的表达水平随胃癌浸润深度的增加、淋巴结转移、远处转移、脉管侵犯以及临床分期的进展而显著增加。②其表达水平的增加与肿瘤大小以及患者年龄均有显著相关性。③其表达与胃癌患者的性别和病灶位置无明显相关性，提示可以通过检测癌组织中 VEGF 的表达水平判断胃癌的生物学行为。

癌细胞大量表达 VEGF 与促进血管生成的作用关系密切，在胃癌的生长、侵袭和转移中起到关键的作用，其作用机制可能是 VEGF 促进内皮细胞增殖、迁移，促进实体瘤内新生血管生成，血管通透性增加，血管内物质渗出增多，便于癌细胞获得更多丰富的营养和生长基质，使组织代谢加快。肿瘤血管的大量形成也增加了肿瘤细胞进入循环系统发生转移的可能性，为肿瘤的转移和复发提供了重要通道。

综上，VEGF 在胃癌的发生、发展以及浸润转移中发挥着重要的作用。随着肿瘤血管生成因子研究的逐步深入，有望将 VEGF 与其他指标结合起来，对胃癌的术前诊断，以及判断胃癌预后、筛选高危转移患者提供帮助。同时，通过进一步探讨 VEGF 在胃癌生长转移中的作用机制，也可以为胃癌的分子靶向药物的筛选提供科学依据，有利于为胃癌患者提供一个有效的、综合的、个体化的治疗方案。

VEGF 可以反映肌肉组织低氧和或缺血状况，并且与肌营养不良（DMD）患者的疾病发展过程有关。

三、关于 VEGF 水平升高问题

（1）患者检查发现血管内皮生长因子升高，如果没有其他方面的问题，不能作为诊断的依据，这就是作为一种肿瘤的筛查，要明确身体其他方面的症状，如高血压、高血脂，如果有这方面的因素，有可能会引起升高。如果有相关方面的症状，再进一步检查，查找是否与肿瘤有关。

（2）一般情况下，血管内皮生长因子水平升高，并不是一定是肿瘤的。VEGF 是血管内皮生长因子，一般表达百分比越高，说明强度越强，则提示肿瘤诱导血管生成的能力越强。

第二十六节 miRNA、外泌体与早期胃癌生物学指标

早期准确诊断并及时进行有效治疗对改善胃癌患者的预后，提高远期存活率具有重要意义，目前，胃镜检查联合活检病理是胃癌诊断的金标准，但此方法为侵入性检查，不宜用作常规的筛查手段。一些非侵入性肿瘤标记物，如癌胚抗原（CEA）和碳水化 19-9（CA19-9）等已在临床中被广泛应用，但它们在胃癌早期诊断时的敏感性和特异性均较低，因此，探究用于早期检测胃癌的新型非侵入性且有效的生物标志物受到人们重视。

一、基因与胃癌的理论

参与肿瘤的调控和转移的基因包括人类表皮生长因子受体（HER）2、上皮钙黏素（E-cad）、肝细胞生长因子受体（HGER）、微 RNA（miRNA）等，因此可以将其作为胃癌的诊断、治疗及预后指标。

二、RNA 与胃癌研究

（1）非编码 RNA：在近年的生命科学研究中非编码调控 RNA 可谓是研究最火的领域之一，从 2006 年诺贝尔生理学或医学奖的 siRNA（小干扰 RNA），到这几年异常火爆的 microRNA，到 lncRNA（长链非编码 RNA）研究，可谓如火如荼。

（2）mRNA 的发现：miRNA 的发现是在 1993 年，科学家首次在线虫中发现了 1 种小分子 RNA，它可通过碱基互补配对原则与靶信使 RNA 的 3'端非编码区域结合，抑制相关靶基因的蛋白质翻译，从而调控线虫发育，由此人们首次发现第 1 个 miRNA—Lin4。随后人们逐渐认识到，miRNA 本质是一类长度为 17~22 个核苷酸序列的单链非编码小分子 RNA，主要参与体内基因转录后翻译的调控。

作为内源性短链小分子非编码 RNA 之一，miRNA 长度为 19~24 个核苷酸，对基因转录水平后的表达具有重要的调控作用。至今约有 2000 个 miRNA 相继被发现，占人类基因总数的 1%，目前已知可调控 30% 以上相关靶基因转录后的表达情况，基本参与人类生长发育、疾病发生发展的全过程，已有多项研究报道，miRNAs 异常表达于胃癌、前列腺癌、肠癌及乳腺癌等多种恶性肿瘤中，均具有肿瘤标志物的作用。

miRNA 的合成机制细胞核中 miRNA 转录形成的初级产物前 miRNA 被核酶 DROSHA RNase 切为长度为 70 个核苷酸左右的前 miBMA，后者在相关转运蛋白作用下转运至细胞质内，在胞质中前 miRNA 被 DICER 核酸内切酶剪切为长度为 17~22 个核苷酸的双链 miRNA。双链 miRNA 结构中 5'端含有不匹配的核苷酸序列，造成 5'端序列结构不稳定，最终形成生物学功能成熟的单链 miRNA，大多来源于 5'端的核苷酸序列。此外，极少数的 miRNA 个可以从内含子 RNA 和没有编码蛋白功能的外显子中经加工转变而来。

（3）miRNA 与胃癌关系：miRNA 是一类真核生物内源性的小分子单链 RNA，长度通常为 21~25 个核苷酸，可以通过与靶信使 RNA 上 3'-非编码区互补结合，抑制基因的翻译（或）使信使 RNA 降解抑制靶基因表达，每个 miRNA 具有调节数百个信使 RNA 的潜能，故 miRNA 的异常表达与肿瘤的发生存在一定的联系。研究发现，miRNA 与胃癌的形成具有一定相关性，既可以发挥抑癌基因的作用，也可以起到致癌基因的作用。如 miR-148a 在胃癌组织中低表达；在体外，上调 miR-148a 后能显著抑制胃癌细胞的迁移能力，提示其可能为一个抑癌基因，起到抑制胃癌侵袭、转移的作用。

近年来，关于 miRNA 与胃癌发生、发展中的具体功能和机制及其对胃癌诊断、治疗、预后中的应用已完成了大量的科学基础研究，更进一步地完善了胃癌发生、发展的生物分子学和遗传学方面的机制，并为胃癌的诊断、治疗及预后提供了新的标志物。

与胃癌发生有关的 miRNA miR-21、miR-23a、miR-27a、miR-9、miR-101、miR-106a、miR-13ob、miR-106b-2 簇、miR-200 等在胃癌形成过程中起到促进及诱导其发生的作用，miR-31、miR-34、miR-34b/c、miR-93、miR-141、miR-181-c、miR-218 等抑制胃癌的发生。这些 miRNA 表达在胃癌组织与非胃癌组织中不尽相同，部分是对细胞侵袭或转移有作用，另外一些则对恶性细胞的生长、分化具有一定的作用。

已有研究表明，多种微小 RNA（microRNA，miRNA），如 miR-140、miR-193b 及 miR-204 在胃癌病理过程中发挥重要作用，但较少研究报道 miR-1258，其在胃癌组织中具有低表达的特点。

（4）长链非编码 RNA 在胃癌中的作用及临床价值：研究表明，近 75% 的人类基因转录为 RNA，其中 2% 的 RNA 可翻译为蛋白质，长链非编码 RNA 为其中最大的一类，与胚胎发育、遗传印记、表观遗传修饰、转录及转录后调控等多种生理和病理过程有关，被证明参与肿瘤发生，且与患者临床预后有关。近年来，运用靶基因预测技术在 7 条不同通路上发现高表达的 221 个 lncRNA 作用中，其中 p53 信号通路最为重要，且被证明和胃癌的发生密切相关。

LncRNA（长链非编码）GAS5 被认为是膀胱癌、胰腺癌、乳腺癌的抑制基因。研究结果显示 lncRNA 在胃癌组织中显著高表达，高表达比例 71.25%。

（5）环状 RNA 在消化系统疾病中的研究：环状 RNA（circRNA）是新型的内源性非编码 RNA。研究发现，circRNA 广泛存在于真核细胞中，具有多生物学功能，可能在多种疾病的发生、发展中起着重要作用。

研究分两类：①鉴别癌症诊断。②检测癌症发生、发展中发挥的作用，研究证实能抑制胃癌细胞生长和侵袭。

（6）miR-214 与肿瘤的关系研究：微小 RNA，为 22~24nt 的单链非编码小分子 RNA，在转录后水平调节基因的表达，人类基因组编码至少 474miRNA 基因。在细胞核中形成一个约 70 个核苷酸的具有特发前体 miRNA，输出到细胞质中。在细胞质进一步加工成 22~24 个核苷酸长度的双链 miRNA，被称为"种子区"。

研究表明，miRNA 在不同的细胞类型和不同的发育阶段均有异常表达，提示 miRNA 在细胞生长、分化、代谢和程序性死亡中起重要作用：① miR-214 在食管癌中主要发挥抑癌作用。② miR-214 的低表达与肺腺癌细胞系较高的侵袭潜能有关。③ miR-214 抑制乳腺癌细胞的增殖和侵袭。④ miR-214 抑制结直肠癌的增殖和转移。⑤ miR-214 与卵巢癌。⑥ miR-214 与肝脏恶性肿瘤。

miR-214 在不同的肿瘤学类型中发挥抑癌或促癌的作用，这主要取决于肿瘤类型、组织学类型以及靶向基因的生物学功能遗传背景。

（7）关于血清中 740 种 miRNA 的研究，研究发现早期胃癌患者血清中只有 miR-195-5p 的表达水平明显低于对照组，且 112 例早期胃癌患者血清中 miR-221 和 miR-376c 均显著降低，它们在胃癌患者中的表达水平与胃癌癌细胞分化程度呈正相关，而 miR-744 则与这些细胞的高增殖和高分化有关，说明这 3 种 miRNA 均可作为胃癌无创诊断的早期生物学标志物。在 37 例胃癌患者的肿瘤组织和癌周组织中，定量聚合酶链反应技术测量的 miR-21 表达水平在 92% 胃癌样品中过表达，因此可作为胃癌诊断的有效生物标志物，通过碱基配对过表达的 miR-21 与肿瘤抑制基因 PDCD4 的结合可以抑制 PDCD4 蛋白的表达，同时说明 miR-21 和抑癌基因 PDCD4 与肿瘤大小、侵袭程度、淋巴结转移和血管侵犯直接相关，也进一步显示 miR-21 并不利于胃癌患者的临床预后情况。以上这些 miRNA 均有作为诊断胃癌肿瘤生物学标志物的潜力。

三、外泌体与胃癌研究

外泌体是一种由多种细胞经过"内吞-融合-外排"一系列调控过程所分泌的大小均一、直径 30~120nm 的亚细胞双层膜囊泡，呈球状或杯状。外泌体内不含有 DNA 片段，包含与其来源细胞相类似的细胞因子、生长因子等蛋白质，以及脂质、编码或非编码 RNA 等生物活性物质。

（1）胃癌细胞来源的外泌体能促进同源肿瘤细胞的增殖，其机制可能与激活 PI3K/AKt 和 MAPK/ERK 信号转导通路有关。

（2）胃肠道间质瘤来源的外泌体包含有致癌蛋白酪氨酸激酶，可改变周围平滑肌细胞，使其发生形态学改变，有助于间质瘤浸润（PI-3K-AKT 是一信号转导通路，不仅在胰岛素调节糖代谢中发挥重要作用，还能促进细胞存活和抗凋亡，及调节细胞的变形和运动。MAPK 是信号从细胞表面传导到细胞核内部的重要传递者）。

（3）外泌体与胃癌：近 10 年来新发现的一种纳米级的囊泡，早期发现经过：绵羊网织红细胞成熟过程中会出现囊泡形式丢失大量细胞膜蛋白，而命名"外泌体"，以为是细胞排泄物。目前特指由脂质双分子层构成的小囊泡，内体膜内吞形成细胞内多囊泡体，向胞外释放多个腔内囊泡，被释放入细胞外环境的腔内囊泡即为外泌体。

外泌体作用于受体细胞，外泌体富集于肿瘤微环境中，肿瘤源性外泌体已被证明与肿瘤增殖、分化、迁移、耐药、血管新生以及免疫调节相关。

（4）血浆外泌体中 B7 同源物 3、程序性细胞死亡蛋白 1- 配体 1 在胃癌患者中的表达变化及其临床意义如下。

1）外泌体广泛存在于人类体液和组织细胞中，其在肿瘤细胞中的浓度更高。外泌体携带来源细胞特有的蛋白质和核酸，与肿瘤微环境相互作用，对肿瘤的发生、侵袭、迁移免疫有重要作用。

2）B7 同源物 3，为共刺激分子 B7 家族的一个新成员，其作用受体及对肿瘤免疫的作用机制目前尚不明确。有学者认为 B7 同源物 3 具有双向调节作用，既能增强 CTL 的活性，提高机体免疫反应，又能抑制 T 淋巴细胞增殖及细胞因子的释放。

3）程序性细胞死亡蛋白 1- 配体 I（PD-L1）是 B7 家族的另外一个成员，可抑制 T 淋巴细胞的增殖和细胞因子的合成。

4）研究结果显示，胃癌组患者血浆外泌体中 B7 同源物 3 的表达水平高于对照组，提示外泌体 B7 同源物 3 可作为胃癌诊断的候选肿瘤标志物之一。

5）研究也发现，胃癌组患者血浆外泌体中 PD-L1 的表达水平与对照组相比差异无统计学意义（故其对胃癌的诊断效能尚不明确；但外泌体中 PD-L1 的表达水平随胃癌浸润深度加重而升高）。

研究结果显示，血浆外泌体中 B7 同源物 3 的表达与 PD-Ll 的表达呈正相关（$r=0.208$，$P=0.032$），但两者在胃癌进展中是否起到协同作用还有待进一步研究。前者可作为早期诊断胃癌的候选标志物，后者则参与了胃癌浸润进展。

四、血浆外泌体 miR452-5p

血浆外泌体 miR452 可作为胃癌诊断的生物标志物。有报道表明，循环 miRNA 可作为诊断包括癌症在内的各种疾病的生物标志物。

外泌体为一类胞外双层脂质膜性小囊泡，直径 30~150nm，可携带供体细胞内所含分子如癌蛋白和肽、各种 RNA（miRNA、mRNA、lncRNA 等）、脂质和 DNA 片段等，保护它们不受细胞外各种酶的降解，并通过与受体细胞表面分子相互作用或直接融合的方式活化细胞内信号通路，介导细胞间交流，引发肿瘤微环境中深入的表型变化，研究者认为外泌体可以更准确响应肿瘤进展期间癌细胞中 miRNA 的表达变化。

已有研究表明血浆中 miRNA-940 能够作为新的胃癌诊断标志物，其较外泌体 miRNA 标志物的检测操作方便。然而，血浆 miRNA-940 作为一种循环 miRNA 标志物，易受细胞外液中 RNase（Rnase：即 RNA 水解酶）及其他异常功能细胞分泌的 miRNA 干扰，其在血浆中的表达也非持久稳定，饮食、睡眠等生活习惯的改变均可能引起循环 miRNA 的短期变化，从而影响研究者对于疾病发展的判断。

探索外泌体 miR452-5p 作为胃癌诊断的标志物，因其包裹于外泌体内，受血浆中其他分子的影响较小，且外泌体直接来源于肿瘤组织相关的细胞，所携带的 miR452-5p 及其表达趋势更能直观地反映胃癌的疾病特性，外源性非剧烈刺激对其影响不太，故其相对于循环 miRNA-940 标志物更稳定、精确。

第二十七节　自噬介导幽门螺杆菌感染相关胃癌信号通路

早在 1994 年世界卫生组织就将 Hp 定义为 I 类致癌原，其可作为触发 Correa 级联反应的开关，即诱导非萎缩性胃炎向胃黏膜萎缩、肠上皮化生、异型增生发展，最终导致胃癌发生。

Hp 诱发胃癌的分子机制尚不清楚，研究表明可能与 Hp 产生的毒力因子空泡毒素（VacA）、细胞毒素相关蛋白（CagA）等及自噬相关基因 miRNAs 有关，这些因子启动了细胞的异常活化信号通路，致使细胞逃避自噬，最终诱导胃癌的发生。

一、自噬与 Hp

Hp 包括可分泌 VacA、CagA 的 I 型 Hp 和不分泌 VacA、CagA 的 II 型 Hp。

（1）在 Hp 感染早期，自噬作为正常细胞清除胞内细菌感染的重要机制，保护着胃黏膜上皮细胞。I 型 Hp 分泌的 VacA 可进一步诱导自噬，细胞自噬降解 VacA 和 CagA，进而减少 Hp 对胃黏膜上皮细胞的损伤。

（2）而长期暴露于 VacA 会破坏人胃黏膜上皮细胞的自噬，限制 VacA 降解，导致活性氧类过量产生及自噬底物积累，从而引起严重的 DNA 损伤，促进疾病从 Hp 感染到胃癌的进展。

（3）CagA 的降解依赖于 VacA 激活的自噬，VacA 引起的自噬破坏导致 CagA 降解减少，从而增强了对宿主细胞的损伤。

二、自噬与胃癌信号通路

（1）Wnt/β-catenin 信号通路：Wnt/B-catenin 信号通路参与机体的各种生理过程，如发育、组织再生、器官形成等，其异常激活会诱导胃癌细胞增殖。

Wnt 信号通路的激活是指 Wnt 信号的配体蛋白 Wnt 与细胞膜表面受体蛋白卷曲蛋白结合，激活细胞内散乱蛋白。

近年来研究表明，Wnt 信号通路在细胞自噬过程中发挥重要调控作用。

（2）PI3K/Akt/mTOR 信号通路：PI3K/AktVmTOR 信号通路在胃癌细胞生长、增殖、代谢、生存和血管生成中起重要作用，并同时参与肿瘤的侵袭和转移。

PI3K 蛋白是一个脂类激酶家族，其由一个调节亚基（p85）和一个催化亚基（p110）组成。调节亚基通过 SH2 结构域与酪氨酸激酶受体结合激活催化亚基，进而催化细胞膜内层磷脂酰肌醇中肌醇的 3-羟基磷酸化，生成磷脂酰肌醇-3，4，5-三磷酸，其作为第二信使，进一步参与 Akt 和 3-磷酸肌醇依赖性蛋白激酶 1 的激活。

Akt 是一类含 PH 结构域的丝氨酸/苏氨酸激酶，其包括 3 种形式，分别为 Akl、Ake2 和 Akt3。其中，Aktl 促进细胞存活和增殖。当上游酪氨酸激酶受体被激活后，产生的磷脂酰肌醇-3，4，5-三磷酸作为第二信使与 Akt 的 N 端 PH 结构域结合，使 Akt 在 3-磷酸肌醇依颗性蛋白激酶 1 的辅助下从细胞质转位至细胞膜，从而促进 Akt 蛋白的苏氨酸磷酸化位点（苏氨酸 308）和丝氨酸磷酸化位点（丝氨酸 473）磷酸化，导致 Akt 完全活化，并将信号传递至下游。

mTOR 作为哺乳动物 PI3K-Akt 通路下游的效应分子，可调控翻译的起始和延长、核糖体的生物合成、氨基酸的转运及代谢途径相关酶的转录。

mTOR 是一种丝氨酸/苏氨酸蛋白激酶，也是自噬的关键负调控因子，可抑制自噬，调节细胞生长、增殖和蛋白质合成。

（3）NF-κB 信号通路：NF-κB 信号通路主要由 NF-κB 受体及其近端信号衔接蛋白、IκB 激酶复合物、IκB 蛋白和 NF-κB 二聚体组成。无特定细胞外信号时，NF-κB 抑制剂（IκB、p105 和 p100 蛋白系链）在细胞质中阻止 NF-κB 介导的基因转录。IκB 的磷酸化导致 IκB 泛素和蛋白酶体降解，NF-κB 易位转运到细胞核，在适宜的刺激（肿瘤坏死因子-α 刺激）下，核内 NF-κB 与其特异启动子元件结合并激活基因表达。NF-κB 能抑制细胞凋亡，其参与肿瘤的发生、生长和转移等多个过程。

研究发现，在胃癌组织中 Fas 相关因子 1 信使 RNA 水平较低，特别是在低分化肿瘤中其水平低于健康胃组织。以上研究表明，Fas 相关因子 1 在胃癌的发生发展中起重要作用，其通过促进细胞凋亡及阻断 Hp 刺激 NF-κB 信号转导的能力抑制胃癌的发生。

（4）TGF-β 信号通路：TGF-β 主要通过激活 Smads 信号通路和 Ras/ 促分裂原活化的蛋白激酶两条信号通路来共同调节各种生物学效应。

研究发现，在胃癌的早期阶段观察到 TGF-β 受体 Ⅰ、TGF-β 受体 Ⅱ 和 Smad4 的甲基化且在 Hp 感染相关胃癌患者的血清中 TGF-β_1 和 IL10 水平显著升高。

TGF-β 信号通路参与调节细胞增殖、周期、凋亡及肿瘤血管生成、侵袭、转移等多种生物学过程。研究显示，TGF-β_1 参与自噬活性的调节，其可能是自噬的一个强大激活剂。在胃癌的发生发展中，TGF-β_1 具有两面性，在胃癌发生早期，TGF-β_1 可以抑制肿瘤细胞形成，一旦胃癌病变已经存在，TGF-β_1 可能通过促进胃癌细胞周围局部血管生成，增强局部浸润能力和远处侵袭转移能力，为胃癌的进一步生长提供营养支持。

第二十八节　胃动蛋白 1 与胃癌

一、起因

2011 年 6 月 17 日韩国研究人员宣布发现一种可抑制胃癌细胞生长的天然蛋白。检测显示，人体胃部产生的胃动蛋白（gastrokine1）可抑制胃部肿瘤生长。

研究对 40 个不同个体胃癌细胞的检测发现胃部产生的胃动蛋白 1 数量与肿瘤生长之间存在关联。

二、胃动蛋白（GKN）

GKN 属于胃肠道黏膜特异性表达蛋白，其家族包括 3 千个成员，GKN1、GKN2、GKN3 主要表达于胃组织细胞，少量表达于子宫、胎盘和十二指肠细胞。研究发现，GKN1 在胃癌组织中的表达显著降低，具有胃癌特异性肿瘤抑制基因作用。

三、国内研究

（1）《临床消化病杂志》报道，胃动蛋白家族（GKNs）是胃细胞分泌的生物活性物质，主要包括 GKN1、GKN2 和 GKN3。

GKN1 又称为 CA11、AMP-18、foveolin 或 TFIZ2，位于染色体 2p13.3，全长约 6000，含有 6 个外显子和 5 个内含子。

研究发现 GKN1 高度表达于正常胃上皮细胞，其位于浅表 / 中央凹胃上皮中，也可表达在口腔黏膜、Barrett 食管等上皮化生组织中，其具有保护胃黏膜、促进受伤黏膜修复、抑制肿瘤进展等功能。

GKN1 在正常胃黏膜组织中高表达，而在胃癌中表达下调或不表达，提示可能作为候选抑制基因在胃癌中起作用。

（2）研究发现，正常胃内 GKN1 表达丰富，感染 Hp 的胃黏膜、肠上皮化生和癌组织常伴 GKN1 表达缺失。Hp 可以抑制 GKNs 表达，感染 Hp 的犬胃 GKN1 和 GKN2 基因 mRNA 表达降低，根除后二者表达均增高。HpCagA 可降低 GKN1 复制，而 GKN1 结合 CagA 后可抑制其致癌作用。此外，低剂量阿司匹林可下调胃窦黏膜中 GKN1 表达。鉴于 Hp 感染和长期服用非甾类体抗炎药物后胃黏膜中 GKN1 的表达降低，而两者均可诱导胃黏膜损伤，进一步说明 GKN1 在维持胃黏膜完整性的作用。

GKN1 可能通过多种机制抑制正常细胞癌变及诱导胃癌细胞凋亡。

1）通过调节 NF-κB 信号通路和细胞因子表达抑制胃上皮细胞向癌细胞进展。

2）下调胃泌素 -CCKBR 信号通路维持胃上皮内稳态并抑制胃癌发生。

3）胃癌发展中，抑制上皮 - 间质转化和癌细胞迁移。

4）通过死亡受体依赖性途径诱导癌细胞凋亡、抑制细胞周期进程和表观遗传修饰来降低细胞活力、增殖和集落形成。

5）以 miR-185 和 miR-34a 下调 RhoA 表达来抑制癌细胞迁移和侵袭。

6）通过缩短端粒，促进癌细胞衰老和凋亡。

四、研究报道

（1）选取 30 例胃癌患者（12 例弥漫型和 18 例肠型），13 例萎缩性胃炎患者和 15 例健康志愿者留取标本，并行幽门螺杆菌（Hp）检测，癌旁标本取自相应的胃癌患者。采用 χ^2 检验分析。

Hp 感染与研究对象临床病理因素之间的关系，分别采用免疫组化法和实时定量 PCR 法检测 GKN1 蛋白和 GKN1 mRNA 的表达，并通过单因素方差分析观察其与组织类型的关系。

结果：Hp 感染率在不同性别、肿瘤部位及病理类型中无统计学差异（$P > 0.05$），与正常对照组和萎缩性胃炎组相比较，胃癌和癌旁组织中 GKN1 蛋白及 mRNA 表达水平显著下降（$P < 0.05$ or $P < 0.01$），弥漫型胃癌组织中 GKN1 mRNA 水平明显低于肠型胃癌组织（$P < 0.01$）。结论：GKN1 表达水平的下降可能与胃癌的发生有关，且不同病理分型中 GNK1 表达水平不一样。

（2）研究 EB 病毒（EBV）感染与胃癌的相关性及胃动蛋白 1（GKN1）表达与胃癌临床病理特征、EBV 感染的关系，为 EBV 相关胃癌的治疗、控制和预防提供理论依据。

选取胃腺癌患者 104 例，分析 EBV 感染与临床病理特征的关系。采用免疫组织化学方法检测 GKN1 在慢性胃炎组织、肠化胃黏膜、慢性胃溃疡组织、原位癌及胃癌组织中的表达情况，应用实时定量 PCR 检测胃癌及癌旁组织中 GKN1 mRNA 的表达水平与临床病理特征的关系。

结果：EBV 感染与胃癌 Lauren's 分型和年龄密切相关（$P < 0.05$），而与患者的性别、肿瘤部位、病理类型及 TNM 分期无显著相关性（$P > 0.05$）。GKN1 mRNA 在胃腺癌和癌旁组织中的表达水平差别具有统计学意义（$P < 0.05$），且 GKN1 mRNA 的低表达水平与肿瘤大小（$P=0.012$）、发生部位（$P=0.022$）及 EBV 感染（$P=0.034$）密切相关。结论：GKN1 可能是 EBV 相关胃癌潜在的肿瘤标志物。

（3）GKH1 检索并 Meta 分析：刘晓波等检索，PubMed.Embase.SCI、中国知网、CBM、万方等数据库并追溯文献，收集关于 GKNI 蛋白与胃癌病例对照研究，时限始于建库，止于 2018 年 9 月，筛选文献并评价质量，采用 Statal2.0 软件行系统评价和 Meta 分析。共纳入 7 个研究，其中胃癌患者 619 例，正常胃组织 354 例，肠上皮化生 69 例，不典型增生 66 例。GKN1 在胃癌组织表达远低于正常胃组织（RR=0.131；95% CI：0.082，0.210；$P=0.000$）和肠上皮化生组织（RR=0.316；95% CI：0.197，0.507；$P=0.000$），差异均有统计学意义。而胃癌组织与不典型增生组织（RR=0.708；95% CI：0.189，2.658；$P=0.609$）以及不同 Lauren 分类（RR=1.981；95% Cl：0.353，11.114；$P=0.437$）、淋巴结转移状态（RR=1.493；95%Cl：0.638，3.497；$P=0.355$）蛋白表达无明显差别，差异无统计学意义。得出结论：GKN1 在胃癌组织显著低于正常胃组织和肠上皮化生组织，可能是胃癌抑制因素。

（4）GKN1 可作为早期胃癌诊断指标。胃癌是最常见及致命的恶性肿瘤之一，我国患者确诊时约 80% 已至晚期。提高早期诊断率有助于延长患者生存率。然而迄今为止，尚未确定早期胃癌诊断的标志物，进一步探索胃癌标志物以期提高胃癌早诊率具有重要意义，GKN1 在胃上皮细胞层构成和维持胃黏膜完整性方面具有重要作用，还可诱导胃癌细胞凋亡。研究表明，GKN1 失活可能是胃癌的早期事件，提示 GKN1 蛋白可能作为胃癌的早期诊断指标。

第二十九节　增殖诱导配体与胃癌

增殖诱导配体（APRIL）是 TNF 受体家族中重要的新成员，广泛表达于淋巴细胞中，对于 B 细胞的存活、增殖、发育及分化存在影响，同时也能够调节 T 细胞的炎症反应、免疫应答。在多种肿瘤组织中高表达，且与肿瘤组织的发生、发展密切相关。有研究显示，NF-κB 信号通路与 APRIL 诱导的胃癌细胞的顺铂化疗抵抗有关。胃癌患者 APRILmRNA 的表达相比于正常对照者及胃炎患者明显增高，预示 APRIL 和胃癌之间存在紧密的联系。

APRIL 主要在恶性肿瘤中表达，在各种自身免疫性疾病及恶性肿瘤中的作用日益为人们所关注，它在体外和体内都能促进一些肿瘤细胞的增殖。APRIL 可以在多种器官的肿瘤组织中异常表达，既往研究显示，APRIL 过表达的胃癌细胞生长更为迅速，而抑制 APRIL 表达后肿瘤细胞的生长明显迟滞。

国内研究：

研究对象：300 例均为消化内科 2019 年 5 月至 2019 年 12 月门诊患者。纳入标准：①年龄 40~80 岁。②均有消化道不同程度症状。③经彩超检查肝胆胰脾，排除恶性病变。④入组病例，以胃镜病理确诊的非萎缩性胃炎、萎缩性胃炎和胃癌患者。⑤确认入组者，要自愿接受本研究，签署知情同意书。

研究方法：ELISA 检测实验：抽取患者的清晨空腹静脉血 4ml，以 3500r/min 离心 6 分钟直至出现血清，收集血清置于 −20℃低温冰箱。按照 ELISA 的检测说明书进行操作，检测血清中 PGI、PGII、APRIL 的含量，并计算出 PGR。

研究结果：3 组研究对象的年龄及性别差异无统计学意义（$P > 0.05$）具有可比性，非萎缩性胃炎组、萎缩性胃炎组、胃癌组 PGI 水平逐渐降低，差异有统计学意义（$P < 0.05$）PGR 水平也逐渐降低，差异有统计学意义（$P < 0.05$），APRIL 检查结果显示非萎缩性胃炎组、萎缩性胃炎组、胃癌组逐渐升高，差异有统计学意义，PGII 的监测水平均低，差异无统计学意义（$P > 0.05$）。

结论：研究每例非萎缩性胃炎、萎缩性胃炎患者与胃癌患者的 PGI、PGR 检测值有差异，存在胃黏膜萎缩进展，APRIL 的检测值则相反，胃癌患者中 APRIL 检测值最高。

（1）增殖诱导配体（APRIL）基因是近年发现的肿瘤坏死因子超家族的新成员，研究发现 APRIL 基因在多种肿瘤组织，特别是消化道肿瘤中高表达，提示 APRIL 基因在肿瘤的发生、发展中发挥重要作用。对 APRIL 基因的深入研究将有助于进一步认识消化系肿瘤的本质，并为肿瘤的诊断和治疗提供新途径。

（2）潘超等研究 APRIL 及 PGR 检测指标在胃炎、胃癌中的诊断价值，结论：APRIL、PGR 是预测胃炎、胃癌的良好筛查指标，APRIL mRNA 的高表达可能与胃癌密切相关。

第三十节 环氧化酶 –2 抑制剂与胃癌

环氧化酶 –2（COX-2）抑制剂作为一种非甾体类抗炎药广泛应用于临床，在细胞株及动物模型中进行的实验，证实了环氧化酶抑制剂具有抑制肿瘤的作用。

一、塞来昔布

塞来昔布是 1999 年 1 月被 FDA 首个批准用于治疗 FAP、骨关节炎、类风湿关节炎和硬化性脊柱炎的 COX-2 特异性抑制剂。体外试验证实，Celecoxib 对 COX-2 活性抑制作用较 COX-1 高 400 倍。口服吸收快，给药后 3 小时达血浆峰值，t1/2 为 10~12 小时；与蛋白结合率 97%，分布广，稳态分布容积约为 400 L。它主要通过肝脏 P450 系统代谢清除，血浆清除率为 500 ml/min，3% 以下以原形从尿和粪中清除，代谢物 57% 经粪便排泄，27% 经尿液排除。

二、塞来昔布抗癌机制与应用

抑制内生致癌物的形成，调节免疫，增加细胞对凋亡敏感性，抑制血管生成。试验于腺瘤，治疗 6 月，剂量 400mg，一天 2 次。减低腺瘤数目。

西乐葆试验用于胃癌，可能机制通过线粒体途径诱导胃癌细胞凋亡。

采用 FOLFOX4 方案联合塞来昔布治疗进展期胃癌疗效较单用化疗方案好，能提高生存期，改善患者生活质量，不良反应小。

胃癌晚期无法手术，疼痛明显可以用西乐葆口服镇痛治疗，用于改善病情。

三、研究报道

（1）塞来昔布对胃癌细胞株 LRP 表达的影响：不同浓度的塞来昔布均对胃腺癌细胞株 SGC-7901 有抑制作用，并且这种影响呈时间和剂量依赖性；胃癌细胞株 LRP 的表达也随着塞来昔布浓度的增加而减少。选择性 COX-2 抑制剂塞来昔布可以下调胃癌细胞株中耐药基因 LRP 的表达，逆转多药耐药作用。

近年来的大量研究发现，COX-2 在不同的肿瘤组织中均有较高表达，尤其与消化道肿瘤的发生、发展关系密切。

胃癌的微血管密度、血管侵袭、低凋亡率及淋巴结的转移都与 COX-2 的表达水平有着一定的相关性。

（2）夏敏等实验证实，塞来昔布与胃癌 SGC-7901 细胞作用后，细胞存活率随着浓度增加、时间的延长而下降，COX-2 表达明显下降，并呈剂量依赖性。本实验结果也提示塞来昔布对人胃癌细胞株 SGC-7901 有较强的抑制作用，药物浓度与抑制率呈正相关。

（3）二甲双胍联合 COX-2 选择性抑制剂塞来昔布对胃癌 SGC-7901 细胞增殖凋亡的影响：二甲双胍是治疗糖尿病的降糖药物，塞来昔布是一种 COX-2 选择性抑制剂，两者不良反应小，且均有较好的抗肿瘤价值。

1）GUO 等研究指出，二甲双胍可通过调控 LKB1/AMPK 信号通路抑制非小细胞肺癌细胞增殖、诱导细胞周期阻滞在 Go/G I 期，并促进肿瘤细胞凋亡。

2）KATO 等通过体内和体外试验证实二甲双胍通过调控 miRNAs 来抑制人胰腺癌细胞增殖和肿瘤生长。

（4）WANG 等研究发现，塞来昔布可通过抑制 NF-κB 途径诱导乳腺癌 MDA-MB-231 细胞凋亡，抑制细胞增殖，诱导细胞周期阻滞在 G1 期。

CHIANG 等指出，COX-2 在口腔癌中的过度表达增加了淋巴结转移，以塞来昔布处理的移植瘤小鼠可通过阻断波形蛋白、细胞黏附分子和转录因子等抑制上皮间质转化和细胞迁移。

（5）关于二甲双胍或者塞来昔布抗胃癌的作用已得到证实。① CHEN 等研究指出，二甲双胍可通过抑制 HIF1α/PKM2 信号通路降低胃癌细胞的存活、侵袭和迁移，诱导细胞凋亡和细胞周期阻滞。②曹宇勃等指出，塞来昔布可通过抑制 PI3K/Akt 活化，增强雷帕霉素抗胃癌 BGC823 细胞生长的作用。

（6）近年来有报道指出，二甲双胍和塞来昔布联合用药可起到协同抗胰腺癌细胞增殖，并激活 Caspase-3 诱导肿瘤细胞凋亡的作用。

那么二甲双胍和塞来昔布联合是否抗胃癌效果更佳？

二甲双胍和 COX-2 选择性抑制剂塞来昔布可通过下调 PCNA、Cyclin D1、Bcl-2 和上调 Bax 表达这一相同的调控机制，抑制胃 SGC-7901 细胞增殖，促进细胞凋亡，两药联合应用可起到协同抗肿瘤的作用。二甲双胍和塞来昔布的联合用药有望成为治疗胃癌的新策略。

（7）国内研究发现对患者采用根除 Hp 联合塞来昔布能有效逆转长期存在的 GIM 或控制 Gln 进展。

（8）COX-2 在 peutz-Jeghers 综合征中的研究：PJS 以广泛分布的皮肤黏膜黑斑和胃肠道多发息肉为临床特征。PJS 黏膜黑斑多呈浅棕色，颜色均匀，通常小于 5mm，常见于唇、齿龈、颊黏膜、口、鼻、眼周围，也可分布于小阴唇、龟头等外生殖器。目前尚无 PJS 患者皮肤、黏膜色素沉着恶变的报道。

PJS 息肉分布于全消化道，最常见于小肠，其次为结直肠、胃，其中小肠息肉检出常见部位依次为近段小肠（十二指肠和空肠上段）、中段小肠、远段小肠。息肉随着年龄增长而逐渐生长。

PJS 的治疗药物以选择性环氧化酶 -2（COX-2）抑制剂和雷帕霉素为代表。

王石林等针对性地对 PJS 患者采用局部治疗（内镜）+解救治疗（手术）+预防治疗（药物干预）的临床综合治疗模式，即首先对 PJS 患者进行内镜检查和治疗，对镜下治疗困难者或出现并发症者进行开腹手术，随后再口服塞来昔布治疗6~9个月。初步证明这种临床综合治疗模式对PJS的治疗是积极、安全、有效的，可为PJS的临床规范性治疗提供有益的参考。

（9）环氧化酶-2抑制剂在抗结肠癌中的研究：前列腺素E2（PGE2）可调控生长因子活性，并在肿瘤基因促增殖过程中具有重要作用，外源性PGE2的使用不仅能激活肿瘤细胞增殖，还能与表皮生长因子（EGF）产生协同作用，促进肿瘤基因C-myc表达及细胞增殖。此外PGE2还可刺激促血管生成因子产生，具有促肿瘤组织血管新生的作用。故COX-2抑制剂能通过抑制COX-2活性，减少花生四烯酸生成PGE2，达到阻滞肿瘤细胞增殖的目的。

COX-2抑制剂能抑制肿瘤组织中COX-2引起的Bcl-2表达升高，能发挥诱导肿瘤细胞凋亡的作用，并能抑制血管生成、阻滞细胞迁移、黏附改善局部免疫功能。

尼美舒利为第一代COX-2抑制剂，鉴于其COX-2抑制剂特异性不强，尼美舒利较少应用于治疗结肠癌等恶性肿瘤。

美洛昔康也是第一代COX-2抑制剂，目前并未将其应用于治疗结肠恶性肿瘤。

塞来昔布为第二代COX-2抑制剂，具有高选择性COX-2抑制作用，研究发现，塞来昔布可通过抑制结肠癌SW480细胞的Wnt/β-catenin信号通路，从而抑制结肠癌细胞增殖，并促进其凋亡，初步证实塞来昔布对结肠癌的治疗有利。

帕瑞昔布是伐地昔布的前体药物，为一种新型高选择性COX-2抑制剂，具有良好的镇痛作用、现已广泛应用于围术期镇痛治疗中。既往体外研究发现，帕瑞昔布能下调Survivin表达，并上调caspase-3表达，从而抑制结肠癌LoVo细胞增殖，且其效应呈浓度依赖性。原艳研究发现，帕瑞昔布可抑制肺癌A549细胞的黏附作用，且能下调CD44v6蛋白的表达，有利于降低淋巴转移风险。提示帕瑞昔布可应用于治疗结肠癌，其在抑制肿瘤生长、转移方面具有一定的使用价值。

NS-398为一种磺胺类药剂的衍生物，具有高选择性COX-2抑制作用，对COX-1的抑制作用较小，用药安全性较高。有体外研究表明，NS-398在抑制胆管癌、胰腺癌、结肠癌体外细胞增殖中具有较好效果。

附：他莫昔芬

他莫昔芬联合消乳散结胶囊治疗乳腺囊性增生症：

他莫昔芬，口服，10mg/次，2次/d，一疗程为一个月，持续治疗3个月。消乳散结胶囊，口服，3粒/次，3次/d，1疗程为1个月，持续治疗3个月。观察总疗效94.44%，高于对照组的74%。

乳腺囊性增生症与内分泌功能紊乱存在相关性。乳腺囊性增生症主要表现为垂体卵巢轴分泌功能紊乱，若长时间雌激素刺激乳腺，加之孕酮分泌异常，引发乳腺小叶增生。孕激素和雌激素具有较高的生物活性，均参与乳腺生长发育过程，雌二醇对乳腺导管生长有促进作用，孕酮可抑制雌激素生成，避免乳腺组织受雌激素的过度刺激，因此临床治疗乳腺囊性增生症的关键则为调节患者内分泌平衡。他莫昔芬属于抗雌激素非固醇类药物，对雌激素受体有选择性调节作用，结合乳腺细胞，雌激素受体后，上调转化生长因子 β，抑制蛋白激酶 c，进一步抑制乳腺组织生长发育。但单用他莫昔芬片治疗的疗效有限，毒副作用明显。消乳散结胶囊具有疏肝解郁、软坚散结、活血止痛之功效，两种药物联合应用于治疗乳腺增生，能相辅相成，缩短疗效，并能明显减少不良反应。

他莫昔芬是一种合成的抗雌激素剂，结构与雌激素相似。它可以与体内雌激素受体竞争结合，形成受体复合物，抑制细胞分裂、生长，阻止雌激素发挥作用，主要用于乳腺癌。

2014 年国外 Dig Dis Sci 文章发表一项针对接受胃镜检查的乳腺癌患者的回顾性研究发现，有 IM 的乳腺癌患者，其中 30.6% 用他莫昔芬治疗，46.3% 不用他莫昔芬治疗，结果前后二次胃镜病理检查，IM 改善者多是他莫昔芬治疗组，IM 恶化者多为非他莫昔芬治疗组，强烈提示他莫昔芬可能对 IM 具有一定的治疗作用。

他莫昔芬能刺激 NK 细胞分泌更多 TNF-α 和 INF-γ，同时增加 NK 细胞活化性受配体并降低其抑制性受体的表达水平，进而使得 NK 细胞活化性受体与活化性配体结合增多，最终增强其对人乳腺癌细胞的杀伤能力。

第三十一节　肿瘤倍增时间与胃癌自然发展时间

肿瘤倍增时间（DT）指肿瘤体积增大一倍所需时间，呈指数生长状态的肿瘤有恒定的倍增时间（肿瘤生长呈指数生长模型，即 1 个变 2 个，2 个变 4 个，如此不断地倍增下去达到 2n）。人体各种肿瘤的倍增时间差异很大，故肿瘤生长有快有慢。

一、肿瘤倍增时间的定义

倍增时间是有重要临床价值的方法。通过比较两次影像检查时结节体积变化来计算肿瘤生长速度。

倍增时间是指结节体积增加一倍所需的时间。过去采用胸部 X 线片和 CT 直接测定肺结节的径线，将数据带入体积计算公式 $V = \pi/6 \times ab2$，倍增时间 $VDT = t \times \log2/\log(Vt/V0)$，而求得结节肿瘤倍增时间。

二、肿瘤倍增时间的病理学基础

肺肿瘤倍增时间的长短与其病理生长特点、组织学类型和分化程度等因素直接相关。一般来说，肺腺癌较鳞癌、小细胞肺癌等组织类型倍增时间要长；分化好的肺癌较分化差或未分化的肺癌倍增时间长；肿瘤呈实体性生长较伏壁式生长肿瘤倍增时间要短。近年来，低剂量 CT 筛查早期肺癌或临床 CT 检查偶然发现病灶多为小结节，特别是周围型肺小腺癌（≤ 20mm），常呈磨玻璃样密度（GGO）结节，可合并实变或实体成分，病理上 GGO 代表肿瘤细胞沿肺泡壁生长，同时伴有残留含气肺泡组织。

腺癌也替代鳞癌而成为最常见的周围型肺癌。Noguchi 等对 236 例直径 ≤ 20mm 的周围型小腺癌进行组织病理观察，基于肿瘤生长特征。

发现有 6 种亚型：A 型：局限性肺泡癌，约 7.2%；B 型：局限性肺泡癌伴肺泡塌陷，约 7.2%；C 型：局限性肺泡癌伴成纤维增生，约 59.7%；D 型：低分化腺癌，约 18.6%；E 型：管状腺癌，约 3.8%；F 型：乳头状腺癌伴压迫和破坏性生长，约 3%。

A 和 B 型肺小腺癌不伴有淋巴结转移，5 年生存率为 100%，被认为是早期原位癌；C 型是 A、B 型的进一步发展，为早期浸润癌；D、E 和 F 型肺小腺癌是小的进展期肿瘤，临床预后较差。A、B 和 C 型肿瘤属于伏壁式生长肿瘤，而 D、E 和 F 型肿瘤属于实体性生长肿瘤。

恶性结节的倍增时间为 40~360 天，良性结节为小于 1 个月或大于 16 个月。一般认为，孤立性肺结节超过 2 年无变化时，不必再做进一步评价。不同类型的肺癌其倍增时间不同，小细胞癌倍增时间约为 30 天，鳞癌约为 90 天，大细胞癌约为 120 天，腺癌为 150~180 天。当结节的良恶性诊断有困难时，短期观察测量结节的生长率对结节的定性会有帮助，尤其是小结节，即使生长缓慢的肿瘤，一个月后 CT 扫描应该有变化，细小结节 2 个月后也会有变化。

三、计算倍增时间

一个体细胞恶变为恶性细胞后，细胞分裂增殖，经 30 次倍增，需数月至数年，细胞数达 10E9/L 时可形成直径 1cm 大的肿块，达到临床可诊断肿瘤病灶的程度。那么肿瘤倍增时间（DT）的计算公式为：$DT=0.1t/（\log Dt-\log D0）$。其中 t 为肿瘤观察前后相距时间（日），$D0$ 为 t 时间前瘤块直径（cm），Dt 为 t 时间后瘤块直径。因此我们可以将瘤块的 Dt 定为 16，$D0$ 假定为 1，而时间为 120 天。通过上述公式计算，这个患者的肿瘤倍增时间为 10 天，应是符合肝癌的生长时间的。因此 4 个月前的 B 超检查结果可能是正确的。

四、倍增与转移

癌细胞是一种变异的细胞，有无限生长、转化和转移三大特点，当癌细胞累积到 10

亿个，临床才有症状。

癌细胞的增殖速度用倍增时间计算，1 个变 2 个，2 个变 4 个，以此类推。比如，胃癌、肠癌、肝癌、胰腺癌、食管癌的倍增时间平均是 33 天；乳腺癌倍增时间是 40 多天。由于癌细胞不断倍增，癌症越往晚期发展得越快。研究指出，癌症细胞在转移过程中会遇到很多困难，首先要经过数十次变异，然后要克服细胞间黏附作用脱离出来，并改变形状穿过致密的结缔组织，癌症细胞将通过微血管进入血液，叫"微转移"，癌细胞能够再生和定植。

五、各癌倍增时间

（1）现代肿瘤学记录：睾丸肿瘤 21 天，恶性淋巴瘤（主要是大细胞型）25 天，骨肉瘤 34 天，HD38 天，未分化小细胞肺癌 81 天，肺鳞癌 87 天，结肠腺癌 96~134 天，肺腺癌 134 天。

（2）临床肿瘤手册记录：小细胞未分化癌 33 天，肺腺癌 183 天，肺鳞癌 100 天，大细胞未分化癌 92 天。

（3）互联网摘录：肺腺癌 147 天，小细胞肺癌 84 天，乳腺癌原发灶 168 天，肺转移癌 77 天，软组织转移癌 21 天，淋巴瘤 28 天，肺转移癌（细胞来自与儿童肉瘤）28 天，成人肉瘤 49 天，原发性肝癌 2~12 个月，平均 4 个月，非精原细胞瘤 10~30 天，乳腺癌细胞倍增时间平均为 90 天，卵巢癌腹水癌细胞 10~17 天，MM IgG 型 11 个月，IgA 型 6.3 个月，轻链型 3.4 个月。

六、胃癌自然发展时间

胃癌的自然发展时间，即由原位癌的发生到未经有效治疗到死亡的时间。由于胃癌初发的准确时间很难确定，故有关胃癌的自然病程的资料较少，陈国熙等报道从最初出现症状至死亡的时间，在胃癌的统计：最长寿命 4.3 年，最短寿命 0.4 年，平均 1.1 年。河南报道食管癌自然发展时间。由食管脱落细胞阳性到 X 线证实早期食管癌的平均时间 32.5 个月，晚期自吞咽困难至死亡时间平均 10.5 个月。19 例病人整个病程，最长 78 个月，最短 23 个月，平均 43 个月。并认为过去文献统计食管癌由确诊至死亡平均生存 9 个月至 1 年。只反映食管癌的一段过程，不是食管癌的全过程。胃癌自然病程，根据中国医科大学肿瘤研究所统计，未经有效治疗的胃癌 40 例观察：平均寿命生存中位数为 4.37 个月，从住院日起至死亡日止，平均生存期为 7.25 个月（从发病到死亡的平均生存期为 12.95 个月，为相对的病程）。50% 在一年内死亡。这些数据都不能代表原位癌不经治疗的自然发展过程。特别是胃癌发生的部位若不像食管癌那样易出现梗阻，影响饮食摄入，其自然病程可能比食管癌要更长，可惜未获得这方面的资料。但根据国内胃癌高发区人群胃黏膜不同病变的转化与暴露时间关系的分析，以 30 岁为起点，由慢性萎缩性胃炎至异型增生两条曲线在横座标相交的年龄跨度为 22.5 年，表示 30 岁时由慢性萎缩性胃炎到异型增生平均所需要的时间。国内有观察 125 例胃黏膜异型增生的演变，初诊为黏膜异型增生至发现胃癌的时间平均为 5.7 个月（2~13 个月）。亦有报道胃癌发生大部分在初诊胃黏膜的癌前病变后的 3 年内，癌变时间平均为 1.96 年 / 人。以此类推，由重度异型增生转化成原位胃癌至死亡的自然病程估计要比食管癌更长。日本报道一组 56 例早期胃癌，未手术者经过 37 个月后有 50%，4~5 年后有 80%~90% 分别发展为进展期胃癌；胃镜诊断的早期胃癌病变平均患病期间为 5 年左右；未手术早期胃癌 5 年生存率 64.5%，平均生存率 77 个月。

七、老年患者消化道黏膜下肿瘤 22 年内镜随访

探讨老年患者中直径较小的消化道黏膜下肿瘤（SWT）的发生特点，动态变化规律及恶性风险。

对 1981 年 4 月至 2010 年 9 月解放军总医院 ≥ 65 岁经内镜诊断为 SWT 的老年患者进行回顾性分析研究，共 54 例，男 51 例（94.4%），女 3 例（5.6%），平均年龄为（74±1）岁。收集每次随访中患者的症状，SWT 的数量所在部位、形状、大小（以内镜或超声内镜下最大横径为标准）、黏膜足否光滑，随访次数，随访时长，相关治疗和手术后病理诊断结果等。观察 SWT 在老年患者中的发生特点及其动态变化规律，并根据 SWT 直径将患者分为直径 ≤ 1cm 组（$n = 36$）和 > 1cm 且 ≤ 3cm 组（$n = 16$），对比两组在内镜随访过程中的变化情况。

结果：54 例患者中 2 例直接切除未进行随访，其余 52 例进行了 22 年的内镜随访，SWT 中位直径 0.9（0.3~3.0）cm。5 例患者在随访 14 个月至 6 年时 2 例因肿瘤显著增长、2 例因黏膜溃疡、1 例黏膜溃疡同时有肿瘤的增大而切除，病理证实均为恶性。直径 ≤ 1cm 组患者中仅有 1 例（2.8%）在随访至第 6 年时恶变，而 > 1cm 且 ≤ 3cm 组有 4 例，且恶变的最短时间间隔为 14 个月。直径 ≤ 1cm 组恶变率明显更低（$P < 0.05$）。

结论: 在老年患者中直径较小的 SWT（尤其 1 ≤ cm）发生率较高，但其恶变率低，因此，对于直径较小（≤ 3cm）且内镜或超声内镜下无明显恶变征象的老年 SWT 患者，可根据 SWT 大小制订合理的随访间隔并进行长期的内镜随访。

第十二章
急腹症

第一节 急腹症的诊断

腹痛是急腹症的主要临床表现，对腹痛的初步诊断，关键是定性和定位的分析过程。

一、定性

腹痛病因复杂，可以分为四类：炎性病变、穿孔病变、梗阻性病变、出血性病变。

（1）炎性病变：腹痛时或之前出现感染症状，中毒表现，常见病有急性阑尾炎、急性腹膜炎、急性胆囊炎、急性胃炎、急性坏死性小肠炎、急性节段性肠炎、输卵管炎、盆腔炎等。

（2）穿孔病变：急性疼痛后呈持续状，肠鸣音逐渐消失，并出现腹膜炎和内出血体征。常见胃十二指肠溃疡穿孔、胆囊穿孔、肠伤寒或阿米巴穿孔、异位妊娠和卵巢破裂等。

（3）梗阻性病变：发病突然，剧痛，呈阵发性，呕吐后可以减轻，肠鸣音先增强后减轻。常见胆囊结石、肾结石、输尿管结石、急性胃扭转、肠梗阻、肠系膜上动脉栓塞、卵巢囊肿蒂扭转等。

（4）出血性病变：表现为腹腔出血和出血性休克。常见应激性溃疡、胃底静脉破裂大出血、胎盘早期剥离、内脏损伤。

二、定位

腹部压痛最明显的部位可能是病变脏器所在的位置。

（1）右上腹压痛：急性胆囊炎、胆管炎、肝脓肿、胃十二指肠穿孔、结肠右曲病变、异位阑尾。

（2）上腹部压痛：胃十二指肠穿孔、胃癌、肝脓肿、肝癌、胆管感染、结石、胰腺炎、胰腺癌、横结肠病变。

（3）左上腹压痛：胰腺炎、胰腺癌、贲门癌、结肠左曲病变、左膈下脓肿、脾病变。

（4）脐周压痛：肠炎、肠痉挛、肠系膜淋巴结炎。

（5）右下腹压痛：急性阑尾炎、急性回肠憩室炎、子宫右侧附件炎、肾结石。

（6）下腹压痛：腹膜炎、盆腔脓肿、异位妊娠破裂。

（7）左下腹压痛：乙状结肠扭转、降结肠癌、子宫左侧附件病变、肾结石。

（8）全腹压痛：急性肠梗阻、胃十二指肠溃疡穿孔并发腹膜炎、急性出血坏死性胰腺炎、胆囊穿孔并发腹膜炎、外伤出血等。

三、诊断步骤

（1）诊断步骤一：询问病史。

1）腹痛开始时间：应以小时计算。由于病变有一演变过程，腹痛的时间对诊断和处理有很大帮助，如一开始就表现为剧烈腹痛，可能为尿路、胆道结石、消化道穿孔、肠系膜血管栓塞、胸主动脉夹层等，而阑尾炎在发病伊始疼痛并不剧烈。特别要注意的是平常身体强壮的人腹痛持续6小时未缓解，多是需要手术治疗的外科急腹症。

2）部位：一般的说，腹痛的部位与病变脏器的位置是一致的，如胆囊炎疼痛位于右上腹部，胃穿孔疼痛位于中上腹。但可有牵涉痛存在，如胆囊炎伴有右肩背部疼痛，尿路结石伴有大腿内侧会阴部疼痛，而心肌梗死、胸主动脉夹层、肺炎、气胸放射至腹部表现为上腹部疼痛。

3）阵发性还是持续性：疼痛开始时的性质对判断是空腔脏器病变还是实质性脏器病变很重要，空腔脏器如肠道、胆道、泌尿道梗阻性病变引起平滑肌强烈收缩而引起较剧烈的绞痛，疼痛呈阵发性；而实质性脏器病开始时多为隐痛，但当病变持续发展，腹腔内有炎性渗液刺激壁层腹膜引起躯体痛时，则为持续性疼痛。在询问病史时要有技巧，由于病人疼痛难以耐受，为了引起医生的注意，病人常回答一直在疼痛，故不能鉴别疼痛是阵发性还是持续性，医生要问：腹痛是不是一会儿重、一会儿轻，或有时不痛，还是疼痛都是一样重、没有变化，这样就可判断疼痛是阵发性的还是持续性的。而询问疼痛是绞痛、还是胀痛、刺痛、刀割样痛等，是无意义的。

4）无恶心、呕吐：可能是反射性呕吐，也可能是肠梗阻的表现。

5）腹泻或肛门停止排气、排便：鉴别有无肠炎、肠梗阻，盆腔炎症、积血时也可有多次排便、里急后重感，但大便量少。黑色血便可能为绞榨性肠梗阻、肠系膜血管栓塞等。

6）发热：外科疾病一般都是现有腹痛，后有发热，而内科疾病多先有发热后有腹痛，但急性梗阻性化脓性胆管炎时，腹痛后很快就有高热。

7）腹痛时腹腔内有无气体窜动或嘟嘟声响：肠道梗阻表现。

8）月经、白带情况：女性病人一定要询问月经史，月经延迟、停经，可能为异位妊娠，月经周期的中间，可能为卵巢滤泡破裂出血，黄体破裂多发生在下次月经之前。异位妊娠时可有阴道流血，病人以为是月经，故要警惕。

（2）诊断步骤二：体格检查。

1）当医生在看见病人、询问病史时，也就开始了体格检查。如果看到病人神态安祥，则疾病可能不严重或暂时无生命危险；若表情痛苦，坐立不安，辗转反侧，可能为尿路、胆道结石；若病人屈膝、平躺，不愿活动，可能有腹膜炎，即腹腔炎症刺激壁层腹膜，伸腿、走路、咳嗽等活动使腹膜紧张，腹痛加剧；老年人要考虑有腹主动脉瘤破裂、肠系膜血管栓塞、憩室炎、心肌梗死、胸主动脉夹层、肿瘤等可能；年轻人则可能为异位妊娠、肠系膜淋巴结炎等。

2）国内教科书多按望、触、叩、听顺序检查腹部，近年来国外认为小肠对按压刺激很敏感，按压后肠蠕动减少，故提出按望、听、触、叩顺序查体。

3）肠鸣音对诊断很重要，肠鸣音存在，即使亢进，说明肠道血供仍好，肠壁未坏死。而肠鸣音消失，则可能有肠坏死或弥漫性腹膜炎，如消化道穿孔引起的肠麻痹等较严重的情况。

4）腹部触诊手法一定要轻柔，要先从不痛的部位开始；老年、孕妇、儿童腹肌紧张即腹膜炎体征可不明显；必要时要做肛检。

5）要注意检查生命体征，如体温、血压、脉搏、呼吸。若生命体征不稳定，如休克，则要先就地抢救。

（3）诊断步骤三：得出初步印象。

根据病史及体格检查，医生可得出初步印象，为验证自己的判断，进一步做相应的辅助检查。辅助检查前可给予解痉剂，但不能应用止痛剂。

（4）需要注意警惕的情况：

1）同时存在几种急腹症可能，如胆囊炎、胆囊结石同时合并上消化道穿孔或阑尾炎或急性心肌梗死等。

2）其他部位疾病疼痛放射至腹部，如急性心肌梗死、胸主动脉夹层、带状疱疹、肺炎、气胸、睾丸痛等。

（5）诊断步骤四：辅助检查、验证印象。

所有急腹症病人常规化验血、尿常规；上腹部痛要查血尿淀粉酶；育龄期女性下腹部痛常规查尿 hCG；怀疑有肠梗阻或穿孔，查 X 线腹部立卧位片，怀疑有肺炎或气胸，做胸片；超声对肝、胆、脾、肾、输尿管、膀胱病变较准确，但具有一定主观性；CT 对实质性脏器，特别是胰腺、胆总管下段、血管性病变（腹主动脉瘤破裂、胸主动脉夹层）等较准确，对肠道病变准确性稍差；老年病人怀疑有心肌梗死查 ECG；诊断不明时腹腔穿刺常能协助诊断；其他检查如内镜检查、血管造影、腹腔镜检查可根据情况应用。

四、治疗优先原则

（1）第一优先（灾难类、危重类）：①血管堵塞（肠系膜血管栓塞或血栓形成）。②腹腔大出血（腹主动脉瘤破裂、肝脾破裂、异位妊娠）。③脏器穿孔（肠穿孔）。

临床特点：突然发作的剧烈持续性疼痛、腹肌紧张或肌卫（腹膜炎体征）、迅速出现休克。

治疗：积极液体复苏、支持治疗，纠正休克，尽快手术。急性胰腺炎也属此类，但多采用非手术治疗。

（2）第二优先（管腔梗阻类）：肠梗阻、胆道结石梗阻、尿路结石梗阻。

临床特点：剧烈的阵发性疼痛，伴有胃肠道症状（恶心、呕吐）。

治疗：可允许一定的时间观察、治疗。肠梗阻如果血运受到影响，则很快发展到肠坏死、休克（绞窄性肠梗阻），需尽快手术。胆道、尿路结石可予止痛剂、解痉剂等保守治疗，结石本身一般不需手术。

（3）第三优先（炎症类）：炎症变化从几小时到几天，没有治疗，腹痛会逐渐加剧，部位更加局限，有发热、白细胞计数升高，进一步发展会出现腹膜炎。

治疗：在诊断明确之前，或决定手术之前，不要给予止痛剂。

包括：①阑尾炎：在明确诊断阑尾炎前，不要给予抗生素，否则会改变病程演变，腹痛减轻或缓解，而诊断仍未明确。②憩室炎：多为老年人，左下腹疼痛，多保守治疗，如有穿孔，则手术。③胆囊炎：当胆囊颈部结石嵌顿、胆囊肿大，腹膜炎体征明显，考虑有胆囊坏疽、穿孔；完全性梗阻性化脓性胆管炎，均要手术治疗。④急性肠系膜淋巴结炎：青少年，高热，WBC偏高，右下腹多见，也可左下腹，或双侧，保守治疗。⑤局限性肠炎：末端回肠的炎症，表现为慢性阵发性腹痛，消瘦、腹泻，小肠钡剂造影可见局限性小肠细绳样改变，保守对症治疗。⑥胃肠炎：有呕吐、腹泻，内科治疗。

（4）第四优先（混杂类）：糖尿病酮症酸中毒、铅中毒等，有时有腹痛，千万不要以为是急腹症而手术。

五、注意、警惕的几个疾病

下列几种疾病，如果误诊、漏诊或诊治延误，则可能产生严重后果，虽然临床较少见，但随着生活水平的提高，老年人口增多，这几种疾病有增多趋势，故作为急诊医生，更应掌握其临床表现，及时诊断，防止差错。

（1）腹主动脉瘤破裂，常见于60~70岁老年病人，危险因素有：吸烟、糖尿病、高脂血症、男性，临床表现可有三联征：腹部和或腰背部剧烈持续性疼痛；腹部可触及搏动性肿块；低血压。诊断方法为腹部增强CT或血管造影。

（2）胸、腹主动脉夹层，是由于主动脉内膜破裂而外层尚完整，高压的血流在内、外层之间形成一夹层。患者多有高血压病史，表现为胸部或腹部剧烈疼痛，而腹部无明显体征，诊断方法为胸、腹部增强CT或血管造影。

（3）肠系膜血管栓塞或血栓形成，病人多有心肌梗死或房颤病史，突发性腹部剧烈疼痛，伴恶心、呕吐，发病开始时腹痛的程度与腹部的体征不成比例，腹部轻压痛，肠鸣音活跃，随着病变的进展，腹胀逐渐加剧，出现腹膜炎体征，肠鸣音消失，可有血便，并且迅速出现休克，X线片可见肠腔扩张，气液平面，但X线片也可能正常，血管造影可明确诊断。若有腹膜炎体征出现，即使 X 线片正常，也应及时手术，或血管造影介入取栓，解除血管梗阻，防止肠坏死。

六、急腹症"四禁"和"四抗"

1. 四禁：

（1）禁食：急腹症的病变在腹腔脏器，使胃肠道不能完成机体的消化功能，若进食会加重腹腔的炎症及液体的渗出，或加重梗阻、呕吐和发生术后出现的肠胀气。

（2）禁用止痛剂：急腹症病人在未确诊前禁用止痛剂止痛，否则会掩盖病情，导致贻误诊断和失去抢救的时机。

（3）禁用泻药和灌肠：用泻药或灌肠可刺激肠壁，增加肠蠕动，使肠腔压力增高，会造成肠管破裂和炎症扩散，导致引起急性腹膜炎、肠瘘等而加重病情。

（4）禁热敷：热敷可减轻疼痛而掩盖症状。若系脏器内出血或各种创伤性出血时，热敷可使血管扩张而加重出血。

2. 四抗：

（1）抗休克：造成休克的主要原因是失血、感染和创伤造成的有效循环血量锐减，心排血量下降，微循环阻滞，组织灌注不良和细胞缺氧引起的。所以应严密观察病情变化，及时有效地采取措施来防止休克的发生。

（2）抗感染：急腹症均伴有感染，且多为大肠杆菌感染。术前要认真做好术野的皮肤准备，以减少感染的机会。术后由于长时间不能进食，胃肠胀气，伤口疼痛，机体抵抗力下降，吻合口愈合不良，除腹腔炎症扩散外，且易导致全身性感染及其并发症，如肺炎、败血症等。因此，术后的抗感染仍然十分重要，必须使用有效的抗生素治疗。注意更换敷料，清醒后取半卧位；加强口腔护理和预防压疮护理；鼓励和协助咳嗽，以减少肺部并发症的发生。

（3）抗电解质紊乱：由于术前呕吐和胃肠减压等原因造成急腹症患者消化液和体液丢失，术后由于禁食和胃肠减压，加之创伤、失血、感染、消化功能减退、肝细胞功能受损等原因，易造成电解质紊乱。大量胃肠液丢失的患者以低血钠、低血钾多见，要根据生化检查和血气分析的结果，及时补充丢失的成分，特别要注意补钾的原则，合理安排好用药的时间和顺序，以维持水和电解质的平衡。

（4）抗腹胀：腹胀是急腹症患者术后的常见症状，多为急性胃扩张、肠蠕动抑制和低血钾等原因引起，一般术后 2~3 天内患者出现"气胀痛"。腹部手术后胃肠胀气的治疗重在预防。要注意术前禁食、胃肠压及纠正水、电解质紊乱等。特别要注意保持胃肠减压通畅，避免管腔被肠内容物等阻塞。进食后可服些苹果、橘子水及果汁露等，即可助消化，增进食欲，还可补充钾而起到减轻腹胀的作用。

七、病例讨论

腹胀 4 天加重 1 天入院，既往无腹部手术史。有排气，无恶心呕吐，无发热，无腹痛。

查体：腹饱满，未见肠型，腹软，无压痛及反跳痛，叩呈鼓音，无移浊，肠鸣音亢进。血象 WBC11×10^9/L，腹平片见肠道内大量积气，右侧可见少许气液平，影像考虑为不全肠梗阻。

给予留置胃管、灌肠、抗炎、补液对症治疗两天未见好转，且出现腹痛，为钝痛，阵发性加重，入院尿常规红细胞数超标。查泌尿系彩超：右侧输尿管中段结石，直径10mm。

住院医生问：①该病例是否肠梗阻及右输尿管结石，两种疾病都存在？②右输尿管结石可否引起腹胀，肠梗阻？

邱主任说，主要看主诉，病人以腹部胀痛为主，已 4 天这不是泌尿系结石的症状，多天不排便但有排气，明显为不全肠梗阻症状。但病历不全，没有报年龄，不全肠梗阻，有无腹部手术病史，有无急性腹膜炎病史，如年龄大，又无腹部手术史或腹腔感染史，首先要排除结肠的恶性肿瘤。

泌尿系结石可以造成腹胀，但必须是结石活动期，即结石造成疼痛时，或碎石治疗后，由于腹膜后支配肠运动神经受刺激而肠麻痹出现的麻痹性肠梗阻。结石活动应有其特异症状与体征，尿常规有红细胞，B 超肾盂或输尿管上段扩张积水，肾区叩击痛等，完全可以诊断。

此病人腹胀绝不是结石造成的。可以认为其泌尿系结石是既往病史，而腹胀、不排便是现病史，应诊断为不全肠梗阻。

第二节　胃穿孔

胃穿孔是溃疡病患者最严重的并发症之一。胃穿孔最常见的诱因是在胃溃疡的基础上暴饮暴食所致，暴饮暴食能引起胃酸和胃蛋白酶增加、胃容积增大，很容易诱发胃穿孔。患者突然发生剧烈腹痛，疼痛最初开始于上腹部或穿孔的部位，常呈刀割或烧灼样痛。

一、病因

胃穿孔最常见的原因是消化性溃疡。由于溃疡不断加深，穿透肌层、浆膜层，最后穿透胃或十二指肠壁而发生穿孔。穿孔后可发生几种不同后果，如慢性穿孔，少数病例可有胃结肠瘘，大多发生在胃、十二指肠后壁溃疡穿孔；如溃疡穿孔后迅速与大网膜或附近脏器发生黏连，则可形成穿孔周围脓肿。

二、临床表现

（1）腹痛：突然发生剧烈腹痛，疼痛最初开始于上腹部或穿孔的部位，常呈刀割或烧灼样痛，一般为持续性，但也可以有阵发性加重。疼痛很快扩散至全腹部，可扩散到肩部呈刺痛或酸痛感觉。

（2）休克症状，病情发展至细菌性腹膜炎和肠麻痹，病人可出现中毒性休克。

（3）恶心、呕吐，有部分病人可以有恶心、呕吐，并不剧烈，肠麻痹时呕吐加重，同时有腹胀、便秘等症状。

（4）其他症状，发热、脉快，但一般都在穿孔后数小时出现。

三、体格检查

腹壁压痛、反跳痛、肌紧张等腹膜炎症状，表现为板状腹，肝浊音区缩小或消失。

四、辅助检查

（1）腹腔穿刺抽出脓性液体，有利于诊断。

（2）X线检查，尤其是立位腹平片，通常可以发现膈下游离气体。

（3）B超、CT检查，有助确诊。

五、诊断

根据症状、体征及其他辅助检查可做出诊断。

六、并发症

（1）休克：穿孔后剧烈的化学性刺激可引起休克症状。病人出现烦躁不安、呼吸浅促、脉快、血压不稳等表现。随着腹痛程度的减轻，情况可趋稳定。此后，随着细菌性腹膜炎加重，病情又趋恶化，严重者可发生感染（中毒）性休克。

（2）急性腹膜炎：全腹肌紧张如板状，压痛显著，拒按，反跳痛。

七、临床经验

（1）胃穿孔常发生在胃溃疡的患者，在没有控制饮食的情况下，长期暴饮暴食造成胃内蛋白酶及胃酸的分泌增多，且胃部容积过大，从而导致胃穿孔的症状。

（2）胃穿孔的出现，通常跟很多方面有关系，如有胃溃疡及吸烟、喝酒等不良嗜好。此外，一些高危职业也会特别容易诱发胃穿孔的出现。而药物的副作用也是胃穿孔发生的一个原因。对于一些存在不良生活方式以及不良生活习惯的患者来说，发生胃穿孔这种严重后果是相对来说更加大一些的。

（3）胃穿孔是属于发生在胃部的一种急症，一般来说可能与消化道溃疡或者是其他外伤等因素有关系，还有一种就是肿瘤破裂导致胃穿孔。一般来说胃穿孔会引发剧烈的疼痛，还有胃内容物渗入腹腔导致腹膜炎，患者会有全身发热症状。一般通过影像学检查、临床症状或者胃镜等检查，可以做出诊断。

胃穿孔如果能急诊手术治疗，是可以做胃大部分切除或者全胃切除的。

第三节　急性非静脉曲张性消化道出血

一、定义及发病率

急性非静脉曲张性消化道出血（ANVUGIB）是指屈氏韧带以上消化道非静脉曲张性疾病引起的出血，也包括胰管或胆管的出血和胃空肠吻合术后吻合口附近疾病引起的出血。

ANVUGIB 的发病率，我国病例分析显示 2012~2013 年消化性溃疡出血仍然是上消化道出血的最主要原因，高危溃疡（Forrest Ⅰa、Ⅰb、Ⅱa 和Ⅱb）的检出率增加，总体病死率无明显下降。

二、ANVUGIB 的诊断

（1）症状及体征：若患者出现呕血和黑便症状，伴或不伴头晕、心悸、面色苍白、心率增快、血压降低等周围循环衰竭征象时，急性上消化道出血诊断基本可成立。部分患者出血量较大、肠蠕动过快也可出现血便。少数患者仅有周围循环衰竭征象，而无显性出血，此类患者应避免漏诊。

（2）内镜检查：无食管、胃底静脉曲张并在上消化道发现出血病灶，可确诊ANVUGIB。

（3）应避免将下列情况误诊为 ANVUGIB：某些口、鼻、咽部或呼吸道病变出血被吞入消化道，服用某些药物（如铁剂、铋剂等）和食物（如动物血等）可引起粪便呈黑色。对可疑患者可行胃液、呕吐物或粪便隐血试验。

三、ANVUGIB 的病因诊断

（1）ANVUGIB 的病因：多为上消化道病变所致，少数为胆胰疾患引起，其中以消化性溃疡、上消化道肿瘤、应激性溃疡、急慢性上消化道黏膜炎症最为常见。近年来服用非甾体抗炎药、尤其是阿司匹林或其他抗血小板聚集药物，也逐渐成为上消化道出血的重要病因。少见病因有食管黏膜撕裂症、上消化道血管畸形、Dieulafoy 病、胃黏膜脱垂或套叠、急性胃扩张或扭转、理化和放射损伤、壶腹周围肿瘤、胰腺肿瘤、胆胰管结石、胆管肿瘤等。某些全身性疾病，如感染、肝肾功能障碍、凝血机制障碍、结缔组织病等也可引起上消化道出血。

（2）重视病史与体征在病因诊断中的作用：如消化性溃疡常有慢性反复发作上腹痛史；应激性溃疡患者多有明确的应激源；恶性肿瘤患者多有乏力、食欲不振、消瘦等表现；有黄疸、右上腹绞痛症状应考虑胆道出血。药物性溃疡常有服用非甾体抗炎药、抗血小板药、抗凝药病史。

（3）内镜检查是病因诊断中的关键：①内镜检查能发现上消化道的病变，应尽量在出血后 24 小时内进行，并备好止血药物和器械。对于合并血流动力学不稳的上消化道出血的患者，应在积极液体复苏纠正血流动力学紊乱后尽早行紧急内镜检查。②有循环衰竭征象者，如意识淡漠、皮肤苍白、四肢湿冷等，应先迅速纠正循环衰竭后再行内镜检查。危重患者内镜检查时应进行血氧饱和度和心电、血压监护。③应仔细检查贲门、胃底部、胃小弯、十二指肠球部后壁及球后等较容易遗漏病变的区域。对检查至十二指肠球部未能发现出血病变者，应深插内镜至乳头部检查。若发现有 2 个以上的病变，应判断哪个是出血性病灶。

（4）不明原因消化道出血：是指经常规内镜检查（包括胃镜与结肠镜）不能明确病因的持续或反复发作的出血。可分为隐性出血和显性出血，前者表现为反复发作的缺铁性贫血和粪隐血试验阳性，而后者则表现为呕血和（或）黑便、血便等肉眼可见的出血。可行下列检查：①仍有活动性出血的患者，可考虑急诊行腹腔肠系膜上动脉 CTA 检查，以明确出血部位和病因，必要时行栓塞止血治疗。②在出血停止、病情稳定后可行小肠相关检查（钡剂造影或 CT 成像、胶囊内镜或小肠镜检查等），以进一步明确小肠是否有病变。

（5）内镜治疗导致的人为溃疡出血。

四、ANVUGIB 的定性诊断

对内镜检查发现的病灶，凡疑有恶性病变，只要情况许可，应在直视下进行活组织检查以明确病灶性质。

五、出血严重度与预后的判断

（1）实验室检查：常用项目包括胃液、呕吐物或粪便隐血试验、血常规等。为明确病因、判断病情和指导治疗，尚需进行凝血功能试验、肝肾功能、肿瘤标志物等检查。

（2）失血量的判断：病情严重度与失血量呈正相关，因呕血与黑便混有胃内容物与粪便，而部分血液贮留在胃肠道内未排出，故难以根据呕血或黑便量判断出血量。常根据临床综合指标判断失血量的多少，如根据血容量减少导致周围循环的改变（伴随症状、心率和血压、实验室检查）来判断失血量，休克指数（心率/收缩压）是判断失血量的重要指标。体格检查中可以通过皮肤黏膜色泽、颈静脉充盈程度、神志和尿量等情况来判断血容量减少程度，客观指标包括中心静脉压和血乳酸水平。

（3）活动性出血的判断：判断出血是否停止对决定治疗措施极有帮助。若患者症状好转、心率及血压稳定、尿量足（> 0.5ml·kg^{-1}·h^{-1}），提示出血停止。由于留置胃管对改善患者预后无明确价值，因此不建议常规留置胃管。

1）临床上，下述症候与实验室检查均提示有活动性出血：呕血或黑便次数增多，呕吐物呈鲜红色或排出暗红血便，或伴有肠鸣音活跃；经快速输液输血，周围循环衰竭的表现未见明显改善，或虽暂时好转而后又恶化，中心静脉压仍有波动，稍稳定又再下降；红细胞计数、血红蛋白浓度和血细胞比容继续下降，网织红细胞计数持续增高；补液和尿量足够的情况下，血尿素氮持续或再次增高；胃管抽出物有较多新鲜血。

2）内镜检查时如发现溃疡出血，可根据溃疡基底特征判断患者发生再出血的风险，内镜检查时对出血性病变应进行改良的 Forrest 分级，凡基底有血凝块、血管显露者易于再出血。

（4）预后的评估：

1）病情严重程度分级：一般根据年龄、症状、失血量等指标对 ANVUGIB 患者进行病情分级。年龄超过 65 岁、合并重要器官疾患、休克、血红蛋白浓度低、需要输血者的再出血危险性增高。无肝肾疾患者的血尿素氮、肌酐或血清转氨酶升高时，病死率增高。

2）此外，多部国际指南中一致推荐使用经过临床验证的预后评分体系来评估患者的病情严重度，以指导后续治疗。这类评分中应用较为广泛的有：

Blatchford 评分：Blatchford 评分系统用于在内镜检查前预判哪些患者需要接受输血、内镜检查或手术等后续干预措施，其取值范围为 0~23 分。

Rockall 评分：Rockall 评分系统用于评估患者的病死率，是目前临床广泛使用的评分依据之一，该系统依据患者年龄、休克状况、伴发病、内镜诊断和内镜下出血征象 5 项指标，将患者分为高危、中危或低危人群，其取值范围为 0~11 分。

上述评分体系因计算复杂，临床应用受限。因此 2011 年提出 AIMS65 评分系统，该系统相对较为简便，包括以下几项指标（危险因素）：白蛋白 1.5g，神志改变，收缩压 65mmHg。随着危险因素的增加，其预测消化道出血患者病死率的准确性也逐渐增高。有研究显示 AIMS65 评分在预测上消化道患者病死率方面优于 Blatchford 评分，而后者在预测输血率方面优于前者；两者在预测再出血和需收入 ICU 救治方面差异无统计学意义。另一项研究显示在预测住院病死率方面，AIMS65 评分优于 Blatchford 评分和内镜 Rockall 评分，与全 Rockall 评分相当；在预测收入 ICU 救治和住院时间方面，AIMS65 评分优于以上其他评分系统。然而，近期大样本量、多中心研究显示与 Rockall 评分、AIMS65 相比，在预测干预措施（包括输血、内镜治疗、手术等）与病死率方面，Blatchford 评分系统最优。

一项纳入 26 项研究的系统评价也证实了这一观点。因此，AIMS65 评分系统的临床价值尚待进一步确认。

六、ANVUGIB 的治疗

采用急性非静脉曲张性上消化道出血诊治流程处理。

七、急性非静脉曲张性上消化道出血多学科防治共识

急性非静脉曲张性上消化道出血（ANVUGIB）是临床常见的危重急症之一。ANVUGIB 占上消化道出血的 80%~90%，以消化性溃疡、急慢性胃黏膜损伤和上消化道肿瘤等常见。近年来，随着以阿司匹林为代表的 NSAID 和抗血小板聚集药物应用的增加，药物导致的 ANVUGIB 日益受到重视。目前，国内外虽已发表多部 ANVUGIB 相关指南或共识，但缺乏预防和出血后多学科综合诊治的相关内容。本共识由消化、普外、重症医学和介入等多学科专家共同参与制订，结合国内外文献，以循证医学为基础，以问题为导向，结合临床经验，旨在为 ANVUGIB 的预防和多学科联合治疗提供指导。

本共识针对 ANVUGIB 临床防治的若干热点问题进行评述，并依据美国内科医师协会临床指南委员会发布的证据分级评估、制定和评价（grading ofrecommendations assessment, development and evaluation，GRADE）系统提出指导性建议。

1. ANVUGIB 高危患者的药物预防：目前针对不同病因所致 ANVUGIB 高危患者的定义尚无一致标准。合并肝病肾功能不全、败血症及各种危重症人群中消化道出血的风险显著升高；长期使用阿司匹林等 NSAID 类药物和糖皮质激素的人群 ANVUGIB 风险增加 38%~59%。

（1）重症监护室（ICU）危重症患者上消化道出血的预防：ICU 危重症患者在发病后 24 小时内即可合并应激相关的胃肠道黏膜损伤，发病后 1~3 天行胃镜检查时发现 75%~100% 的危重症患者合并胃黏膜损伤，其中应激性溃疡并发出血发生率 8%（1%~17%），并发穿孔发生率约为 1%。一旦发生出血、穿孔，病死率可达 50%~80%，这是 ICU 患者的常见死亡原因。预防 ICU 危重症患者上消化道出血的常用药物主要是 H_2 受体阻滞剂（H_2 receptor blocker，H_2RA）和 PPI。一项 meta 分析显示，与安慰剂或空白对照相比，预防性应用 H_2RA、抗酸药和黏膜保护剂可分别使 ICU 患者上消化道出血风险下降 11%、9% 和 5%。国内外多数研究显示，H_2RA 和 PPI 均可预防 ICU 患者消化道出血，PPI 疗效优于 H_2RAl。

ICU 患者早期肠内营养对应激性溃疡有一定预防作用，对于联合肠内营养的 ICU 患者，H_2RA 和 PPI 也可降低消化道出血风险。

我国一项多中心研究纳入预期机械通气 > 48 小时的 274 例 ICU 患者，比较艾司奥美拉唑（40mg，2 次 /d）和西咪替丁（50mg/h）预防消化道出血的作用，发现两种药物对预

防消化道出血的效果差异无统计学意义。一项纳 35312 例 ICU 急重症患者的回顾性研究报道，对于机械通气＞ 24 小时的患者需预防性应用抑酸药物，与 H_2RA 组比较，PPI 组患者合并消化道出血、新发肺炎、难辨梭状芽孢杆菌感染的风险分别是前者的 2.24、1.20 和 1.29 倍。近期一项研究比较 PPI 与 H_2RA 对 ICU 患者应激性溃疡的预防作用，发现 PPI 组患者消化道大出血风险是 H_2RA 组患者的 2 倍，进一步敏感性分析也未发现 PPI 在预防消化道大出血方面优于 H_2RA。目前新型 H_2RA（如罗沙替丁等）抑酸效果与 PPI 相当，显著优于既往 H_2RA 类药物。

建议 1：ICU 危重症患者应激性胃肠道黏膜损伤和出血风险显著增加，预防应用 H_2RA 或 PPI 可显著降低其出血风险。

证据等级：高推荐级别：强烈推荐。

（2）合并 Hp 感染患者消化性溃疡出血的预防：消化性溃疡是上消化道出血的常见原因之一，根除 Hp 是 Hp 阳性消化性溃疡患者的基础治疗，是促进溃疡愈合、预防溃疡复发和溃疡出血的有效措施。一项 meta 分析显示，根除 Hp 对消化性溃疡再出血的预防作用优于单纯的短期或长期抑酸治疗。Hp 阳性消化性溃疡出血患者保守治疗后若未行 Hp 根除治疗，12 个月内再次出血的风险高达 26%；而 Hp 根除成功后的溃疡出血患者经 11~53 个月随访，再出血率仅为 1.3%。

一项队列研究显示，Hp 阳性的消化性溃疡患者宜在诊断 7 天内行 Hp 根除治疗，延迟治疗会增加溃疡复发和远期胃癌的风险。Hp 复查应在根除治疗 4 周且 PPI 停药至少 2 周后进行，可减少假阴性。若复查 Hp 结果为阴性，且患者无需应用 NSAID 类药物，可停用抑酸治疗。如经 2 次标准方案治疗后 Hp 根除仍失败，应评估根除治疗风险和获益，选择 H_2RA 或 PPI 长期抑酸治疗。

建议 2：消化性溃疡的规范治疗是预防其继发出血的基础，所有 Hp 阳性的消化性溃疡患者应行 Hp 根除治疗。

证据等级：高推荐级别：强烈推荐。

（3）长期服用低剂量阿司匹林和抗血小板药物相关上消化道出血的预防：长期服用低剂量阿司匹林可致消化道损伤，继发黏膜糜烂、溃疡和出血等并发症。长期服用低剂量阿司匹林继发上消化道出血发生率为 0.6%/ 年，出血风险升高 1.6 倍。阿司匹林相关性溃疡出血的危险因素包括溃疡出血史、已有消化性溃疡、年龄＞ 70 岁、Hp 感染、联合应用其他药物如抗血小板药物和抗凝药等。

P2Y12 受体拮抗剂（氯吡格雷等）不同于阿司匹林，其不直接损伤消化道黏膜，但可阻碍血管新生并影响溃疡愈合。P2Y12 受体拮抗剂可加重已有的胃肠道黏膜损伤，与阿司匹林合用时更严重。与氯吡格雷比较，新型 P2Y12 受体拮抗剂疗效虽优，但出血发生率较高，普拉格雷可致胃肠道出血发生率升高 46%，替格瑞洛升高 32%。

预防性应用抑酸药前应审慎评估抗血小板治疗的适应证。一项 meta 分析提示，长期服用阿司匹林作为一级预防仅能轻度降低主要心血管事件的风险，并不能减少心肌梗死和脑卒中的发生，降低其死亡率，但可致消化道出血风险升高 29%。因此，消化道出血风险可能高于作为一级预防措施的潜在获益。针对长期服用低剂量阿司匹林作为心血管事件二级预防的患者，若合并消化道并发症的高危因素应联合应用抑酸药物。一项为期 12 个月的随机对照试验发现，H_2RA 和 PPI 可有效预防消化道出血高危患者因长期服用低剂量阿司匹林所致的再出血，两者疗效差异无统计学意义。一项 meta 分析显示，长期服用低剂量阿司匹林患者应用 H_2RA 或 PPI 预防消化性溃疡和出血，可使其出血风险分别下降 73% 和 84%，PPI 可能优于 H_2RA。

多项研究显示，应用 H_2RA 或 PPI 可有效预防阿司匹林和氯吡格雷双联抗血小板治疗所致的消化道损伤；也有随机对照研究报道 PPI 可使双联抗血小板治疗患者上消化道出血风险减少 87%。PPI 作为预防抗血小板药物相关消化道损伤的首选药物，优于米索前列醇等黏膜保护剂和 H_2RA，亦有 meta 分析显示 H_2RA 和 PPI 预防双联抗血小板治疗患者上消化道出血的效果差异无统计学意义。

建议 3：长期服用低剂量阿司匹林的消化道出血高危患者、行阿司匹林和 P2Y12 受体拮抗剂双联抗血小板治疗的患者应予 H_2RA 或 PPI 预防上消化道出血。

证据等级：高推荐级别：强烈推荐。

（4）NSAID 类药物相关上消化道出血的预防：除阿司匹林外，NSAID 类药物还包括对乙酰氨基酚、吲哚美辛、萘普生、萘普酮、双氯芬酸、布洛芬、塞来昔布、尼美舒利和罗非昔布等。根据长期服用 NSAID 所致胃肠道并发症的风险，可将患者分为高危、中危和低危。对于无法停用 NSAID 的患者，目前指南或共识性文献多提倡应用环氧化酶 -2（cyclooxygenase2，COX2）抑制剂联合 PPI 预防消化性溃疡和出血。

多项随机对照研究显示，将 NSAID 更换为 COX2 抑制剂并联合 PPI 治疗，有助于预防再出血，随访 12 个月内再出血风险明显低于单纯 COX2 抑制剂治疗。对于长期服用 NSAID 的上消化道出血中高危患者，PPI 改善 NSAID 相关溃疡及其并发症的治疗效果优于 H_2RA。一项 353 例 NSAID 相关性溃疡患者的随机对照研究显示，雷尼替丁（150mg，2 次 /d）和兰索拉唑（15mg，1 次 /d 或 30mg，1 次 /d）治疗 8 周后溃疡愈合率分别为 53%、69% 和 73%。针对长期服用 NSAID 的上消化道出血中低危患者的预防性治疗，尚缺乏大样本研究比较 PPI 和 H_2RA 的疗效。

建议 4：NSAID 相关上消化道出血的预防性治疗应依据其危险分层个体化选择，COX2 抑制剂联合 PPI 使用效果好。

证据等级：高推荐级别：强烈推荐。

（5）长期应用 NSAID 类药物的 Hp 阳性患者上消化道出血的治疗：NSAID 类药物和 Hp 感染是消化性溃疡及其并发症的独立危险因素，长期服用阿司匹林等 NSAID 类药物可增加 Hp 感染患者发生消化性溃疡和出血的风险，根除 Hp 可降低其风险。有 meta 分析显示，Hp 感染、应用 NSAID 类药物，以及两者同时存在时消化道出血的风险分别升高 1.79、4.85 和 6.13 倍。因此，对于拟长期服用 NSAID 类药物的 Hp 阳性患者，先要根除 Hp 治疗可显著降低后续消化性溃疡和出血的风险。一项 meta 分析显示，Hp 根除作为长期服用 NSAID 患者消化道出血的一级预防措施显著优于安慰剂。对于长期服用阿司匹林等 NSAID 类药物的 Hp 阳性患者，单纯 Hp 根除治疗而不予 PPl 维持治疗不足以有效预防溃疡出血，单纯 Hp 根除也不能促进溃疡愈合。因此，不推荐 Hp 阳性且长期服用 NSAID 的患者仅行 Hp 根除而不予 PPI 维持治疗。日本胃肠病学会 2015 年《消化性溃疡临床指南》提出，对于已使用 NSAID 治疗的患者，单独 Hp 根除治疗预防溃疡发生不如 PPI 维持治疗，故不推荐长期服用 NSAID 治疗的 Hp 阳性患者单独行 Hp 根除治疗而不行 PPI 维持治疗。

建议 5：长期应用阿司匹林等 NSAID 类药物的 Hp 阳性患者应予 Hp 根除治疗，并根据消化道并发症危险分层同时行 PPI 或 H_2RA 预防。

证据等级：高推荐级别：强烈推荐。

（6）上消化道血管病变相关出血和再出血患者的预防性治疗：血管病变导致的上消化道出血少见，包括杜氏病（Dieulafoy'slewions）、胃窦血管扩张和血管发育异常等，内镜治疗是主要干预手段，抑酸药应作为常规药物用于再出血的预防，但尚无证据明确其在该类上消化道出血和再出血中的治疗和预防作用。

建议 6：内镜是治疗上消化道血管病变相关出血和预防再出血的主要手段，抑酸药的预防和治疗作用尚不明确。

证据等级：低推荐等级：一般性推荐。

（7）特发性消化性溃疡出血和再出血的预防：特发性消化性溃疡病因不明，与阿司匹林等 NSAID 类药物和 Hp 感染无关，且无其他明确致病因素，如肿瘤和卓 - 艾综合征等。一项观察性研究显示，特发性消化性溃疡患者在随访 7 年内再出血率高达 42%，目前尚无针对该类患者联合抑酸治疗的随机对照研究。建议该类患者长期应用 PPI 抑酸治疗。

建议 7：特发性消化性溃疡患者应长期使用 H_2RA 或 PPI 预防出血和再出血。

证据等级：低推荐级别：一般性推荐。

（8）上消化道肿瘤所致出血患者的预防：由于肿瘤组织缺血性坏死、表面形成溃疡或肿瘤侵蚀血管等可致上消化道出血。恶性肿瘤患者一旦合并消化道出血，再出血风险大，往往提示预后不良。上消化道肿瘤合并出血患者的预防性保守治疗效果较差，加强对终末期患者上消化道出血的监控，重视危险因素，早期预防和治疗，有助于改善肿瘤不可切除患者的生命质量，相关危险因素包括 Hp 感染、应用 NSAID、应激状态和长期心肺疾病等。对于无法手术切除的上消化道肿瘤，积极监测 Hp 感染并及时根除治疗，可能降低出血导致的病死率。对于需长期应用 NASID 类药物的患者，应联合应用 H_2RA 或 PPI。对于不能手术切除的胃癌患者，PPI 治疗并不能降低出血率，也不能延长生存期。因此，对于上消化道肿瘤，肿瘤的根治或姑息性切除是预防出血的最佳措施；对于不可切除的患者，应根据肿瘤部位、活组织检查和基因检测结果选择化学治疗或靶向治疗以使其缩小或降期，亦是预防肿瘤合并出血的有效手段。

建议 8：对于不可切除的上消化道肿瘤患者，应祛除并发肿瘤出血的危险因素；PPI

治疗不能降低不可切除胃癌患者的出血率。

证据等级：中推荐级别：一般性推荐。

（9）上消化道术后吻合口出血的防治：上消化道手术常见的吻合口包括胃肠、胰肠和胆肠吻合口等，吻合口出血是外科手术后严重并发症之一，发现不及时或处理不当可危及生命。各种吻合口出血的发生率国内外文献报道不一致。术后 24 小时内发生的出血称为早期出血，术后 24 小时后发生的出血称为迟发出血。引起出血的主要因素如下：①采用直线切割闭合器重建胃肠吻合口时，由于吻合钉脱落、钉夹高度选择不当等原因，钉合间可发生活动性小动脉出血。②使用管型吻合器行食管空肠端侧吻合，闭合器闭合不良引起食管空肠吻合口出血。③胰腺残端被消化液腐蚀出现胰肠或胰胃吻合口出血。④胆肠吻合口不愈合引起胆肠吻合口出血。⑤凝血功能障碍和抗凝药物的使用导致术后吻合口出血等。目前尚无常规应用抑酸药预防胃肠道手术后吻合口出血的证据。

建议 9：完善围手术期处理，及时纠正凝血功能异常，停用抗凝药物，术中精细操作，彻底有效的止血是有效预防术后早期吻合口出血的重要措施。

证据等级：低推荐等级：一般性推荐。

2. ANVUGIB 患者的多学科管理：

（1）疑似消化道出血患者的临床决策：针对显性消化道出血患者，首先需评估循环状态并予液体复苏治疗。风险评估有助于判断 ANVUGIB 患者再出血风险，目前临床常用的评分系统包括 Blatchford 评分和 Rockall 评分，Blatchford 评分系统用于在内镜检查前预判断哪些患者需要接受输血、内镜检查或手术等后续干预措施，其取值范围为 0~23 分。Rockall 评分系统用于评估上消化道出血患者病死率，该系统依据患者年龄、休克状况、伴发疾病、内镜诊断和内镜下出血征象 5 项指标，将患者分为高危、中危或低危，其取值范围为 0~11 分。两种评分系统均无法准确识别出血患者是否需要干预（输血、内镜治疗和手术治疗），但 Blatchford 评分为 0 分的患者需要干预的比例 < 1%，这部分患者占以"上消化道出血"为主诉就诊患者的 5%~20%。

建议 1：所有疑似消化道出血患者应及时完善血流动力学评估，并根据风险分层进行临床决策。

证据等级：低推荐级别：一般性推荐。

（2）上消化道再出血高风险患者的治疗：国内有研究显示 Forrest 分级、血红蛋白、休克、溃疡大小是影响消化性溃疡出血患者发生早期再出血的危险因素，内镜下止血治疗可降低再出血风险。对于血流动力学稳定、无严重并发症、再出血风险低的 ANVUGIB 患者，症状出现 6 小时内，内镜检查并不影响其临床转归，且有助于及早开始病因治疗，缩短住院时长，减少医疗支出。再出血高危（Blatchforli 评分 ≥ 12 分）的 ANVUGIB 患者，症状出现 12 小时内完成内镜检查可有效降低死亡率。

抑酸药在提高胃内 pH 值 > 6 的同时可抑制胃蛋白酶活化，促进血小板聚集和纤维蛋白凝块形成，避免血凝块过早溶解，有利于止血和预防再出血。一项 mela 分析显示，虽然内镜操作前使用 PPI 不会显著降低上消化道出血患者再出血、手术治疗率及其死亡风险，但可降低内镜止血的需求和操作难度。针对无法进行内镜治疗的患者，PPI 可降低再出血和手术治疗的风险。常用的内镜治疗方法包括药物局部注射、热凝和机械止血 3 种。针对活动性出血病灶，可选择局部肾上腺素注射治疗联合热凝止血、机械止血或硬化剂注射等方法。虽然局部药物注射简便、易行，但止血效果欠佳，不应单独作为内镜下止血治疗方案。针对未出血的裸露血管，推荐热凝止血、机械止血或硬化剂注射作为内镜治疗主要手段，或联合局部肾上腺素注射治疗。针对常规方法难以控制的活动性血，建议尝试局部止血药喷洒或熊掌夹（over-the-scopeclip）作为补救性内镜治疗，但目前尚缺乏高质量研究证据支持。

Forrest Ⅱb 级病变若未进行内镜下治疗，再出血风险高达 2%。然而 meta 分析显示，Forrest Ⅰb 级病变内镜治疗相较保守治疗在亚洲地区人群中无明显获益，可考虑冲洗剥离血凝块后再次评估 Forrest 分级，活动性出血应行内镜下止血治疗。

多项研究显示溃疡出血患者在内镜下止血后继续使用大剂量 PPI 可明显降低再出血风险。一项 meta 分析显示，Forrest Ⅰa、Ⅰb、Ⅱa、Ⅱb 级患者在内镜下止血后继续使用大剂量 PPI（80mg 静脉滴注 +5mg/h 静脉维持）治疗 72 小时可使再出血率和死亡率分别下降 60% 和 59%。另外一项纳入 Forrest Ⅰa、Ⅰb、Ⅱa 级患者的前瞻性随机对照研究指出，在内镜下局部肾上腺素注射成功止血后应用大剂量奥美拉唑（40mg，1 次 /6h）预防再出血的风险明显低于单独奥美拉唑（40mg，1 次 /12h）或西咪替丁（400mg，1 次 /12h）治疗。近来一项大规模随机对照研究显示，在内镜下止血成功后若无大剂量 PPI 序贯治疗，Forrest Ⅰa、Ⅱb、Ⅱa 级病变再出血的风险分别为 22.5%、17.6%、11.3%，而活动性渗血病变（Forrest Ⅰb 级）再出血风险仅为 4.9%。若联合大剂量 PPI 序贯治疗，Forrest Ⅰa、Ⅱb、Ⅱa 级病变再出血的风险显者下降，而 Ⅰb 级病变再出血风险无明显改善。

建议 2：上消化道出血患者初诊 24 小时内应完成内镜检查，内镜下止血适于 Forrest Ⅰa 级喷射样出血、Ⅰb 级活动性潜血和 Ⅱa 级裸露血管患者。

证据等级：中推荐级别：一般性推荐。

建议 3：上消化道再出血风险高的患者应尽早使用大剂量 PPI（80mg 静脉滴注 +8mg/h 静脉维持）持续治疗 72 小时，并根据内镜下分型和止血结果及时调整。

证据等级：高推荐级别：强烈推荐。

（3）内镜下止血失败的 ANVUGIB 患者的治疗：内镜下止血失败患者的挽救性治疗方式可选择经导管动脉栓塞（transeather arterial embolization，TAE）或外科手术。对内镜下止血失败或外科手术风险过大的患者，数字减影、血管造影（digital subtractionangiography，DSA）有助于明确出血部位与病因，并可行 TAE 治疗。TAE 属微创操作，目前国内已普遍开展，对于介入科能开展 TAE 的医院可将 TAE 作为内镜下止血失败后的首选措施，但术后再出血率高达 35.5%。对存在复杂并发症的高龄患者，或凝血功能障碍等不适合外科手术的高危患者宜首先考虑行 TAE。对出血部位比较明确的患者，可行选择性栓塞；对于无法明确出血部位的患者，可根据内镜下止血夹位置行经验性栓塞。

内镜下止血治疗后的高危再出血患者早期行 TAE 可降低其再出血风险。一项纳入 115 例内镜下止血治疗后的高危再出血患者（Forrest Ⅰa、Ⅰb 级或 Rockall 评分 ≥ 5 分）的随机对照研究显示，TAE 组再出血率有低于标准治疗组的趋势（4.1% 比 14.3%），但差异无统计学意义。近期一项纳入 241 例内镜治疗后高危再出血患者（内镜下喷射性出血、溃疡大径 ≥ 20mm、血红蛋白水平 < 90g/L 或休克）的随机对照研究结果显示，与常规治疗（大剂量静脉 PPI 输注和 Hp 根除）组相比，内镜下止血后 12 小时内联合 TAE 组患者再出血率（6.2% 比 11.4%）和病死率（0 比 4.1%）均有下降趋势，但差异无统计学意义；与常规治疗组相比，早期 TAE 可降低溃疡大径 ≥ 15mm 的高危患者溃疡再出血风险（4.5% 比 23.1%）。

对于病因明确的 ANVUGIB 患者，经药物、内镜和（或）放射介入治疗等多学科治疗后出血仍然不能控制，病情紧急时应积极采用手术治疗，手术治疗后再出血率为 17.7%。其中，对于上消化道肿瘤并发出血者应考虑根治性切除，若不能切除且肿瘤非手术治疗失败时，也应争取姑息性手术以控制出血。对于病因不明的 ANVUGIB，经非手术治疗仍不能止血、病情凶险者，则应手术探查，术中可结合内镜检查，明确出血部位和病因后再进行针对性治疗。

目前尚无随机对照临床研究比较 TAE 与手术在内镜治疗无效的顽固性出血患者中的安全性和有效性。一项基于回顾性研究的 meta 分析共纳入 427 例行 TAE 和 650 例行手术治疗的 ANVUGIB 患者，结果显示 TAE 术后病死率略低于外科手术（21.8% 比 25.4%），术后并发症发生率低于外科手术（31.1% 比 49.7%），但再出血率明显高于外科手术（35.5% 比 17.7%）。

建议 4：对内镜下止血失败的 ANVUGIB 患者，应尽快行 TAE 或手术治疗；对存在复杂合并症的高龄患者，或凝血功能障碍等不适合外科手术的高危患者，宜首先考虑行 TAE。

证据等级：中推荐级别：强烈推荐。

3. 结语：ANVUGIB 是临床常见的消化系统急症之一。

有活动性出血的 ANVUGIB 常伴血流动力学障碍，严重者可危及生命。本共识对既往 ANVUGIB 防治措施进行了系统总结，有较高级别的证据支持，但部分内容仍缺乏高质量循证医学证据。鉴于 ANVUGIB 病因复杂多样，临床实践中患者个体差异明显，需结合患者、科室和医院的客观实际情况，遵循个体化治疗原则。ANVUGIB 的防治涉及消化内科、外科、药学、放射介入科、ICU 和血液内科等多个学科，提倡建立 ANVUGIB 多学科防治团队，对其规范化预防和改善治疗效果具有重要意义，亦有助于进一步积累经验和证据，在循证医学指导下积极开展多中新临床研究，促进现有共识的进一步完善。

八、临床报道

非静脉曲张性消化道出血患者再出血的危险因素分析：

内镜下治疗：内镜指导下喷洒 8% 冰盐水 + 去甲肾上腺素、注射肾上腺激素及乙氧硬化醇，点凝止血，金属夹止血。

再出血治疗：①术后仍有活动性出血患者给予急诊行腹腔动脉或肠系膜动脉造影，明确出血部位，再次使用内镜止血，必要时配合栓塞治疗。②慢性出血或少量出血患者使用小肠镜检查，配合内镜及药物止血。③经基础检查未明确出血原因可考虑使用剖腹探查，术中与内镜结合止血。

上消化道出血部位是指屈氏韧带以上部位的局部出血现象，ANVUGIB 则是上消化道出血常见类型。消化道溃疡、肿瘤出血、肝脏疾病是 ANVUGIB 常见类型。消化道内镜是治疗 ANVUGIB 重要方法，常与抑酸药配合应用。

单因素分析发现，术后再出血组及未出血组患者在性别、入院心率 > 100 次 /min、休克指数 > 1 分、血红蛋白浓度 < 90g/L，比较差异无统计学意义（$P > 0.05$）。而肿瘤出血治疗、休克指数 > 1 分、尿素氨浓度 > 10.32mmol/L、输血治疗、肝脏疾病、多器官衰竭、单内镜治疗、A 级出血治疗、出血病变直径等于大于 2.0cm、开始内镜治疗时间 > 24h、Rockall 评分 > 5 分、Blatchford 评分 > 6 分即是 ANVUGIB 再出血独立危险因素。

尿素氨浓度 > 10.32mmol/L 是术后患者尿素氨浓度升高危险界限，一般来说尿素氨浓度 > 10.32mmol/L 表示该名患者有极高的病死风险；Rockall 评分 > 5 分及 Blatchford 评分 > 6 分是心力衰竭、肝衰竭、缺血性心脏病及其他危险伴发病指标，这类患者即使接受了首次内镜止血治疗，术后仍然有高出血率；出血病变直径影响手术效果，内镜指导电刀气化出血部位，闭合出血点，但大直径出血部位，电刀气化点较多，时间较长，容易遗漏部分出血点。

ANVUGIB 再出血后需要继续接受治疗，常用方法有内镜止血及药物治疗，目前临床多用内镜 + 药物治疗方案。

第四节　胃内 pH 值控制与上消化道出血治疗

一、胃内 pH 与上消化道出血

（1）血小板聚集和血块形成的生理平衡状态的最佳 pH 值是 7.4；当 pH 值降低至 6.8，血块凝集过程明显减弱；pH 值低至 6.0 时，血小板开始分散且纤溶过程开始。

（2）大量研究已经明确，胃腔内的胃蛋白酶具有溶解黏膜屏障的作用，导致胃黏膜损伤，此效应的适宜 pH 值为 1.0~5.0；当 pH 值大于 5.0 时，该作用由于胃蛋白酶的失活而明显减弱。

（3）对于出血性溃疡患者，足量口服或静脉给予 PPI 均能将胃内 pH 值维持在 6.0 以上，并维持 24 小时以上。

（4）对于这类患者使用 PPI 控制胃内 pH 值相对于无 Hp 感染者有着更加显著的效果。随机临床试验显示，Hp 感染患者接受胃内 pH 控制药物治疗后，再出血率由 8.4% 降低至 3.7%，而无 Hp 感染患者则从 11.8% 降低至 9.8%，这其中的原因可能在于 Hp 感染患者的胃酸本就低于无 Hp 感染患者，而进一步抑制胃酸分泌能获得更加充分的胃内 pH 值控制。

（5）无论是未出血的溃疡还是已经药物控制或内镜治疗后的合并 UGIH 的溃疡，均需要良好的胃内 pH 值控制，以使黏膜组织充分修复，以减少出血风险或防止再出血。既往有上消化道溃疡出血者在之后 1~2 年内有 33% 的再出血率，而 10 年内的再出血率达到 40%~50%。

（6）需要长期使用 NSAIDs 而合并 Hp 感染的人群再出血风险尤其高，对于这类患者积极给予长期的 PPI 控制胃内 pH 值，能在清除 Hp 的基础上提供一定的保护作用并减少再出血风险。

二、急性非静脉曲张性上消化道出血诊治指南（2018 年，杭州）

ANVUGIB 指屈氏韧带以上消化道非静脉曲张性疾病引起的出血，包括胰管或胆管的出血和胃空肠吻合术后附近疾病引起的出血。

失血量的判定：①根据血容量减少导致周围循环的改变（伴随症状、心率和血压、实验室检查）来判断失血量。②休克指数（心率/收缩压）是判断失血量的重要指标。

出血性消化性溃疡改良 Forrest 分级和再出血风险：

Forrest	溃疡病变	再出血率（%）
Ⅰa	喷射样出血	55
Ⅰb	活动性渗血	55
Ⅱa	血管裸露	43
Ⅱb	血凝块附着	22
Ⅱc	黑色基底	10
Ⅲ	基底洁净	5

三、急性上消化道出血 Blatchford（布莱奇福德）评分

收缩压（mmHg）	分值
100~109	1
90~99	2
< 90	3
血尿素氮	
6.5~7.9	2
8.0~9.9	3
10.0~24.9	4
≥ 25.0	6
血红蛋白	
男性 120~129	1
100~119	3
< 100	6
女性 100~119	1
< 1	6
其他表现	
脉搏 ≥ 100 次 / 分	1
黑便	1
晕厥	2
肝脏疾病	2
心力衰竭	

Rockall（洛克尔）评分

年龄	< 60		0
	60~79		1
	> 80		2
休克	无休克		0
	心动过速		1
	低血压		2

伴发病　　无	0
心衰、缺血性心脏病或其他重要伴发病	2
肾衰、肝衰和癌播散	3
内镜诊断。无病变，M-W 综合征	0
溃疡等其他病变	1
上消化道恶性疾病	2
内镜下出血征象 无或有黑斑	0
上消化道血液潴留，血块附着，血管裸露或喷射样出血	2

四、止血措施

（1）抑酸药物：近期国内研究，艾普拉唑组患者的 72 小时总体止血率达 97.69%。

低危，耐信 40mg 静输注每日 2 次。

高危，静注大剂量 PPl（如耐信）72 小时，并可适当延长大剂量 PPl 疗程，每日 2 次至 3~5 天，此后口服。

（2）内镜下止血：镜下止血前，对严重大出血或急性活动性出血者，必要时使用红霉素（250mg 静输）可显著减少胃内积血量，改善内镜视野。内镜止血：局注、热凝和机械 3 种。

五、Rockall 评分

Rockall 评分系统用于评估患者的病死率，是目前临床广泛使用的评分依据之一，该系统依据患者年龄、休克状况、伴发病、内镜诊断和内镜下出血征象 5 项指标，将患者分为高危、中危或低危人群，其取值范围为 0~11 分。

Rockall 评分系统

分值	年龄（岁）
0	1
1	< 60
2	60~79
3	≥80

休克状况：无休克（收缩压＞100mmHg 脉率＜100 次 / 分），心动过速（收缩压＞100mmHg 脉率＞100 次 / 分）低血压（收缩压＜100mmHg 脉率＞100 次 / 分）。

伴发病：①无。②心力衰竭、缺血性心脏病和其他重要伴发病肝衰竭、肾衰竭和癌肿播散。

内镜诊断：Mallory-Weiss 综合征无病变，溃疡等其他病变：①上消化道恶性疾病。②内镜下出血征象：无或有黑便、上消化道血液潴留、黏附血凝块、血管显露或喷射。

注意：收缩压＞100mmHg（1mmHg=0.133kap），心率＜100 次 / 分；收缩压＞100mmHg，心率＞100 次 / 分；收缩压＜100mmHg，心率＞100 次；Mallory-Weiss 综合征为食管黏膜撕裂症；积分 ≥ 5 分为高危，3~4 分为中危，0~2 分为低危。

第五节 Dieulafoy 病

Dieulafoy 病是引起上消化道大出血的原因之一。突露于胃肠道黏膜恒径动脉破裂出血，动脉周围无溃疡，形成这一特征。

一、病因

正常人胃的动脉均为腹腔干的分支，在胃的大、小弯形成 2 个动脉弓，在胃小弯的小网膜内由胃左动脉和胃右动脉吻合构成，在胃大弯的胃结肠韧带内由胃网膜左、右动脉吻合构成，胃底部由胃短动脉供给。上述各动脉发出的胃支穿肌层入于黏膜下组织，吻合成丰富的血管网。胃供血动脉进入胃黏膜下后微分支进入胃黏膜肌层后逐渐变细。当某条血管保持恒定的直径（一般 0.6~4mm），称恒径动脉，比正常黏膜肌层血管粗 10 倍。正常情况下黏膜下疏松组织使得动脉表面的黏膜自由移动，Dieulafoy 病患者由于 Wanken 纤维束将动脉和黏膜固定，形成特定的黏膜易损区，一旦胃黏膜糜烂侵及黏膜下恒径动脉而破裂导致大出血。随着内镜诊断技术的提高，发现其病灶可遍及全消化道。

二、症状与体征

Dieulafoy 病的主要症状是反复发作性呕血和柏油样便，严重者可出现失血性休克，出血前无明显上腹部不适和疼痛，亦无消化道溃疡病史和家族遗传史。

主要表现：①突发性大出血，出血量多为致命性，呕血占 74%，合并休克 54%，平均需输血 2300ml。②出血呈周期性变化，大出血造成病人低血压等机体的一系列反应，出血可暂时停止，此时经胃肠减压无血液引出，胃镜检查也很难发现出血病灶，但经治疗后血压上升，或出血处受到刺激可再次发生出血。

三、检查

（1）内镜：内镜的诊断取决于检查者对 Dieulafoy 病的认识和经验。

Dieulafoy 病在内镜下的表现不一，主要特征是：贲门区胃黏膜局灶性缺损伴有喷射样出血；胃黏膜浅表性凹陷，缺损中间有血管行走，表面有血凝块附着；偶尔可见小血管突出正常黏膜的表面，且有搏动性出血。内镜对 Dieulafoy 病的诊断存在一定的困难，有报道确诊率仅为 37%。在病灶活动性出血，胃腔内大量积血或血凝块掩盖了出血点，内镜难以发现病灶；即使出血停止，较小的病灶也易于忽视。

（2）选择性血管造影：对 Dieulafoy 病的确诊率为 20%~30%，Burham 报道 9 例术前采用选择性腹腔动脉造影的患者，仅 3 例获得确诊。Dieulafoy 病的血管造影特征为：造影剂经胃左动脉进入胃近端，迅速从黏膜点状糜烂区进入胃腔，动脉形态正常，没有动脉瘤的形成或动静脉分流的存在。但是，选择性腹腔动脉造影必须在有活动性出血时才能成功地表示出血的部位，若出血停止，可考虑将导管留置在血管内 24 小时，一旦有出血即行造影可望获得诊断。一般认为，Dieulafoy 病患者经多次内镜检查仍阴性，可采用选择性腹腔动脉造影，以明确诊断。

（3）核素检查：采用 ^{99}Tc– 红细胞示踪技术诊断 Dieulafoy 病已有成功的报道，在内镜检查、选择性腹腔动脉造影均未发现出血点时，^{99}Tc– 红细胞检查有助于发现出血点。

四、治疗

关于 Dieulafoy 病的治疗，20 世纪 80 年代以前手术是唯一的治疗手段，目前该病已转为内镜下治疗为主，手术治疗为辅。内镜下止血方法包括注射硬化剂、钛夹、电凝、喷洒止血剂、激光、微波等。

急诊内镜是诊断本病的首选方法，文献报告，对严重的 Dieulafoy 病致上消化道出血宜选择内镜下介入治疗，再出血再次内镜止血或出血量较小者常规药物治疗后再出血改用内镜下介入止血，如上述治疗无效宜行外科手术治疗。

五、病例报道

患者男性，29 岁，系本院职工，在中秋节期间面临着结婚，不断串门，喝了大量的酒，出现呕血 2 次，总量约达 1500ml，感乏力、头晕，急来住院治疗。患者既往有高血压病病史，未正规治疗；近 1 月来，自诉关节痛，服用大量"痛血康胶囊"治疗；患者有大量吸烟、饮酒史，平素喜好甜食辣味、肉类等食物，极少食用蔬菜类食品。

入院后查体：贫血貌，上腹部压痛，其余无明显阳性体征。患者入院后给予禁饮食，应用泮托拉唑制酸治疗，酚磺乙胺 + 维生素 K 止血治疗，并补液治疗，因本院不具备急诊胃镜及镜下处理条件，一直内科保守治疗，患者病情平稳，于住院第 5 天左右，停禁饮食，给予流质饮食，患者当日下午进食鸡蛋数个，并因婚礼准备事宜活动及劳累过度，凌晨1点左右方入眠，于5：00左右再次呕血1次，量约1000ml，随即在原治疗方案基础上，加用奥曲肽注射液，临时给予蛇毒血凝酶止血治疗，其间患者查血常规：Hb66g/L左右，白蛋白23g/L左右，给予输血治疗，共输血5.5u，患者病情逐渐趋于稳定，于再次出血3日后，因家庭事务与母亲发生争执后，凌晨2点再次出现呕血1次，量约1000ml，遂在原基础上，奥曲肽加大剂量至0.6g维持12小时，加用氨甲环酸，蛇毒血凝酶常规治疗，患者自诉出血时自己胃部明显不适感，有出血感觉，请外科会诊后，外科未建议手术治疗，再次输血等治疗后，病情趋于稳定，遂冒险胃镜检查（本院不具备镜下急症处理条件），胃镜结果考虑：胃幽门管处溃疡、十二指肠球炎，已形成瘢痕愈合，未发现血管残端，当时考虑"溃疡出血"，且瘢痕愈合，于当日停止血药物，并给予"埃索美拉唑"制酸治疗，患者于夜间8：00左右再次呕血1000ml，考虑出血原因不能明确，转上级医院治疗。后反馈信息示：于病情稳定次日行胃镜检查，考虑胃恒径动脉综合征，并给予8枚钛夹止血治疗。现患者病情平稳，未再出血。

第十三章
其他胃疾病

第一节　胃石症

由于摄入了某些植物成分或吞入毛发及某些矿物质如碳酸钙、钡剂、铋剂等在胃内凝结而形成的异物，通称为胃石症。病人可以完全无症状，也可以有上腹不适、食欲不振、口臭、恶心、呕吐或不同程度的腹胀、腹痛等。

一、病因

（1）植物性胃石：主要由各种未消化的植物成分组成，包括鞣酸、纤维素、果胶、胶质等。胃柿石是最常见的植物性结石。

（2）毛石：由毛发组成，也可混有毛线及动物毛等，多见于有吞食毛发习惯的神经质女性，多发生在 20~30 岁。

（3）乳酸石：多见于高浓度奶喂养的低体重新生儿。

二、临床表现

胃石症易发生在胃大部切除术、迷走神经切断术、胃轻瘫综合征患者，可能与这部分病人胃运动功能紊乱有关。可分为急性及慢性两型。病程在 6 个月以内为急性，超过 6 个月为慢性，以急性者多见。急性型在大量吃柿子、山楂等 1~2 小时即出现症状，半数以上病人有上腹部疼痛胀满、恶心、呕吐，一般呕吐量不多，可有咖啡色或血性物，而大量呕血少见。由于胃石对局部黏膜造成的刺激和损伤，常并发胃溃疡、胃黏膜糜烂、幽门梗阻、肠梗阻，偶有穿孔及腹膜炎。

查体时大约有 30% 的病例于上腹部可触及移动性包块，一般无明显压痛。

三、检查

（1）实验室检查：部分患者可呈小细胞低色素性贫血。部分患者大便潜血试验阳性，初期常可见到柿皮样物。胃液分析显示游离胃酸较正常人增高。

（2）辅助检查：

1）X线检查：X线钡餐透视或气钡双重造影，可发现钡剂在胃内产生分流现象，并显示浮于钡剂上层游离性、团块状、圆形或椭圆形充盈缺损区，而胃黏膜结构光整，胃襞柔软。当胃内钡剂排空后仍可见团块影上有条索状、网状或片状钡剂黏附。按压团块阴影无明显压痛，并可随力度而改变轮廓形态及位置，提示结块有一定的压缩性以及游走性。

2）内镜检查：内镜下可直视观察胃内结石的形态、性状等。

3）B超检查：B超对胃石诊断有一定帮助。通常嘱患者饮水 500~1000ml，坐位或半卧位检查，可见到胃内有界限清晰的强回声团块影像，浮于水之上，并可随体位变化或胃的蠕动而改变位置。

四、诊断

患者有进食柿子、山楂、黑枣史，进食后不久出现胃部症状，包括反复上腹痛、呕吐、黑便等，应警惕胃石可能，可经胃镜及X线检查而确诊。

五、并发症

临床上常见的并发症为浅表性胃炎和胃溃疡。患者若合并胃炎、胃溃疡、胃出血或幽门梗阻，则可有反复腹痛或呕血、呕吐等相应临床症状。

六、治疗

（1）药物治疗：对植物性胃石，应用碳酸氢钠治疗的历史悠久，可单独口服，也可同时加服等量发泡剂，加强疗效，缩短疗程。有人主张在上述治疗的基础上加用胃蛋白酶或胰蛋白酶，也可用糜蛋白酶（α-糜蛋白酶）溶于水中口服或从胃管中注入，也有加用乙酰半胱氨酸溶于生理盐水，从胃管中注入，连续 2~3 天。对胃运动功能欠佳患者，可用甲氧氯普胺（胃复安）、多潘立酮或西沙必利，促进胃蠕动以利排石。此外，有报告加用番木瓜酶（papain）或纤维素酶（cellulase）溶于水中，连服 2 天也可见效者。

（2）手法碎石疗法：对于无明显症状和无并发症的胃石患者，如柿石、山楂胃石等，可以试行腹外按摩挤压，使胃结块破碎变成小块状，然后进行洗胃或口服泻剂，加快结块排出。

（3）X线下网套碎石法：早年曾用金属导线制成一网套插入胃管中，在钡剂显示胃石时让套网套住并拉紧导线切割胃石。反复操作使其切成碎块自然排出。也可在此基础上加服碳酸氢钠、甲氧氯普胺（胃复安）等促进排石。

（4）内镜下碎石：应用内镜治疗，在镜下用活检钳咬割、钳切、捣击、穿刺破坏胃石包膜或外壳，并反复用水冲洗干净；也可利用内镜手术刀反复剪断胃石包膜和结块。或在内镜下用钢丝圈套器，套切石体，再用兜抓钳抓成碎块，让其自然排出。内镜下激光引爆碎石成为国内外治疗胃石有效的新途径，尤其适用于较大较硬的胃石。此外，还可在内镜下微波碎石。

（5）体外冲击波治疗：体外冲击波从治疗肾结石发展到治疗胆结石，近年已试用于治疗胃结石并获得成功。

（6）外科手术治疗：胃结石较大、坚硬难溶，经内科治疗、内镜下碎石、微波或冲击波等治疗未能奏效，或并发较严重胃溃疡、出血、穿孔或梗阻者，以采用外科手术治疗为宜。

七、研究报道

（1）使用胃石切割碎石专用器械是治疗大胃石的选择，用于直径大于 3cm 的胃石，该设备可对较坚硬的胃石行加压切割碎石操作，效果可靠，缺点为圈形碎石内芯可能因胃石过硬而严重绞合变形。经验是将圈形碎石内芯退出活检孔道，快速加热塑形，冷却后继续使用。如患者经济条件允许，可准备两套碎石内芯交替使用，以缩短治疗时间。国内有应用胃石切割碎石专用器械成功治疗巨大胃石的报道。对于大胃石，应尽量将其逐级切割成小块，待从肠道自然排出。对部分因胃石过大或过多，导致操作难度加大或操作时间过长的病例，可将较大的碎石以网篮经活检孔道取出体外，但此法增加进镜次数，可能加重患者的不适。

（2）国内外均有文献报道饮用"可口可乐"或灌胃有碎石效果，其机制可能为可口可乐酸化胃内容物并释放二氧化碳气泡，使胃石碎裂。需注意的是，由于胃石症患者易合并溃疡，此法有引起小疡穿孔的风险，应慎用。

第二节　门静脉高压性胃病

门静脉高压性胃病（portal hypertensive gastropathy，PHG）又称充血性胃病（congestive gastropathy，CG），在门静脉高压时，胃襞淤血、水肿，胃黏膜下层的动 - 静脉交通支广泛开放，胃黏膜微循环发生障碍，导致胃黏膜防御屏障的破坏，而引发的胃黏膜病变。轻度无明显症状和体征，重度可发生上消化道出血。

一、原因

门静脉高压性胃病主要由于肝炎后肝硬化引起，分析原因可能是由于：①肝硬化门静脉高压导致血管淤血、黏膜水肿、糜烂，黏膜下血管扩张、扭曲，形成动静脉短路，导致胃黏膜血流量下降，血氧饱和度降低，黏膜细胞处于缺氧、缺血状态，降低了黏膜屏障作用。

②胃黏膜屏障破坏，H^+逆向扩散增加，大量H^+潴留在黏膜内，刺激了组胺和5-羟色胺释放，进一步加快了黏膜病理损害的进程。③血中胃酸升高及组胺刺激壁细胞过多分泌盐酸，同时由于高胃酸导致幽门括约肌和oddis括约肌调节失控，促使胰液和胆汁反流入胃，加重了黏膜的破坏。④肝硬化患者肠道内不能完全清除有毒物质，大量毒素通过弥散作用进入门静脉形成内毒素血症，内毒素激活了激肽系统使血管收缩，组织缺血、缺氧，导致黏膜糜烂、出血。⑤肝硬化患者机体免疫力低下，细菌本身及其引起炎症所产生的多种炎性介质、白细胞超化因子等，均可引起胃部微血管损害加重组织缺血、缺氧。

二、临床症状

缺乏典型症状，多为肝病主要表现，如乏力、食欲不振、轻度腹胀，严重时可出现恶心、呕吐，偶见呕血、黑便。观察发现门静脉高压性胃病与食管静脉曲张的轻重程度呈正相关。

三、内镜下表现

Mccormack等根据内镜下表现将门静脉高压性胃病分为轻型和重型。

（1）轻型：①粉红色细斑点或猩红热样病变。②在条纹状外观的皱褶表面出现的浅表红斑。③蛇皮征或马赛克征，即白黄色微细网状结构将红色或淡红色水肿黏膜衬托间隔或蛇皮征。

（2）重型：①散在樱桃红斑点。②弥漫性出血性病变。Papazian等研究了100例肝硬化门静脉高压患者中94例存在的马赛克病变，病变局限于胃底的占65%，遍及全胃的仅29%，伴食管静脉曲张者占78%，而对照组300例中仅有1例发现马赛克病变。认为马赛克病变对门静脉高压性胃病的诊断敏感性为94%、特异性100%、阳性预测值达98%。

四、治疗

主要以降低门静脉压力来预防和治疗，辅以胃黏膜保护剂及制酸剂。对于药物治疗无效的患者，可考虑手术治疗。

五、PHG发生过程中的新机制

门静脉高压性胃肠病是肝硬化的主要并发症之一，也是引发肝硬化患者死亡的主要病因之一。门静脉高压性胃肠病可以导致严重的胃肠道出血和消化不良，一般认为胃肠血液回流的阻抗增加是其主要原因，但导致门静脉高压性胃肠病的机制并不清楚。

吴斌教授领导的研究组，在研究中发现门静脉压力的增加显著抑制了胃黏膜COX-1依赖的PGE2的合成，结果造成胃黏膜组织中死亡信号Fas和TNF-alfa的上调，Caspase-8

和 Caspase-3 活性的增加。Caspase-3 的活化诱导了胃黏膜细胞的凋亡，结果导致胃黏膜的损伤。研究人员通过门静脉高压性胃病的动物模型研究进一步证实，人为提高 PGE2 的水平，则能显著减轻门静脉高压性胃病的病情。

六、研究报道

（1）门静脉高压症病人的内镜下表现，发现其出现的胃炎样表现与肝病的严重程度、门静脉扩张程度、年龄及药物无关。显微镜下特征是胃黏膜淤血性病变、炎症细胞浸润较少、局部充血和血流灌注不足，常伴有胃底腺体萎缩。据国外统计，50%~98% 的门静脉高压症病人伴有 PHG，肝硬化病人上消化道出血约有 8% 是由 PHG 引起的。因此，提高内镜下识别 PHG 能力及选择正确的治疗方案在一定程度上能有效预防及控制门静脉高压症出血的发生。

目前临床应用最普遍的 PHG 分类是 Mccormack 分类法，这种分类方法的优点在于简便易行，能有效预测发生出血的风险，轻型者为 3.5%~31.0%，重型者为 38%~62%。

（2）2000 年新意大利内镜协会（NIFC）对 PHG 进行了更细的分级，认为 PHG 在内镜下有 4 种改变，即 MLP、RPL、CRS 和黑棕色斑（BBS），进一步定义 MLP 是黄白色凹陷围绕的小多边形区，可分为：①轻度：呈弥漫性淡红区。②中度：淡红区中心部有小的红点。③重度：呈弥漫性发红。RPL 指直径＜ lcm 的平坦状红点。CRS 指直径＞ 2cm 的类圆形红色突起。BBS 指形状不规则的黑色或褐色斑点。然而，这种分类方法在预测出血及可重复性方面并不优于 Mccormack 分类。

现已明确，H_2 受体拮抗剂、质子泵抑制剂对治疗 PHG 并无有效作用，因为绝大多数 PHC 病人处于低胃酸状态，关键是应用降门静脉压力药物。

第三节　胃心综合征

胃心综合征也称 Roemheld 综合征，由 Romeheld 于 1912 年首先报道，是指由于胃部疾病反射性引起心血管系统的功能紊乱，多见于青年，男女发病相似。

一、常见病因

病因不清，可能与自主神经功能紊乱有关。所有的胃部疾病均可引起，但常见的原因有消化性溃疡、慢性胃炎、胃黏膜脱垂、胃癌以及吸烟等，食管的病变如反流性食管炎、食管或幽门狭窄也可引起。

二、临床表现

由于胃部疾病的存在，反射性引起心前区不适或隐痛，少数类似心绞痛，呈针刺样或压榨样疼痛，历时可长可短，短者几秒钟，长者数小时不等。但疼痛多无明显诱因，应用扩冠药物无效，而应用解痉止酸药物可获缓解。可伴有胸闷气短症状。心血管症状随胃部疾病的治愈而消失。

三、检查

（1）心电图检查：大多正常，少数出现 ST-T 改变、心律不齐、心律失常。
（2）消化道内镜检查。

四、诊断

心脏检查多无异常发现，在慢性胃病的基础上出现心血管系统症状，当排除心血管器质性病变后可做出本病的诊断。有时病史中胃部症状不明显，而单纯以心血管症状为表现者，易造成误诊。故应提高对本病的认识，若用心血管疾病不好解释时，应进行有关的胃肠道检查，如 X 线、胃镜等以确定诊断。

五、鉴别诊断

注意与心绞痛或急性心肌梗死、单纯心血管疾病相鉴别。

六、治疗

主要为胃部原发病的治疗。为缓解疼痛可应用解痉止酸药物，如碳酸氢钠、胆碱能抑制剂、H_2 受体阻滞剂或质子泵抑制剂等。

七、预防

主要是胃部疾病的预防，应注意戒烟戒酒，积极进行体育锻炼。

八、评论

胃心综合征（Roemheld 综合征）由于胃部病变反射性引起的心血管系统的功能紊乱机制：胃心综合征的发病机制较为复杂，为多因素作用的结果，可能与以下因素有关：①由于支配心脏的胸 2~5 脊神经与支配胃的胸 3~9 脊神经在胸 3~5 处发生交叉。②当胃部疾病疼痛发作时，可通过胃冠反射引起冠状动脉痉挛、缺血而诱发心绞痛或心律失常；胃内容的反流，胃酸或胆汁刺激了黏膜内的化学感受器，导致食管环形肌或纵形肌运动失调，这样可使贲门失弛缓，造成食管弥散性痉挛，当进食或吞咽之际会发生心绞痛和心律失常。③胃部疾病的疼痛会引起机体的应激反应，使心率加快，心脏的前后负荷增加，心肌耗氧量增加，这样就造成心脏供氧相对或绝对的不足，同时无氧代谢增加，大量的乳酸堆积，引起冠状动脉痉挛，产生心前区不适，心绞痛等。④由于疼痛与精神紧张使交感神经兴奋，儿茶酚胺分泌增多，使窦房结自律性增高，出现胸闷、心悸、期前收缩、心动过速等症状。⑤本综合征，多考虑抑郁症的躯体症状，必要时进行抑郁焦虑评分。

第四节 食物性幽门梗阻

一、病例介绍

患者 黄某，男，45岁，古田县人 2019年12月5日，就诊本院消化内科。

主诉：上腹部胀满伴呕吐胃内容物2周。

现病史：上腹部胀满伴呕吐胃内容物2周，无明显疼痛、无反酸反食烧心，食后食物便呕吐，呕吐胃内容物，无吐咖啡色胃液，无吞咽障碍，尿量少，3天前排便1次，自觉畏冷感，睡眠差，无心烦。患病以来四肢酸软。

既往史：上腹部疼痛10年。

体检：血压88/60mHg，眼眶暗黑、巩膜尚清、无黄染，舌燥中黄腻苔，双肺清晰，未闻及干湿性啰音，心律规整，心率62次/分，腹部无见胃型、肝脾未触及、未查出震水音，全腹无压痛。

辅助检查：WBC11×10^9/L，CPR5mg/L，彩超检查，肝胆脾双肾无异常，彩超报告胃梗阻。

胃镜检查：镜到胃腔，见多量胃液，未见肿物、溃疡，但见胃窦前区多量食物残渣，幽门口寻找不及，经清除已腐烂菜叶，冲洗半小时之后，才窥及幽门口，但狭窄，胃窦前区散在溃疡，胃窦及幽门轻度变形，镜身无法从球部进入。以幽门梗阻、食物性梗阻原因待查收住入院。

1. 讨论：

（1）幽门为消化道较窄的区域，易发生梗阻。良性因素以消化性溃疡最常见，尤其是十二指肠球部溃疡。溃疡病处于活动期，可引起幽门痉挛和水肿致幽门狭窄导致梗阻。其他常见原因包括胃及十二指肠球部的息肉、结核或克罗恩病、先天性肥厚性幽门狭窄、先天性幽门前瓣膜、Bouveret综合征、胰腺假性囊肿、异位胰腺、胃石症、腐蚀性狭窄、手术后狭窄等。恶性因素以胰腺癌最常见，也可见于壶腹部肿瘤、胆管癌、胃癌及胃出口处转移癌等。

临床症状：呕吐为幽门梗阻最突出的症状，呕吐物含有宿食。危害：影响进食，可导致营养不良、贫血、脱水、电解质紊乱等，重症者可昏迷。并发症：体重下降，尿少、便秘、手足搐搦等。检查：血常规检查、血生化检查、胃液检查、X线拍片、胃镜检查、盐水负荷试验等。

（2）十二指肠溃疡伴幽门梗阻为常见的十二指肠溃疡并发症，多发生于十二指肠溃疡，偶尔可见于幽门管或幽门前区溃疡。因溃疡局部炎症、水肿或幽门括约肌痉挛引起，亦可由于溃疡在修复过程中形成的瘢痕所致，这两种原因可同时存在，但多以某一因素为主。

（3）位于幽门或幽门附近的溃疡可因为黏膜水肿，或因溃疡引起反射性幽门环行收缩。更常见的原因是慢性溃疡所引起的黏膜下纤维化，形成瘢痕性狭窄。幽门痉挛的发作或加重常是阵发性的，可以自行解除梗阻。黏膜水肿可随炎症减轻而消退。瘢痕挛缩所致幽门狭窄则无法缓解，且不断地加重。幽门痉挛属功能性，其余均属器质性病变。

2. 鉴别诊断：

（1）活动期溃疡所致幽门痉挛和水肿，患者常有溃疡病疼痛症状，梗阻为间歇性，呕吐虽然很剧烈，但胃无扩张现象，呕吐物不含宿食。经内科治疗梗阻和疼痛症状可缓解或减轻。

（2）胃癌所致的幽门梗阻，患者病程较短，胃扩张程度较轻，胃蠕动波少见。晚期上腹可触及包块。X线钡餐检查可见胃窦部充盈缺损，胃镜取活检能确诊。

（3）十二指肠壶腹部以下的梗阻性病变，如十二指肠肿瘤、环状胰腺、十二指肠淤滞症均可引起十二指肠梗阻，伴呕吐，胃扩张和潴留，但其呕吐物多含有胆汁。X线钡餐或内镜检查可确定梗阻性质和部位。

从本病例分析，可能是十二指肠溃疡活动性引起幽门痉挛和水肿，引起食物无法通过。等待治疗好转，再查胃镜，进入十二指肠，以明确诊断。

二、幽门梗阻

位于幽门或幽门附近的溃疡可因为黏膜水肿，或因溃疡引起反射性幽门环行收缩。更常见的原因是慢性溃疡所引起的黏膜下纤维化，形成瘢痕性狭窄。幽门痉挛的发作或加重常是阵发性的，可以自行解除梗阻。黏膜水肿可随炎症减轻而消退。瘢痕挛缩所致幽门狭窄则无法缓解，且不断地加重。幽门痉挛属功能性，其余均属器质性病变。

临床表现：一般患者都有较长溃疡病史，随病变的进展，胃痛渐加重，并有嗳气、反胃等症状。患者往往因胃胀而厌食，抗酸药亦渐无效。胃逐渐扩张，上腹部饱满，并有移动性包块。由于呕吐次数增加，脱水日见严重，体重下降。患者头痛、乏力、口渴，但又畏食，重者可出现虚脱。由于胃液丢失过多，可发生手足搐搦，甚至惊厥。尿量日渐减少，最后可发生昏迷。

体征：消瘦、倦怠、皮肤干燥并丧失弹性，可出现维生素缺乏征象，口唇干，舌干有苔，眼球内陷。上腹膨胀显著，能看见胃型和自左向右移动之胃蠕动波。能听到气过水声，但很稀少。

三、临床经验

（1）幽门是消化道最狭窄的部位，正常直径约 1.5cm，因此容易发生梗阻。临床上因患者长期不能正常进食，并大量呕吐，导致严重的营养不良、低蛋白血症及贫血，并有严重脱水、低钾及碱中毒等水、电解质紊乱。

（2）幽门梗阻分为三型：幽门括约肌反射性痉挛，梗阻为间歇性；幽门梗阻为水肿性，也表现为间歇性；瘢痕性，为持续性，是绝对手术指征。在梗阻的初期，胃襞通过加强蠕动促进排空而代偿性胃壁增厚。

（3）急性幽门梗阻的形成原因：幽门梗阻可因溃疡的局部炎症水肿或幽门括约肌痉挛所引起，亦可由于溃疡在修复过程中形成的瘢痕所致。这两种因素可同时存在，但多以某一种因素为主。

全身病理生理改变：营养障碍，由于摄入食物不能充分消化与吸收，再加之以呕吐，必然导致营养障碍，包括贫血及低蛋白血症等。水和电解质的紊乱，正常成人每天分泌唾液 1500ml，胃液 2500ml，共 4000ml 左右。每升的胃液中平均含氯 140mmol、钠 60mmol、钾 12mmol。当幽门梗阻时，分泌的液体非但不能回吸收，反而因呕吐使电解质大量丢失。水分的丢失首先影响细胞外液，结果使细胞外液的渗透压升高，细胞内水分外移，使细胞内脱水。如继续呕吐，又得不到补充，则可出现循环衰竭。由于呕吐物中尚含有大量电解质，故可出现下列情况。

1）缺钾：由于胃液内的钾含量高于血清钾，故当胃液大量丧失时，钾离子即可大量丢失，加以患者不能进食，从食物中不能获得，肾脏又不断继续排钾，可使钾更加缺乏。在饥饿状态下，体内发生分解代谢，结果使钾由细胞内移至细胞外，此时虽有较重之缺钾，但血清钾可仅稍低于正常，易被误诊。

2）缺钠：胃液内钠的含量虽比血浆低，但如大量呕吐，且又不能经口摄入，亦可引起缺钠。幽门梗阻患者，由于大量呕吐，细胞外液减少，血液浓缩，故血浆钠只轻度降低、亦易被误诊。

3）酸碱平衡的紊乱：正常胃的壁细胞可使水与 CO_2 生成碳酸，后者离解为 H^+ 及 HCO_3^-，H^+ 进入腺管腔和 Cl^- 结合为盐酸（HCl），HCO_3^- 则返回循环。肠黏膜上皮在碱性环境中亦可制造碳酸（H_2CO_3），离解后成 HCO_2^- 和 H^+，前者进入肠液，后者则回至血循环，与血循环内的 $HCO3^-$ 中和；胃液内的 HCl 至肠内又与 HCO_3^- 中和，从而达到酸碱平衡。幽门梗阻时，因大量呕吐，使胃内 HCl 大量丢失，使上述平衡遭到破坏，血内 HCO_3^- 逐渐增加，破坏了（HCO_3^-）/（H_2CO_3）的比值，使血内缓冲碱总量增加，pH 上升，造成代谢性碱中毒。此类碱中毒，多有低氯及低钾，称低氯低钾性碱中毒，为幽门梗阻特有的代谢紊乱。由于血液内钾的缺乏，则在远端肾小管细胞内钾离子也减少，故只有氢离子（H^+）与钠离子相交换，尿排 H^+ 量增多，使尿呈酸性，这种代谢性碱中毒的患者因而有酸性尿的矛盾现象，也是幽门梗阻所特有的现象，说明患者除有低氯性碱中毒外，还有低血钾的存在。

第五节　胃部异位胰腺

异位胰腺又称迷路胰腺或副胰，凡在胰腺本身以外生长的、与正常胰腺组织既无解剖上的联系，又无血管联系的孤立的胰腺组织，均称为异位胰腺，属于一种先天性畸形。约 90% 的异位胰腺位于上消化道，主要是在胃（通常位于距幽门 5cm 以内的大弯侧）、十二指肠、空肠，少见部位有胆总管、十二指肠乳头部、肝、回肠、肠系膜、大网膜、肺、Meckel 憩室、结肠、阑尾、横膈、肺及食管。大多数为单发，多发者少见。如果病情比较轻，一般不出现临床症状，大多是在体检时被发现，如果病情比较重，就会出现肠梗阻、肠套叠、溃疡、消化道出血等症状，临床主要表现为腹胀、腹痛、吐血或便血、排气排便停止等症状，而且有引起癌变的可能。

一、病因

异位胰腺的发生与胚胎发育异常有关。在人胚胎的第 6~7 周时，当背侧和腹侧胰始基随着原肠上段旋转融合过程中，如果有一个或几个胰始基细胞停留在原肠壁内，由于原肠纵行生长可将胰始基带走。背侧胰始基产生的细胞组织，将被带到胃；腹侧胰始基产生者则被带到空肠，成为异位胰腺。如果胰始基伸入胃肠壁、胆系、网膜甚至脾脏，就会在这些器官中出现胰腺组织，也为异位胰腺。

二、临床表现

异位胰腺多无临床表现，可在手术或检查中偶然发现。由于生长于某些特殊位置或发生其他病理变化，可出现以下 6 种临床表现，也称其为六型。

（1）梗阻型：生长于消化道的异位胰腺，可引起所在器官的压迫或狭窄而出现梗阻症状。如位于胃窦部可引起幽门梗阻，位于乏特壶腹部可引起胆道梗阻，位于肠道可引起肠梗阻或肠套叠等。

（2）出血型：异位胰腺易引起消化道出血，其原因可能是异位胰腺周围胃肠道黏膜充血、糜烂，或侵袭胃肠道黏膜血管导致消化道出血。

（3）溃疡型：位于胃肠道的异位胰腺，由于受消化液的刺激，可分泌胰蛋白酶，消化胃、肠黏膜而形成溃疡；位于黏膜下的异位胰腺，可压迫上层黏膜引起黏膜萎缩，然后发生溃疡。

（4）肿瘤型：异位胰腺如位于胃肠道的黏膜下层，可使黏膜局部隆起，位于肌层内则可使胃襞或肠壁增厚，容易被误诊为消化道肿瘤。偶尔异位胰腺组织会发生胰岛素瘤，引起血糖过低，恶性变时则出现胰腺癌的表现。

（5）憩室型：异位胰腺组织可位于胃肠道的先天性憩室内，尤其在美克尔憩室内最为常见，并可出现憩室炎、出血等症状。

（6）隐匿型：由于异位胰腺是先天性发育异常，因此，有些患者可终生无任何症状，或在手术或检查时偶然被发现。

三、胃镜检查

位于胃、十二指肠内的异位胰腺，可行胃镜或胰胆管镜、十二指肠镜、超声胃镜等检查，了解其部位、大小和形态，并同发生于胃、十二指肠内的其他疾病进行鉴别。如能看到胰管开口，就能明确诊断。活检证实为异位胰腺组织时，可以肯定诊断。

典型的异位胰腺中央有特征性的脐样凹陷，难以与脂肪瘤、间质瘤、平滑肌瘤等区别。有学者将其分型：Ⅰ型：单纯隆起型；Ⅱ型：隆起伴开口型；Ⅲ型：半包围型；Ⅳ型：全包围型。

四、治疗

异位胰腺继发病理改变并引起明显症状时，应进行手术治疗，如胃次全切除术、肠切除术、憩室切除术等。病灶较小者可做部分胃襞或肠壁切除，再缝合胃襞或肠管。内镜下内膜剥离术 ESD 从胃、肠壁上单纯剥离异位胰腺组织不作为常规手术术式。如果在其他手术中偶尔发现异位胰腺，且患者在术前也无异位胰腺引起的症状，在不影响原定手术和切除异位胰腺并不困难的情况下，应尽可能同时切除。术中还应做冰冻切片，如有癌变则应扩大切除范围或行根治术。

五、病例报告

（1）患者女性，79岁，因"反复右上腹痛半月"拟"胆囊炎胆道结石"入院。患者平时无反酸、嗳气、胃胀、胃痛、呕血、黑便等症状；入院后查腹部 CT 偶然发现"胃窦部壁增厚"，胃镜示：胃窦大弯侧局部黏膜隆起灶，表面黏膜光滑，中央凹陷（考虑异位胰腺），入院后查血、尿淀粉酶及各项生化指标均正常。术前诊断：胆囊结石，胆囊炎，胃窦占位。行剖腹探查、胆囊切除、胆总管切开取石术，术中探查发现：胃窦大弯侧前壁 4.0cm×4.0cm×3.5cm 的圆形肿块，白色质中等，有韧性，边界清，行胃大部切除术，术中冰冻示："胃窦大弯侧异位腺结节（胰腺异位可能）"。确诊依据：术后石蜡报告示"胃窦大弯侧黏膜下异位腺结节（异位胰腺）"。

（2）患者，女性，59岁。上腹部饱胀、返酸、嗳气2月，恶心、呕吐15日，呕吐为胃内宿食，无畏寒、发热，无进行性消瘦。于当地医院胃镜检查示：食管炎、幽门占位性梗阻，给予保守治疗7日，无好转，来我院就诊。追问病史：40年前有上腹胀痛不适、返酸、嗳气，未予治疗，自行缓解，以后无再次发作。体检：剑突下压痛，无反跳痛，余无阳性体征。实验室检查：血常规及生化常规无异常。入院后行胃镜检查见：胃窦后壁近大弯侧见一黏膜隆起，约3.0cm×3.5cm，表面黏膜尚光滑，胃窦及幽门严重变形，球部不能进入。胃镜行深挖活检，病理示：胃窦慢性浅表性胃炎，局部腺体轻度萎缩。手术已做，术中见胃窦部后壁黏膜下肿块，质地硬，与胰头有黏连，局部黏膜表面可见瘢痕。术后病理如下：胃窦部后壁黏膜下肿块，质地硬，与胰头有黏连。从提供的组织学与胃肌壁间见：①散在不规则腺管，腺管大小不一。②腺上皮呈柱状，极向存在，腺细胞未见明显异型，未见核分裂象。少数腺管结构欠完整，腺上皮呈复层状，细胞疑有轻度异型。③局部可见腺泡结构。

第六节　胃真菌病

真菌在自然界的存在极为广泛，人类的口腔、胃及肠道中也常见。平时通常为一种无害的寄生状态，但在胃黏膜局部血液循环障碍或人体免疫力减退时，真菌可引起胃炎或溃疡，甚至可能有穿孔及窦道形成。

一、病因

能引起胃真菌病的主要菌种为白色念珠菌和曲霉菌，放线菌则较为少见。据报告，胃黏膜的局部血循环障碍或免疫力的减退可能为胃真菌病的发病基础。初期常在胃黏膜上形成一层白喉样的假膜，之后可发展为溃疡，有时可能发生黏膜下层血管的栓塞。所形成溃疡可为单个或多数，有时可能累及整个胃襞，通常不致穿孔。

二、临床表现

无特异性临床表现，表现可似胃炎、胃溃疡或癌肿而难于区分。虽然在呕吐物或者胃内容物中常能发现大量真菌，但因胃真菌病很罕见，而胃内容物中发现真菌机会却甚多，故单纯发现真菌并不能诊断为胃真菌病。

三、检查

活检病理学检查是确诊本病的依据。切片可见假膜存在，镜检可发现菌丝。

四、诊断

临床表现无特异性，排除胃炎、胃溃疡或癌肿后应考虑该病可能。病理学检查可确诊。

五、鉴别诊断

该病需与胃炎、胃溃疡和胃癌等疾病相鉴别。

六、治疗

近年来，抗真菌药物发展很快，胃真菌病的治疗现状已经大大改观。因胃真菌病而导致出血或穿孔者，应考虑急诊手术治疗。治疗原则：应用抗真菌药物以及对症支持治疗。

（1）饮食注意：定时定量进食，少食多餐，进食柔软易消化无刺激的食物。去除病灶，戒烟酒、浓茶等，慎用刺激胃的药物。

（2）药物治疗：

1）抗生素如黄连素、链霉素、庆大霉素以及抗真菌药物，餐前服用，7~14天为一疗程。

2）抑酸剂适用于胃酸正常或偏高的病人，如氢氧化铝、H_2受体拮抗剂（西咪替丁、雷尼替丁、法莫替丁等）、硫糖铝等。

3）质子泵抑制剂如奥美拉唑，早餐前服用，适用于A型萎缩性胃炎病人。

4）止吐药如甲氧氯普胺，餐前、睡前服用。

5）胃肠动力药，适用于腹胀、食物及胆汁反流病人。

6）助消化剂适用于低胃酸、无胃酸或服制酸剂无效的病人，给胃蛋白酶、1%稀盐酸，餐后服用。

7）泼尼松适用于A型慢性萎缩性胃炎病人，每日一次，口服，一个月为一疗程。

8）合并贫血的胃炎应纠正贫血。

七、中国成人念珠菌病诊断与治疗专家共识

念珠菌病（candidiasis）是由各种致病性念珠菌引起的局部或全身感染性疾病。好发于免疫功能低下患者，可侵犯局部皮肤、黏膜以及全身各组织、器官，临床表现多样、轻重不一。近年来，随着肿瘤化疗、器官移植以及糖皮质激素、免疫抑制剂、广谱抗菌药物的广泛应用等危险因素增多，侵袭性念珠菌病（invasive candidiasis）发病率呈明显上升趋势。其中，念珠菌血症是侵袭性念珠菌病最常见的临床类型，常预后不佳。早期诊断和及时治

疗可明显改善侵袭性念珠菌病的预后。

侵袭性念珠菌病是一个由定植、感染到疾病的连续过程，多发生在抗细菌药物使用导致多部位、高强度念珠菌定植，并伴有生理屏障（解剖屏障、功能屏障和微生物屏障）破坏，或伴有严重基础疾病等机体免疫功能低下的患者。

念珠菌定植是发生侵袭性念珠菌病的重要前提，临床有数种方法辅助判断定植和感染。念珠菌定植指数和校正定植指数是指收集痰液(气道分泌物)、尿液、胃液、粪便(直肠拭子)、口咽拭子 5 个部位标本进行念珠菌定量培养，将培养念珠菌阳性数/培养部位总数（定植指数）≥ 0.5 判定为感染可能，为进一步提高其特异性，将定植指数 × 重度定植部位数/总定植部位数≥ 0.4 判定为感染可能。

（1）口咽部念珠菌病：包括急性假膜性念珠菌病（鹅口疮）、念珠菌口角炎、急慢性萎缩性口炎、慢性增生性念珠菌病等临床类型，以鹅口疮最为多见，艾滋病（AIDS）、恶性肿瘤、长期广谱抗细菌药物或糖皮质激素应用等免疫功能低下患者易感，并常伴有消化道以及播散性念珠菌病的可能。

（2）念珠菌食管炎：最常见的症状为吞咽疼痛、吞咽困难，吞咽食物时胸骨后疼痛或烧灼感，还常伴有鹅口疮，恶心、呕吐、食欲减退，体重减轻，而全身毒血症症状相对较轻。内镜检查多见下段食管壁局部黏膜充血水肿，假性白斑或表浅溃疡。念珠菌食管炎是引起食管溃疡的主要原因之一，如不及时治疗可致坏死性食管炎。

八、病例讨论

中年男性反复下肢水肿 1 年半，发现胸腔积液 1 月。

现病史：患者 1 年半前无明显诱因出现双下肢浮肿，入院后查肿瘤标志物均阴性；24 小时尿蛋白定量：6314.0mg（尿量 1400ml）；抗核抗体谱：抗 SS–B/La 阳性，入院后予激素抑制免疫（2014.01.03 起予泼尼松 60mg/ 天口服），2014.01.08 在彩超引导下行肾穿刺活检术，肾穿刺活检病理诊断：符合 II 期膜性肾病。予他克莫司、泼尼松口服。1 月前，患者因反复水肿于 2014.11.28–12.06 在湘雅医院住院，查：肝功能：Alb 18.7g/L, TP 34.6g/L；尿常规：尿蛋白 2+，尿潜血 3+；胸片：右侧胸腔积液，右下肺感染？尿蛋白定量 3.34g；肿瘤标志物：CA125 303.9kU/L；胃镜：胃体病变：息肉（恶变？），慢性非萎缩性（浅表性）胃窦炎。

既往史：既往体健。去年患者因腹痛不适 3 月余于我院消化内科住院，查尿常规：镜检红细胞，560 个 /μl，均一型红细胞 30%，不均一红细胞 70%，尿潜血：3+。

入院查体：T: 36.6℃, P: 96 次 / 分, R: 21 次 / 分, BP: 160/90mmHg, 神志清楚，颜面部浮肿，颊黏膜、上腭及口咽部可见白斑，颈软，呼吸平稳，双下肺叩浊，双肺呼吸音低，未闻及明显干湿性啰音，心率 96 次 / 分，律齐，未闻及病理性杂音，腹软，无压痛、反跳痛，肝脾肋下未及，双下肢中度凹陷性水肿，双侧足背可见地图样的红色皮疹，边缘脱屑，无破溃。

　　辅助检查：甲亢 三项正常；乙肝三对均阴性；抗核抗体、抗 ds-DNA 阴性；他克莫司血药浓度 4.7ng/ml；肝功能：Alb 18.7g/L，TP 34.6g/L；尿常规：尿蛋白 2+，尿潜血 3+；胸片：右侧胸腔积液，右下肺感染？尿蛋白定量 3.34g；肿瘤标志物：CA125 303.9KU/L；胃镜：胃体病变：息肉（恶变？），慢性非萎缩性（浅表性）胃窦炎；2014.12.08 湘雅医院（985816）病检：（胃体）活检组织 2 粒，镜下见黏膜内梭形细胞瘤样增生，结合免疫组化，有血管源性肿瘤可能，由于 Dog-1 阳性，不排除间质瘤可能，HP 阳性，免疫组化结果 CD34（+），CD31（+），Dog-1（+），CD117（-），Actin- 平（±），CK-Pan（-），Ki67（约 5%+）；腹部 + 泌尿系彩超：双肾多发结石（左肾 10 个以下，右肾 10 个以上，左肾较大者 98mm，位于下盏，右肾较大者 16mm×11mm，位于中盏），胆囊壁水肿。2014.12.12-12.18 我院肺部 CT 平扫 + 增强：右侧胸腔积液，右下肺部分膨胀不全；全腹部 CT 平扫 + 增强：胃襞改变：淋巴瘤？间质瘤？Ca？右肾多发结石，左肾小结石，肝脏小囊肿，盆腔积液。入院测随机指血糖 9.2mmol/L。

　　讨论：

　　（1）病情：中年男性，发现下肢水肿一年半，胸腔积液一月，2014.01.03 起予泼尼松 60mg/ 天口服。肾穿：II 期膜性肾病。予他克莫司、泼尼松口服。入院查体：T：36.6℃ P：96 次 / 分 R：21 次 / 分 BP：160/90mmHg，神志清楚，颜面部浮肿，颊黏膜、上腭及口咽部可见白斑。双侧足背可见地图样的红色皮疹，边缘脱屑，无破溃。

　　（2）病检：（胃体）活检组织 2 粒，镜下见黏膜内梭形细胞瘤样增生，结合免疫组化，有血管源性肿瘤可能，由于 Dog-1 阳性，不排除间质瘤可能，Hp 阳性。CT 表现：示胃体大弯侧黏膜显著增粗呈息肉状，边缘较清楚，但略欠规则，与浆膜层之间见薄层水肿带分隔，增强扫描示病变显著强化，强化略欠均匀，黏膜下膜强化稍弱。

　　（3）诊断：双侧足背病变 + 口腔病变 + 胃病变：一元论考虑卡波西肉瘤（Kaposi Sarcoma）。

　　（4）讨论：卡波西肉瘤又名多发性特发性出血性肉瘤，是一种较少见的以梭形细胞增生和血管瘤样结构为特征的恶性肿瘤。根据 KS 的临床表现可分为 4 型：经典型、非洲型、AIDS 相关型、免疫抑制相关型。该例湘雅医院的胃镜病检也比较支持，结合临床应该属于免疫抑制相关型。

　　卡波西肉瘤最常侵犯的是皮肤和胃肠道黏膜，但消化系统最常发生于小肠，发生于胃的非常少见，另外发生于口腔黏膜的也较常见。由于具有嗜血管性生长的特点，血供丰富，常呈紫红色斑块或结节，易出血。增强扫描强化显著。

　　该例胃病变与感染性病变的鉴别要点：弥漫性感染性病变常侵犯范围较广，胃壁出现水肿、增厚，水肿层较明显，黏膜层呈线样，不会出现结节样或息肉样的增粗，而局限性的感染性病变常侵犯胃壁全层，因此黏膜层与黏膜下层、肌层、浆膜层分界不清，相邻的腹膜出现不对称的脂肪绞缠征，而黏膜病变未累及浆膜层是区别肿瘤与炎症的一个要点之一。

　　长期使用免疫抑制剂的患者若发生肿瘤，首先要排除的就是卡波西肉瘤了，当然感染方面首先要考虑的是真菌感染。

　　因患者有免疫低下，胃镜图片上显示胃内壁增生性病变上有大量霉斑，故诊断修正为：胃真菌病。

第十四章
胃食管疾病

第一节　胃食管反流性疾病

　　胃食管反流性疾病（GERD）是一种食管胃动力性疾病，下食管扩约肌（LES）松弛期间，胃内容物反流入食管称胃食管反流（GER）。

　　胃食管存在生理反流和病理性反流两种。生理性反流是由 LES 自发性松弛引起，有利于胃内气体排出，食管会出现推动性蠕动将胃液推进到胃里，正常情况下不造成食管部黏膜损伤。病理性反流是多种因素引起的胃食管抗反流功能不全，所造成的一种病理现象。

　　胃食管反流性疾病是胃和（或）十二指肠内容物反流入食管引起的疾病。常合并食管炎，人群中 10%~20% 有胃食管反流症状，但 X 线内镜检查可无异常发现，可能在相当长时间不被认识。持续发展可导致严重并发症，如：食管狭窄、溃疡、出血及巴瑞特（Barrett）食管，后者为癌期病变。还可能发生食管外的并发症，如酸性喉炎、呼吸道痉挛、肺的损伤等并发症。

一、里昂共识、波尔图共识

　　GERD 诊断方法（包括病史和问卷、PPI 试验、内镜检查和病理活组织检查、食管动态反流检测及食管高分辨率测压 5 个检查），重点阐明阻抗 –pH 值监测和食管高分辨率测压。

　　波尔图共识，首次指出阻抗 –pH 值监测在诊断 GERD 中的重要价值，并就酸、非酸和气体反流的定义达成共识。

二、胃食管阀瓣分级与 GERD

　　胃食管阀瓣（GEFV）的概念最早由 Tocornal 等在 1968 年提出；1987 年，Hill 研究团队通过尸体和活体实验研究从解剖上进一步证实 GEFV 的存在。胃镜检查观察到 His 角在胃腔内的延伸部分呈大皱襞状，位于胃食管连接部下方和贲门上部底侧的阀瓣样肌性黏膜皱襞与食管和胃底黏膜相延续，呈 180° 扁的半环形，当胃内压升高时起到阀瓣作用，防止胃内容物反流入食管。

　　研究发现，GERD 患者 75.65%（87/115）存在不同程度的 GEFV 异常（Ⅱ~Ⅳ级），54.8%（63/115）的患者存在Ⅲ级以上的 GEFV。

LES 由平滑肌组成，位于食管下段由胸腔进入腹腔的横膈水平、胃与食管之间保持一个高压区；LES 抗胃食管反流的功能依靠 LES 压力、LES 位于腹腔内长度、LES 总长度实现，对防止胃内容物反流起主要作用。LES 的基础压（或静息压）为 13~43mmHg，比其上方的食管和（或）其下方的胃压力更高，此压力值随呼吸、体位运动和移动性运动复合波面波动；GERD 患者常见低 LES 静息压或短暂性 LES 松弛。

三、胃食管反流病量表（GerdQ）筛查

患者回忆过去 7 天内出现的症状：

（1）有无烧心和反流症状，如有发作频率按"0d""1d""2~3d""4~7d"分别记为 0 分、1 分、2 分、3 分，最高分为 6 分。

（2）阴性症状（如上腹部疼痛、恶心）发作频率按"0d""1d""2~3d""4~7d"分别记为 3 分、2 分、1 分、0 分，最高分为 6 分。

（3）烧心或反流症状导致夜间睡眠障碍、额外用药，频率按"0d""1d""2~3d""4~7d"分别记为 0 分、1 分、2 分、3 分。

上述 3 种评分之和即为该患者的 GerdQ 评分，≥ 8 分定义为 GERD。

四、GERD 诊疗现状

内镜下有黏膜病变的 RE 患者中男性占多数。研究还发现 NERD 女性患者比例高于 BE 组，女性自觉症状的严重程度和频率亦高于男性，患焦虑的比例大于男性。国外多数研究认为，RE 和 Barret 食管患者较 NERD 更易出现酸反流，而 NERD 患者更易出现弱酸及气体反流，非酸反流两者比较则无差异。

临床发现较多 GERD 患者存在不同程度的抑郁、焦虑等精神心理障碍。对 GERD 的诊断采用"症状（烧心、胸痛、反酸、反食等）+ 内镜检查 +PPI 试验诊断性治症"的思路。

五、GERD 诊断性治疗

PPI 是治疗 GERD 的首选药物。第一代 PPI（奥美拉唑、兰索拉唑、泮托拉唑）的费用较低，但在药物代谢动力学、药效学方面具有一定的局限性，如起效慢、生物利用度低、因依赖 CYP2C19 酶代谢而具有食物、药物、相互作用、疗效个体差异等。兰索拉唑的生物利用度较奥美拉唑高，效果优于奥美拉唑。泮托拉唑与 CYP2C19 酶的结合力较弱，且有 II 相代谢，因此与其他药物的相互作用较少。二代 PPI（雷贝拉唑、埃索美拉唑、艾普拉唑）临床抑酸效果好、起效快，半衰期相对较长，24 小时持续抑酸，夜间酸突破较短，对 CYP2C19 酶依赖小，因而个体差异小。

我国共识指出，单剂量 PPI 治疗无效时可改用双倍剂量，且应分 2 次分别在早餐前和

晚餐前服用中，疗效优于早餐前服用双倍剂量 PPI。错误的给药方案与 PPI 治疗失败有一定关系。

有研究发现，抗酸药联合 PPI 治疗 GERD 的效果显著。铝碳酸镁、铝镁加混悬液兼具和胃酸和保护胃黏膜的作用。需指出的是，PPI 应按照要求在餐前 30~60 分钟服用，抗酸药餐后 1 小时服用，从而避免相互作用，确保药物的疗效。

（1）PPI 抑酸不足的研究：钾离子竞争性酸阻断剂（P-CAB）如伏诺拉生，与耐信对比，24 小时 pH 值监测，第 1 天和第 7 天保持在 4 以上至 7，而耐信最高的 5，第 7 天在 3；反流服耐信等 PPI，停药 6 个月，复发率达 90%，而钾泵停药后复发率低于 90%。

（2）夜间酸突破与 H_2 拮抗剂应用：夜间酸突破（nocturnal acid breakthrough，NAB）是指应用 PP（一般指标准剂量）的患者在夜间（22：00~6：00）胃内 pH < 4.0 且持续超过 60 分钟的现象。

NAB 的发生机制：目前尚不清楚，可能与以下因素有关，① PPI 类药物仅对壁细胞上激活的质子泵产生抑制，对未激活的质子泵则无抑制作用。在夜晚，质子泵处于更新阶段，激活的质子泵数量较白天少，故夜间 PPI 的抑酸作用较白天弱。②由于饮食原因，夜间睡眠时缺少相应的食物刺激，激活的质子泵数量少，故 PPI 的抑酸作用降低。③夜间迷走神经兴奋性高，胃酸分泌增多。④幽门螺杆菌影响胃酸分泌，幽门螺杆菌阴性者较幽门螺杆菌阳性者更易发生 NAB。

NAB 产生的影响：夜间酸突破现象会带来一些负面影响。① NAB 对食管酸相关性疾病的影响食管相关性疾病中，胃食管反流病（GERD）和巴雷特食管（BE）无论是发病率还是治疗等方面都占有特殊的位置，BE 最主要的病因和临床表现都同 GERD。研究提示，食管酸暴露是 GERD 特别是 BE 的重要病因之一，控制 NAB 是治疗 GERD 的措施之一。② NAB 对胃、十二指肠酸相关性疾病的影响，功能性消化不良（FD）、幽门螺杆菌感染、消化性溃疡（PU）和上消化道出血为胃、十二指肠酸相关性疾病中的主要疾病。NAB 对 FD 的影响较小；对 PU，影响 PU 及其临床症状的出现、临床症状的转归、溃疡愈合效果和时间；直接影响幽门螺杆菌根除中抗生素的疗效，幽门螺杆菌根除率、幽门螺杆菌相关性疾病的复发率，直接影响上消化道出血治疗的止血时间、止血率、临床症状的缓解。

NAB 的治疗对策：由于目前还不清楚 NAB 的发生机制，因此临床至今仍没有理想的治疗方法。抑酸治疗仍是临床首选的治疗对策，主要通过加大 PPI 剂量，选择半衰期较长的 PPI，调整 PPI 给药方式，睡前加服 H_2RA，同时患者注意改变饮食习惯等。

1）加大 PPI 给药剂量。NAB 的发生率与 PPI 剂量大小具有相关性，PPI 剂量增加，抑酸效应增强，从而使胃液 pH < 4.0 的时间减少。研究表明埃索美拉唑的抑酸效果呈时间—剂量依赖性。Shimatani 等对比了雷贝拉唑、奥美。

2）选择半衰期较长的新一代 PPI（雷贝拉唑、埃索美拉唑）在不同程度上克服了第 1 代 PPI 的某些缺陷，其抑酸效果好、抑酸作用起效快、昼夜均可维持较高的抑酸水平，个体差异小等。埃索美拉唑是第一个 S 异构体 PPI，首过效应较低，主要以 CYP3A4 酶途径代谢，受 CYP2C19 酶影响小，代谢速率很慢，半衰期延长为 2 小时以上，其生物利用度和血浆浓度均较奥美拉唑高。雷贝拉唑经非酶途径代谢，基本不受 CYP2C19 影响，是部分可逆的 H^+–K^+–ATP 酶抑制剂，结合靶点多，较其他 PPI 作用更快、更持久、抑酸强度更强。

3）调整 PPI 给药方式，NAB 出现的时间与 PPI 的给药方式有关，晨服者一般出现在 22：00~6：00，而早、晚餐前服用则一般发生在 1：00~4：00。PPI 给药时间的不同也对其抑酸作用有明显的影响。例如奥美拉唑（20mg）晨起服用，胃内 pH > 3.0 的时间约为 14 小时，而同样的剂量在夜间服用，达到同样水平的时间只有 9 小时。第 2 代 PPI 虽然较第 1 代 PPI 抑酸作用更快、更持久、强度更强，但临床上单次服用时 NAB 仍有较高的发生率。并且 NAB 和 PPI 的用药次数相关，奥美拉唑每日 2 次比每日 1 次者 NAB 显著减少；同样埃索美拉唑 20mg，同时因为只有在食物刺激下，质子泵被激活时，PPI 才能发挥最大的抑酸作用，因此 PPI 必须在餐前 15~60 分钟服用才能更好地控制胃酸分泌。如果每日 2 次服用，服用时间应在早、晚餐前。

4）PPI 联合 H_2 受体拮抗剂在应用 PPI 的基础上，睡前加服小剂量的 H_2RA，通过与 PPI 抑酸途径不同的 H_2 受体拮抗作用，在不同环节同时抑酸，从而降低 NAB 的发生率。其机理为生理性酸分泌具有 24 小时的固定模式，在夜间呈逐渐上升趋势，午夜达到顶峰。H_2RA 不受肝药酶代谢的影响，半衰期较 PPI 长；而且组胺对胃的夜间基础酸分泌起主要作用，因此 H_2RA 夜间抑酸的作用比白天强。建议 H_2RA 采取间歇性或按需给药方式，以防止长期使用而产生耐药性。

（3）抗抑郁药物治疗的进展：GERD 是指胃内容物反流至食管甚至更高的位置而引发相关临床症状和（或）黏膜损伤和并发症的一类疾病。如果患者精神异常，如焦虑紧张和抑郁等，也会影响 PPI 的治疗效果，因此患者一定要保持良好精神状态，以乐观、平和的心态面对疾病，必要时可以加用少量抗抑郁剂。

以消除或减轻症状为临床处理目标的 GERD 患者约占所有 GERD 人群的 90%。10%~20% 的非糜烂性胃食管反流患者经规范的抑酸剂治疗，如每天两次 PPI 治疗至少 12 周。GERD 症状改善仍然 ≤ 50%，被认为是难治性胃食管反流病（rGERD）。

六、抗抑郁药治疗难治性胃食管反流

抗抑郁药对缓解高敏感食管相关 NERD 症状有确切的疗效，有效率波动在 37.4%~90%。

影响抗抑郁药治疗 rGERD 疗效的因素主要包括抗抑郁药种类和难治性胃食管反流病症状的类型。

（1）小剂量三环类抗抑郁药，如阿米替林、丙米嗪等，对于 PPI 抵抗的难治性胃食管反流病症状改善应答率为 37.4%~57%。

（2）选择性 5- 羟色胺再摄取抑制剂，如西酞普兰、舍曲林、帕罗西汀等比三环类抗抑郁药更有疗效，可通过以下方式作用于 GERD：①食管动力功能与 5- 羟色胺神经递质的信号传导功能密切相关，SSRI 可促进 5- 羟色胺与受体结合，从而促进食管运动，提高酸清除能力，减轻 GERD 患者的反流症状。②SSRI 可通过调节神经递质降低食管机械性和化学性高敏感。③SSRI 的内脏镇痛作用，可能与中枢和外周下行神经元 5- 羟色胺神经递质再摄取抑制有关。

（3）TCA 在改善 GERD 典型症状方面并不优于安慰剂，但能明显改善患者的生命质量，特别是改善患者对 GERD 症状的耐受。

无论是否合并精神心理障碍表现，抗抑郁药均能够改善 rGERD 症状。除非有相关药物禁忌证，抗抑郁药适合几乎所有 rGERD 症状的治疗。

抗抑郁药治疗 rGERD 的安全性顾虑一般来源于药物的药理作用和患者的并发症。鉴于抗抑郁药物涉及的神经递质主要是多巴胺、5- 羟色胺和去甲肾上腺素，不同抗抑郁药通过乙酰胆碱、阿片类受体等不同的受体发挥作用。抗抑郁药的不良反应主要是由于神经递质浓度的快速升高和波动。临床实践中应注意药物的剂量，并对联合使用相同方向调控同种神经递质的不同药物持审慎思维，同时特别注意某些相关的并发症，如垂体高分泌系疾病（垂体瘤、甲状腺功能亢进等）、胆碱能激动或拮抗敏感性疾病（前列腺肥大、快速性心律失常等）。

在抗抑郁药治疗 rGERD 症状，临床实践中影响患者耐受和依从性的主要原因如下：①药物的不良反应，这主要与药物剂量有关，应用小剂量完全有效时应避免较大剂量，同时可以较好地避免不良反应，改善患者依从性。另外，联合应用不同作用机制的抗抑郁药或使用含有拮抗不良反应受体效应的小剂量复合制剂，也有助于减少不良反应的发生。②患者对精神心理问题的病耻感。良好的医患关系，以及注重解释抗抑郁药的外周作用有利于改善患者的认知，提高受病耻感影响患者依从性。除药物本身的安全性外，应用抗抑郁药物治疗 rGERD 时还需特别关注与精神疾病诊治相关的各种法律、法规，如患者有明显的精神心理病因和临床表现，应转至精神病专科就诊或安排会诊。

第二节　咽异感症

中医"梅核气"在西医命名为咽异感症，有两种情况，一种是有器质性病变的，一种是功能性的咽部异物感是咽部的异常感觉，如球塞感、瘙痒感、紧迫感、黏着感、烧灼感、蚁行感、无咽下困难的吞咽梗阻感等。还有部分患者有颈部不适感、紧迫感、自觉呼吸不畅以及咽喉部有物上下移动不定的感觉。

咽部神经支配极为丰富，感觉和运动神经主要来自咽后壁的咽丛，含有迷走神经、舌咽神经、副神经和副交感神经的分支，此外尚有三叉神经第二支、舌咽神经等直接分布于咽部，故咽部感觉极为灵敏。全身许多器官的疾病，也可通过神经的反射和传导作用，使咽部发生异常感觉。故咽部异物感产生的机制较为复杂，致病因素繁多。

工作压力、情绪紧张、睡眠障碍；中年女性常因此而觉咽喉异物感，可能因压力或过度紧张引起咽喉部肌肉紧绷所造成。另因症状无法缓解，担心喉部长肿瘤，长期的心理压力更易加重症状，有一半以上患者经详细检查排除咽喉部肿瘤后症状会减轻，睡眠障碍使咽喉无法得到充分休息，当然会觉得不舒服。

精神因素也可引起本病，如情绪波动及长期过度紧张、疲劳等所引起。此类患者多由生气、着急、抑郁、悲痛、多疑等因素而患病。

一、咽喉科分析

咽异感症：病因复杂，病程顽固，其正确诊断和有效治疗仍是临床面临的一个难题。

有学者对 405 例不同病因所致的咽异感症，分别对其症状进行分析。

（1）咽异感的部位及性质并不相同，如茎突综合征部位恒定，偏于颈部一侧且症状持续，与转颈及头位改变有关。

（2）颈椎疾病多位于颈中线，甲状软骨与环状软骨间。

（3）上消化道疾病多位于胸骨上窝及胸骨后并且与体位、进食、空腹等明显相关。

（4）更年期、自主神经功能紊乱及精神因素引起的咽异感症患者咽异感游走不定，症状时好时坏，与情绪波动、劳累、精神因素等明显相关。

由此可见，咽异感症的伴随症状与病因具有一定的相关性。

二、内科分析

伴随症状并非某一病因所特有，不同病因的伴随症状及咽异感症之间存在相互交叉。

（1）女性更年期综合征、自主神经功能异常、子宫肌瘤等妇科疾病均可出现月经紊乱，表现为经期、经量、色泽的改变，但具有年龄上的差异，更年期综合征患者具有特定的年龄界限，多发生在女性闭经前后 1~5 年；而自主神经功能异常及子宫肌瘤可发生在任何年龄组，无特定年龄期，并可通过女性附件 B 超予以鉴别，子宫肌瘤患者无四肢潮热等症状。

（2）急性心肌梗死等循环系统疾病与自主神经功能异常患者均可出现胸闷、心慌，但心脏彩超、24 小时动态心电图等检查，急性心肌梗死患者可出现器质性心功能异常，自主神经功能异常患者往往无器质性改变。

（3）GERD、LPR、慢性胃炎等患者有时都可以出现上消化道症状，但 GERD 有典型的烧心、反酸等症状，LPR、慢性胃炎患者却无此典型征象，且 LPR 患者比 GERD 治疗维持时间更长。可见，相同的伴随症状病因却不见相同。

（4）86% 左右的阻塞性睡眠呼吸暂停低通气综合征患者可同时伴有咽痛、咽异感，其原因可能为 OSAHS 患者睡眠时由于气道反复发生阻塞，造成胸腔高负压，引起胃食管反流，表现为反流性食管炎及咽炎。通过一系列实验证明，胃、食管反流患者以及更年期综合征患者均存在自主神经功能障碍。

由此可见，临床上对多因素引起的咽异感症患者，如果不做系统检查、彻底治疗，单纯解除某一病因难以使症状完全消失。因此，对久治不愈及疗效不佳的患者除考虑治疗因素，还需进一步考虑是否存在隐匿病因。

三、临床门诊分析

分析有两种原因：① 患者除咽部异物感外，确实无其他伴随症状。② 存在其他症状，但症状轻微患者过分关注咽喉症状而忽视，或被难以忍受的咽异感症所掩盖。由于有时伴随症状比较隐蔽或部分患者仅以咽异感症为唯一症状，或多种病因相互交叉，由此对病因做出诊断比较困难，所以，探索有效诊断咽异感症病因的方法，仍然值得临床医生不断总结、研究与思考。

四、咽异感症的病因

汇总各家意见，主要包括以下几个方面：

（1）胃食管反流性疾病（GERD）：研究表明，GERD 可能是癔球症的主要原因。Julia 等用 24 小时 pH 监测的方法发现癔球症患者即使没有反流症状，大部分患者反流可达食管末段 1/3（距下食管括约肌 5cm 范围内病理性反流可达 100%），且酸反流即使没有达到咽部，也可引起癔球症症状。给予奥美拉唑治疗后，大部分患者症状有所改善。国内筛选有咽部症状的癔球症者行食管镜检查以及症状评估，结果发现反流性食管炎的检出率较高，PPI 治疗后 GERD 和癔球症均有明显改善，认为 GERD 与癔球症相关。本文从消化内科就诊患者研究结果，不能排除与酸相关有关，以及早期 GER。

（2）心理障碍：精神心理因素在功能性胃肠病中引起人们的重视。①脑肠轴是将中枢与神经内分泌、肠神经系统和免疫系统相联系的双向通路，可以解释从肠到脑的信号放大可能改变功能性胃肠病患者的情绪。②发现很多癔球症患者存在精神心理异常。汪涛等给予癔球症患者行 SCL-90 评分，口服帕罗西汀或松弛疗法治疗，结果表明患者存在精神心理异常，本文研究以抑郁焦虑评分，分值有提高，米氮平治疗有效，支持这个说法。

（3）其他：食管运动功能紊乱、食管内脏高敏感、食管异位胃黏膜、甲状腺手术、颈椎骨质增生等，都有不同正反报告结果。

五、结论

咽异感症的伴随症状与病因具有一定的相关性，因此，临床上咽异感症患者经详细询问病史，依据伴随的症状及咽异感的部位、性质，建立咽异感症病因初步筛选指南具有一定的可行性，临床医生可依据患者的表现对病因做出诊断，但受多种因素的影响，以其确诊咽异感症病因还存在许多困难。

六、研究报道

咽异感症 405 例病因分析：分析 405 例迁延不愈的咽异感症患者临床资料。病因如下：

（1）茎突综合征：茎突过长 7 例，茎突向前内倾角小于 20° 2 例，大于 40° 2 例（茎突长度 3.0~4.0cm），左侧 4 例，右侧 5 例，双侧 2 例。11 例异物感位于下颌下颈外侧环状软骨以上区域，扁桃体窝扪及茎突 7 例，下颌角触及茎突 4 例。伴耳胀、咽部刺痛、转颈时明显等症状。手术治疗经口径路 7 例，颈外径路 4 例。

（2）颈椎病变：颈椎 X 线检查表现颈椎前后、左右、旋转移位，椎体关节间轻度错缝、颈椎生理曲度消失，颈椎棘突偏斜。伴颈部酸胀感、头昏，咽异感位于颈中部环状软骨附近，咽喉检查可见颈椎隆起 3 例。治疗方法：中医针灸推拿、牵引、按摩以及口服颈复康，治疗 3~6 个月。

（3）变态反应性咽炎：伴咽痒、干咳或有白色黏痰症状 5 例。咽异感位于颈中部环状软骨附近，咽部检查示悬雍垂及咽后黏膜或淋巴滤泡苍白或淡红、水肿、咽喉水样分泌物黏附。治疗以雷诺考特（布地奈德）喷鼻液喷咽部，2 次 /d，口服氯雷他定（开瑞坦）片 10mg，qd，po，连服 15~30 天。

（4）鼻后滴漏综合征：可伴头痛、鼻塞、喷嚏、流涕、干咳，咽异感位于颈中线，甲状软骨与环状软骨之间。咽部检查咽后壁或咽侧壁脓涕黏，淋巴滤泡散在或融合增生，炎性分泌物沿咽后壁向下流注。鼻腔鼻窦 CT 及鼻内镜检查鼻腔鼻窦或鼻咽部炎性病变。诊断：腺样体炎 3 例，慢性鼻炎 - 鼻窦炎、鼻息肉 17 例，萎缩性鼻炎 2 例，慢性鼻炎 11 例，过敏性鼻炎 6 例。治疗：内镜鼻 - 鼻窦、腺样体手术 21 例，保守治疗 18 例。

（5）阻塞性睡眠呼吸暂停低通气综合征（OSAHS）：伴夜间鼾声、张口呼吸，白天嗜睡、乏力、口干、咽干痛。咽异感位于颈中线，甲状软骨与环状软骨之间。咽部检查咽后黏膜充血、干燥，并可见鼻腔、口咽、鼻咽阻塞性病变，多导睡眠呼吸监测异常。治疗方法：扁桃体切除 1 例，扁桃体切除 + 鼻部手术 1 例，腭咽成型术 4 例，UPPP+ 颏舌肌前移 1 例。

（6）精神创伤：发病前均遭遇明显的精神创伤史，其中夫妻感情破裂 11 例、离婚 3 例、经商亏损 8 例、痛失亲人 2 例、遭遇车祸 2 例、失恋 3 例。伴睡眠障碍 21 例，多梦 23 例。全身和局部检查无任何病变。咽异感症与生活事件有明确的因果关系，详细问诊能发现明显的负性生活事件。咽异感部位游走不定，症状时好时坏。采用心理宽慰疗法，解除精神创伤，17 例口服黛力新 20mg，po，2 次 /d（早、午饭后各 1 次），维持量隔日 1 片，治疗 1~3 月。

（7）恐癌型：患者家属、邻居等近亲中患有各种头颈恶性肿瘤，近亲患扁桃体癌 1 例、喉癌 5 例、食管癌 8 例、鼻咽癌 2 例。咽异感症状持续，部位游走不定，基本与近亲患癌部位一致，全身和局部检查无任何病变。伴睡眠障碍 9 例，多梦 13 例。行电子鼻咽镜、喉镜检查。对照本人、正常与肿瘤图片对患者进行讲解并解释各种肿瘤的症状如声音嘶哑、进食受阻等，解除患者疑癌心理。7 例口服黛力新，治疗 7 天 ~2 个月。

（8）抑郁焦虑型（也称精神萎靡型或情感淡漠型）：患者具有明显的疑病及躯体化、焦虑倾向，精神萎靡、情绪低落，并有内向性、神经质、易怒等人格特征，多数伴睡眠障碍。无明显的负性生活事件，症状时好时坏，部位游走不定，与情绪相关。全身和局部检查无任何病变。21 例有家族精神病史，79 例伴睡眠障碍（39 例表现入睡困难，40 例表现早醒），74 例夜间多恶梦。83 例进行《症状自评量表》（SCL290）、《汉密顿抑郁量表》（HAMD）、《汉密顿焦虑量表》（HAMA）评分[DD]，结果焦虑症状 54 例，抑郁症状 69 例。咽喉体征：咽喉黏膜苍白，有或无散在或融合淋巴滤泡增生。治疗给予黛力新，20mg，po，2 次 /d（早、午饭后各 1 次）；多塞平 25mg，1 次 /d（晚睡前 30min 服），维持 3 个月，维持量隔日晨服 1 片，治疗时间 4~15 个月。

（9）更年期综合征：37 例女性血清卵泡刺激素（FSH）、黄体生成素（LH2）测定均高于正常值 2 倍以上。4 例男性外周静脉血测定睾酮（TEST）< 8.4，1 例处于正常水平，5 例男性采用男子更年期综合征 10 个问卷调查，均有性欲减退、忧伤或易怒等 7 项以上症状。咽异感症同时伴有不同程度的自主神经功能紊乱、咽灼热感、抑郁、乏力、失眠、潮热、心慌、易怒、自汗、腰膝酸软。症状时好时坏，部位具有游走性，与精神、体力明显相关，劳累、熬夜、精神抑郁时症状加重。治疗：给予心理疏导，同时口服谷维素 20mg，tid，po；前 2 周内酌情加用地西泮 5mg，qn，po，女性同时服用更年康 4s，bid，po，13 例口服尼尔雌醇片 2mg，半个月口服 1 片。4 例男性结合绒毛膜促性腺激素测定及睾丸情况采用小剂量睾酮补充。治疗 3~6 个月。

（10）自主神经功能紊乱：直立试验检查阳性 15 例，心电图间期变动系数检查阳性 6 例。无确切致病的心理和精神因素，除咽异感外，常伴自主神经功能紊乱症状，如心慌、胸闷、自汗、潮热、月经（经量、时间）不规则、失眠、多梦、倦怠感、咽部灼热。症状时好时坏，部位具有游走性，与精神、体力有明显关系，劳累、熬夜后、有精神负担时症状加重。治疗：给予谷维素 20mg，tid，po；多塞平 25mg，qn，po。治疗 1~3 个月。

（11）妇科疾病：伴月经紊乱，表现为经量增多或减少，经期延长等。经 B 超检查及诊断性刮宫，诊断为功血 1 例，子宫肌瘤 2 例。

（12）甲状腺病变：可伴性格改变、易怒、月经紊乱、心慌、失眠、多梦、突眼等症状，血清 T3、T4+TSH 异常，甲状腺 B 超提示甲状腺病变。咽异感时好时坏，部位游走不定。诊断甲状腺功能亢进 2 例，甲减 1 例。治疗：内分泌科定期治疗复查。

（13）胃食管反流性疾病（GERD）：伴典型嗳气、烧心、胸骨后疼痛等消化道症状。咽异感症状时好时坏，部位恒定，位于胸骨上窝，平卧位时加重，直立位时减轻，夜间常常因咽部不适难以入睡。部分患者咽异感进食后好转，餐后 2~3 小时加重。胃镜检查提示糜烂性食管炎，24 小时动态 pH < 4。喉部检查杓区及黏膜充血或苍白水肿，14 例双侧声带慢性充血有渗液。胃镜检查食管下段炎症、糜烂 27 例，胃溃疡 3 例，十二指肠球部溃疡 1 例，慢性胆汁反流性胃炎 11 例。以吗丁啉 10mg，tid，po、洛赛克 20mg，qd，po 治疗 3~9 个月。

（14）咽喉（或胃-咽）反流（LRP）：86 例既往有上消化道疾病治疗史。无烧心、胸骨后疼痛、胃部灼热等消化道症状，咽异感症状时好时坏，部位恒定，位于胸骨上窝，直立位时加重，平卧位时减轻。胃镜检查食管下段无异常，24 小时动态 pH ≥ 4。胃镜检查无食管下段黏膜糜烂及炎症，慢性浅表性胃炎 857 例，慢性胃窦炎 18 例，慢性胆汁反流性胃炎 22 例。喉部体征：41 例杓间区黏膜红斑，51 例杓区及黏膜水肿，声带慢性充血渗出 24 例。食管钡剂造影：食管裂孔疝 2 例，食管运动紊乱 21 例。给予洛赛克 20mg，bid，po；吗丁啉 10mg，tid，po；多虑平 25mg，qn，po，治疗 6~12 个月。

（15）慢性胃炎：可有空腹时胃部不适，胃部灼热感。咽异感症状时好时坏，部位恒定，位于胸骨上窝，于餐后 2~3 小时（空腹）加重，饱餐后减轻。胃镜检查示无食管炎，24 小时动态 pH ≥ 4，诊断慢性浅表性胃炎或胃窦炎 14 例，萎缩性胃炎 2 例，慢性胆汁反流性胃炎 11 例。咽部检查黏膜慢性充血，可有或无淋巴滤泡增生。治疗：胃炎合剂 10ml，tid，po，达喜（铝碳酸镁）片，2 片 / 次，3 次 /d，思密达 1 包，tid，po（餐后）。治疗时间 1~3 个月。

（16）循环系统问题：动态心电图及心彩超等检查可见心功能异常。咽异感症同时伴胸闷、心慌，但无其他自主神经功能紊乱症状。1 例急性心肌梗死患者，心超提示：左心功能不全，EKG：ST-T 抬高倒置。2 例窦性心动过缓，HR 分别为 48、50 次 /min，阿托品试验治疗。

结果：405 例咽异感患者中，232 例次部位恒定，173 例次部位游走不定；201 例伴失眠多梦，71 例伴月经紊乱，97 例伴胸闷心慌，129 例伴上消化道疾病。痊愈 270 例（66.67%），有效 101 例（24.94%），无效 34 例（8.39%），有效率 91.60%。

结论：临床上依据咽异感症的伴随症状及部位做出初步诊断具有一定的可行性，但由不同病因引发的伴随症状之间存在交叉性，抑或多种病因混合存在，因此，明确诊断咽异感症病因仍有其局限性。

第三节　食管胃静脉曲张

急性消化道出血是消化系统疾病中常见的并发症，其中肝硬变失代偿导致的食管或胃底静脉曲张破裂出血，严重时常危及生命。

　　肝硬变患者门静脉压力增高是引起食管、胃底静脉曲张的主要原因。食管静脉曲张是门静脉高压症引起的并发症。导致门静脉压力增高的疾病有肝内和肝外两大类。

　　在成人，病毒性肝炎性肝硬化是引起门静脉高压症的首要因素。而儿童则相反，许多文献报道门静脉阻塞是造成儿童门静脉高压症的主要原因。

一、门静脉高压

　　肝硬化时，由于肝纤维化和假小叶的形成，压迫肝内小静脉及肝窦，使血管扭曲、闭塞，肝内血液循环障碍，门静脉回流受阻，是门静脉压升高最主要的原因。同时，门静脉血中去甲肾上腺素、5-羟色胺、血管紧张素等活性物质增加，作用于门静脉肝内小分支和小叶后小静脉壁，使其呈持续性收缩状态。

二、食管胃静脉曲张形成的自然过程

　　曲张静脉的发生是指门静脉压力增高伴有侧支循环形成，使门静脉血能流入体循环。自发性分流发生于：①贲门处的胃-食管静脉吻合。②肛管处，属于门静脉的上痔静脉与属于腔静脉系统的中、下痔静脉吻合。③肝镰状韧带，通过脐旁静脉的吻合支。④在腹壁和腹膜后组织从肝到横膈，经脾肾韧带、网膜和腰静脉的吻合支。⑤从横膈、胃、胰、脾和肾上腺，回流入左肾静脉。

　　许多证据提示静脉曲张随时间的延长而增大，Christensen 等报道 532 例肝硬化患者，12 年内曲张静脉的累积发生率从 12% 增加到 90%。Cales 和 Pascal 在 80 例随访 16 月的患者中，发现 20% 为新出现的曲张静脉，42% 轻度曲张静脉明显加大。Czaja 等研究发现：在慢性活动性肝炎患者中，5 年内静脉曲张的阳性率由 8% 增至 13%。

　　静脉曲张发生的两个重要因素是：连续的肝脏损伤和门-体分流程度严重性。Baker 等随访 112 例酒精性肝病静脉曲张患者，发现 22 例戒酒者，9 例曲张静脉消失，7 例缩小，6 例无变化。Dagradi 也证实这一点，对酒精性肝硬化患者随访 3 年，15 例戒酒后有 12 例曲张静脉减小，17 例继续饮酒者曲张静脉增大。

三、胃静脉曲张的 Sarin 分型

　　（1）胃食管静脉曲张：胃食管静脉曲张 I 型（GOV-1）：EV 延胃小弯延伸至胃食管连接处以下 2~5cm，胃食管静脉曲张 II 型（GOV-2）：EV 经胃食管连接处延伸至胃底，迂曲结节状。

　　（2）孤立性胃静脉曲张：孤立性胃静脉曲张 I 型（IGv-1）：无 EV，位于胃底门下数厘米，迂曲结节样，孤立性胃静脉曲张 II 型（IGV-2）：无 EV，位于胃内任何部位，如胃窦、幽门。

四、胃静脉曲张血流动力学

全门静脉高压多由肝硬化引起，2条主要的侧支循环通路：胃左、胃右静脉→奇静脉→上腔静脉（EV、GOV-1）→脾静脉→胃短静脉，部分性门静脉高压（左侧门静脉高压），常见于胰腺炎、胰腺假性囊肿或肿瘤引起的脾静脉栓塞，脾切或脾A栓塞治疗有效。

五、临床表现

20%门静脉高压病人有胃静脉曲张，多数为常规内镜或首次出血行内镜检查时发现，肝性脑病的发生率在胃静脉曲张病人中较食管静脉曲张高（25%vs），这是由于胃静脉曲张病人多数合并自发性胃肾短路（GRS）。

六、预防首次出血

资料表明，经验性给予 β – 受体阻滞剂预防 GV 首次出血是合理的。

对于有高出血危险性的胃静脉曲张病人，给予积极、彻底的治疗处理。

七、急性出血的治疗

（1）药物治疗：长抑素、血管加压素治疗急性胃静脉曲张出血。

1）受体阻滞剂及长效硝酸盐类有降低再出血率。

2）抗生素：急性出血后2天内，20%肝硬化病人可出现细菌感染，一项 Meta 分析表明，急性出血后预防性给予抗生素可显著降低感染率，短期改善预后。

（2）气囊压迫：三腔二囊管压迫，对控制胃底静脉出血效果不理想，控制急性胃底静脉出血的有效率为50%，但其中20%会再出血仅作为其他治疗无效时的暂时止血用，为其他有效治疗赢得时间。

（3）内镜治疗：内镜下硬化剂注射(EVS)，内镜下闭塞/内镜下组织黏合剂注射（EVO），内镜下套扎（EVL），内镜下套扎联合硬化剂注射（EVL+EVS）。

（4）放射介入治疗 TIPS：英国胃肠病学会的关于肝硬化静脉曲张出血的治疗指南建议，TIPS 或分流手术仅作为急性 GV 出血的二线治疗，只用于标准内镜治疗失败时急性出血期 TIPS，TIPS 只作为急性 GV 出血时 EVO 失败的二线补救治疗，TIPS 可控制90%~100%的急性难治性 GV 出血，1年内再出血率为10%~30%。

（5）球囊导管下逆行静脉闭塞术（BRTO）：适用于有 GRS 者，球囊导管下内镜下硬化剂注射（BO-EIS），适用于有或无 GRS 者。

（6）手术治疗（门体分流术）：对胃静脉曲张，特别是有 GRS 的 GV 患者，其有效性尚不清楚。英国胃肠病学会建议：分流手术仅作为预防 GV 再出血的 TIPS 替代治疗，或急性难治性 GV 出血的二线治疗。

八、研究报道

（1）硝苯地平联合泮托拉唑治疗肝硬化合并食管胃静脉曲张破裂出血，给予泮托拉唑治疗，将 40mg 泮托拉唑 +100ml 生理盐水给予患者静脉滴注，一天 2 次，持续治疗 5~7 天。研究组联合硝苯地平治疗，舌下含服 10mg 的硝苯地平片。

药物治疗是目前肝硬化合并 EGVB（食管胃静脉曲张破裂出血）的主要保守疗法。

硝苯地平为钙通道阻滞剂的代表药物，可阻滞肝纤维隔内钙通道减少钙离子所致的兴奋 - 收缩偶联，引起成纤维细胞松弛降低肝内阻力，从而降低门静脉压力。

结论：硝苯地平联合泮托拉唑治疗肝硬化合并 EGVB（食管胃静脉曲张破裂出血）患者的临床疗效确切，能降低血清 ACE（血清血管紧张素转换酶）及 NO（一氧化氮）表达水平，调节胃肠激素分泌，改善肝功能。

（2）非选择性 β 受体阻滞剂（NSBB）在肝硬化并食管胃静脉曲张中的使用与争议：目前治疗肝硬化食管胃静脉曲张已取得显著进步。NSBB 仍是静脉曲张一二级预防治疗的基石，其中卡维地洛似乎比其他 NSBB 降低门静脉压力效果更佳，但尚不能确定其在预防再出血及降低病死率是否优于传统 NSBB，且慎用于难治性腹水患者。在肝硬化并轻度腹水患者中使用 NSBB 不会增加病死率。肝硬化并自发性腹膜炎患者服用低剂量 NSBB 可降低病死率。

（3）孤立性胃静脉曲张的病因和临床特征：孤立性胃静脉曲张（IGV）是指仅有胃静脉曲张，不伴有食管静脉曲张属于 Sarin 分类中的 IGV 型，发生率为 5%~12%，其破裂出血后果严重，死亡率高。

IGV 是各种原因引起的门静脉高压症导致的胃侧支循环建立的病理表现，其发生机制与门 - 腔静脉间侧支循环特点有关。IGV 以胃后静脉和（或）胃短静脉为主要血供，且多合并胃 - 肾和（或）脾 - 胃分流。肝硬化门静脉高压时，门静脉主要通过冠状静脉流入胃底静脉丛或由于存在胃 - 肾分流道，门静脉血通过胃短或胃后静脉流入胃底静脉丛；左侧门静脉高压症亦称为区域性或局限性门静脉高压症，是各种原因所致脾静脉受压、阻塞引起脾胃区压升高，而肝内和门静脉主干无异常的肝外型门静脉高压症，由于脾静脉梗阻，脾脏血流逆行到胃短静脉、胃底静脉丛，经胃冠状静脉流入门静脉所致。以上两种途径是形成 IGV 的病理基础。

曲张静脉破裂出血是 IGV 患者就诊的主要症状，本研究显示破裂出血发生率 67.7%。

胃镜是诊断胃静脉曲张扩重要手段，可直接观察胃底黏膜有无静脉曲张、黏膜色泽及有无出血，还能了解静脉曲张程度、范围及有无近期出血风险等。IGV 一旦出血较难控制，甚至危及生命，治疗比较困难，目前尚未达成统一意见。

（4）门静脉高压食管胃静脉曲张出血的治疗进展：门静脉系统压力 ≥ 12mmHg 是形

成食管胃底静脉曲张的基础，而食管胃静脉曲张出血（EGVB）是硬化的主要并发症和致死因素。

目前主要采用药物〔包括非选择性 β 受体阻滞（NSBB）、生长抑素等内镜下（内镜下套扎治疗、食管曲张静脉硬化剂射等）介入及外科手术〕等方法治疗和预防肝硬化 EGVB。

临床上常用的 NSBB 为普萘洛尔，其通过竞争 β 受体抑制内脏血管的舒张，减少心排血量和门静脉血流，通过降低门静脉压力，减少曲张静脉的出血率。研究表明，NSBB 不能逆转已经曲张的静脉，但可以预防正常静脉发展为曲张静脉，并降低曲张静脉的出血率。近年来，卡维地洛也用于 EGVB 的治疗和预防。卡维地洛是一种非心脏选择性血管舒张 β 受体阻滞剂，同时也有一定的抗 α1 肾上腺素能作用。

生长抑素在控制静脉曲张出血方面的作用效果与精氨酸加压素（AVP）相似，但无器官缺血等不良反应，安全性高于 AVP，但生长抑素的治疗效果并不优于特利加压素，且两者合用无增益效应。

第四节　食管贲门黏膜撕裂症

食管贲门黏膜撕裂症是指因频繁剧烈呕吐，或因腹内压骤然增加的其他情况（如剧烈咳嗽、举重、用力排便等），导致食管下部和（或）食管贲门连接处或胃黏膜撕裂而引起以上消化道出血为主的症候群。

一、发病原因

腹内压力或胃内压力骤然升高是产生本病的最基本原因。Atkinson 等用空气膨胀尸体的胃证明，当胃内压力达到 13.3~20.0kPa（100~150mmHg）时便可致成黏膜撕裂。胃内压力增高的最主要原因是剧烈干呕和呕吐。1981 年《中华内科杂志》陈氏报道了北京地区 17 例全部与干呕和呕吐有关。Weaver 等复习了 1964~1968 年在英文文献中发表的 108 例，发现呕吐引起撕裂有 98 例，占 90.7%。Atkinson 等在健康成年人身上试验，呕吐时胃内压力可升至 16.0~21.2kPa（120~160mmHg），压力的高峰甚至可达 26.6kPa（200mmHg），而胸内的食管内压一般仅 6.6kPa（50mmHg）。在饱餐后充满食物的胃一般不能再耐受压力的升高、医源性干呕和呕吐、妊娠呕吐、食管炎、急性胃肠炎、活动性消化性溃疡、急性胆囊炎、急性胰腺炎、放置胃管、内镜检查、糖尿病酸中毒、尿毒症等都是引起剧烈呕吐的原因。但剧烈的干呕和呕吐并非唯一的原因，引起胃内压力增加的任何情况均能导致黏膜撕裂。包括：剧烈咳嗽、用力排便、举重、分娩、麻醉期间的严重呃逆、胸外按摩、喘息状态、癫痫发作、腹部钝性挫伤等。某些腹内疾病，如食管裂孔疝、消化性溃疡、胃炎、食管炎、肝硬化等往往与 Mallory-Weiss 综合征同时存在，这些疾病可能在其发病上起着促进作用，其中以食管裂孔疝最受重视。Atkinson 认为在伴有食管裂孔疝的情况下，呕吐时胃食管交界处的压力大大增加，这可能是食管裂孔疝促成撕裂的主要原因。食管裂孔疝不但是 Mallory-Weiss 撕裂发生的诱因，而且还可以影响呕吐时产生黏膜裂伤的部位。Watts 指出，安静时有食管裂孔疝的病人，撕裂多位于胃贲门部，在不伴有裂孔疝的病人，撕裂多位于食管的远端，平时无裂孔疝而在呕吐时产生一过性裂孔疝的病人，撕裂则骑跨于食管与胃交界处。

二、发病机制

主要病理所见为食管与胃交界处和食管远端黏膜和黏膜下层的纵行撕裂。裂伤多为单发，但也可多发，裂伤一般长 3~20mm，宽 2~3mm。基底部为血凝块和黄色坏死组织所覆盖，边缘清楚，黏膜轻度水肿。显微镜下呈急性炎性溃疡，并穿透黏膜。溃疡一般不超过黏膜下层，亦偶可深达肌层。溃疡内含有血液和纤维脓性渗出物，其基底呈急性炎症并有水肿。通常在周围的黏膜下层可见到扩张的薄壁血管网。

三、辅助检查

（1）X 线气钡双重造影：可见不规则充盈缺损，有时钡剂位于溃疡龛影内，有时可看到出血灶附近的钡剂位于溃疡龛影内，有时可看到出血灶附近的钡剂充盈缺损区。

（2）内镜检查：发病后 24~48 小时行急诊内镜，可见食管和胃的交界处、食管远端黏膜下层纵行撕裂，多为单发，也可有多发，病变轻者仅见一条出血性裂痕，周围黏膜炎症反应不明显，病变重者，裂痕局部常覆盖凝血块，边缘可有新鲜出血，周围黏膜充血水肿。

（3）选择性腹腔动脉造影：可检出速度为每分钟 0.5ml 的出血，可见造影剂自食管和胃的交界处溢出，沿食管上或下流动，可显示食管黏膜的轮廓，适用于钡餐、内镜检查阴性的患者。

四、诊断

诊断依据：

（1）有导致腹内压增高的诱因和明显病史。

（2）频繁呕吐，继之呕血的临床表现。

（3）X 线气钡双重造影、选择性腹腔动脉造影和纤维内镜检查有确诊价值。

五、鉴别诊断

需与自发性食管破裂、消化性溃疡、糜烂性出血性胃炎、食管胃底静脉曲张破裂等引起的上消化道出血相鉴别。

六、治疗原则

一般采用内科保守治疗，但对撕裂血管的活动性出血的患者疗效差，甚至因不能及时止血而导致失血性休克。外科手术风险高，创伤大，恢复慢。内镜下止血直观，效果显著，方法简便，无不良反应及并发症，因而应用日益广泛。对少许渗血的患者，局部药物喷洒即达止血效果；对活动性出血的患者，通过金属钛夹对病变及周围组织的钳夹，阻断血流，达到止血目的，2周左右金属钛夹自行脱落，经消化道排出。对大出血而内镜治疗失败者可急诊手术治疗。

七、临床护理

食管贲门黏膜撕裂综合征的患者，容易出现上消化道出血，在针对病因治疗的基础之上，要进行有效的临床护理。出现出血的患者需要采取平卧位，并将下肢抬高，头侧位，以免大量呕血时，血液反流而引起窒息。必要时需要吸氧，禁食。少量出血可以适当进流质饮食。要加强护理，可以记录血压，脉搏出血量，以及每小时的尿量，保持静脉通路，必要时可以进行中心静脉压的测定和心电图监护。另外要注意患者的心理疏导，避免过度紧张。

八、研究报道

（1）食管贲门黏膜撕裂综合征是一种自限性疾病，多数患者其出血可自行停止，保守处理只需要卧床休息、维持血容量等，不需要特殊处理。如果有活动性出血或者血压不稳定者，要给予患者补液，必要时还要给予输血等抗休克治疗。当内科保守治疗无效时，需要采用急救措施，经内镜介入栓塞等微创手段止血。但当内镜介入栓塞等止血治疗无效，或者效果不好持续出血时，考虑外科手术治疗方法。

（2）内镜下注射＋金属钛夹治疗，比单纯行内镜下金属钛夹治疗效果好。

（3）急诊内镜检查，可以局部喷涂去甲肾上腺素冰盐水，也可以局部注射止血药物，另外金属钛夹夹闭也可以起到很好的效果。如果保守以及内镜下治疗效果欠佳，还可以考虑行介入下动脉栓塞出血。

第十五章
中医脾胃病

第一节　脾胃学说与舌苔研究

脾胃学说最早可追溯到《黄帝内经》《难经》。其中对脾胃的位置，性质，功能，分工及联系多有论述，历代医家均有论述，如汉张仲景提出，"四季脾旺不受邪"；唐孙思邈认为五脏不足，调于胃。金元以后脾胃学说得以迅速发展。金李东垣认为"脾胃内伤，百病由生"，强调了脾胃生发的重要性，由阴虚火旺提出了"甘温除热"的疗法，其代表作《脾胃论》更是成为脾胃学说的经典之作。明清时期，强调"补火生土"，叶天士提出重视胃阴等等。此时，脾胃学说已由单一模式发展到了多元模式，注重各脏腑之间的联系，逐渐日臻完善。

一、脾胃

中医认为，脾胃五行属土，属于中焦，同为"气血生化之源"，共同承担着化生气血的重任，是后天之本。

祖国医学认为，脾胃是人体十分重要的腑，共营受纳与运化的功能，胃主受纳水谷，有"水谷之海"之称，是津液、宗气、糟粕所出之处，是气血的根源，又称"气血之海"；有津液气血才能灌溉五脏六腑而生荣卫，故又称"十二经之海""五脏六腑之海"；但水谷入胃，其精微之气全靠脾的运化，故胃腑同属于脾脏。

二、中医脾理论

（1）主运化运，即转运输送；化，即消化吸收。脾主运化，是指脾具有把水谷（饮食物）化为精微，并将精微物质转输至全身的生理功能。脾的运化功能，可分为运化水谷和运化水液两个方面。

1）运化水谷，即是对食物的消化和吸收。实际上是在胃和小肠内进行的。但是，必须依赖于脾的运化功能，才能将水谷化为精微。同样，也有赖于脾的转输和散精功能，才能把水谷精微"灌溉四旁"和布散至全身。

2）运化水液，是指对水液的吸收、转输和布散作用，是脾主运化的一个组成部分。饮食物中营养物质的吸收，多属于液态状物质，所谓运化水液的功能，即是对被吸收的水谷精微中多余水分，能及时地转输至肺和肾，通过肺、肾的气化功能，化为汗和尿排出体外。

3）运化水谷和水液，是脾主运化功能的两个方面，二者可分而不可离。脾的运化功能，不仅是脾的主要生理功能，而且对于整个人体的生命活动，至关重要，故称脾胃为"后天之本"，气血生化之源。

（2）主升清脾的运化功能，是以升清为主。所谓"升清"的升，是指脾气的运动特点，以上升为主，故又说"脾气主升"。"清"，是指水谷精微等营养物质。"升清"，即是指水谷精微等营养物质的吸收和上输于心、肺、头目，通过心肺的作用化生气血，以营养全身。故说"脾以升为健"。

脾的升清，是和胃的降浊相对而言，也就是升清和降浊相对而言，协调平衡是维持人体内脏相对恒定于一定位置的重要因素。

（3）主统血，即是脾有统摄血液在经脉之中流行，防止逸出脉外的功能。脾统血的主要机制，实际上是气的固摄作用。

三、中医胃理论

胃，又称胃脘，分上、中、下三部。胃的上部称上脘，包括贲门；胃的中部称中脘，即胃体的部位；胃的下部称下脘，包括幽门。

胃的主要生理功能是受纳与腐熟水谷，胃以降为和。

（1）主受纳：受纳，是接受和容纳的意思。腐熟，是食物经过胃的初步消化，故称胃为"太仓""水谷之海"，故又称胃为"水谷气血之海"。如《灵枢·玉版》说："人之所受气者，谷也；谷之所注者，胃也；胃者，水谷气血之海也。"容纳于胃中的水谷，经过胃的腐熟后，下传于小肠，其精微经脾之运化而营养全身。所以，胃虽有受纳与腐熟水谷的功能，但必须和脾的运化功能配合，才能使水谷化为精微，以化生气血津液，供养全身。《景岳全书·杂证谟·脾胃》说："凡欲察病者，必须先察胃气；凡欲治病者，必须常顾胃气。胃气无损，诸可无虑"。

（2）主通降：胃为"水谷之海"，食物入胃，经胃的腐熟后，必须下行入小肠，进一步消化吸收，所以说胃主通降，以降为和。胃的通降作用，还包括小肠将食物残渣下输于大肠，及大肠传化糟粕的功能在内。

胃的通降是降浊，胃失通降，不仅可以影响食欲，而且因浊气在上而发生口臭、脘腹胀闷或疼痛，以及大便秘结等症状。若胃气不仅失于通降，进而形成胃气上逆，则可出现嗳气酸腐、恶心、呕吐、呃逆等症。

四、中医舌苔辨证胃病

中医所谓胃病，实际上是许多病的统称。有相似的症状，如上腹脘部不适、疼痛、饱胀、嗳气、返酸，甚至恶心、呕吐等。临床上常见的胃病有急性胃炎、慢性胃炎、胃溃疡、十二指肠溃疡、胃十二指肠复合溃疡、胃息肉、胃结石及胃的良恶性肿瘤，还有胃黏膜脱垂症、急性胃扩张、幽门梗阻等。此外，有些邻近脏器的疾病也可引起"胃病"的表现，如胆囊炎、胆石症、慢性肝炎、肝硬化等，一般来说，临床上所说的胃病是对病在胃、表现在胃部的疾病的泛称。

胃病的常见舌象：

（1）薄白苔：病初起，病轻浅，胃气未伤舌苔由薄变厚，颜色由白渐有点黄色，舌边舌尖由淡红变红，而且舌边有齿印，病情加重，提示消化不良、胃肠积滞有宿食等。

（2）舌苔由白变黄，舌边尖红有热象，舌苔由黄变棕，或者由棕变黑，而且干燥少津，舌边尖变深红热盛，多伴大便干结。

（3）舌苔白厚腻，舌表面有一层白黏液痰湿舌苔黄厚腻，舌边尖红痰热。

（4）舌边尖红绛色，甚至变紫色痰浊血淤，舌红无苔，舌面光滑如镜。胃阴虚，舌苔光剥，舌质淡－气阴两虚。

根据以上不同的舌象表现，再结合闻、问、切等其他诊断手法，中医就可做出综合分析，进行个体化的辨证施治。

有中医认为，如果一个人常年舌苔很厚，而且有口气，一般说明胃有点小问题。如果目前没有其他不舒服的感觉，可先从饮食起居调养入手。保持生活规律，情态舒畅愉快，吃容易消化的食物，多吃蔬菜、水果，少吃肥腻、油炸食物，最好不喝酒、不吸烟。经过一段时间的调养异常舌苔和口气有望自愈。

舌苔发黑、黏腻：如果仅见这种异常舌苔而舌边尖呈正常的淡红色，且无其他明显不适，有时属于"染色"现象。患者可能食用了某些着色食物，或服用了某些药物。比如服"丽珠得乐"，即可出现黑苔，而且大便亦发黑；服用抗生素，有时亦可出现黑苔，以上情况多不属病态，不必紧张。但平时胃病较重的患者观察到黑苔就要警惕，如果舌边尖呈深红色，甚至发青发紫，说明病情加重，应及时检查。

舌苔花剥：有的人舌面上的舌苔出现不规则的一块块地图样改变，有的地方有薄苔，有的地方光滑无苔，这叫"地图舌"。此类舌象者如无任何不适感觉，多属生理性改变，不需治疗。如果长期有胃病或其他慢性病，以前从未见这样的舌象，出现地图舌则多属阴虚表现，在治疗原发病，需配合药物治疗。

舌边有齿印的，身躯肥大，舌体也胖大：舌边有齿印、舌苔薄白，如无明显不感，亦属生理性的，不需治疗。如在重病后出现裂纹舌，舌红无苔，且有不适感亦属阴虚，需配合药物治疗。中医理论认为"胖人多痰湿"，胖人的脾胃运化功能相对不足，食物的消化吸收易出现障碍。这些人要少吃油腻不易消化的食物，多吃蔬菜、水果和清淡食物，适当运动。如果舌苔白厚腻，舌边有齿印，不欲饮食，腹胀满，便溏薄，则属痰湿过盛，在进清淡易消化食物的同时应配合药物治疗。

舌红、苔厚、便秘：有的人几天不解大便，口臭、舌苔厚、舌边尖红、尿黄，此属胃火盛。胃中火热内盛，浊气上逆、熏蒸口舌，故出现口臭、舌苔发黄、热伤津液、肠道失润，出现大便干结。此时可服用大黄、黄连、黄芩、山栀之类中药清热泻火，在饮食上忌酒、忌食辛辣热性食物，如辣椒、羊肉等，多吃蔬菜、水果和清淡食物，多喝水。

（5）萎缩性胃炎患者的舌象 3 例分析：以下 3 例胃镜诊断同为"胃窦萎缩性胃炎"的患者，舌象表现完全不同，症状和中医诊断也不同，治疗原则和用药当然也各异，这就是中医辨证论治的特色所在。

例 1 舌象：舌苔薄白，舌质淡紫，舌尖瘀点。

症状：上腹部隐痛反复发作，喜热怕冷泛吐清水。

诊断：脾胃虚寒。

例 2 舌象：舌苔黄厚，舌根部灰黑，舌边尖暗红色。

症状：上腹部疼痛，痛有定处，食后加重。

诊断：胃中痰热夹瘀。

例 3 舌象：舌苔薄白微黄，舌中、舌前部苔剥，舌红少津。

症状：上腹部隐痛，不思饮食，口干舌燥。

诊断：胃阴不足。

五、研究报道

（1）研究发现：Hp 阳性 IL-8、HSP70 水平与舌苔黄腻、胃脘痛或胀痛、嗳气、大便异常、口苦症状正相关，与 PG、G-17 水平负相关，表明 Hp 感染慢性胃炎与临床症状积分和胃激素水平密切相关。（文章来自：王云溪；Hp 感染胃炎患者的 IL-8、HSP70 水平及其临床意义。实验与检验医学，2018，36（6）：900~902）

（2）舌苔状况调查：我院消化内科对 2018 年 11 月 22 日至 25 日 4 天，接诊病人 112 例，对其舌苔观察结果进行登记，对舌苔分出：薄白少苔（轻）、中黄腻苔（中）、厚黄腻苔（重）三型，并按年龄进行分组，现报告于下：

青年组，17~40 岁，30 例，其中轻 24 例占 21.4%；中 5 例占 4.4%；重 1 例占 0.03%。

中年组，41~50 岁，31 例，其中轻 21 例占 18.7%；中 9 例占 29%；重 1 例占 0.03%。

老年组，51~70 岁，51 例，轻 20 例占 39.2%；中 19 例占 37.2%；重 6 例占 5.3%。

薄白苔比例：青年组 21.4%，中年组 18.7%，老年组 17.8%。

中黄腻苔比例：青年组 4.4%，中年组 8%，三组 16.9%。

厚黄腻苔比例：青年组 0.03%，中年组 0.08%，老年组 5.5%。

讨论：舌苔能够反映患者的身体状况，一般情况下，健康青年，舌苔是薄白色的，均匀地分布于舌质上。身体有疾病者，舌苔一般会出现变化，有时舌苔比较厚，有时舌苔比较薄或光滑无苔。

舌苔是怎么形成的呢？按中医理论是由于胃气与胃阴充足，上蒸于上，从而形成了舌苔，当一个人胃气与胃阴充足的时候，舌苔才会正常。这里"胃气"可能指炎症在发展状态，"胃阴充足"，可能指经修复，炎症处稳定状态。

本组研究结果发现，舌苔与年龄有关，胃炎随年龄增长及炎症处活动状态而厚黄腻苔增多，青年组中黄腻苔 4.4%，中年组中厚黄腻苔 8.8%，老年组中厚黄腻苔 22.2%。

第二节　功能性消化不良的中医诊疗

一、病名

（1）根据罗马Ⅳ诊断标准对功能性消化不良（FD）亚型的划分，将上腹痛综合征定义为中医的"胃脘痛"，餐后饱胀不适综合征定义为中医的"胃痞"。

（2）西医诊断 FD 的诊断：①符合以下标准中的一项或多项：a. 餐后饱胀不适；b. 早饱感；c. 上腹痛；d. 上腹部烧灼感。②上腹痛综合征：必须满足以下至少一项：a. 上腹痛；b. 上腹部烧灼感症状发作至少每周 1 天。③餐后不适综合征：必须满足以下至少一项：a. 餐后饱胀不适；b. 早饱感症状发作至少每周 3 天。以上诊断前症状出现至少 6 个月，近 3 个月符合诊断标准。

二、幽门螺杆菌（Hp）胃炎伴消化不良症状

患者根除 Hp 后基于症状变化情况可分为 3 类：

（1）消化不良症状得到长期缓解。

（2）症状无改善。

（3）症状短时间改善后又复发。

目前认为第一类患者属于 Hp 相关消化不良，这部分患者的 Hp 胃炎可以解释其消化不良症状，因此，不应再属于罗马Ⅳ标准定义（无可以解释症状的器质性、系统性和代谢性疾病）的 FD。后两类患者虽然有 Hp 感染，但除后症状无改善或仅有短时间改善。

三、胃镜等辅助检查

作为消化不良诊断的主要手段。其他辅助检查包括血常规、血生化、大便潜血、腹部超声检查等，必要时可行上腹部 CT 检查。

四、病因病机

（1）多为感受外邪、饮食不节、情志失调、劳倦过度、先天禀赋不足等多种因素共

同作用的结果。

（2）病位在胃，与肝脾关系密切。

（3）初起以寒凝、食积、气滞、痰湿等为主，尚属实证；邪气久羁，耗伤正气，则由实转虚，或虚实并见。病情日久郁而化热，亦可表现为寒热互见。久病入络则变生瘀阻。总之，脾虚气滞。

失和降为 FD 基本病机，贯穿于疾病的始终。病理表现多为本虚标实，虚实夹杂，以脾虚为本，气滞、血瘀、食积、痰湿等邪实为标。

五、辨证分型

（1）脾虚气滞证：①主症：胃脘痞闷或胀痛，纳呆。②次症：嗳气、疲乏，便溏。③舌淡，苔薄白。④脉细弦。

（2）肝胃不和证：①主症：胃脘胀满或疼痛，两胁胀满。②次症：每因情志不畅而发作或加重，心烦、嗳气频作，善叹息。③舌淡红，苔薄白。④脉弦。

（3）脾胃湿热证：①主症：脘腹痞满或疼痛，口干或口苦。②次症：口干不欲饮，纳呆，恶心或呕吐，小便短黄。③舌红，苔黄厚腻。④脉滑。

（4）脾胃虚寒（弱）证：①主症：胃脘隐痛或痞满；喜温喜按。②次症：泛吐清水、食少或纳呆，疲乏、手足不温、便溏。③舌淡，苔白。④脉细弱。

（5）寒热错杂证：①主症：胃脘痞满或疼痛，遇冷加重，口干或口苦。②次症：纳呆、嘈杂、恶心或呕吐、肠鸣便溏。③舌淡，苔黄。④脉弦，细滑。证候诊断：主症 2 项，加次症 2 项，参考舌脉，即可诊断。

六、临床治疗

治疗目标：FD 治疗目的为缓解临床症状，防止病情复发，提高生活质量。

辨证论治：

（1）脾虚气滞证治法：健脾和胃，理气消胀。主方：香砂六君子汤（《古今名医方论》）。药物：人参、白术、茯苓、半夏、陈皮、木香、砂仁、炙甘草。加减：饱胀不适明显者，加枳壳、大腹皮、厚朴等。

（2）肝胃不和证治法：理气解郁，和胃降逆。主方：柴胡疏肝散（《医学统旨》）。药物：陈皮、柴胡、川芎、香附、枳壳、芍药、甘草。加减：嗳气频作者，加半夏、旋覆花、沉香等。

（3）脾胃湿热证治法：清热化湿，理气和中。主方：连朴饮（《霍乱论》）。药物：制厚朴、川黄连、石菖蒲、制半夏、香豉、焦栀子、芦根。加减：上腹烧灼感明显者，加乌贼骨、凤凰衣、煅瓦楞子等；大便不畅者，加瓜蒌、枳实等。

（4）脾胃虚寒（弱）证治法：健脾和胃，温中散寒。主方：理中丸（《伤寒论》）。药物：人参、干姜、白术、甘草。加减：上腹痛明显者，加延胡索、荜茇、蒲黄等；纳呆明显者，加焦三仙、神曲、莱菔子等。

（5）寒热错杂证治法：辛开苦降，和胃开痞。主方：半夏泻心汤（《伤寒论》）。药物：半夏、黄芩、干姜、人参、炙甘草、黄连、大枣。加减：口舌生疮者，加连翘、栀子等；腹泻便溏者，加附子、肉桂等。

（6）外治法：治疗 FD 行之有效，主要包括针灸、穴贴敏、中药热熨法等。

七、中成药

（1）枳术宽中胶囊（丸）健脾和胃，理气消痞。

（2）达立通颗粒清热解郁，和胃降逆，通利消滞。

（3）气滞胃痛颗粒舒肝理气，和胃止痛。

（4）胃苏颗粒理气消胀，和胃止痛。

（5）四磨汤顺气降逆，消积止痛。用于气滞食积。

（6）健胃消食口服液健胃消食。

（7）荜铃胃痛颗粒行气活血，和胃止痛。

（8）越鞠丸理气解郁，宽中除满。

（9）三九胃泰颗粒清热燥湿，行气活血柔肝止痛。

（10）枫蓼肠胃康颗粒清热除湿化滞。

（11）胃肠安丸芳香化浊，理气止痛，健胃导滞。

（12）理中丸温中散寒，健胃。

（13）温胃舒胶囊温中养胃，行气止痛。

（14）虚寒胃痛颗粒益气健脾，温胃止痛。

（15）荆花胃康胶丸理气散寒，清热化瘀。

八、心理治疗

心理治疗对 FD 的治疗有一定帮助。《景岳全书》云："若思郁不解致病者，非得情舒愿遂，多难取效"，叶天士亦强调让患者怡情释怀。心理干预治疗在消化不良防治中越来越受到重视，也是"生物－心理－社会"疾病治疗模式在消化不良治疗中的应用。

九、研究报道

（1）FD 在中医分型以肝胃不和型为常见，临床为胃脘胀痛、胸闷、喜太息，常因情志因素而加重等。肝胃不和型 FD 与脑－肠轴功能障碍精神、心理因素、内脏高敏感等相关，Dowlati Y 表明，FD 与精神障碍共病率为 42%~61%。中医学认为，脾主升清，胃主降浊，肝主疏泄，脾、胃、肝三脏协调，消化吸收及分布得以完整。若其功能失调，运化升降失常、气机壅滞，郁于中脘等则可出现心下痞塞、嗳气疼痛等诸多症状。人经久焦虑、抑郁则多为发病之使然，情志不遂致使木失条达，脾胃所犯，胃失和降。肝主谋虑，肝之疏泄不及则抑郁寡欢等，如肝疏泄太过则烦躁易怒。FD 属中医"痞满"范畴，病机多与肝郁气滞、肝胃不和有关。

对 FD 重于中医辨证结合现代医学理论，运用中药以胃主降浊，肝主疏泄，当胃脘胀痛日久，关注肝之疏泄不及或太过，则肝胃不和，处方中调理运化升降、舒通气机壅滞，同时着重舒肝解郁，再配西药选择性 5- 羟色胺（5-HT）再摄取抑制剂（SSRIs）艾司西肽普兰辅之，病易康复。

（2）小柴胡汤合理中汤治疗胃寒型胃脘痛的疗效观察：胃脘痛在现代医学中是指急性或慢性胃炎、胃溃疡、功能性消化不良、胃痉挛等引起上腹部疼痛的一种症状，均归属于中医学中"胃脘痛"范畴。

中医认为，胃脘痛病因病机为脾胃虚弱，寒自内生，或过服寒凉之物而伤中焦脾胃，胃失温养，纳运功能失常，继而出现上腹痛、胃寒、倦怠诸症。《景岳全书·心腹痛》曰："胃脘痛因寒者十居八九"，慢性病中，以内寒为根本，外寒为诱因，因而针对胃寒型胃脘痛应遵循"寒则温之"。

（3）对比观察荜铃胃痛颗粒与气滞胃痛颗粒对肝胃不和型非萎缩性胃炎的临床疗效和起效时间。中医认为，由于环境变化、长期精神紧张、生活不规律，现代人更易急躁、发怒，故情志不畅成为非萎缩性胃炎的常见发病诱因，当胃失和降、脾胃气机升降失调时，引起支配胃的神经功能紊乱，使胃液分泌和胃的运动不协调，导致胃炎。

荜铃胃痛颗粒其主要成分包括荜澄茄、川楝子、延胡索、醋香附、黄连、吴茱萸、海螵蛸、瓦楞子、香橼、佛手、酒大黄。研究表明，荜澄茄超临界二氧化碳提取物具有抑菌、抗炎、镇痛等多重药理活性，以挥发性组分为代表的有效成分通过作用于机体多个环节发挥行气镇痛功效，从而有助于综合治疗临床常见胃肠道疾患。

第十六章
胃病的治疗与护理

第一节　内镜下黏膜切除术与内镜下黏膜剥离术

　　我国流行病学结果显示，消化系统肿瘤发病占总恶性肿瘤发病数的一半以上，其中又以胃癌、结直肠癌和食管癌最为常见，但发现时多处于进展期，进展期癌即使接受了以外科手术为主的综合治疗，5 年生存率仍低于 30%，且医疗费用高，患者生活质量低。反之，若是早期癌，大部分可通过内镜切除获得根治，5 年生存率超过 90%。早期诊断能力的欠缺，严重阻碍了我国消化道癌治疗水平的提高。近年来，随着消化内镜技术的不断发展，染色和放大技术成为诊断早期消化癌的主要手段，而以窄光谱成像（NBI）和富士能染色内镜成像（Fice）为代表的电子染色与放大技术相结合，能识别消化道黏膜微细结构的异常，并进行准确的靶向活检，我国早期消化道癌内镜诊断率也进一步提高，从最初的不足 10%，到现在大部分地区提高到了 20%~30%，部分地区可达 30%~40%，甚至更高，而随着早期胃癌诊断率的提高，我国内镜下治疗技术也取得了长足的进步。

一、内镜下治疗

　　内镜下治疗是一种微创手术，有利于患者迅速恢复正常生活，同时大大节约了医疗资源；内镜下黏膜切除术（EMR）1984 年在日本首次被报道用于早期胃癌的治疗，在此之后该术式不断改进，出现了预环切法 E（EMR-P）、透明帽法（EMR-C）、套扎器法（EMR-L）等改良方法，但 EMR 的主要缺陷在于对直径大于 2cm 的早期癌无法完整切除，为解决此问题又发展出了内镜下黏膜剥离术（ESD）治疗，但该方法对术者来说手术难度比 EMR 更高。下面主要介绍 EMR 与 ESD 在消化道病变及早期上消化道癌中的应用及操作方法。

　　（1）内镜下黏膜切除术（EMR）：是指内镜下将病变黏膜完整切除的手术，是一种结合内镜下息肉切除术和内镜黏膜下注射术发展而来的治疗方法，属于择期诊断性或根治性手术。手术旨在通过大块切除部分黏膜（深度可达黏膜下组织）诊治黏膜病变。

　　EMR 用于治疗以下病变：①消化道的黏膜病变常规活检后未确诊。②消化道扁平息肉、癌前病变、早期癌及部分源于黏膜下层和黏膜肌层的肿瘤。

手术：采取仰卧位，手术时常规使用卢戈液或靛胭脂溶液染色确定病变范围，进行内镜超声检查确定病变深度及有无淋巴结转移，主要有以下几种手术方法。

1）黏膜下注射切除法：用内镜注射针在病灶基部边缘黏膜下分点注射高渗生理盐水或肾上腺素盐水（1∶10000），使之与黏膜下层分离并充分隆起，应用高频圈套器切除病变黏膜，网篮回收标本送病理检查。

2）透明帽法：内镜头端安装与之匹配的透明塑料帽，圈套器置于透明帽前端凹槽内，透明帽对准所切除病变，将其吸引至透明帽内，收紧圈套器电切病变黏膜，然后将病变黏膜送病理检查。

3）套扎器法：内镜头端安装的套扎器对准所切除病变，用橡皮圈套扎病变呈亚蒂样息肉，切除包括橡皮圈在内的病变黏膜，将其送病理检查。也可用尼龙绳代替套扎。

4）分片切除法：适用于病灶较大不能一次圈套切除或凹陷性病变注射后隆起不明显者。可先切除主要病灶，后切除周围小病灶。

（2）内镜黏膜下剥离术（ESD）：是近年来出现的一项新的治疗手段，也是临床应用前景很好的技术，让更多的早期消化道癌能够在内镜下一次性完全切除，免除了开腹手术的痛苦和器官的切除。

ESD主要治疗以下消化道病变：

1）早期癌：根据医生经验，结合染色、放大和超声等其他内镜检查方法，确定肿瘤局限在黏膜层和没有淋巴转移的黏膜下层，ESD切除肿瘤可以达到外科手术同样的治疗效果。

2）巨大平坦息肉：超过2cm的息肉尤其是平坦息肉，推荐ESD治疗，一次完整的切除病变。

3）黏膜下肿瘤：超声内镜诊断的脂肪瘤、间质瘤和类癌等，如位置较浅（来源于黏膜肌层和黏膜下层），通过ESD可以完整剥离病变；如肿瘤较深（来源于固有肌层），ESD剥离病变的同时往往伴有消化道穿孔的发生，不主张勉强剥离，有丰富内镜治疗经验的医生可尝试运用。

手术：内镜确定病变位置后，首先进行染色。若病变位于食管，进行碘染色；位于贲门区，进行碘和亚甲蓝双重染色；位于胃或直肠，进行亚甲蓝或0.1%~0.4%靛胭脂染色。应用微探头超声内镜（EUS）确定病变位于黏膜层。当病变位于黏膜层时，于病变黏膜下注射含亚甲蓝的甘油果糖溶液，再用针式切开刀点出切除边界。用针式刀开口，用IT刀进入切开。剥离术中如果出血，可用IT刀、TT刀或热活检钳进行电凝止血，若出血不止，可用止血夹止血。尽量完整剥离病变，如果剥离困难，可用圈套器协助电切。术后固定标本，直接送至病理科进行病理检查。

二、EMR 与 ESD 比较

ESD 是内镜下切除消化道黏膜的手术方法，和 EMR 的区别是，ESD 适用于黏膜病变范围 > 2cm 以上。如范围 3~4cm 的黏膜表层的病变，需要用 ESD 的方法，在病变黏膜下进行水垫的注射使病变隆起，用切开刀从环周把病变切割开，再从黏膜病变底层逐步把病变剥离。EMR 相对要简单，病变比较小，把病变黏膜打水垫之后，可以用电圈套器把病变直接切除。ESD 技术复杂程度要大，费用会高。内镜下的任何手术都会有风险，但风险是有大小的。如果病变大，切除范围大、风险比较大。所以，ESD 的风险要比 EMR 要大，主要是出血、穿孔的风险。现在穿孔都是可控的，任何穿孔内镜下都可以把它闭合。出血则要找到出血部位及时止血。出血内镜下都是可以控制的，但是也可能会遇到小动脉的出血，出血比较凶猛，内镜下止血有一定的困难。用 EMR 的方法出血的可能性要小。手术时间上比较，ESD 组手术时长显著高于 EMR 组，且患者整体住院时间也高于 EMR 组，但在治疗效果上进行比较，ESD 组患者整块切除率以及完全切除率均高于 EMR 患者，并且 ESD 手术能够切除更大的病灶，治疗效果 ESR 组更为显著。

三、研究报道

内镜微创技术治疗消化道病变：其中采用内镜下黏膜切除术治疗的共 42 例（EMR 组），采用内镜黏膜下剥离术治疗的共 40 例（ESD 组），对比分析这两组患者之间手术耗时、整块切除率、完全切除率、住院时间及费用、手术并发症、术后残留率及复发率等。结果：①病变分布：EMR 组分布在食管 7 例，分布在胃部 20 例，分布在结直肠 15 例；其中 ESD 组分布在食管 8 例，分布在胃部 23 例，分布在结直肠 9 例；病变部位分布无显著性差异（$P > 0.05$）。②操作完成时间：EMR 组操作完成时间 15~54 分钟，中位数时间 26.5 分钟，ESD 组操作时间 32~165 分钟，中位数时间 40.5 分钟，有显著差异（$P < 0.05$）。③整块切除率和完全切除率：EMR 组整块切除率、完全切除率分别为 61.90%（26/42）、57.14%（24/42），而 ESD 组整块切除率、完全切除率分别为 95.0%（38/40）、87.50%（35/40），差异均有显著性（$P < 0.05$）。④手术切除或剥离病灶的大小：EMR 组切除病变大小 0.7~3.2cm，平均大小 1.22 ± 0.86cm；ESD 组病变大小 1.2~5.6cm，平均大小 2.14 ± 1.53cm，经 EMR 组与 ESD 组比较，差异有统计学意义（$P < 0.05$）。⑤病理结果分析：手术切除 82 处病变的组织病理结果，其中平滑肌瘤 21 例（占 25.6%），管状腺瘤 13 例（占 15.9%），非典型增生 10 例（占 12.2%），炎性息肉样增生 13 例（占 15.9%），胃肠道间质瘤 5 例（占 6.1%），异位胰腺组织 5 例（占 6.1%），脂肪瘤 5 例（占 6.1%），黏膜中重度炎症 5 例（占 6.1%），炎性肌纤维母细胞瘤 1 例（占 1.2%），恶性肿瘤 4 例（占 4.9%），分别为（胃窦部）黏膜内癌、（贲门部）神经内分泌癌、（胃角）印戒细胞癌、（食管）中分化鳞状细胞癌。⑥并发症：EMR 组和 ESD 组术中出血率分别为 7.1%（3/42）、

10%（4/40），迟发性出血率分别是1（2.4%）、2（5%），均为可控性出血，差别均无统计学意义（$P > 0.05$）。EMR组和ESD组发生穿孔率分别为0（0/42）、12.5%（5/40）；发生皮下气肿或气腹分别为2.4%（1/42）、15%（6/40），差异均有统计学意义（$P < 0.05$）。⑦住院时间及手术费用：EMR组与ESD组住院时间分别为（4.55±0.97天）、（5.53±1.04天），手术费用分别是2909.62±486.35元、3970.60±429.95元，差异均有统计学意义（$P < 0.05$）。⑧残留率与复发率：EMR组残留率为7.14%（3/42），术后病理2例为管状腺瘤，1例为中度不典型增生。ESD组残留率为2.5%（1/40），术后病理示中度不典型增生，残留率比较差异不显著。随访期间暂无一例复发。结论：①与EMR比较，ESD术操作时间、住院时间长、手术费用较高。②在治疗效果上比较，ESD不仅整块切除率、完全切除率高于EMR，而且比EMR能够剥离切除更大的病灶。③ESD术治疗消化道病变发生穿孔和皮下气肿或气腹较EMR高，但病变残留率低。研究结论说明，相对于外科手术而言，EMR和ESD治疗消化道病变是安全、有效、经济、可靠，具体还是要根据患者病灶的具体情况选择EMR术或ESD术，两种内镜技术均可在基层医院广泛推广，为更多的患者服务。

第二节　消化性溃疡上消化道出血内镜治疗

消化性溃疡是上消化道出血（UGIB）最常见原因之一，也往往是非静脉曲张性出血最常见原因。

一、推荐内镜治疗

（1）有喷射性出血、活动性渗血以及可见裸露血管者应接受内镜治疗。

（2）有血凝块黏附的病人经强力冲洗仍不能去除，可以考虑内镜治疗。有潜在高出血风险临床特征的病人（如老年人、并发疾病、住院病人并发出血时）。

（3）溃疡基底清洁或有黑色基底的患者不必接受内镜治疗。

对溃疡病人有活动性出血（喷射性和活动性渗血）的荟萃分析结果表明，经过内镜治疗比较没有经过内镜治疗的，可以显著降低进一步出血的可能。

喷射性出血和渗血合在一起，渗血的病人中仍然有39%经过保守治疗后再出血，为内镜治疗提供了有力的支持。对伴有高危体征的渗血病人，内镜治疗的效果会更好。

二、内镜下处理办法

上消化道出血（UGIB）研究中的初步研究终止点是防止活动性出血病人再出血。内镜止血治疗在随机研究中显示出较好疗效。

（1）热凝固治疗（双极电凝，热探头凝固，单极电凝，氩离子凝固术，激光）：研究发现，应用双极电凝、热探头凝固治疗比没有经过内镜治疗，能够明显达到初步止血效果，减少进一步出血可能，但两种热凝固治疗目前还没有发现存在显著的差异。有的研究提示热凝固治疗后应用肾上腺素注射，比单用热凝固治疗更有效。

（2）注射治疗（肾上腺素，硬化剂如无水乙醇、乙氧硬化醇和乙醇胺）：①研究发现内镜下注射肾上腺素对活动性出血病人有效，可以达到初始止血效果，但是与其他内镜止血方法比较无显著的差异。②一旦出现特殊的近期出血征象（SRH），在应用其他内镜治疗前有人会经验性地提前注射肾上腺素。据称，对于活动性出血注射肾上腺素会减缓甚至使出血停止，从而改善内镜下的视野以便进行下一步治疗。另外，强力冲洗仍不去除的黏附血凝块，如果需要去除，提前注射肾上腺素可以减少血凝块清除过程中的严重出血。③硬化剂注射后会引起黏膜组织坏死，硬化剂的体积必须受到严格控制，单独应用硬化剂并不是活动性出血的最佳选择。

（3）凝血酶或纤维蛋白胶（凝血酶加上纤维蛋白原）：不推荐凝血酶注射，纤维蛋白胶注射作为一线治疗，尽管这些治疗在随机研究中有一定效果，因为缺乏强有力的证据，潜在稍高的风险和副作用，与应用的难易程度和（或）价格等原因有关。

（4）钛夹：①钛夹与内镜肾上腺素注射和注水比较，钛夹能够降低进一步出血和手术率。②和其他标准治疗比较（热凝固或硬化剂治疗，有或没有肾上腺素），钛夹止血比热凝固治疗（热探头）止血效果差。③有的研究发现钛夹疗效好，而另外两个研究发现比较对照的治疗方法，钛夹治疗在进一步出血的预防上效果很差。④钛夹有不同的大小、硬度、钳夹黏膜的深度，钳夹后保留的时间长。⑤理论上钛夹还有一个优势就是不会引起组织损伤，不会像热凝固治疗和硬化治疗，因此受到抗血栓治疗和因再次出血接受再次治疗的病人的优先选择。

（5）无水乙醇硬化治疗：和不经任何治疗的活动性出血病人比较，无水乙醇组止血率可达到46%，而对照组仅为8%。对活动性出血的病人，应用硬化剂前给予肾上腺素注射是合理的。

三、内镜下止血治疗技术

内镜下止血的方式通常作用在出血部位迫使出血停止，在近期出血征象的附近阻塞或闭塞溃疡基底部的血管从而防止再出血。

在治疗血凝块黏附病人的研究报道中，在清除掉血凝块（如活检钳、操作钳、内镜前端）并应用热凝固治疗后，内镜下应用肾上腺素注射到溃疡的4个角，肾上腺素生理盐水溶液（1:10000或1:20000生理盐水）通常每个点注射0.5~2ml到溃疡基底部的出血征象内及周围黏膜。单独注射大剂量肾上腺素（例如30~45ml）有较好效果。目前还没有研究提出联合其他治疗所需要肾上腺素的理想剂量。建议内镜下持续注射一直到活动性出血减慢或停止，或者没有黏膜出血的征象，注射部位是溃疡基底部和紧邻 SRH 的四个角。

无水乙醇：通常每个点注射 0.1~0.2ml 因为过多剂量会导致组织损伤，所以限制用量为 1~2ml。5% 的乙醇胺每点应用 0.5~1.0ml，对溃疡出血的治疗用量，随机研究报道有较大差异从 0.5~14ml 不等。

双极电凝：应该使内镜头端尽可能靠近出血的溃疡，做好应用最大的探头（3.2mm）放置在最大面积切面，或者保持一定角度保持压紧 / 最大的压力的一定比值。推荐的电凝模式为 10~15W，8~10 秒。在溃疡基底部和 SRH 周围多次电凝，直至出血停止，血管平整，基底变白色。推荐热探头均为统一模式为 30J。钛夹需要夹在出血部位，在近期出血征象两侧封闭下面的动脉。

第三节　胃大部切除术

胃大部切除术也称"胃次全切除术"，包括切除幽门窦全部在内的胃组织的 3/5~4/5，主要用于治疗胃十二指肠溃疡及胃肿瘤。多采用全麻或硬膜外麻醉，取上腹正中切口，手术步骤：①游离胃大、小弯及切断十二指肠。②切胃。③胃肠道重建：根据胃肠道重建的方式可分为毕罗Ⅰ式（即胃 – 十二指肠吻合）及毕罗Ⅱ式（即胃 – 空肠吻合）。术后并发症发生率为 5%~15%，包括胃出血、十二指肠残端破裂、输出或输入段梗阻、倾倒综合征、反流性胃炎、吻合口溃疡、营养性并发症及残胃癌等。

一、吻合方式

（1）毕罗（Billroth）Ⅰ式，在胃大部切除后将胃的剩余部分与十二指肠残端吻合。

（2）毕罗（Billroth）Ⅱ式，在胃大部切除后，将十二指残端闭合，而将胃的剩余部分与空肠上段吻合。自 1885 年毕罗Ⅱ式倡用以来，至今也有多种改良术式。此法优点是：胃切除多少不因吻合的张力而受限制，胃体可以切除较多。

（3）胃大部切除术后胃空肠 Roux-en-Y 吻合：①远端胃大部切除后，缝合关闭十二指肠残端。②在距十二指肠悬韧带 10~15cm 处切断空肠。③残胃和远端空肠吻合。④距此吻合口以下 45~60cm 处，空肠与空肠近侧断端吻合。优点：防止术后胆汁、胰液流入残胃，减少反流性胃炎发生。

二、手术原则

（1）胃切除范围：胃切除太多可能影响术后进食和营养状态；切除太少，术后胃酸减少不够，易导致溃疡复发。按临床经验一般切除 2/3~3/4 为宜。

（2）吻合口大小：吻合口太小易致狭窄，吻合口太大食物通过太快，易发生倾倒综合征。一般 3cm 约二横指为宜，多余胃端可缝合关闭。

（3）吻合口与横结肠的关系：胃空肠吻合口位于结肠前或结肠后，可按术者习惯，只要操作正确，不会引起并发症。

（4）近端空肠的长度：因空肠近端黏膜抗酸能力相对比远端强，为了避免发生吻合口溃疡，原则上近端空肠越短越好。结肠前术式以 15~20cm 为宜。结肠后术式一般要求近端空肠 6~8cm 以内。

（5）近端空肠与胃大小弯的关系：近端空肠段和胃小弯与胃大弯吻合，可按术者习惯而定，但吻合口的近端空肠位置必须高于远端空肠，使食物不会发生淤积；如果近端空肠与胃大弯吻合，必须注意将远端空肠段置于近端空肠段的前面，以免术后内疝形成。

三、术后并发症

胃大部切除术后可发生胃出血、十二指肠残端破裂、胃肠吻合口破裂或瘘、术后梗阻等并发症。

毕罗 I 式和毕罗 II 式胃大部切除术有何不同各有何特点：

（1）毕罗 I 式胃大部切除后，远端胃与十二指肠吻合，更符合生理，但是十二指肠比较固定，如果胃切除过多可能导致吻合口张力大，易发生吻合口漏。优点是：操作简便，吻合后胃肠道接近于正常解剖生理状态，所以术后由于胃肠道功能紊乱而引起的并发症少。

（2）毕罗 II 式胃大部切除后，胃与空肠吻合，空肠游离，不影响吻合口张力，但是十二指肠液可能通过吻合口反流入胃，造成反流性胃炎。一般做毕罗 II 式吻合同时可做 Roux-en-y 吻合。优点是：胃切除多少不因吻合的张力而受限制，胃体可以切除较多。溃疡复发的机会较少，由于食物和胃酸不经过十二指肠，直接进入空肠，十二指肠溃疡即使未能切除（旷置式胃大部切除术），也因不再受刺激而愈合。

四、研究报道

（1）胃大部切除手术，适合于胃溃疡的患者，如经过内科保守治疗没有好转，或者是胃溃疡出现了一些并发症（如溃疡合并出血或穿孔等）；还有就是胃组织的占位性病变，或者是恶性肿瘤。

通常选择胃大部切除手术时，在围手术期间也要做好充分的准备，预防相关并发症的出现，因为术后都需要常规给予静脉营养支持治疗。并且也要注意预防吻合口的并发症，包括吻合口的狭窄或者梗阻。另外，对于溃疡病的患者，在手术以后也有出现复发的可能。在胃大部切除手术后的患者，也容易出现贫血，或者是有低血糖等并发症的发生。

（2）胃大部切除后由于失去了大部分的胃体，患者的胃内容量大大减少。结果就是缩短了食物在胃内停留的时间,对病人的消化和吸收造成了影响。

饮食原则:高热量、高蛋白、高维生素、适量脂肪、糖分不宜过多的饮食。

1)少食多餐:每日5~6餐,除油炸食物和含糖高的食物以外均可使用,数量不限,以可耐受为准。注意定时定量,无论饥饿与否到点都要吃一些,细嚼慢咽,每一次食量控制在术前的1/3左右。

2)干、稀分开:流食食物在胃里停留时间短,可以先吃稀后吃干,少喝汤或者饮料,尤其是饭后限制饮水,尽量使得食物在胃内停留时间延长。

3)禁食各类刺激或产气食物:比如粗粮、萝卜、韭菜、洋葱等。忌烟酒,避免形成消化道溃疡。少吃腌、炸、熏、烤制食品,多选用干净、新鲜、营养丰富食物。

4)限制单糖的含量(葡萄糖、果糖、半乳糖):过多糖分容易使得肠道内分泌液增加,造成反应性低血糖。

5)克服不敢吃饭的心理:从吃细软易消化食物开始过渡,逐渐使胃肠道适应,逐渐过渡到正常饮食。

(3)反流性胃炎也称胆汁反流性胃炎或碱性反流性胃炎,多发生于胃部手术后,大多数见于胃大部切除毕罗Ⅱ式吻合术后,少数见与幽门括约肌成形术、胃幽门旁路手术或胃迷走神经切断术等。

(4)消化性溃疡术后残胃可发生腺癌,多发生于手术之后10~15年,发生率一般为1%左右,为消化性溃疡未行手术者发生癌变的3~4倍。胃溃疡术后发生率高于十二指肠溃疡术后。

第四节　胃炎护理

胃炎是各种原因引起的胃黏膜炎症,为最常见的消化系统疾病之一。按临床发病的缓急,一般可分为急性胃炎和慢性胃炎两大类型。慢性胃炎根据病理检查可以分为慢性浅表性胃炎和慢性萎缩性胃炎,对于这两种不同的胃炎的治疗和预后以及随访都是不同的,这对于护理工作提出了非常细致的要求,优质的护理应为其提供相应的生理、心理、社会的照顾,帮助其了解自身病情并配合治疗和随访最终改善预后。

一、主要护理问题

①疼痛。②营养失调,低于机体需要量。③有消化道出血的危险。

二、护理措施

（1）心理护理：向患者耐心讲解胃炎发生的原因、治疗及预防知识，安慰患者，消除患者紧张、焦虑等不良情绪，使患者树立战胜疾病的信心，积极配合治疗。

（2）疼痛护理：急性发作时应卧床休息，可通过深呼吸等方法转移注意力，以缓解疼痛。也可用热水袋热敷胃部，或用针灸的方法缓解疼痛。遵医嘱给予药物。

（3）一般护理：①密切观察患者病情，定时测量血压，观察患者面色。②有呕吐的患者要及时漱口，清除口腔内残留的呕吐物，保持口腔清洁，防止感染。③保证患者床单的干燥、清洁，及时更换床单，保持患者皮肤和衣被的清洁干燥。

（4）饮食护理：①伴急性大出血或呕吐频繁时，遵医嘱禁食、禁水，给予静脉补液。②病情好转后，给予易消化、无刺激的少渣半流饮食，恢复期改为少渣软饭，给予高蛋白、高热量、富含维生素的食物。③慢性胃炎患者应少食多餐，进食时应细嚼慢咽以使食物充分和胃液相混合，减轻胃的负担。④忌生冷、辛辣刺激饮食，禁用含酒精的饮料、产气饮料，避免胃肠道胀气。

（5）健康指导：①遵医嘱坚持服药，避免擅自增减药量甚至停药。②养成健康的饮食习惯，生活要有规律。③适当进行体育锻炼。④定期复查，若有疼痛持续不缓解、排黑便等情况出现时，应立即就诊。

三、护理经验

（1）对于急性胃炎的患者来说，一定要注意尽早去医院诊疗，补充机体因为呕吐和腹泻丢失的一些营养物质，以防脱水，可以适当喝一些淡盐水或者是喝一些蜂蜜水等。

其次就是对症处理，有胃炎的患者一定要注意查明原因，然后积极对症治疗，不吃辛辣、油腻、生冷、刺激性的食物，在日常生活当中做到饮食规律，合理健康。作息时间也要有规律，晚上不要熬夜，保证睡眠充足，提高自身抵抗力。可以每天自我用手顺时针按摩腹部，能够增加肠道的蠕动，帮助消化与吸收，同时吃饭的时候细嚼慢咽，避免加重胃肠道负担，以免引起消化不良。可以适当喝一些粥类，或者是吃一些烂面条，以及还有一些菜汤等。

（2）慢性胃炎的护理主要包括饮食定时定量，不暴饮暴食，平时生活有规律，不要吃生冷、辛辣、腐败的食物，吃容易消化的富含营养的食物。进食后不要剧烈活动，不要马上工作，最好休息一下。平时不要过度紧张，如果有感冒等疾病，尽量不要吃西药，可以服用副作用小的中药治疗减少胃刺激。